Weißbuch Allergie in Deutschland

Johannes Ring (DAAU), Claus Bachert (DGAKI),
Carl-Peter Bauer (GPA), Wolfgang Czech (ÄDA)
(Hrsg.)

Weißbuch Allergie in Deutschland

3., überarbeitete und erweiterte Auflage

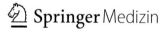

Herausgeber:
Prof. Dr. med. Dr. phil. Johannes Ring, München
Prof. Dr. med. Claus Bachert, Gent
Prof. Dr. med. Carl-Peter Bauer, Gaißach
Prof. Dr. med. Wolfgang Czech, Villingen-Schwenningen
für
Deutsche Akademie für Allergologie und Umweltmedizin (DAAU)
Deutsche Gesellschaft für Allergologie und klinische Immunologie (DGAKI)
Gesellschaft für Pädiatrische Allergologie und Umweltmedizin (GPA)
Ärzteverband Deutscher Allergologen (ÄDA)

Redaktionelle Bearbeitung: Petra von der Lage (MasterMedia, Hamburg)

Bibliografische Information der Deutschen Bibliothek
Die Deutsche Bibliothek verzeichnet diese Publikation in der Deutschen Nationalbibliografie; detaillierte
bibliografische Daten sind im Internet über http://dnb.ddb.de abrufbar.

Titelbild: Pollen von Ambrosia artemisiifolia. Aufnahme: Dr. Ingrid Weichenmeier,
Prof. Dr. Heidrun Behrendt, ZAUM – Zentrum für Allergie und Umwelt, TU München
Satz: Karlheinz Detzner, Speyer
Druck: fgb · freiburger graphische betriebe, www.fgb.de
Printed in Germany

ISBN 978-3-89935-245-0

Inhalt

Autoren (Kapitel Nr):
Matthias Augustin, Hamburg (1.5)
Claus Bachert, Gent (3.3, 4.3)
Carl-Peter Bauer, Gaißach (3.17, 4.2, 4.3, 4.10)
Wolf-Meinhard Becker, Borstel (2.2)
Heidrun Behrendt, München (2.1)
Dietrich Berdel, Wesel (3.4, 4.4)
Gaby-Fleur Böl, Berlin (4.13)
Kristine Breuer, Hamburg (4.10)
Knut Brockow, München (3.12)
Wolfgang Czech, Villingen-Schwenningen (4.3)
Thomas Diepgen, Heidelberg (3.8)
Walter Dorsch, München (4.7)
Bernadette Eberlein, München (3.15)
Thomas Fuchs, Göttingen (3.8, 3.9)
Peter Höger, Hamburg (3.7)
Swen Malte John, Osnabrück (3.9)
Michael Kabesch München (1.3)
Jörg Kleine-Tebbe, Berlin (4.5, 4.15)
Ludger Klimek, Wiesbaden (3.3)
Ursula Krämer, Düsseldorf (1.4)
Rolf Merget, Bochum (3.5)
Hans Merk, Aachen (4.4)
Bodo Niggemann, Berlin (3.13)
Dennis Nowak, München (3.6)
Markus Ollert, München (4.2)
Arnd Petersen, Borstel (2.2)
Bernhard Przybilla, München (3.2, 3.12)
Uta Rabe, Treuenbrietzen (4.12)
Martin Raithel, Erlangen (3.14)
Imke Reese, München (4.6)
Harald Renz, Marburg (1.2)
Rainer Richter, Hamburg (3.16)
Ernst Rietschel, Köln (3.2)
Johannes Ring, München (1.1, 3.1, 3.2, 3.7, 4.1, 4.3)
Franziska Ruëff, München (4.2)
Joachim Saloga, Mainz (4.5)
Torsten Schäfer, Ratekau (1.5, 4.1, 4.7, 4.8, 4.9)

Sabine Schnadt, Mönchengladbach (4.11)
Gerhard Schultze-Werninghaus, Bochum (3.4)
Jürgen Seidenberg, Oldenburg (3.6)
Jan C. Simon, Leipzig (3.10)
Doris Staab, Berlin (4.14)
Rüdiger Szczepanski, Osnabrück (4.14)
Regina Treudler, Leipzig (3.10)
Dieter Vieluf, Borkum (4.10)
Ulrich Wahn, Berlin (3.17, 4.8, 4.9)
Andrea Wallrafen, Mönchengladbach (4.11)
Bettina Wedi, Hannover (3.11)
Wolfgang Wehrmann, Münster (4.12)
Stephan Weidinger, München (1.3)
Thomas Werfel, Hannover (3.13)
Torsten Zuberbier, Berlin (3.11)

Kommentatoren:
Xaver Baur, Hamburg
Andrea von Berg, Wesel
Karl-Christian Bergmann, Berlin
Kirsten Beyer, Berlin
Thomas Bieber, Bonn
Stephan C. Bischoff, Stuttgart
Randolf Brehler, Münster
Albrecht Bufe, Bochum
Roland Buhl, Mainz
Anja Constien, Würzburg
Ulf Gerrit Darsow, München
Peter Elsner, Jena
Axel Fischer, Berlin
Frank Friedrichs, Aachen
Peter J. Frosch, Dortmund
Uwe Gieler, Gießen
Martine Grosber, München
Bettina Hauswald, Dresden
Erhard Hölzle, Oldenburg
Thomas Holzhauser, Langen
Thomas Illig, Neuherberg
Lothar Jäger, Jena
Uta Jappe, Langen

Kirsten Jung, Erfurt
Alexander Kapp, Hannover
Jürgen Knop Mainz
Sibylle Koletzko München
Norbert Krug, Hannover
Claudia Kugler, München
Sonja Lämmel, Mönchengladbach
Ute Lepp, Stade
Marcus Maurer, Berlin
Günter Menz, Davos
Erika von Mutius, München
Oliver Pfaar, Wiesbaden
Monika Raulf-Heimsoth, Bochum
Wolfgang Rebien, Hamburg

Dietrich Reinhardt, München
Herbert Riechelmann, Innsbruck
Frank Riedel, Hamburg
Christiane Schäfer, Hamburg
Wolfgang Schlenter, Frankfurt
Axel Schnuch, Göttingen
Thomas Schwennesen, Hamburg
Marianne Stock, Herborn
Stefan Vieths, Langen
Joh. Christian Virchow, Rostock
Martin Wagenmann, Düsseldorf
Josef Wenning, Villingen-Schwenningen
H.-Erich Wichmann, Neuherberg
Margitta Worm, Berlin

Vorwort zur 3. Auflage

Allergische Erkrankungen betreffen in Deutschland ungefähr 20–30 Millionen Menschen, über die Hälfte der Bundesbürger sind bereits „sensibilisiert", d. h., sie tragen Antikörper in sich, die bei Kontakt mit Allergenen aus der Umwelt irgendwann zur Krankheit führen können. Allergie kann deshalb mit Fug und Recht als eine „Volkskrankheit" bezeichnet werden, von vielen wird sie als „Epidemie des 21. Jahrhunderts" apostrophiert. Dennoch erscheint Allergie nicht auf den Listen der wichtigen Krankheiten, wie sie von gesundheitspolitischen Gremien in Deutschland in den letzten 20 Jahren bekannt gegeben wurden und werden.

Seit den 60er Jahren des 20. Jahrhunderts – vielleicht schon vor dem 2. Weltkrieg beginnend – haben Allergien in der Bevölkerung rapide an Häufigkeit zugenommen, ohne dass die Ursachen hierfür eindeutig geklärt wären. Eine Verbindung zum „westlichen Lebensstil" hat sich aus vielen Studien ergeben. Dies war besonders eindrücklich in Deutschland 1989 und 1990 zu erfassen, als es durch die Wiedervereinigung zum ersten Mal möglich wurde, vergleichende epidemiologische Untersuchungen zur Häufigkeit von Asthma, Heuschnupfen und atopischem Ekzem (Neurodermitis) in den Ländern der früheren DDR vergleichend mit westdeutschen Bundesländern durchzuführen. Damals waren in den ostdeutschen Ländern deutlich weniger Kinder von Heuschnupfen und allergischen Atemwegserkrankungen betroffen als im Westen. Dieser Unterschied hat sich im Laufe der ersten zehn Jahre nach der Wiedervereinigung durch eine starke Zunahme allergischer Erkrankungen in den neuen Ländern ausgeglichen, insbesondere bei nach 1991 geborenen Kindern.

Von vielen werden allergische Erkrankungen nicht ernst genommen und lediglich als „Befindlichkeitsstörungen" bagatellisiert. Dies ist eine ungeheuerliche Missachtung des Leids vieler Betroffener und ihrer Familien – man denke nur an kleine Kinder mit schwerer Neurodermitis, an die lebensbedrohliche Anaphylaxie und das schwere Asthma bronchiale, oder die Einschränkung der Lebensqualität bei Millionen von Rhinitispatienten.

Allergien sind chronisch bzw. chronisch-rezidivierend, bringen erhebliche Einschränkungen der Leistungsfähigkeit mit sich und führen zu großen sozioökonomischen Belastungen.

Es ist beschämend, dass in Deutschland, das zu Recht stolz auf die Organisation seines Gesundheitswesens ist, immer noch die meisten von einer Allergie betroffenen Menschen nicht angemessen versorgt werden. Dieser Skandal hat die wissenschaftlichen Fachgesellschaften bewogen, vor zehn Jahren die erste Auflage des „Weißbuch Allergie in Deutschland 2000" zu verfassen, um auf die Dringlichkeit des Problems hinzuweisen.

Leider stellen wir zehn Jahre später bei der Erarbeitung der nun dritten Auflage fest, dass sich zwar die Allergien weiter ausgebreitet haben, dass sie immer schwerere Erkrankungsformen und komplexere Krankheitsverläufe aufweisen, dass sie über das Kindesalter hinaus auch Erwachsene und ältere Menschen in zunehmendem Maße erfassen, ohne dass sich in der Struktur der Versorgung Wesentliches zugunsten der Betroffenen verändert hätte. Im Gegenteil müssen wir feststellen, dass sich in weiten Teilen Deutschlands die Situation durch die jüngsten Veränderungen im Gesundheitswesen dramatisch verschlechtert hat. Man kann ohne Übertreibung sagen: Mit den derzeitigen Erstattungsmöglichkeiten ist die sachgerechte Versorgung allergiekranker Menschen in Diagnostik, geschweige denn Therapie, in Deutschland unmöglich geworden.

Die dritte Auflage dieses Weißbuches wurde in sorgfältiger und langer Vorarbeit ganz erheblich überarbeitet und erweitert. Es haben 52 Autoren und 51 Kommentatoren aus ganz verschiedenen Bereichen der klinischen Fachgebiete, der theoretischen Forschung und der Versorgungsstrukturen einschließlich Vertretern der Patientenorganisationen zusammengearbeitet, um im engen Schulterschluss und mit einer Stimme auf die unverändert bestehenden Probleme hinzuweisen. Gleichzeitig sollen der aktuelle Stand des Wissens und die unleugbaren bereits erzielten Fortschritte dargestellt werden. Es werden auch konkrete Lösungsvorschläge für viele Probleme angeboten.

Wir hoffen, dass das Weißbuch in seiner dritten Auflage dazu beiträgt, Verantwortliche in gesundheitspolitischen Entscheidungsgremien wachzurütteln, um die Situation der Betroffenen und ihrer Familien in Deutschland endlich entscheidend und langfristig zu verbessern.

München, Krefeld, Bochum, Aachen
im Juli 2009

Johannes Ring, Claus Bachert,
Albrecht Bufe, Hans Merk

jeweils Präsidenten der Gesellschaften:
DAAU, DGAKI, GPA, ÄDA

Vorwort zur 2. Auflage

Allergien gehören zu den großen gesundheitlichen Herausforderungen unserer Gesellschaft. Viele allergische Erkrankungen haben in den letzten Jahrzehnten dramatisch zugenommen, ohne dass die Ursachen hierfür bekannt wären. Allergien sind keine Bagatellerkrankungen. Sie können chronisch werden, tödlich enden und beeinträchtigen die Lebensqualität erheblich. Der Volkswirtschaft entstehen vor allem durch eine unzureichende Allergiebehandlung enorme Kosten.

Nur 10 Prozent der allergiekranken Menschen in Deutschland werden adäquat versorgt. Viele Betroffene wissen überhaupt nicht, dass ihre Beschwerden allergischer Natur sind. Das liegt oft daran, dass Ärzte mit einer Zusatzausbildung in Allergologie nicht zur Diagnostik und Therapie herangezogen werden. Als Folge kommt es zu Qualitätseinbußen und zu unnötigen Kostensteigerungen.

Dabei ist durch die Fortschritte der experimentellen Immunologie und Allergologie in den letzten Jahren eine Fülle neuer Kenntnisse verfügbar geworden. Richtig umgesetzt, können sie für viele allergische Patienten Linderung oder Heilung bringen.

Bereits drei Jahre nach dem ersten Erscheinen war eine Neuauflage des Weißbuchs notwendig. Trotz großer Fortschritte in der Allergieforschung sind die Probleme allergiekranker Menschen in Deutschland nicht geringer geworden, sondern haben sich zum Teil deutlich verschärft. Neben der nach wie vor fehlenden obligatorischen Verankerung der Allergologie in den medizinischen Lehrplänen und dem daraus folgenden immer noch weithin fehlenden Verständnis für allergische Reaktionen sind es vor allem gesundheitspolitische Zwänge, die trotz bestem Wissen und Wollen auch speziell weitergebildeter Ärzte eine sachgerechte Diagnostik und Therapie häufig erschweren oder unmöglich machen.

Die zweite Auflage des Weißbuchs wurde erheblich überarbeitet und durch einige Kapitel erweitert. So wurde der Bedeutung allergischer Erkrankungen im Kindesalter in speziellen Kapiteln Rechnung getragen, auch beruflich bedingte allergische Erkrankungen der Atemwege wurden neu eingefügt. Der Anhang enthält wichtige Anschriften sowie Hinweise auf weiterführende Literatur und praktisch bedeutsame Internetseiten.

Mit dem „Weißbuch Allergie in Deutschland" wollen die verantwortlichen wissenschaftlichen Fachgesellschaften die Situation der Allergologie in Krankenversorgung, Lehre und Forschung in Deutschland darstellen. Hierfür haben sich 29 Autoren und 43 Kommentatoren aus den verschiedensten Disziplinen der Allergologie zusammengefunden, um mit einer Stimme auf die aktuellen Probleme hinzuweisen und gleichzeitig den Stand des Wissens darzustellen und konkrete Lösungsvorschläge anzubieten.

Wir hoffen, dass das Weißbuch dazu beiträgt, die Situation allergiekranker Menschen in Deutschland langfristig zu verbessern.

München, Göttingen, Bochum
im November 2003

Johannes Ring, Thomas Fuchs,
Gerhard Schultze-Werninghaus

Einführung

Allergologie ist die Wissenschaft von der Erkennung und Behandlung allergischer Erkrankungen. Naturgemäß muss sie interdisziplinär ausgerichtet sein. Neben der klinischen Erfahrung mit den verschiedenen organbezogenen Erkrankungen erfordert die Allergologie einerseits die genaue Kenntnis der Mechanismen fehlgeleiteter Immunreaktionen und andererseits profundes Wissen um die auslösenden und unterhaltenden Faktoren aus der Umwelt.

Allergien gehören zu den großen gesundheitlichen Herausforderungen unserer modernen Gesellschaft. Obwohl allergische Erkrankungen seit Jahrhunderten bekannt sind, besteht kein Zweifel daran, dass sie in den letzten Jahrzehnten dramatisch zugenommen haben; dieser Trend hält weiter an.

Der Begriff „Allergie" ist heute kein Fremdwort mehr, wird jedoch häufig unkritisch und falsch benutzt. Unter „Allergie" versteht man eine „spezifische Änderung der Immunitätslage im Sinne einer krank machenden Überempfindlichkeit". Allergische Erkrankungen können nahezu alle Organe betreffen, besonders oft befallen sind jedoch Haut und Schleimhäute, also die Grenzflächen, an denen sich der individuelle Organismus mit seiner Umwelt auseinandersetzt.

Die Weiterbildung in der Allergologie und damit der Erwerb des Titels „Allergologe/Allergologin" erfolgt in Deutschland über eine $1^1/_2$-jährige Tätigkeit an anerkannten Institutionen, die zusätzlich zu einer kompletten Weiterbildung in einem anerkannten Fach (z. B. Dermatologie, Kinderheilkunde, Pneumologie, Hals-Nasen-Ohrenheilkunde, innere Medizin usw.) abgeschlossen wird. Leider sind trotz erfreulicher Fortschritte durch die Einführung der Zusatzbezeichnung „Allergologie" und die Verlängerung der Weiterbildungszeit von einem auf zwei Jahre immer noch große Teile der an Allergien erkrankten Bevölkerung nicht adäquat versorgt.

Das „Weißbuch Allergie in Deutschland" will weder ein Lehrbuch noch ein Patientenratgeber sein. Es will auf die medizinischen, sozioökonomischen und strukturellen Probleme der Allergologie in Deutschland hinweisen und aufzeigen, welcher Bedarf an Forschung, Lehre und Krankenversorgung in Bezug auf allergische Erkrankungen besteht. Die Fortschritte der modernen Medizin auf dem Gebiet der Allergologie werden angemessen dargestellt. Gleichzeitig werden mögliche Maßnahmen vorgestellt, um die Forschung und Krankenversorgung zu verbessern. Dabei werden auch Empfehlungen für gesundheitspolitische Maßnahmen gegeben.

Das Weißbuch gliedert sich in einen Grundlagenteil, der die pathophysiologischen Zusammenhänge der fehlgeleiteten Immunreaktion darstellt, das Wissen über die Epidemiologie allergischer Erkrankungen erfasst und die Rolle von Umweltfaktoren als Auslösern (Allergene) oder als modulierenden Faktoren (z. B. Schadstoffe, Infektionserreger) erörtert. Daran schließt sich ein klinischer Teil an, der sich mit den häufigsten allergischen Krankheitsbildern befasst. Der letzte Teil behandelt Aspekte der Versorgung in Diagnostik, Therapie und Prävention unter Einschluss sozioökonomischer Überlegungen. In jedem Kapitel werden neben Beschreibungen des Wissensstandes, die so knapp wie möglich gehalten sind, insbesondere eine Mängelanalyse und daraus abzuleitende Forderungen erstellt. Die Literaturzitate beschränken sich auf das Nötigste. Im Anhang wird auf allgemein weiterführende Literatur einschließlich vorliegender Materialien von Behörden und Gremien verwiesen.

Das „Weißbuch Allergie in Deutschland" ist eine gezielte Ergänzung des „European Allergy White Paper", das 1997 dem Europaparlament vorgestellt und 1999 ergänzt wurde. Im „Weißbuch Allergie in Deutschland" soll die besondere Situation allergiekranker Menschen und der Versorgungsstrukturen in Deutschland erörtert werden. Zielgruppe sind alle am Thema Allergie interessierten Menschen; neben Ärzten und Angehörigen von Pflegeberufen sollen insbesondere die politisch Verantwortlichen in Bund und Ländern, in Kranken-, Renten- und Unfallversicherungen und Behörden angesprochen werden. Darüber hinaus richtet sich das Buch an die forschende Industrie, an Selbsthilfegruppen und an die Medien.

Das Weißbuch soll dazu beitragen, die Versorgung allergiekranker Menschen in Deutschland inhaltlich und strukturell nachhaltig zu verbessern.

1 Grundlagen und Epidemiologie

1.1 Allergie als Volkskrankheit

Während vor 50 Jahren der Begriff „Allergie" noch ein Fremdwort war, das möglicherweise einige seltsam veranlagte Individuen betraf, ist der Begriff „Allergie" heute in aller Munde. Es steht außer Zweifel, dass die Häufigkeit allergischer Erkrankungen in den meisten Ländern der Welt in den letzten Jahrzehnten dramatisch zugenommen hat, ohne dass die Ursachen hierfür letztendlich geklärt wären. Konservative Schätzungen rechnen mit mindestens 20 % Allergikern in der Bevölkerung in Deutschland. Man kann deshalb Allergie mit Fug und Recht als „Volkskrankheit" bezeichnen.

Leider werden Allergien aber auch heute noch von vielen nicht persönlich Betroffenen – auch Ärzten und Gesundheitspolitikern – nicht ernst genommen. Allergiker werden häufig als grundlos überempfindlich, vielleicht hysterisch und nicht wirklich krank betrachtet. Die Phänomene, dass allergische Erkrankungen einen wechselhaften Verlauf zeigen und dass bei Allergenkarenz Symptomfreiheit besteht, lassen vergessen, dass bei erneutem Kontakt auch später im Leben sofort wieder eine schwere Krankheit oder eine lebensbedrohliche Situation eintreten kann.

Auch die Tatsache, dass Allergien nicht nur ein Organ betreffen, sondern sich an vielen unterschiedlichen Regionen des menschlichen Körpers manifestieren, trägt zur Konfusion bei. Allergien sind in gleicher Weise Organ- und Systemerkrankungen, da z. B. einem allergischen Asthma bronchiale als Lungenerkrankung eine krankhaft fehlgeleitete Immunreaktion im Sinne einer Immunglobulin-E-vermittelten Th2-dominierten Immunantwort zugrunde liegt. Das Gleiche gilt für die allergische Rhinokonjunktivitis („Heuschnupfen") und das atopische Ekzem (Neurodermitis) sowie die häufigen Nahrungsmittelallergien oder die Maximalvariante allergischer Reaktionen, die lebensbedrohliche Anaphylaxie (z. B. durch Insektenstiche, Nahrungsmittel oder Arzneimittel).

Viele Allergiker leiden nicht nur an einer Allergie, sondern gleichzeitig oder im zeitlichen Verlauf des Lebens an mehreren allergischen Erkrankungen (sogenannter Etagenwechsel).

Neben der Betroffenheit des Individuums durch schmerzhafte oder juckende Missempfindungen und Funktionseinschränkungen (Atemnot, Bauchkrämpfe, Kopfschmerz) sowie – z. B. bei Ekzemen – Entstellung des Äußeren durch die entzündliche Hauterkrankung leiden die Betroffenen auch unter einer erheblichen Einschränkung der Lebensqualität, da sie infolge ihrer Allergie am Führen eines normalen Lebens gehindert werden. Sie müssen ständig irgendwelche Vorsichtsmaßnahmen beachten (z. B. Meiden bestimmter Lebensmittel beim Restaurantbesuch, Auswahl geeigneter Kleidung oder Kosmetika, Sanierung des Wohnraums, Einschränkungen bei Berufswahl oder Freizeitaktivitäten und vieles andere). Studien haben gezeigt, dass Patienten mit atopischem Ekzem (Neurodermitis) eine ähnlich deutliche Einschränkung der Lebensqualität erfahren wie Krebspatienten oder Patienten mit schweren Herz-Kreislauf-Erkrankungen (Myokardinfarkt). Dies wird wegen der Reversibilität der Symptome bei erfolgreicher Behandlung häufig vergessen. Wenn Allergien aber nicht rechtzeitig diagnostiziert und behandelt werden, kommt es zur Chronifizierung und Perpetuierung der entzündlichen Reaktion mit daraus folgenden bleibenden Schäden.

Dabei bieten Allergien – wie wenige andere Erkrankungen – die große Chance der Früherkennung und rechtzeitigen Prävention nach sachgerechter Allergiediagnostik. Es gibt wenige Gebiete in der Medizin, in denen Diagnostik und Therapie bzw. Prävention so nahe beieinanderliegen wie in der Allergologie.

Voraussetzung für solche erfolgreiche Programme wären allerdings profunde Kenntnisse über Allergien bei den Ärzten, den Betroffenen, in der Bevölkerung, aber auch in gesundheitspolitisch relevanten Gremien.

Eine Studie der wissenschaftlichen Fachgesellschaften ergab vor einigen Jahren, dass trotz der großen Fortschritte auf dem Gebiet der experimentellen Allergologie und Immunologie in Deutschland nur ca. 10 % der Betroffenen einer adäquaten und dauerhaft kurativen Therapie zugeführt werden. Dies wurde am Beispiel der Insektenstich-Anaphylaxie gezeigt, bei der es innerhalb von Minuten zu potenziell lebensbedrohlichen Allgemeinerscheinungen bis hin zum Tod kommen kann. Von 100 derartig betroffenen Menschen wurden nur ca. 40 % sachgerecht im Hinblick auf Auslöser und Mechanismus diagnostiziert (z. B. IgE-Reaktionen gegen Biene oder Wespe); nur 10 % erhielten letztendlich die einzig verfügbare kausale Behandlungsmaßnahme, nämlich die spezifische Immuntherapie (SIT), welche bei Insektengift-Anaphylaxie

in ca. 90 % die Allergie erfolgreich heilen kann. Es ist zu vermuten, dass bei anderen allergischen Erkrankungen wie Neurodermitis, Asthma oder Heuschnupfen die Bedingungen ähnlich sind.

Die Defizite in der Kenntnis allergischer Erkrankungen beginnen bereits im Medizinstudium und in der Approbationsordnung für Ärzte. Auch heute können Medizinstudenten in Deutschland ohne wirkliche Kenntnisse über allergische Erkrankungen Ärzte werden. An einigen Universitäten wird Allergologie als Wahlfach gelehrt, in einigen Organfächern werden möglicherweise allergische Erkrankungen kurz behandelt. Es besteht jedoch keine Notwendigkeit für Studenten, sich Wissen über Allergien anzueignen; Allergologie ist weder ein Pflichtfach noch kommt es im Prüfungskatalog obligat vor. Dies ist nicht nachvollziehbar bei einer Erkrankung, die 20 % der Bevölkerung betrifft.

Die Situation setzt sich in der Weiterbildung fort. Zwar gibt es die Zusatzbezeichnung „Allergologie", die im Anschluss an eine Facharztweiterbildung durch eine 6- bis 18-monatige Tätigkeit an speziell ermächtigten Institutionen erworben werden kann; dies ist jedoch offensichtlich nicht genug. Darüber hinaus ist der Erwerb einer solchen Zusatzausbildung wenig attraktiv, da Ärzte ohne diese erweiterten Kenntnisse die gleichen diagnostischen und therapeutischen Maßnahmen am Patienten durchführen und abrechnen können wie Ärzte mit einer solchen Weiterbildung. Auch das ist sowohl im Hinblick auf Kostendämpfung als auch Qualitätssicherung schwer verständlich. Die fehlende Beachtung allergischer Erkrankungen in der Gesundheitspolitik schlägt sich konkret in der Behandlung allergischer Patienten nieder:

So werden z. B. klassische Antiallergika bei allergischen Atemwegserkrankungen von den gesetzlichen Krankenkassen nicht mehr erstattet, da sie als „Bagatell-Medikamente" gelten. Patienten mit atopischem Ekzem (Neurodermitis) leiden unter einer extrem trockenen Haut, die infolge ihrer Barriere-störung zu Juckreiz und entzündlichen Hautreaktionen mit Komplikationen führt. Die kausale Behandlung besteht in der Zufuhr von lipidhaltigen äußerlichen Zubereitungen (Cremes und Salben), die dauerhaft zur Verhinderung neuer Schübe und zur Einsparung von wirkstoffhaltigen antientzündlichen Präparaten (z. B. Kortikoiden) eingesetzt werden. Nun werden seit einiger Zeit diese sogenannten „Hautpflegeprodukte" nur noch bei Kindern unter 12 Jahren erstattet; erwachsene Neurodermitiker sollen diese Basistherapie selbst bezahlen, was vielen Betroffenen einfach nicht möglich ist, insbesondere wenn größere Körperareale – wie nicht selten bei schwerer Neurodermitis – betroffen sind. Dies führt logischerweise zu immer häufigeren Schüben und zur Chronifizierung der Ekzeme mit horrenden Folgekosten durch direkte und indirekte Krankheitsaufwendungen.

Dies sind nur einige Beispiele, gewissermaßen die Spitze des Eisbergs, der Millionen von Menschen in Deutschland betrifft.

Die Argumentation einer „Deckelung" von Ausgaben oder Einschränkung auf Durchschnittswerte aus der Vergangenheit kann hier nicht greifen: Bei einer Erkrankung, die in einigen Jahrzehnten Häufigkeitssteigerungen von 100 bis 500 % zeigt,

müssen naturgemäß auch die Kosten steigen. Dieser Anstieg kann nicht einfach den behandelnden Ärzten oder den Betroffenen aufgebürdet werden.

Ferner ist in den vergangenen Jahren ein Trend zur zunehmenden Ausbildung immer komplexerer und schwererer Krankheitsbilder einerseits sowie zur Altersverschiebung andererseits erkennbar: Immer mehr Erwachsene und ältere Patienten entwickeln Allergien, was früher nach Lehrbuch nicht vorkam („es gibt keine Allergie über 50"). Es ist zu erwarten, dass mit der demographischen Entwicklung und der zunehmenden Lebenserwartung auch Allergien im höheren Lebensalter eine zunehmende Problematik darstellen werden.

Da die überwiegende Anzahl von Allergikern einen chronischen oder chronisch rezidivierenden Verlauf zeigen, müssen langfristig ausgerichtete Konzepte entwickelt werden und auch greifen, um für die Betroffenen anhaltende Besserung bzw. Heilung zu erzielen und für die Gesellschaft die Kosten durch schwere und chronifizierte Allergien zu senken.

Im Folgenden werden kurz die Grundlagen der fehlgeleiteten Immunreaktion, die neuen Zahlen zur Epidemiologie von Allergien sowie die Rolle von Umwelteinflüssen auf die Allergie-Entstehung vorgestellt, bevor die einzelnen allergischen Erkrankungen und die Probleme der Versorgung allergiekranker Menschen behandelt werden.

In jedem Kapitel finden sich am Ende eine Auflistung bestehender Defizite sowie konkrete Forderungen bzw. Empfehlungen zum Forschungs- bzw. Handlungsbedarf.

1.2 Immunologische Grundlagen

Der Begriff „Allergie" ist heute in aller Munde. Er geht Arzt und Patient gleichermaßen leicht über die Lippen. Dabei werden Allergien in der Bevölkerung und in medizinischen Fachkreisen noch häufig falsch eingeschätzt. Der Mittelweg zwischen der Überbewertung einer Allergie und der Bagatellisierung schwerer allergischer Erkrankungen ist in der Praxis oft schwer zu gehen. Nicht jede Überempfindlichkeit ist allergischer Natur (Abb. 1). Unter Allergie versteht man heute eine *verstärkte, spezifische Abwehrreaktion gegenüber an sich harmlosen Substanzen im Sinne einer krank-* *machenden Überempfindlichkeit* (Tab. 1). Allergische Erkrankungen können an verschiedenen Organsystemen auftreten.

Die wichtigsten allergischen Erkrankungen umfassen so verschiedene Zustandsbilder wie den saisonalen oder ganzjährigen Schnupfen (allergische Rhinokonjunktivitis), Nesselsucht (Urtikaria), Asthma bronchiale, allergische Alveolitis (z. B. Farmer- oder Vogelhalterlunge), Kontaktdermatitis, atopisches Ekzem (Neurodermitis), die lebensbedrohlichen Formen des anaphylaktischen Schocks sowie das bunte Spektrum der Nahrungsmittel- und Arzneimit-

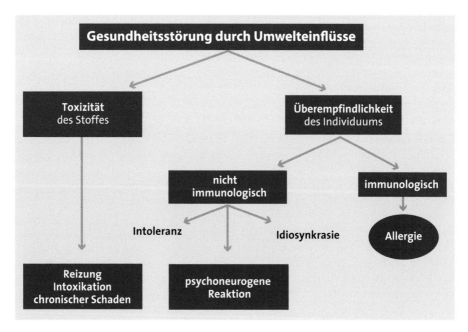

Abb. 1: Gesundheitsstörung durch Umweltstoffe.

Tab. 1: Definitionen.

Empfindlichkeit	normale Reizbeantwortung
Überempfindlichkeit	eine das normale Maß übersteigende Reizbeantwortung
Toxizität	normale Giftigkeit einer Substanz
Intoxikation	Reaktion auf die normale pharmakologische Toxizität
Sensibilisierung	Allergiebereitschaft, d.h. erhöhte Empfindlichkeit nach wiederholtem Kontakt
Allergie	krankmachende Überempfindlichkeit aufgrund immunologischer Sensibilisierung
Anaphylaxie	Maximalvariante einer akuten allergischen Sofortreaktion (meist IgE-vermittelt)
Pseudo-Allergie	nicht immunologische Überempfindlichkeit mit klinischen Symptomen, die allergischen Erkrankungen entsprechen oder ähneln
Idiosynkrasie	nicht immunologische Überempfindlichkeit ohne Bezug zur pharmakologischen Toxizität
Intoleranz	Überempfindlichkeit im Sinne der pharmakologischen Toxizität
Atopie	familiär auftretende Neigung zur Entwicklung bestimmter Krankheiten (allergisches Asthma bronchiale, allergische Rhinokonjunktivitis, atopisches Ekzem) auf dem Boden einer immunologischen Überempfindlichkeit von Haut und Schleimhäuten gegen Umweltstoffe, assoziiert mit vermehrter IgE-Produktion und/oder veränderter unspezifischer Reaktivität

telallergien (s. a. „Allergische Krankheitsbilder").

Die Entzündungsreaktion

Bei allergischen Erkrankungen entwickelt sich eine chronische Entzündung an dem jeweils betroffenen Organ. Betroffen sind bei Allergien insbesondere die Grenzflächen unseres Organismus mit seiner Umwelt. Entsprechend manifestieren sich die Erkrankungen an der Haut (Neurodermitis, atopisches Ekzem), der Lunge (Asthma bronchiale), dem oberen Respirationstrakt (Heuschnupfen oder allergische Rhino-Konjunktivitis), sowie am Darm (Nahrungsmittelallergie).

Viele der zellulären und molekularen Mitspieler und Regulatoren dieser Entzündungsreaktion konnten in den letzten Jahrzehnten entschlüsselt werden, so dass heute ein relativ umfassendes Konzept der Zellular- und Molekular-Pathologie der allergischen Entzündung vorliegt. Während in den 90er Jahren der Schwerpunkt im Bereich der erworbenen Immunität lag, steht jetzt zunehmend die Ebene der ange-

21

borenen Immunantwort im Mittelpunkt des Interesses.

Die erworbene Immunität ist der Teil unseres Abwehrsystems, der hochspezifisch und selektiv, dafür aber sehr effizient die Immunantwort reguliert. Die wesentlichen Mitspieler sind hier die T-Zellen, die auch als Dirigenten der chronischen Entzündungsantwort angesehen werden können, und die B-Zellen, die Antikörper produzieren; bei der allergischen Reaktion sind dies Immunglobulin-E-(IgE-)Antikörper. Ein Meilenstein im Verständnis der T-Zell-Funktion bei Allergien war die Entwicklung des sogenannten Th1- (T-Helfer) bzw. Th2-Konzepts. Diesem Konzept liegt die Erkenntnis zugrunde, dass verschiedene T-Zell-Effektorpopulationen mit unterschiedlichen Funktionen im Immunsystem assoziiert werden können. Die Th2-Zellen sind hierbei die entscheidenden Dirigenten der allergischen Entzündungsantwort. Sie steuern die Entwicklung der IgE-Antikörperproduktion von B-Zellen und kontrollieren wichtige Effektorfunktionen von eosinophilen Granulozyten und Mastzellen, die alle bei allergischen Erkrankungen im Rahmen der Entzündungsreaktion vor Ort in erhöhter Zahl und/oder Funktion vorgefunden werden.

Die angeborene Immunität hat die Aufgabe, zunächst eine erste „Verteidigungslinie" des Immunsystems darzustellen und dann die spezifische, erworbene Immunantwort in Gang zu setzen und zu regulieren. Auf der zellulären Ebene sind hierbei insbesondere sogenannte Antigen-präsentierende Zellen beteiligt, die beim Allergiker Allergene aufnehmen, prozessieren und sie den T-Zellen in geeigneter Form darbieten (Letzteres geschieht insbesondere im Lymphknoten).

Eine neue Erkenntnis ist, dass die Zellen des angeborenen Immunsystems eine sehr wichtige Funktion bei der Erkennung des mikrobiellen Milieus einnehmen. Sie entscheiden im Prinzip darüber, ob eine bestimmte Mikrobe (dies können Viren, Bakterien und Parasiten sein) als gefährlich oder harmlos erkannt wird, und ob dann eine aggressive Immunantwort in Gang gesetzt werden muss.

In diesem komplexen zellulären und molekularen Geflecht kommt es beim Allergiker zu Fehlentscheidungen. Es ist ebenfalls eine wichtige Erkenntnis der letzten Jahre, dass es tatsächlich eine normale, aktive Immunantwort auf Allergene gibt. Diese Reaktion auf Allergene finden wir beim gesunden Nicht-Allergiker; sie kann als ein Zustand der klinischen und immunologischen Toleranz bezeichnet werden. Die Ausbildung und Aufrechterhaltung der Toleranz geschieht u. a. durch regulatorische T-Zellen. In diesem Falle kommt es zur richtigen Entscheidung des Immunsystems, nämlich der Erkennung von Allergenen als harmlosen Umweltbestandteilen, gegen die das Abwehrsystem eine Toleranzreaktion ausbildet. Dabei konnte in den letzten Jahren ebenfalls die Erkenntnis gewonnen werden, dass die Entwicklung der Toleranzreaktion eine aktive Leistung des Immunsystems darstellt, die programmiert werden muss. Sowohl die angeborene als auch die erworbene Immunität ist dabei aktiv beteiligt. Dieses ist insgesamt ein lebenslanger Prozess, der früh im Leben beginnt und ständig aufrechterhalten werden muss. Umgekehrt können Fehlentscheidungen auf diesem Wege jederzeit im Leben stattfinden. Daher treffen wir auch immer wieder ältere Patienten an, die zum ersten Mal eine allergische Erkrankung entwickeln.

Wie kommt es zu dieser Fehlregulation?

Eine wichtige Rolle bei der Entwicklung solcher Fehlregulationen und den damit verbundenen Fehlentscheidungen spielen einerseits unsere genetische Ausstattung und andererseits Umweltfaktoren, denen wir ausgesetzt sind.

In den letzten Jahren konnte ebenfalls ein großer Fortschritt bei der Entschlüsselung und Identifikation der beteiligten Gene verzeichnet werden. Es ist heute unumstritten, dass viele Gene bzw. Mutationen in diesen Genen zur Ausprägung der Erkrankung beitragen. Dabei ist es nicht verwunderlich, dass eine ganze Reihe von Schreibfehlern in Genen gefunden wurden, die unmittelbar mit der Regulation der Immunantworten verknüpft sind. Darüber hinaus werden aber gerade in jüngster Zeit auch Mutationen in Genen identifiziert, die eigentlich primär gar nichts mit immunologischen Reaktionen zu tun haben. Auch völlig neue und unerwartete Gene werden bei diesen systematischen Untersuchungsansätzen zutage gefördert. Beispiele hierfür sind ADAM33 und ORMDL beim Asthma und Mutationen im Filaggrin-Gen, welches offensichtlich beim atopischen Ekzem auf die Regulation der Hautbarriere einen wesentlichen Einfluss hat (s. Kap. 1.3 „Genetik").

Trotz aller Fortschritte bleibt noch Vieles zu tun: So ist beispielsweise nach wie vor unklar, wie das Zusammenspiel verschiedener Gene miteinander funktioniert und welche Hierarchien die Gene untereinander einnehmen. Ebenso ist häufig unklar, welche funktionellen Konsequenzen solche Schreibfehler im Einzelnen auf zellulärer und molekularer Ebene haben. Es wird also wichtig sein, in den kommenden Jahren ein systematisches und vertieftes Verständnis hiervon zu entwickeln.

An der Ausprägung und Ausbildung einer allergischen Erkrankung auf der Basis einer genetischen Veranlagung hat dann unsere Umwelt einen ganz maßgeblichen Anteil. Allein durch eine erbliche Disposition kann nämlich der dramatische Anstieg allergischer Erkrankungen, wie wir ihn über die letzten zwei bis drei Generationen beobachten, nicht erklärt werden. So schnell ändert sich unsere genetische Ausstattung von einer zur anderen Generation nämlich nicht! Daher steht die Untersuchung von Umweltkomponenten zunehmend im Mittelpunkt des Interesses, um besser zu verstehen, wie es zur Ausprägung und Aufrechterhaltung allergischer Entzündungserkrankungen überhaupt kommen kann.

In den Forschungsbemühungen der 80er Jahre stand dabei die sogenannte „Schadstoffhypothese" im Mittelpunkt. Hierbei ging man der Frage nach, ob es nicht schädliche Umwelteinflüsse gibt, die die Ausbildung einer allergischen Erkrankung fördern könnten. Eine ganze Reihe solcher Umweltnoxen konnte in der Tat identifiziert werden, die offensichtlich die generelle Bereitschaft für die Entwicklung einer allergischen Erkrankung befördern. Hierzu zählen Bestandteile im Tabakrauch (Aufnahme durch Aktiv- und Passivrauchen), Dieselruß-Partikel und eine relativ erhöhte Ozonkonzentration im Langzeitverlauf. All diese unterschiedlichen Faktoren fördern offensichtlich unspezifisch die Entwicklung einer Th2-abhängigen Immunantwort und können somit als Umwelt-Adjuvantien für die Ausprägung einer allergischen Erkrankung verantwortlich sein.

Seit Beginn der 90er Jahre wird intensiv nach Schutzfaktoren gegen die Entwicklung von Allergien geforscht. Hierbei konnte die epidemiologische Forschung eine Reihe von Bevölkerungsgruppen identifizieren, die signifikant insbesondere vor respiratorischen Allergien geschützt sind. Es handelt sich hierbei um Kinder, die in den ersten zwei Jahren Kindertagesstätten besuchen, häufig an Erkältungskrankheiten leiden oder auf traditionell bewirtschafteten Bauernhöfen leben. Ein Schutz lässt sich auch bei der Landbevölkerung im Vergleich zur städtischen Bevölkerung feststellen. Aus diesen zunächst epidemiologischen Beobachtungen heraus hat sich das Konzept der „Hygiene-Hypothese" entwickelt. In jüngster Zeit häufen sich klinisch-experimentelle Daten, die dieses Konzept auf der naturwissenschaftlichen Ebene bestätigen und zumindest ansatzweise erklären können. Bestimmte Mikroben haben demnach unter bestimmten Expositionsbedingungen eine nachhaltige immunprogrammierende Wirkung. Diese scheint für ein frühkindliches Training in Bezug auf die Verhinderung (chronischer) Entzündungserkrankungen besonders wichtig zu sein. Dieses Konzept findet in Form der Probiotika-Therapie auch schon Eingang in den klinischen Alltag.

Hieraus wird deutlich, dass die Umwelt über die Grenzflächen des Körpers (Haut und Schleimhäute) unseren Organismus und insbesondere unser Immunsystem trainiert. An diesem Training beteiligt sind neben den Mikroben auch bestimmte Bestandteile der Ernährung. Hier sei beispielhaft das Thema der ungesättigten Fettsäuren angesprochen.

Allergien als dynamischer Krankheitsprozess

Nachdem in den letzten Jahrzehnten insbesondere die Mechanismen bei bestehender Erkrankung und akuter Verschlechterung untersucht wurden, lenkt sich das Augenmerk nunmehr sowohl auf die Phase der Krankheitsentstehung (Initiation) als auch auf die Fragen der Chronifizierung.

Erst durch ein besseres naturwissenschaftliches Verständnis der Mechanismen, die zur Krankheitsentstehung führen, wird es möglich sein, neue und geeignete Präventionsmechanismen zu entwickeln. Diese müssen dann natürlich im Hinblick auf ihren klinischen Nutzen geprüft werden.

Die andere Seite der Dynamik des Krankheitsprozesses stellen die Ereignisse bei der Chronifizierung dar. Wie bei jeder anderen chronischen Entzündung entwickeln sich auch bei Allergien im Rahmen der Perpetuation der Inflammation und im Zuge des Untergangs an funktionstüchtigem Gewebe Reparaturprozesse. Diese Bemühungen, das zerstörte Gewebe wieder zu reparieren, müssen allerdings auch bei Allergien als frustran betrachtet werden. Die Reparatur ist im günstigsten Fall unvollständig, im schlechtesten Fall entwickeln sich Vernarbungen durch bindegewebigen Ersatz des funktionstüchtigen Gewebes. Diese Umbauprozesse, die auch als „Remodelling" bezeichnet werden, müssen bis heute als irreversibel bezeichnet werden. Keine der heute verfügbaren Therapien ist in der Lage, diesen einmal eingeschlagenen Prozess wieder umzukehren oder nachhaltig aufzuhalten – auch nicht die topischen Steroide, die als „Goldstandard" der antiinflammatorischen Therapie angesehen werden.

Chronische allergische Erkrankungen mit schweren Manifestationen führen zu einer erheblichen Einschränkung der Lebensqualität und verursachen hohe direkte und indirekte Krankheitskosten. Damit leisten sie einen erheblichen Beitrag zu den sozioökonomischen Folgen allergischer Krankheiten, z. B. durch Behandlungskosten und Arbeitsausfälle.

Hieraus wird deutlich, wie wichtig es sein wird, in Zukunft die Dynamik des Krankheitsprozesses in Bezug auf die zugrunde liegenden zellulären und molekularen Mechanismen zu entschlüsseln, um sowohl effektive Präventionsstrategien zu entwickeln als auch Umbau und Remodellierung am Erfolgsorgan therapeutisch unter Kontrolle zu bringen.

Literatur

Renz H, Kaminski A, Pfefferle PI, für Deutsche Gesellschaft für Allergologie und Klinische Immunologie (DGAKI). Allergieforschung in Deutschland. Ein Atlas mit Bestandsaufnahme, Defizit- und Bedarfsanalyse. Marburg, 2008.

1.3 Genetik

Einführung

In Deutschland leiden heute etwa 15 bis 25 % der Bevölkerung an allergischen Krankheiten (Asthma, Heuschnupfen, atopisches Ekzem = Neurodermitis), und eine allergische Sensibilisierung ist bereits bei einem Drittel der Bevölkerung nachweisbar, bei Heranwachsenden annähernd bei der Hälfte.

Nach heutigem Stand der Forschung sind zwei Faktoren für die Entstehung allergischer Erkrankungen verantwortlich: die genetische Prädisposition und Umweltfaktoren, die das angeborene Risiko für die allergische Erkrankung modifizieren. Dabei bestimmt die genetische Disposition, inwieweit das menschliche Immunsystem für Reize aus der Umwelt empfänglich ist, wie es auf diese Reize reagiert und welche Konsequenzen daraus entstehen. Anders als bei schweren genetischen Erkrankungen liegt jedoch hier nicht eine einzelne Veränderung in einem Gen des menschlichen Körpers vor. Bei allergischen Erkrankungen handelt es sich vielmehr um ein komplexes Zusammenspiel verschiedener genetischer Faktoren in unterschiedlichen Bereichen der Erbsubstanz und in verschiedenen Genen. Basierend auf Zwillings- und Familienstudien wird der genetische Anteil am Allergierisiko auf ca. 70 %, der Umweltanteil auf 30 % geschätzt.

Die häufigsten Genveränderungen werden Einzelbasenaustausche oder kurz SNP (single nucleotide polymorphism) genannt. Insgesamt trägt jeder Mensch ca. 4–6 Millionen dieser polymorphen Stellen in seinem Erbgut. Viele dieser SNPs führen nicht zu erkennbaren Veränderungen in der Funktion der Gene oder des Genoms, manche SNPs haben geringe regulatorische Effekte, und nur wenige sind tatsächlich krankheitsrelevant. Oft tritt diese krankheitsrelevante Wirkung von Genveränderungen erst zutage, wenn mehrere dieser Polymorphismen in bestimmten Kombinationen vorhanden sind oder zusätzlich bestimmte Risikofaktoren aus der Umwelt auftreten.

Bei allergischen Erkrankungen ist zudem zu bedenken, dass es sich um eine heterogene Gruppe von Erkrankungen handelt. Asthma, atopisches Ekzem, allergische Rhinokonjunktivitis und andere Erkrankungen des allergischen Formenkreises weisen einige Gemeinsamkeiten auf, aber auch eine Vielzahl von Unterschieden in der Pathogenese, den betroffenen Organen, dem Verlauf und der Therapie. Dies schlägt sich auch in der zugrunde liegenden genetischen Prädisposition nieder. Während es wenige Genveränderungen gibt, die das Risiko für alle oder mehrere atopische Erkrankungen gleichzeitig beeinflussen, gibt es viele Genveränderungen, die nur das Risiko für spezifische Krankheitsausprägungen verändern.

Ohne Verständnis der genetischen Prädisposition zur Allergie ist eine moderne Ursachenforschung in der Allergologie nicht mehr denkbar. Erst durch die genetische Analyse wird die Rolle immunologischer und organspezifischer Faktoren in der Allergieentstehung definiert und mit einer klinischen Relevanz für den Patienten verknüpft. Eine genetische Analyse kann darüber hinaus dazu dienen, neue Mechanismen in der Krankheitsentstehung zu erkennen. Weitere denkbare Anwendungen der Genetik für die Zukunft sind die Verbesserung der Diagnostik, die Weiterentwicklung und Individualisierung der Therapie und eine maßgeschneiderte Beratung von Patienten hinsichtlich ihres persönlichen Risikos und Präventionsmöglichkeiten.

In den letzten Jahren ist es gelungen, beträchtliche Fortschritte bei der Identifizierung von Allergiegenen zu erzielen. Erfolge aus Deutschland sind in diesem Zusammenhang vor allem der gezielten Förderung genetischer Forschung bei komplexen Erkrankungen im Nationalen Genom-Forschungs-Netz (NGFN) zu verdanken. Daneben wurde auch von der Deutschen Forschungsgemeinschaft (DFG) in Einzelförderungen und im Rahmen von Sonderforschungsbereichen (z. B. SFB TR 22) genetische Forschung auf dem Gebiet der Allergie gefördert.

Im Folgenden werden für die einzelnen allergischen Erkrankungen die wichtigsten derzeit bekannten Allergiegene kurz vorgestellt, um dann einen Ausblick zu geben, welche Rolle die Genetik in der Allergologie in Zukunft spielen könnte.

großer Teil der betreffenden Gene wurde ursprünglich für Asthma oder AE untersucht. Insbesondere Varianten in immunregulatorischen Genen scheinen von Bedeutung zu sein [8]. Vor allem Polymorphismen in Genen der IL4-IL13-STAT6-Signaltransduktionskaskade [9, 10, 11] sowie in Genen angeborener Immunrezeptoren [12, 13] wurden wiederholt mit Atopie in Verbindung gebracht. Dabei scheinen starke Effekte zum Teil erst durch Kombination von Polymorphismen in mehreren Genen im Sinne einer Gen-Gen-Interaktion zum Tragen zu kommen [14].

Vor kurzem konnten mit Hilfe der ersten genomweiten Assoziationsstudie zu Gesamt-IgE Varianten im Gen der Alpha-Kette (FCER1A) des hochaffinen IgE-Rezeptors als entscheidende Einflussfaktoren der IgE-Regulation identifiziert werden. Die Ergebnisse dieser Studie basieren auf der Analyse von mehr als 350.000 SNPs in über 1.500 Individuen und konnten in knapp 10.000 Individuen mehrerer unabhängiger und bevölkerungsrepräsentativer Kohorten bestätigt werden [15]. Erkenntnisse zur Regulation der IgE-Antikörper-Produktion ermöglichen tiefere Einblicke in die Mechanismen der Allergieentstehung und eröffnen möglicherweise neue Therapieoptionen.

Atopische Sensibilisierung und IgE-Regulation

In den vergangenen Jahren wurden auf der Grundlage von Kopplungs- und Assoziationsstudien auch eine Reihe genetischer Marker für allergische Sensibilisierung und die Regulation der Produktion von „Allergieantikörpern" (IgE) identifiziert. Ein

Atopisches Ekzem (atopische Dermatitis, Neurodermitis)

Zahllose epidemiologische Studien belegen eine starke genetische Komponente in der Pathogenese des atopischen Ekzems (AE). Dementsprechend wird weltweit wird mit großem Interesse an der Erforschung der genetischen Einflussfaktoren des AE gearbeitet.

Bislang wurden vor allem Assoziationsstudien kontinuierlich durchgeführt und veröffentlicht, in denen Polymorphismen von Kandidatengenen untersucht wurden, für deren Produkte ein Zusammenhang mit der Pathophysiologie der Erkrankung vermutet wurde. Untersuchungen möglicher Kandidatengene haben sich bislang vorwiegend auf immunologische Mechanismen konzentriert und lieferten sehr heterogene Ergebnisse. Mögliche Ursachen sind zu kleine und heterogene Studienpopulationen, unscharfe Definition des Phänotyps und die sehr komplexe genetische Architektur der Erkrankung mit z.T. schwachen Effekten einzelner Varianten und Interaktion untereinander sowie mit Umweltfaktoren.

Kopplungsanalysen verfolgen das Ziel, innerhalb von Familien die gemeinsame Vererbung genetischer Marker mit der Erkrankung nachzuweisen und auf diese Weise größere Suszeptibilitätsregionen zu identifizieren, die möglicherweise Krankheitsgene enthalten. Für das AE gibt es bislang nur wenige systematische Kopplungsstudien mit heterogenen Ergebnissen. Von besonderem Interesse ist eine Kandidatenregion auf Chromosom 1q21, die den sogenannten „epidermalen Differenzierungskomplex" (EDC) enthält [1]. Der EDC besteht aus einer Vielzahl von Genen für Schlüsselproteine der Haut. Interessanterweise wurde für diese Region auch Kopplung mit Psoriasis, Lupus erythematodes und Ichthyosis vulgaris berichtet, was darauf hindeutet, dass unterschiedlichen entzündlichen Hauterkrankungen gemeinsame genetische Ursachen zugrunde liegen könnten.

In wegweisenden molekulargenetischen Untersuchungen gelang die Identifikation von Mutationen des EDC-Gens *Filaggrin* (*FLG*), die zu einer verminderten oder fehlenden Produktion von Filaggrin führen, einem essenziellen Protein in der Hornschicht der Haut [2, 3]. *FLG*-Mutationen sind die bislang stärksten bekannten Risikofaktoren für das AE [4]. Bevölkerungsrepräsentative Studien zeigen, dass etwa 8 % der Bevölkerung Träger von FLG-Mutationen sind, die das Erkrankungsrisiko für AE mehr als verdreifachen [5], besonders für schwere Formen mit allergischen Sensibilisierungen, hohem Gesamt-IgE und begleitendem Asthma. Darüber hinaus scheint die durch ein Filaggrin-Defizit hervorgerufene Barrierestörung zu Hauttrockenheit, allergischer Sensibilisierung, Heuschnupfen und allergischem Kontaktekzem zu prädisponieren [5, 6].

Auf der Grundlage genetischer Erkenntnisse ist die Barrierestörung der Haut in das Zentrum pathophysiologischer Konzepte des AE und allergischer Erkrankungen gerückt. Sie ermöglicht das Eindringen von Umweltnoxen wie Allergenen und mikrobiellen Antigenen, die bei entsprechender genetischer Veranlagung für bestimmte immunologische Reaktionsmuster zur allergischen Sensibilisierung und in der Folge zu allergischen Reaktionen führen.

Aktuelle technologische und wissenschaftliche Entwicklungen haben jetzt zu einem Durchbruch auf dem Gebiet der Assoziationsstudien geführt. Hochgradig integrierte Chip-Arrays ermöglichen die parallele Untersuchung von 500.000 und mehr Genvarianten einer Person in einem einzigen Experiment. Für verschiedene komplexe Erkrankungen wie z. B. Asthma [7] konnten auf diese Weise neue Krankheitsgene identifiziert werden, und auch für das AE sind in naher Zukunft Ergebnisse solcher genomweiter Assoziationsstudien zu erwarten.

Asthma

In den letzten Jahren wurden mehr als 100 Gene mit Asthma in Verbindung gebracht [16, 17]. Die meisten Studien sind Kandidatengen-Studien, die sich mit Genen beschäftigen, die in experimentellen Studien einen Zusammenhang mit Asthmamechanismen gezeigt haben.

Eine Reihe von Erfolgen konnte mit dieser Methodik in den letzten Jahren auch auf dem Gebiet der Asthmagenetik erzielt werden. Nicht zuletzt eine jüngst im *New England Journal of Medicine* veröffentlichte Studie erregte großes Medieninteresse [18]. Hier wurde in einer Kombination aus Kandidatengen-Ansatz und systemischer, genomweiter Analyse gezeigt, dass ein Chitinase-Gen mit Asthma und Asthmaschweregrad korreliert. Diese Entdeckung ist auch daher so interessant, weil sich die Ausprägung dieses Gens im Serum und der Lunge relativ einfach messen lässt. Auch deutsche Forscher waren an dieser Studie beteiligt.

Gleichzeitig wurden auch systematische Genomanalysen unternommen. Mit bisher gebräuchlicher Technologie waren dies Kopplungsanalysen, die in ihrer Methodik von der Erforschung monogenetischer Erkrankungen abgeleitet wurden. Tatsächlich konnten so in den letzten Jahren mehrere Gene identifiziert werden, die bisher völlig unbekannte Mechanismen in der Asthmaentstehung aufzeigten. Zu diesen Genen gehören ADAM33, GPRA , DPP10 und PHF11 [16]. Nach erster Euphorie hat sich Ernüchterung eingestellt. Auch diese Gene, die über Kopplungsanalyse und nachfolgendes positionelles Klonieren identifiziert wurden, zeigten in Replikationsstudien keine einheitlichen Ergebnisse. Ebenso wie bei Kandidatengen-Studien zeichnete sich ein heterogenes Bild ab. Dies kann einerseits an den nur schwachen Effekten der bisher identifizierten Asthmagene liegen, an der Heterogenität der untersuchten Studienpopulationen, an der ungenauen Krankheitsdefinition oder der unzureichenden Größe der bisher durchgeführten Asthmagenetik-Studien. Umso wichtiger ist die systematische Analyse von Asthmagenen in gut definierten und großen Studienpopulationen in der Zukunft.

Im Jahr 2007 zog auch in die Asthmagenetik eine technologische Revolution ein. Die erste genomweite Assoziationsstudie zu Asthma wurde im Fachblatt *Nature* veröffentlicht. Diese Studie, die an nahezu 1.000 Kindern mit Asthma und ca. 1.300 Gesunden durchgeführt wurde (zwei Drittel davon deutsche Kinder), untersuchte bei jedem Studienteilnehmer mehr als 300.000 Polymorphismen [7]. Damit wurde eine genetische Analyse in einem Umfang, der bisher nicht denkbar und praktisch nicht durchführbar war, erstmals angewendet, um jene Regionen im Erbgut zu identifizieren, die signifikant mit dem Asthmarisiko korrelieren. Dieses Assoziationsergebnis wurde mittlerweile in mehreren unabhängigen Studien bestätigt.

Dieser Durchbruch wurde durch eine neue Genotypisierungs-Technologie ermöglicht, die sogenannten Biochips. Aufgrund rasanter Entwicklungen auf diesem Gebiet und verbesserter Analyse-Technologie hat sich die Zahl der SNPs, die zeitgleich mit einem Biochip genotypisiert werden können, innerhalb eines Jahres fast verzehnfacht. Letztendlich wird es möglich sein, fast die gesamte genetische Information, die über SNPs vermittelt wird, in einem Experiment zu analysieren.

Allergische Rhinokonjunktivitis („Heuschnupfen")

Die Erforschung der genetischen Prädisposition für allergische Rhinokonjunktivitis wird international und national bisher stiefmütterlich behandelt, obwohl es sich dabei um die häufigste allergische Erkrankung handelt. Dies und der im Vergleich zu Asthma und AE eher milde Verlauf scheinen für das geringe Interesse verantwortlich zu sein.

Nahrungsmittelallergien

Ebenso wie die allergische Rhinitis ist dieses Feld bisher nicht ausreichend in der Allergiegenetik abgebildet, obwohl hier auch tödliche Verläufe existieren (z. B. Erdnussallergie, s. Kap. 3.2 u. 3.13). Allergiegenetik könnte hier Teil der Risikoanalyse sein und helfen, Todesfälle und anaphylaktische Reaktionen zu vermeiden.

Allergische Kontaktsensibilisierung und allergische Kontaktdermatitis

Auch wenn die genetischen Einflüsse auf die Entstehung von Kontaktallergien geringer sein dürften als auf atopische Erkrankungen, gibt es deutliche Hinweise auf eine Beteiligung genetischer Faktoren [6, 19]. Bislang ist die genetische Prädisposition für Kontaktsensibilisierung und allergische Kontaktdermatitis allerdings noch ungenügend erforscht. Insbesondere angesichts ihrer gesundheitsökonomischen und sozialmedizinischen Auswirkungen – neben irritativen Ekzemen stellen kontaktallergische Ekzeme die häufigsten Berufserkrankungen dar – besteht hier großer Nachholbedarf.

Forderungen

Die genetische Allergieforschung in Deutschland ist im internationalen Vergleich gut aufgestellt, hinkt aber den USA und Großbritannien weit hinterher. Die vorhandene Expertise muss besser genutzt und gefördert werden, um Know-how für die Zukunft an den Standort Deutschland zu binden.

Genetische Forschung ist teuer, aber für den biomedizinischen Fortschritt in der Allergologie unumgänglich. Sie muss durch öffentliche Fördergelder in einem international konkurrenzfähigen Rahmen ohne Industrieeinfluss gewährleistet werden. Allergiegenetik muss in nationale und internationale Forschungsverbünde auf dem Gebiet der Genetik und der Allergologie eingebunden werden, um Synergieeffekte zu nutzen. Um an internationalen Forschungsverbünden teilnehmen zu können, ist eine ausreichende nationale Förderung Voraussetzung.

Die Förderung der Allergiegenetik in Deutschland muss erweitert werden. Auch die genetische Analyse bisher nicht im Fokus liegender Erkrankungen (hier besonders zu erwähnen: allergische Rhinokonjunktivitis, Nahrungsmittelallergie, Urtikaria, Anaphylaxie, Kontaktallergie, Berufsallergien) ist zu stärken. Die Translation bereits erzielter Forschungsergebnissen (atopisches Ekzem, allergische Sensibilisierung, Asthma) ist sicherzustellen.

Nationale Biobanken und Datenbanken für Allergiepatienten sollten etabliert werden, die auch Material für die genetische Erforschung der Erkrankungen zur Verfügung stellen (natürlich nur mit Einverständnis des Patienten).

Die standardisierte Rekrutierung von Patienten mit Allergien, v. a. in großen nationalen genetischen Studien, aber auch in Einzelprojekten von suffizienter Qualität und unter Berücksichtigung der Erfahrungen der bisherigen molekulargenetischen Forschung, ist zu fördern und mit anderen Forschungsinitiativen zu koordinieren, z. B. der Helmholtz-Kohorte, die als Referenzpopulation verwendbar ist, eine eigenständige Allergiegenetik jedoch nicht ersetzen kann.

Die zunehmend komplexen wissenschaftlichen Fragestellungen gerade im Bereich der Genetik erfordern die Entwicklung und Anwendung adäquater statistischer Methoden und die Einbeziehung versierter Biostatistiker. Nicht zuletzt wegen der in der deutschen medizinischen Forschung immer noch verbreiteten Geringschätzung professionellen Datenmanagements herrscht inzwischen ein Mangel an entsprechenden Fachkräften. Bei der Forschungsförderung ist auf adäquate biostatistische Expertise und stichhaltige statistische Ansätze der Projekte zu achten.

Die Übertragung der genetischen Forschungsresultate in patientenrelevante Anwendungen und deren Überprüfung in kontrollierten Studien ist zu fördern. Hier muss die Forschung gezielt gefördert werden, eventuell unter Einbindung und in Kooperation mit biotechnologischen und pharmazeutischen Partnern.

Zusammenfassung

Nach heutigem Stand der Forschung ist ein Zusammenspiel von genetischer Veranlagung und Umweltfaktoren für die Entstehung allergischer Erkrankungen verantwortlich, wobei der genetische Anteil am Allergierisiko auf mindestens 70 % geschätzt wird. Ohne Verständnis der genetischen Prädisposition zur Allergie ist daher eine moderne Ursachenforschung in der Allergologie nicht mehr denkbar. In den vergangenen Jahren konnten im Bereich der Allergiegenetik beträchtliche Fortschritte erzielt werden. Die Identifikation neuer Krankheitsgene für Asthma und das atopische Ekzem tragen in hohem Maße zu einem erweiterten Verständnis der Mechanismen der Allergieentstehung bei. Dank der rasanten technologischen Fortschritte eröffnen sich neue Zukunftsperspektiven und Chancen für die Allergiegenetik. Voraussetzung für den Erfolg und die internationale Konkurrenzfähigkeit des Wissenschaftsstandorts Deutschland in der Allergiegenetik ist jedoch die Pflege und der Ausbau vorhandener Expertise durch ausreichende nationale Förderung.

Literatur

1. Cookson WO, Ubhi B, Lawrence R, et al. Genetic linkage of childhood atopic dermatitis to psoriasis susceptibility loci. Nat Genet 2001; 27: 372–373.
2. Smith FJ, Irvine AD, Terron-Kwiatkowski A, et al. Loss-of-function mutations in the gene encoding filaggrin cause ichthyosis vulgaris. Nat Genet 2006; 38: 337–342.

3. Palmer CN, Irvine AD, Terron-Kwiatkowski A, et al. Common loss-of-function variants of the epidermal barrier protein filaggrin are a major predisposing factor for atopic dermatitis. Nat Genet 2006; 38: 441–446.

4. Baurecht H, Irvine AD, Novak N, et al. Toward a major risk factor for atopic eczema: meta-analysis of filaggrin polymorphism data. J Allergy Clin Immunol 2007; 120: 1406–1412.

5. Weidinger S, O'Sullivan M, Illig T, et al. Filaggrin mutations, atopic eczema, hay fever, and asthma in children. J Allergy Clin Immunol 2008; 121: 1203–1209.

6. Novak N, Baurecht H, Schafer T, et al. Loss-of-function mutations in the filaggrin gene and allergic contact sensitization to nickel. J Invest Dermatol 2008; 128: 1430–1435.

7. Moffatt MF, Kabesch M, Liang L, et al. Genetic variants regulating ORMDL3 expression contribute to the risk of childhood asthma. Nature 2007; 448: 470–473.

8. Hoffjan S, Ostrovnaja I, Nicolae D, et al. Genetic variation in immunoregulatory pathways and atopic phenotypes in infancy. J Allergy Clin Immunol 2004; 113: 511–518.

9. Liu X, Beaty TH, Deindl P, et al. Associations between total serum IgE levels and the 6 potentially functional variants within the genes IL4, IL13, and IL4RA in German children: the German Multicenter Atopy Study. J Allergy Clin Immunol 2003; 112: 382–388.

10. Weidinger S, Klopp N, Wagenpfeil S, et al. Association of a STAT 6 haplotype with elevated serum IgE levels in a population based cohort of white adults. J Med Genet 2004; 41: 658–663.

11. Heinzmann A, Jerkic SP, Ganter K, et al. Association study of the IL13 variant Arg110Gln in atopic diseases and juvenile idiopathic arthritis. J Allergy Clin Immunol 2003; 112: 735–739.

12. Weidinger S, Klopp N, Rummler L, et al. Association of NOD1 polymorphisms with atopic eczema and related phenotypes. J Allergy Clin Immunol 2005; 116: 177–184.

13. Kabesch M, Peters W, Carr D, et al. Association between polymorphisms in caspase recruitment domain containing protein 15 and allergy in two German populations. J Allergy Clin Immunol 2003; 111: 813–817.

14. Kabesch M, Schedel M, Carr D, et al. IL-4/IL-13 pathway genetics strongly influence serum IgE levels and childhood asthma. J Allergy Clin Immunol 2006; 117: 269–274.

15. Weidinger S, Gieger C, Rodriguez E, et al. Genome-wide scan on total serum IgE levels identifies FCER1A as novel susceptibility locus. PLoS Genet 2008; 4: e1000166. Epub 2008 Aug 22.

16. Ober C, Hoffjan S. Asthma genetics 2006: the long and winding road to gene discovery. Genes Immun 2006; 7: 95–100.

17. Vercelli D Discovering susceptibility genes for asthma and allergy. Nat Rev Immunol 2008; 8: 169–182.

18. Ober C, Tan Z, Sun Y, et al. Effect of variation in CHI3L1 on serum YKL-40 level, risk of asthma, and lung function. N Engl J Med 2008; 358: 1682–1691.

19. Schnuch A, Brasch J, Uter W. Polysensitization and increased susceptibility in contact allergy: a review. Allergy 2008; 63: 156–167.

1.4 Epidemiologie allergischer Erkrankungen: Prävalenzen und Trends in Deutschland

Allergien stellen weltweit eines der großen gesundheitlichen Probleme moderner Gesellschaften dar. Dabei bestehen allerdings zwischen verschiedenen Bevölkerungsgruppen der Welt erhebliche Unterschiede in der Häufigkeit. Dies wurde für Kinder eindrucksvoll in der Studie „International Study of Asthma and Allergy in Childhood" (ISAAC) [11] und für Erwachsene in der Studie „European Community Respiratory Health Survey in Adults" (ECRHS) [8] gezeigt. In beiden Studien wurden in vielen verschiedenen Ländern, auch in Deutschland, jeweils mit vergleichbaren Instrumenten Daten erhoben. Daher werden diese Studien herangezogen, um die Prävalenz von Allergien in Deutschland in einen internationalen Maßstab einzuordnen.

Allergien haben in den letzten Jahrzehnten dramatisch an Häufigkeit zugenommen. Aus epidemiologischen Querschnittuntersuchungen geht hervor, dass dies auch in verschiedenen Ländern Europas der Fall ist. Die Zahl der an allergischem Bronchialasthma Erkrankten ist allein in den 80er Jahren auf das Doppelte gestiegen [40]. In der Schweiz ist eine Zunahme der Heuschnupfen-Erkrankungen von 0,83 % im Jahr 1926 auf 11,1 % im Jahr 1991 zu verzeichnen [51]. Studien an Zwillingen aus Dänemark zeigen einen Anstieg der kumulativen Inzidenz des atopischen Ekzems (Neurodermitis) von 3,2 % der in den Jahren 1960 bis 1964 geborenen Kinder auf 10 bis 11,5 % der zwischen 1970 und 1979 geborenen auf. Ein Fünftel der Kinder mit atopischem Ekzem entwickelte später ein Bronchialasthma [37, 38]. Ob diese Häufigkeitszunahme bis heute (2008) und auch in Deutschland fortdauert, wird später dargelegt.

Im Vordergrund dieses Kapitels stehen Daten zur deskriptiven Epidemiologie der häufigsten Allergieformen in Deutschland. Eine umfangreiche Übersicht dazu, die den Zeitraum bis etwa 1998 umfasst, liefert der „Spezialbericht Allergien" des Statistischen Bundesamtes [48]. Die dort zusammengestellten Daten, die ähnlich auch in den vorigen Auflagen dieses Weißbuches referiert wurden, werden hier zusammengefasst dargestellt. Die einzigen neueren Daten, die repräsentative Aussagen für Deutschland zulassen, stammen aus den Untersuchungen des Robert Koch-Institutes, für Erwachsene aus den beiden Nationalen Gesundheitssurveys (1991 und 1998) und für Kinder aus dem Kinder- und Jugend-Gesundheits-Survey (KIGGS 2006). Systematische bevölkerungsbezogene Daten zu Insektengiftallergien, Urtikaria, Nahrungsmittelallergien und Berufsdermatosen, die regionale Unterschiede oder Trends innerhalb Deutschlands aufzeigen könnten, fehlen allerdings weitgehend. Ausführungen zu Nahrungsmittelallergien und Insektengiftallergien finden sich daher gesondert am Ende dieses Kapitels.

Eine grundlegende Schwierigkeit bei der Darstellung von Daten zu Allergien und Atopien liegt darin begründet, dass epidemiologische Studien zu Allergien und Atopien im strengen Sinne, wie sie von der WAO definiert wurden [14], nicht vorliegen. Nach der Definition ist ja *Allergie* eine Hypersensitivitätsreaktion, die durch einen spezifischen immunologischen Mechanismus initiiert wird, und *Atopie* eine familiäre Tendenz, IgE-Antikörper als Antwort auf eine gewöhnliche Exposition mit Allergenen zu produzieren. Beides wird in epidemiologischen Studien nicht untersucht. Zwar erfassen einige Studien eine Hyperreaktivität der Atemwege, ob diese allerdings durch einen immunologischen Mechanismus ausgelöst wird, ist kaum zu klären. Zur Hyperreaktivität von Nasenschleimhaut und Haut liegen epidemiologisch fast keine Daten vor. Keine epidemiologische Studie untersucht, ob IgE-Antikörper auf eine Exposition mit Allergenen hin produziert werden. Epidemiologische Studien können daher nur Teilaspekte einer Allergie und/oder Atopie erfassen. Diese grundlegende Schwierigkeit sollte im Auge behalten werden, wenn im Folgenden kurz dargelegt wird, was in epidemiologischen Studien in der Regel erfragt und untersucht wird, um eine Allergie zu erfassen.

Die Erkrankungen lassen sich zunächst einmal durch die einfache Nachfrage bestimmen: „Hat ein Arzt bei Ihnen (bei Ihrem Kind) jemals Bronchialasthma (bzw. Heuschnupfen, atopisches Ekzem) festgestellt?" Dabei bleibt allerdings unklar, auf welche Weise der Arzt die Erkrankung festgestellt hat. Daher wurden für die internationale Kindervergleichsstudie ISAAC Fragen konzipiert, die die Leitsymptome der einzelnen Krankheiten erfassen. Daraus kann dann auf das Vorliegen der Krankheit geschlossen werden. Beim Asthma lautet diese Frage: „Hatte Ihr Kind irgendwann einmal pfeifende oder fiepende Geräusche im Brustkorb?", beim Heuschnupfen: „Hatte Ihr Kind häufig eine laufende/verstopfte/juckende Nase und gleichzeitig

damit juckende oder tränende Augen?" und beim atopischen Ekzem: „Hatte Ihr Kind irgendwann einmal einen juckenden Hautausschlag, der stärker oder schwächer über mindestens sechs Monate auftrat?". Es folgen Fragen nach dem Auftreten in den letzten 12 Monaten, beim atopischen Ekzem Fragen zur typischen Lokalisation der Hauterscheinungen und beim Heuschnupfen Fragen zu Saisonalität. In manchen Studien wird ein atopisches Ekzem von Hautärzten vor Ort diagnostiziert. Ein familiäres Auftreten, wie es in der Definition der Atopie enthalten ist, wird in Bevölkerungsstudien zwar zumeist abgefragt, wird aber nicht zur Diagnosestellung mit herangezogen. Eine erhöhte IgE-Bildung oder eine veränderte unspezifische Reaktivität ist ebenfalls bei positiven Antworten auf die o.g. Fragen nicht unbedingt gegeben. Daher wird in einigen Studien zusätzlich mit einem Hauttest (Prick) oder einer Blutprobe überprüft, ob eine IgE-vermittelte Sensibilisierung vorliegt, und/oder es wird die Reaktivität untersucht.

Allergien in Deutschland im weltweiten Vergleich

Wie einleitend schon erwähnt, kann diese Frage zurzeit für Kinder am besten mit der Studie ISAAC [11] und für Erwachsene mit der Studie ECRHS [8] beantwortet werden.

In der ISAAC-Studie wurde die weltweite geographische Variation der Symptome von Asthma, Heuschnupfen und atopischem Ekzem bei 463.801 13- bis 14-jährigen und 304.796 6- bis 7-jährigen Kindern zu Beginn der 1990er Jahre untersucht.

Wie aus Abbildung 1 ersichtlich ist, liegt die Spannweite der Einjahresprävalenz asthmatischer Symptome bei 13 bis 14 Jahre alten Kindern zwischen 2 % in Indonesien und 30 % in Großbritannien. Die Symptomhäufigkeit in den beiden deutschen Studienorten Münster und Greifswald war, gemessen an den weltweiten Unterschieden, recht ähnlich und lag bei rund 15 % in beiden deutschen Studien-

orten. Die Prävalenz in Deutschland lag damit knapp im oberen Drittel der untersuchten Länder. Auch bei den beiden übrigen atopischen Krankheitsbildern sind die Relationen ähnlich. Die Spannweite der Symptome einer allergischen Rhinokonjunktivitis liegt in den untersuchten Ländern zwischen 4 % und 37 % (Abb. 2). Deutschland steht mit 13 % an 27. Stelle und nimmt damit ziemlich genau den mit-

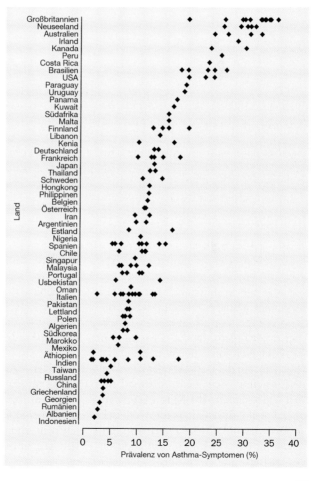

Abb. 1: Prävalenz von Asthma-Symptomen in 12 Monaten (%) bei 13- bis 14-jährigen Kindern [11].

35

leren Rangplatz ein. Ebenso ist es beim atopischen Ekzem: Die Prävalenz eines juckenden Hautausschlages im Jahr vor der Untersuchung schwankt zwischen 2 % und 20 %. In Deutschland sind rund 7 % der Kinder betroffen, wieder liegt Deutschland mit Rangplatz 28 an mittlerer Stelle (Abb. 3).

In einem Abstand von mindestens fünf Jahren wurde diese weltweite Studie um das Jahr 2000 noch einmal in den gleichen Altersgruppen, in den gleichen Studienorten und mit identischem Fragebogen wiederholt, um weltweite Trends zu bestimmen. Bei diesem Durchgang beteiligten sich 193.404 6- bis 7-jährige und 304.679 13- bis 14-jährige Kinder [1a]. Die beobachteten Spannen zwischen niedrigster und höchster Prävalenz waren ähnlich wie beim ersten Durchgang, wenn auch diesmal andere Länder den obersten und untersten Rangplatz einnahmen. Wieder lag die

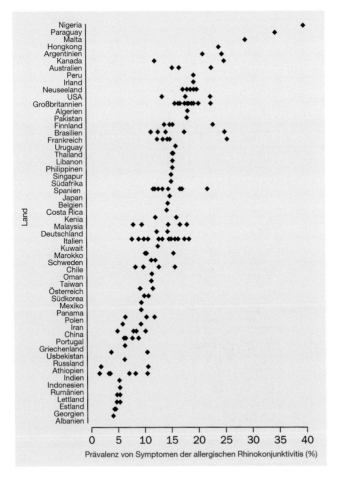

Abb. 2: Prävalenz von Symptomen der allergischen Rhinokunjunktivitis in 12 Monaten (%) bei 13- bis 14-jährigen Kindern [11].

Symptomhäufigkeit von Asthma im deutschen Studienort Münster im oberen Drittel der beobachteten Häufigkeiten und die von Heuschnupfen und Ekzem etwa in der Mitte.

In der ECRHS-Studie wurde die geographische Variation des Auftretens von Asthma, Atemwegssymptomen sowie der allergischen Sensibilisierung von jungen Erwachsenen im Alter von 20–44 Jahren aus 22 Ländern Europas und einigen außereuropäischen Ländern ebenfalls zu Beginn der 1990er Jahre untersucht. Der spezielle Beitrag der deutschen Studienzentren ist in [8] zusammengestellt. Die Häufigkeiten variieren zwischen 2 % und 11,9 % für Asthma, 9,5 % bis 40,9 % für die allergische Rhinitis und 16,2 bis 44,5 % für die allergische Sensibilisierung gegen häufige Aeroallergene. In den beiden deutschen Studienzentren waren die Prävalenzen deutlich unterschiedlich, nämlich

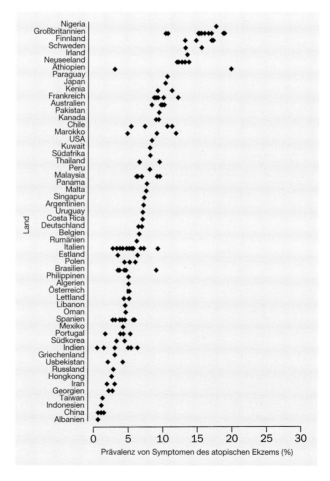

Abb. 3: Prävalenz von Symptomen des atopischen Ekzems in 12 Monaten (%) bei 13- bis 14-jährigen Kindern [11].

im westdeutschen Hamburg viel höher als im ostdeutschen Erfurt.

Wie die Abbildungen 4–7 deutlich machen, liegen auch hier die Prävalenzen in Deutschland, verglichen mit denen in Europa, im mittleren Bereich.

Auch die ECRHS-Studie wurde wiederholt, diese allerdings als Längsschnittstudie bei den gleichen Personen [13].

Prävalenzen von Allergien in Deutschland

Prävalenzen von Allergien und Sensibilisierungen bei Erwachsenen

Im Rahmen der oben schon dargestellten ECRHS-Studie wurden in Deutschland in den Zentren Hamburg und Erfurt 1990 bis 1992 jeweils über 3.000 20- bis 44-jäh-

rige Erwachsene befragt. Bei einem Teil dieser Gruppe wurden Allergietests durchgeführt. Insgesamt waren in Hamburg 35,7 % gegen eines der getesteten Allergene sensibilisiert, in Erfurt waren es 29,7 % [27].

Im Jahre 1998 wurde von dem damaligen Bundesgesundheitsamt der erste gesamtdeutsche Gesundheitssurvey, eine repräsentative Erhebung an 18–79 Jahre alten Bewohnern Ost- und Westdeutschlands durchgeführt (n = 7.099) [9]. Dieser stellt eine Wiederholung von Surveys dar, die getrennt in Ost- und Westdeutschland zwischen 1989 und 1991 durchgeführt wurden. 17 % der Westdeutschen und 11 % der Ostdeutschen gaben im Interview an, dass ein Arzt bei ihnen jemals *Heuschnupfen* diagnostiziert hatte. Frauen machten mit 17 % insgesamt etwas höhere

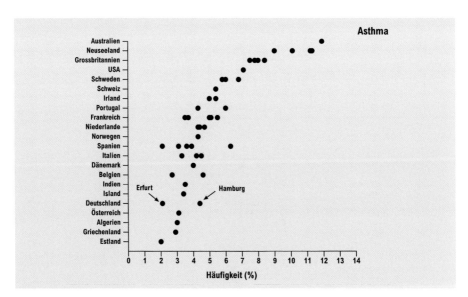

Abb. 4: Häufigkeit von Asthma (Asthmaanfall oder Antiasthmatika-Einnahme) bei 20- bis 44-jährigen Erwachsenen [8].

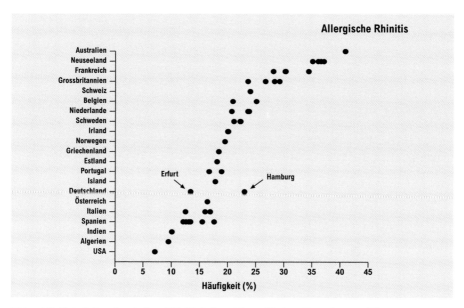

Abb. 5: Häufigkeit der allergischen Rhinitis bei 20- bis 44-jährigen Erwachsenen [8].

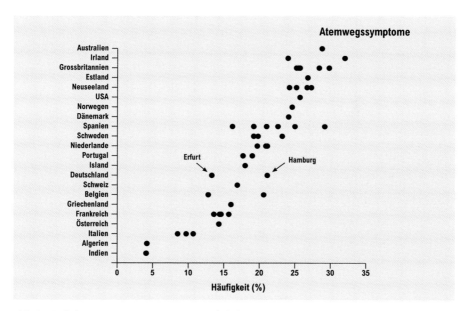

Abb. 6: Häufigkeit von Atemwegssymptomen (pfeifende oder brummende Atemwegsgeräusche) bei 20- bis 44-jährigen Erwachsenen [8].

39

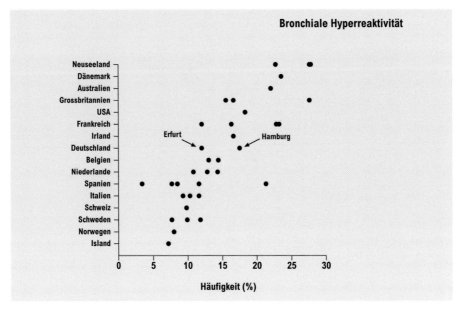

Abb. 7: Häufigkeit der bronchialen Hyperreaktivität bei 20- bis 44-jährigen Erwachsenen [8].

Angaben als Männer (15 %). 31 % der Westdeutschen und 27 % der Ostdeutschen zeigten im Blut eine spezifische Sensibilisierung gegen Lieschgras, Roggen, Birke, Beifuß, Hausstaubmilbe (Der p 1), Katzenschuppen, Hundeschuppen oder Cladosporium [9]. Junge Erwachsene sind deutlich häufiger sensibilisiert, bei den 20- bis 44-jährigen sind es 39 % der westdeutschen und 35 % der ostdeutschen Bevölkerung.

Angaben zur *Urtikaria* liegen für junge Erwachsene aus Bayern vor. Hier wurden die Eltern von Erstklässlern nach einer erstmals durchgemachten Urtikaria befragt. Die Lebenszeitprävalenz beträgt bei den Müttern 3 % und bei den Vätern 0,5 % [34]. In der gleichen umweltepidemiologischen Studie berichteten 19 % der unter-

suchten Personen über *adverse Nahrungsmittelreaktionen*. 8 % waren im Pricktest gegenüber Ei und 4 % gegenüber Milch sensibilisiert. Jeweils 1 % wiesen spezifische IgE-Antikörperkonzentrationen über dem Schwellenwert auf. Eine umweltepidemiologische Studie in Hamburg ergab, dass 24,5 % gegenüber *Wespe und Biene*, 14,9 % nur gegen Wespe und 3,0 % nur gegen Biene sensibilisiert waren (RAST). 1,8 % gaben im Interview eine systemische Reaktion auf Stiche von Bienen oder Wespen an [35].

Durch den Informationsverbund dermatologischer Kliniken zur Erfassung und wissenschaftlichen Auswertung von Kontaktallergien (IVDK) werden jährlich die häufigsten Kontaktallergene in Krankenhauspopulationen ermittelt (Tab. 1) [42].

Tab. 1: Entwicklung der Sensibilisierungshäufigkeiten gegenüber Kontaktallergenen, standardisiert nach Alter und Geschlecht, von 1992 bis 1998 (1. Halbjahr) in Deutschland [42].

Substanz/-gemisch	% Positive						
	1992	1993	1994	1995	1996	1997	1998
Anzahl getesteter Personen	6.700	8.750	10.150	10.050	9.600	9.068	8.892
Nickelsulfat	16,7	17,0	17,1	17,1	16,3	16,6	17,6
Duftstoffe[1]	7,4	11,2	13,2	9,7	10,3	11,2	12,7
Thiomersal	4,2	4,8	6,2	6,4	7,5	7,9	7,5
Chromat	5,9	4,3	4,4	4,1	3,8	3,8	4,0
(Chlor)-Methylisothiazolinon	3,0	2,5	2,4	2,0	2,5	2,6	2,2
Dibromdicyanobutan/ Phenoxyethanol	1,2	1,9	2,0	1,7	1,7	3,0	4,1
Formaldehyd	2,2	2,1	2,4	1,9	1,9	1,9	1,8
Terpentinöl	0,5	0,5	0,3	0,5	1,7	3,1	4,8

[1] α-Zimtaldehyd, Eichenmoos absolut, Eugenol, Geraniol, Hydroxycitronellal, Isoeugenol, Zimtaldehyd, Zimtalkohol

Eine bevölkerungsbezogene Studie in Augsburg ergab, dass die Raten in der Allgemeinbevölkerung meist niedriger sind, die Rangfolge aber gut durch das Klinikregister widergespiegelt wird [41]. Näheres zur klinischen Ausprägung und Häufigkeit verschiedener Kontaktallergene findet sich in den Kapiteln 3.8 „Kontaktdermatitis" und 3.9 „Berufsdermatosen".

Zusammenfassung

❱❱ 10–20 % der erwachsenen Bundesbürger geben an, unter einer Allergie zu leiden. Bei 2–4 % der Erwachsenen hat ein Arzt jemals die Diagnose Bronchialasthma und bei 13–24 % jemals die Diagnose Heuschnupfen gestellt. 16–36 % sind gegen Inhalationsallergene sensibilisiert, 25 % gegenüber Biene oder Wespe und 1–8 % gegenüber Milch oder Ei.

❱❱ Ostdeutsche Erwachsene leiden weniger häufig unter einer Allergie als westdeutsche und sind weniger häufig gegen Inhalationsallergene sensibilisiert. Diese Ost-West-Unterschiede sind 2008 immer weniger nachweisbar.

❱❱ Während die Prävalenz der Neurodermitis bei Kindern Gegenstand zahlreicher Untersuchungen war, liegen für die Neurodermitis der Erwachsenen nur wenige Daten aus Deutschland vor. In einer Kohorte von bundesweit über 48.000 Erwerbstätigen ab 16 Jahren in allen Wirtschaftszweigen [32a] fand sich in dermatologischen Ganzkörperuntersuchungen eine Prävalenz der Neurodermitis von 1,4 % (Männer: 1,3 %, Frauen: 1,6 %) (Tab. 2).

Tab. 2: Prävalenz der Neurodermitis (klinische Untersuchung) (n = 48.665) [nach 35a].

Altersgruppen	Atopisches Ekzem	
	n	%
16–20 Jahre (n = 687)	17	2,5
21–30 Jahre (n = 5.871)	141	2,4
31–40 Jahre (n = 14.575)	237	1,6
41–50 Jahre (n = 14.130)	183	1,3
51–60 Jahre (n = 9.456)	83	0,9
61–70 Jahre (n = 3.946)	33	0,8
Total (n = 48.665)	694	1,4

Prävalenzen von Allergien und Sensibilisierungen bei Kindern

Die Tabellen 3 und 4 fassen die Datenlage aus Studien in Deutschland bis zum Jahre 2000 zusammen: Bei 1–2 % der rund 6-jährigen Kinder aus Ostdeutschland und bei 2–4 % der rund 6-jährigen Kinder aus Westdeutschland wurde jemals ein Bronchialasthma diagnostiziert. Bei älteren Kindern liegen diese Häufigkeiten zwischen 2 und 3 % in Ostdeutschland und 4 und 7 % in Westdeutschland. Diese Raten stellen eine Unterschätzung der wahren Asthmaprävalenz dar. Umfragen nach den Symptomatiken legen nahe, dass die „wah-

Tab. 3: Studien an Kindern, bei denen allergologische Parameter erhoben wurden, und Häufigkeiten von jemals gestellten ärztlichen Diagnosen atopischer Erkrankungen bis zum Jahre 2000.

Bundesland	Jahr der Unter-suchung	n	Untersuchungs-orte [Daten-quelle]	Bronch.-Asthma (Arzt-diagnose)	Heu-schnupfen (Arzt-diagnose)	Ekzem (Arzt-diagnose)
5–8-jährige Kinder						
Mecklenburg-Vorpommern	1994/95	2.813	Greifswald (ISAAC I) [5]	3,0[4]	2,8[4]	9,9[4]
Brandenburg	1994	5.099	Oranienburg, Angermünde, Prenzlau, Schwedt, Templin, Cottbus, Frankfurt, Potsdam [25]	1,2	2,0	7,0
Sachsen II	1995/96	3.312	Dresden (ISAAC II) [49]	5,8[4]	4,3[4]	17,5[4]
Sachsen/Sachsen-Anhalt	1990–95	14.457	Leipzig, Halle, Magdeburg, Altmark [18]	1,9	1,3	14,3
Sachsen-Anhalt	1992/93	769	Bitterfeld, Hettstedt, Zerbst [7]	1,3	2,8	10,0

Tab. 3: Fortsetzung

Bundesland	Jahr der Untersuchung	n	Untersuchungsorte [Datenquelle]	Bronch.-Asthma (Arztdiagnose)	Heuschnupfen (Arztdiagnose)	Ekzem (Arztdiagnose)
Nordrhein-Westfalen I	1985–89	23.988	Duisburg, Essen, Gelsenkirchen, Dortmund, Düsseldorf, Köln, Borken [20]	1,5	3,6	6,8
Nordrhein-Westfalen II	1990–95	4.633	Duisburg, Borken [17]	2,1	2,7	9,2
Nordrhein-Westfalen III	1994/95	3.458	Münster (ISAAC I) [5]	3,8[4]	5,7[4]	14,7[4]
Baden-Württemberg	1989/90	2.904	Freiburg, Kehl, Lörrach, Freudenstadt, Villingen, Aalen, Tuttlingen, Ehningen, Welzheim [23]	3,6	7,0	–
Bayern I	1988/89/90	1.191	11 Orte in Oberpfalz, Oberfranken, Oberbayern [30]	3,8	10,3	13,4
Bayern II	1996	1.673	Augsburg (MIRIAM) [21]	3,7	4,6	13,1
Bayern III	1995/96	2.890	München (ISAAC II) [49]	10,0[4]	4,6	15,9[4]
8–15-jährige Kinder						
Mecklenburg-Vorpommern	1994/95	3.153	Greifswald (ISAAC I) [5]	4,3[4]	11,9[4]	5,9[4]
Berlin	1992/93	1.232	Berlin [47]	2,9	6,8	10,0
Sachsen I	1991/92	2.634[2]	Leipzig, Halle [45]	7,2[5]	2,7	–
Sachsen II	1995/96	3.045	Dresden (ISAAC II) [49]	7,9[4]	9,8[4]	16,6[4]

(Fortsetzung nächste Seite)

Tab. 3: Fortsetzung

Bundesland	Jahr der Unter- suchung	n	Untersuchungs- orte [Daten- quelle]	Bronch.- Asthma (Arzt- diagnose)	Heu- schnupfen (Arzt- diagnose)	Ekzem (Arzt- diagnose)
Sachsen-An- halt	1992/93	1.702	Bitterfeld, Hettstedt, Zerbst [7]	1,3	4,9	10,2
Nordrhein- Westfalen III	1994/95	4.003	Münster (ISAAC I) [5]	7,1[4]	21,5[4]	10,6[4]
Nordrhein- Westfalen IV	1996/ 1997	2.075	Bielefeld [10]	4,9	11,7	7,2
Baden- Württemberg	1992–95	3.234[1]	Mannheim, Kehl, Aulen- dorf/Bad Waldsee [24]	4,0	8,4	–
Bayern III	1989	6.537[2]	München [45]	9,3[5]	8,6	13,3[6]
Bayern IV	1995/96	3.354	München (ISAAC II) [49]	10,3[4]	9,3[4]	17,5[4]

[1] Prävalenzen von 2.831 Kindern angegeben, die mindestens 2 Jahre am Wohnort lebten
[2] Prävalenzen von 2.623 (Leipziger) bzw. 5.030 (Münchener) Kindern von deutscher Nationalität angege- ben
[3] Follow-up-Studie
[4] nicht vom Arzt bestätigte Diagnose
[5] Bronchialasthma + spastische Bronchitis + asthmoide Bronchitis
[6] Neurodermitis nach Arztdiagnose

ren" Asthmaprävalenzen vermutlich deut- lich darüber liegen. So gaben 4–10 % der jüngeren und 13–14 % der älteren Kinder im Interview an, dass sie im letzten Jahr typische Asthmasymptome wie pfeifende Atemgeräusche („wheezing") hatten. Diese Häufigkeit liegt deutlich über der Häufig- keit der Kinder mit Asthmadiagnose.

1–3 % der 6-jährigen Kinder aus Ost- deutschland litten an einem Heuschnup- fen. In Westdeutschland waren es 3–7 %, wobei die höheren Häufigkeiten in den südlicheren Bundesländern beobachtet

werden. Bei den älteren Kindern waren es 3–7 % im Osten und 8–11 % im Westen. Die Symptomprävalenzen aus dem letzten Jahr liegen in der Regel in der gleichen Größenordnung wie die angegebenen Di- agnoseprävalenzen. Sensibilisierungen ge- gen Birkenpollen lagen bei rund 5 % der untersuchten ostdeutschen und 8 % der westdeutschen Kinder vor. Graspollensen- sibilisierungen waren in den südlicheren Bundesländern mit 16–21 % rund doppelt so häufig wie in den eher nördlichen Bun- desländern (8–13 %).

Tab. 4: Häufigkeit von Symptomen allergischer Erkrankungen und von Sensibilisierungen in Studien an Kindern aus Deutschland bis zum Jahre 2000.

Bundesland	Pfeifende Atemgeräusche im letzten Jahr	Niesanfälle und juckende Augen im letzten Jahr	Juckender Hautausschlag (je länger als 6 Monate) im letzten Jahr	Sensibilisierung gegen Hausstaubmilben	Sensibilisierung gegen Graspollen	Sensibilisierung gegen Birkenpollen
5–8-jährige Kinder						
Mecklenburg-Vorpommern	7,5	4,6	7,8	–	–	–
Brandenburg	7,5	–	10,0	7,9	8,2	4,5
Sachsen II	6,9	5,6	11,8	2,2[1]	6,9[1]	3,3[1]
Sachsen/ Sachsen-Anhalt	5,8	1,9	10,2	10,0[2,3]	11,5[2,3]	4,6[2,3]
Sachsen-Anhalt	5,8[4]	1,7[7]	–	6,0	11,0	4,3
Nordrhein-Westfalen II	7,7	2,3	7,4	13,8[2,3]	10,8[2,3]	7,0[2,3]
Nordrhein-Westfalen III	10,0	6,0	8,2	–	–	–
Baden-Württemberg	–	–	–	15,0[3,5]	16,3[3,5]	10,6[3,5]
Bayern I	–	–	–	9,6	13,1	8,7
Bayern II	4,2	4,3	8,9	14,9[2]	18,5[2]	8,5[2]
Bayern III	9,0	7,6	9,0	2,9[1]	5,9[1]	1,6[1]
8–15 jährige Kinder						
Mecklenburg-Vorpommern	13,7	12,9	8,4	–	–	–
Berlin (Ost u. West)	–	–	–	–	–	–
Sachsen I	–	–	–	4,2	7,9	3,3
Sachsen II	7,9	12,1	16,1	10,0[1]	15,4[1]	8,3[1]

(Fortsetzung nächste Seite)

Tab. 4: Fortsetzung

Bundesland	Pfeifende Atemgeräusche im letzten Jahr	Niesanfälle und juckende Augen im letzten Jahr	Juckender Hautausschlag (je länger als 6 Monate) im letzten Jahr	Sensibilisierung gegen Hausstaubmilben	Sensibilisierung gegen Graspollen	Sensibilisierung gegen Birkenpollen
Sachsen/ Sachsen-Anhalt	4,9	3,8	13,2	–	–	–
Sachsen-Anhalt	4,4[4]	1,8[7]	–	8,3	12,5	5,3
Nordrhein Westfalen II	8,0	5,9	12,0	–	–	–
Nordrhein-Westfalen III	14,5	16,0	9,3	–	–	–
Baden-Württemberg	9,4	9,0	9,6	18,8[6]	20,3[6]	–
Bayern I	–	–	–	10,3	21,3	7,9
Bayern III	8,6	15,0	11,5	7,8[1]	16,3[1]	4,2[1]

[1] Quaddeldurchmesser ≥ 3 mm nach Abzug Negativ-Kontrolle
[2] RAST
[3] bei einer Auswahl von Kindern bestimmt
[4] zur Zeit andauernd
[5] Kinder zur Testzeit älter als bei Befragung
[6] nur bei positivem SX1 bestimmt
[7] zwei getrennte Fragen

Bei 6–14% der 6-Jährigen lag ein vom Arzt bestätigtes Ekzem vor. Bei den älteren Kindern waren es zwischen 6 und 19%. Sowohl Symptome wie Diagnosen waren bei den jüngeren Kindern häufiger in den ostdeutschen als in den westdeutschen Bundesländern.

Neueste Zahlen zum Vorkommen von Allergien und Sensibilisierungen liegen aus dem für Deutschland repräsentativen Kinder- und Jugendgesundheitssurvey (KiGGS) vor [36]. Diese Studie umfasste die Untersuchung von 17.641 Kindern und Jugendlichen im Alter zwischen 0 und 17 Jahren aus den Jahren 2003 bis 2006. Daten zum Auftreten allergischer Erkrankungen wurden mit einem standardisierten Interview beim begleitenden Elternteil und allergische Sensibilisierungen gegen 20 verschiedene Allergene aus einer Blutprobe bestimmt.

Abbildung 8 zeigt die Lebenszeitprävalenzen von Allergien, aufgegliedert nach Geschlecht und Alter, sowie die Punktprävalenz von Sensibilisierungen. In dieser neuen Studie bei Kindern, die fast alle nach der deutschen Wiedervereinigung im Jah- re 1990 geboren wurden, zeigten sich interessanterweise keine Unterschiede in den Prävalenzen zwischen Untersuchungsorten

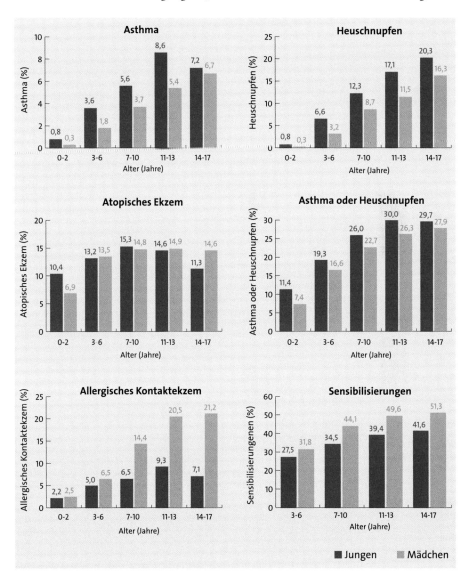

Abb. 8: Allergien bei Kindern und Jugendlichen in Deutschland. Daten aus dem Kinder- und Jugend-Gesundheitssurvey 2003–2006 [36].

in Ost- und Westdeutschland mehr. Allerdings wird aus diesen Daten eindrucksvoll deutlich, dass wirklich ein erheblicher Teil junger Leute von Allergien betroffen ist, männliche Jugendliche sind zu über 50 % allergisch sensibilisiert und 20 % haben oder hatten Heuschnupfen, der vom Arzt diagnostiziert wurde. 15 % der Kinder hatten jemals ein Ekzem und 7 % ein Asthma, das vom Arzt diagnostiziert wurde.

Zu *Insektengiftallergien* liegen keine bevölkerungsbezogenen Daten vor. Angaben zur *Urtikaria* gibt es aus Bayern [34]. Danach beträgt die Lebenszeitprävalenz bei 6-jährigen Kindern etwa 3 %. *Sensibilisierungen* gegen Nahrungsmittel wurden bei Kindern in drei Studien untersucht [2, 7, 30] Dabei zeigten rund 5 % aller Kinder Unverträglichkeitsreaktionen auf Nahrungsmittel. 8 % der 6-Jährigen waren gegen Ei und 4 % gegen Milch sensibilisiert (Pricktest). Bei jüngeren Kindern war die Sensibilisierungsrate deutlich höher.

In einer in Bayern 1988 und 1989 durchgeführten Studie wurden 1.000 Schulanfänger im Alter zwischen 5 und 6 Jahren untersucht. Dabei reagierten ca. 16 % der Kinder auf mindestens eines von 23 getesteten *Kontaktallergenen*. Die Nickelsensibilisierung war statistisch signifikant höher bei Kindern mit durchbohrten Ohrläppchen zum frühen Tragen von Modeschmuck [30].

Zusammenfassung

» Ein vom Arzt bestätigtes Bronchialasthma wird für 2–4 % der jüngeren Schulkinder, bei älteren Schulkindern sogar für 7 % der Kinder angegeben. Heuschnupfen wird zu 1–7 % bei 6-Jährigen, bis zu 10 % bei rund 10-Jährigen und bis zu 20 % bei Jugendlichen im Alter über 14 Jahren angegeben. Bei 15 % der Kinder wurde jemals vom Arzt ein atopisches Ekzem bestätigt.

» Über pfeifende Atemgeräusche im letzten Jahr berichten in den meisten Studien mehr als doppelt so viele Kinder wie solche, die ein arztbestätigtes Bronchialasthma angeben. Für Heuschnupfen und Ekzem sind die Diskrepanzen zwischen Symptomprävalenz und Diagnose geringer.

» Sensibilisierungen gegen Hausstaubmilben (bis 15 % positive) und Birkenpollen (bis 10 % positive) waren im Westen häufiger als im Osten. Bei den Graspollensensibilisierungen (bis 20 % positive) ist ein Nord-Süd-Gradient bemerkbar. Sensibilisierungen gegenüber den häufigsten Allergenen lassen sich insgesamt bei 30 % der 3- bis 6-Jährigen und sogar bei 47 % der 14- bis 17-Jährigen nachweisen.

» In Ostdeutschland waren bis 1995/96 die Prävalenzen von Sensibilisierungen und allergischen Erkrankungen niedriger als in Westdeutschland. Diese Ost-West-Unterschiede sind mittlerweile (2008) nicht mehr nachweisbar.

Zunahme von Allergien seit 1990

Ein wesentliches Zeitfenster für die Induktion von Allergien liegt in der frühen Kindheit. Häufig können unterschiedliche Lebensumstände in der frühen Kindheit dafür verantwortlich gemacht werden, wie häufig Allergien im späteren Leben sind [4, 19]. Wenn also 40-Jährige heute mehr Allergien aufweisen als die gleiche Gruppe vor 10 Jahren, so kann das unter Umständen darauf zurückzuführen sein, dass die Lebensumstände vor 40 Jahren, als diese Menschen gerade geboren wurden, einer Allergieentwicklung förderlicher waren als die Lebensumstände 10 Jahre davor. Um Trendveränderungen beurteilen zu können, ist es daher wichtig, einzelne Altersgruppen der Bevölkerung getrennt voneinander zu betrachten [16]. Zunächst werden im Folgenden Untersuchungen bei Erwachsenen dargestellt.

Zunahme von Allergien bei Erwachsenen aus Deutschland seit 1990

Sehr gute repräsentative Daten zur Zunahme von Allergien und Sensibilisierungen bei Erwachsenen liegen aus dem Bundesgesundheitssurvey vor [9]. Ein erster Durchgang von Erhebungen in der 25–69 Jahre alten Bevölkerung Ost- und Westdeutschlands liegt aus den Jahren 1990/92 (n = 7.465) und ein zweiter Durchgang in der 18- bis 79-jährigen Bevölkerung aus dem Jahre 1998 (n = 6.974) vor. Zur Bewertung des Zeittrends beim Asthma bronchiale können außerdem die Daten der Deutschen Herz-Kreislauf-Präventionsstudie aus den Jahren 1984 und 1987 herangezogen werden. Danach stieg die Lebenszeitprävalenz von Asthma bronchiale bei Männern und Frauen von 3,1 % im Jahre 1984 auf 3,8 % im Jahre 1987, 4,3 % im Jahre 1990 und schließlich auf 7,0 % im Jahre 1998 an. Die Häufigkeit der allergischen Rhinitis nahm von 10 % im Jahre 1991 auf 18 % im Jahre 1998 zu.

In den Untersuchungen 1990/92 und 1998 wurden von fast allen Studienteilnehmern allergenspezifische IgE-Antikörper bestimmt. Es wurde in identischer Weise und nach Abschluss beider Untersuchungsdurchgänge der UNICAP SX1-Test einge-

setzt. Dieser Screening-Test enthält die häufigsten Aeroallergene wie Lieschgras, Roggen, Birke, Beifuß, Hausstaubmilbe, Katze, Hundeschuppen sowie den Schimmelpilz Cladosporium herbarum.

Die Daten aus den beiden Surveys zeigen klar, dass ältere Personen aus Deutschland weniger häufig sensibilisiert sind als jüngere (Abb. 9 unten). Dies wurde häufig so interpretiert, dass Sensibilisierungen mit dem Alter verschwinden. Gegen eine solche Interpretation sprechen aber ganz entschieden die Ergebnisse der ECRHS-Studie.

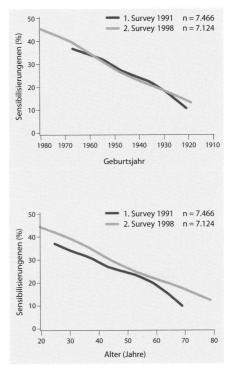

Abb. 9: Sensibilisierungen in der deutschen Bevölkerung in verschiedenen Altersgruppen und Geburtsjahren. Daten aus dem Bundesgesundheitssurvey von 1991 und 1998 des Robert Koch-Instituts [9].

Personen aller Altersgruppen, die nach sieben Jahren erneut untersucht wurden, waren noch ebenso häufig allergisch sensibilisiert wie zum Zeitpunkt der Erstuntersuchung, eine altersbedingte Abnahme zeigte sich nicht [13]. In der Tat zeigen auch die Daten aus Deutschland, dass nicht das Alter das Ausmaß der Sensibilisierungen bestimmt, sondern der Zeitpunkt der Geburt. Ordnet man die Daten der beiden Surveys nämlich nach dem Geburtsjahr statt nach dem Lebensalter, so fallen die Kurven für die beiden Surveys zusammen (Abb. 9 oben). Zwischen 1920 und 1980 haben daher offensichtlich allergische Sensibilisierungen um etwa 5 % pro Geburtsjahrzehnt zugenommen. Junge Erwachsene sind zu 45 % sensibilisiert. Dies schließt sehr gut an die Daten des Kinder- und Jugendgesundheitssurveys aus dem Jahre 2006 an, der bei 14- bis 17-Jährigen in 47 % der Fälle eine Sensibilisierung gefunden hatte. Die Altersgruppen, die jetzt zu 45 % sensibilisiert sind, werden aber nun immer älter, und die älteren Altersgruppen, die weniger häufig sensibilisiert sind, sterben. Damit wird die Prävalenz von Allergien und Sensibilisierungen in der Gesamtbevölkerung noch weiter zunehmen, selbst wenn die Allergien bei jeweils Gleichaltrigen über die Zeit nicht mehr ansteigen.

Nach den Daten der Gesundheitssurveys haben Krankheitsmanifestationen darüber hinaus noch überproportional zugenommen. 50 % aller Probanden der jüngsten Altersgruppe, die gegen Inhalationsallergene sensibilisiert waren, litten gleichzeitig unter allergischer Rhinitis. Da es sich dabei um Selbstangaben aus einem Interview handelt, ist nicht ganz klar, ob diese Zunahme wirklich darauf beruht, dass die Krankheitsmanifestationen unter den Sensibilisierten angestiegen sind, oder ob in letzter Zeit von Ärzten, insbesondere bei jüngeren Personen, ein Heuschnupfen, der früher vielleicht nicht festgestellt wurde, häufiger diagnostiziert wird.

Zunahme von Allergien bei Kindern und Jugendlichen seit 1990

Für Kinder und Jugendliche liegen keine repräsentativen Untersuchungen zur Zunahme von Allergien aus Deutschland vor. Es gibt allerdings fünf Studien, die es gestatten, eine Zunahme von Allergien und Sensibilisierungen zu beurteilen, da sie mit identischem Design in einem Abstand von mindesten fünf Jahren wiederholt wurden. In Tabelle 4 sind die Ergebnisse dieser Studien zusammengestellt. In der Studie aus Duisburg und Borken [22] zeigt sich eine signifikante Zunahme nur bei positiven Antworten auf die Nachfrage nach einem jemals ärztlich diagnostizierten Asthma oder Heuschnupfen. Sensibilisierungen zeigen keine Veränderungen. Für diese Studie ist es daher nicht auszuschließen, dass die häufiger angegebenen Diagnosen auf eine erhöhte Aufmerksamkeit zurückzuführen sind, zumal bei den ebenso erhobenen Symptomen keine Veränderung sichtbar wurde. Anders stellt sich das Bild bei der eigentlichen ISAAC-Untersuchung in Münster dar [26]. Hier hatten insbesondere die Symptome, wie sie für ein Asthma typisch sind, zwischen 1994 und 2000 deutlich und statistisch signifikant zugenommen. Interessanterweise war dieser Anstieg sehr viel stärker bei Mädchen als bei Jungen. Die Symptomprävalenzen für Asthma und Heuschnupfen entsprachen bei den jugendlichen Mädchen in der letzten Untersuchung denen der Jungen. Die

Prävalenz des Ekzems und seiner Symptome war allerdings bei Mädchen nach wie vor höher als bei Jungen. Die Ein-Jahres-Prävalenz pfeifender Atemgeräusche war sehr hoch und erreichte eine Größenordnung, die sonst nur von englischsprachigen Ländern bekannt ist. Sie war dreimal so hoch wie bei gleichaltrigen Schweizer Kindern [3]. Im Gegensatz zu dem weltweit in der ISAAC-Folgestudie beobachteten Phänomen, dass die Allergieprävalenzen eher bei den jüngeren Kindern zunahmen, war in dem deutschen ISAAC-Studienort Münster sowohl bei älteren wie bei jüngeren Kindern eine deutliche Zunahme der Allergieprävalenzen zu beobachten. In Süddeutschland, wo sechs Untersuchungen jeweils im Abstand von zwei Jahren durchgeführt wurden, zeigten dagegen weder Diagnosen noch Symptome noch Sensibilisierungen eine signifikante Veränderung der Prävalenzen allergischer Erscheinungen bei zehnjährigen Kindern an [53]. Das gleiche Ergebnis zeigen Studien aus der Schweiz [3]: Diagnosen, Symptome allergischer Erkrankungen und Sensibilisierungen nahmen bei Jugendlichen aus drei aufeinander folgenden Querschnittstudien zwischen 1992 und 1999 nicht mehr zu.

Nach der deutschen Wiedervereinigung im Jahre 1990 haben sich die Lebensbedingungen in Ostdeutschland den Lebensbedingungen in Westdeutschland angepasst. Hier wurde die Allergieentwicklung daher aufmerksam verfolgt, lagen doch häufig die Prävalenzen in ostdeutschen Studienorten unter denen in den westdeutschen. Bei 9-jährigen Kindern aus Leipzig wurde zwischen 1991/92 und 1995/96 ein Anstieg bei Milben- (4,6–8,1 %) und Pollensensibilisierungen (9,1–11,5 % bei Grä-

sern) beobachtet, der sich in einer Zunahme von Heuschnupfendiagnosen, nicht aber der übrigen Allergiediagnosen widerspiegelt [46].

In jährlichen Querschnittuntersuchungen zwischen 1991 und 2000 wurde bei 6-jährigen Kindern aus Leipzig, Halle, Magdeburg und der Altmark gezeigt, dass von allen untersuchten Allergien der Heuschnupfen in Ostdeutschland steiler als in Westdeutschland angestiegen war (Abb. 10). Die Veränderung ist bei den Kindern besonders ausgeprägt, die nach der Wende geboren wurden. Ausgeprägte Sensibilisierungen gegen Gräser- und Birkenpollen nahmen in Ostdeutschland deutlicher als in Westdeutschland zu (Tab. 5). Im Raum Bitterfeld nahmen die Diagnosen, nicht aber die Symptome atopischer Krankheitsbilder zu. Starke Sensibilisierungen traten häufiger auf, während schwache eher abnahmen [6].

Alle Studien aus Ostdeutschland belegen also eine Zunahme des Heuschnupfens und seiner Symptome, und alle, in denen überhaupt Sensibilisierungen bestimmt wurden, belegen eine Zunahme wenigstens ausgeprägter Sensibilisierungen gegen Pollen.

Sieht man von der Sondersituation in Ostdeutschland ab, so scheinen Sensibilisierungen bei Personen aus Westdeutschland, die nach 1970/80 geboren wurden, nicht mehr anzusteigen. Es lässt sich spekulieren, ob diese Plateaubildung darauf beruht, dass die relevanten Änderungen des „westlichen" Lebensstils um 1970/1980 abgeschlossen waren, oder ob die Prävalenz von rund 45 % die maximale Prävalenz ist, die nach der vorliegenden genetischen Prädisposition der Bevölkerung möglich ist.

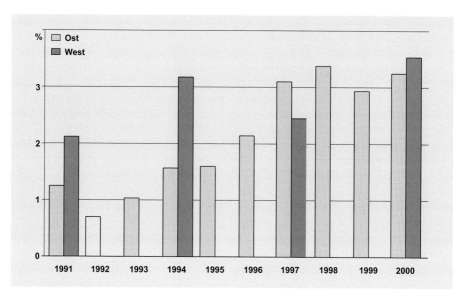

Abb. 10: Jemals Heuschnupfen nach Arztdiagnose; Trend bei deutschen Kindern aus Ost- und Westdeutschland (n=29.556) [22].

Tab. 5: Veränderungen von Allergien bei Kindern aus Deutschland nach 1990: Prävalenzen von Allergiediagnosen und -symptomen sowie spezifischen Sensibilisierungen in der ersten und der letzten Untersuchung aus wiederholten Querschnittuntersuchungen, Kinder deutscher Nationalität, Angaben in Prozent. Signifikante Zunahmen (p<0,05 adjustiert wie in Publikationen) sind in fett gekennzeichnet.

	West SAWO (Ruhrg.) [22]	West ISAAC (Münster) [26]		Süd BeobGA (BW) [53]	Ost SAWO [22]	Ost Bitterf. [6]	Ost Leipzig [46]
n	6.407[b]	6.996	7.573	4.390	23.070[b]	7.573	3.803
Alter	6	6	13–14	10	6	5–14	9–11
Anzahl Querschnitte	4	2	2	6	10	3	2
Zeitraum	1991–2000	1994–2000	1994–2000	1992–2001	1991–2000	1992–1999	1991–1996
Asthma nach Arztdiagnose							
1. Untersuchung	**2,2**	3,8[a]	7,0[a]	4,9	**1,7**	**2,7**	6,9[i]
Letzte Untersuchung	**4,1**	4,4[a]	7,9[a]	5,6	**3,5**	**4,6**	6,8[i]

Tab. 5: Fortsetzung

	West SAWO (Ruhrg.) [22]	West ISAAC (Münster) [26]	Süd BeobGA (BW) [53]	Ost SAWO [22]	Ost Bitterf. [6]	Ost Leipzig [46]
Alter	6	6	13–14 10	6	5–14	9–11
Pfeifende Atemgeräusche in den letzten 12 Monaten						
1. Untersuchung	8,4[g]	**9,8**	**14,1** 9,5	5,8[g]	10,5[g]	25,9
Letzte Untersuchung	7,6	**13,2**	**17,5** 10,5	6,3	8,4	19,4
Heuschnupfen nach Arztdiagnose						
1. Untersuchung	**2,1**	5,6[a]	**20,9**[a] 7,6	**1,3**	**4,2**	**2,3**
Letzte Untersuchung	**3,5**	5,9 [a]	**23,5**[a] 9,1	**3,4**	**6,2**	**5,1**
Symptome von Rhinokonjunktivitis in den letzten 12 Monaten						
1. Untersuchung	2,7	**5,7**	14,5 9,2	2,7	1,8	–
Letzte Untersuchung	2,9	**7,0**	15,1 10,2	2,7	2,3	–
Ekzem nach Arztdiagnose						
1. Untersuchung	**10,7**	14,5[a]	**10,3**[a] –	**14,7**	**10,2**	12,1
Letzte Untersuchung	**15,0**	15,2[a]	**14,2**[a] –	**19,9**	**11,5**	14,2
Juckender Hautausschlag in den letzten 12 Monaten						
1. Untersuchung	4,7[g]	**7,0**	7,2 –	6,3[g]	10,6[g]	–
Letzte Untersuchung	3,9	**8,2**	7,9 –	6,2	10,5	–
Spezifische Sensibilisierung gegen Inhalationsallergene[b]						
1. Untersuchung	19,4 (10,0)[e]		34,1[d]	18,6 (7,4)[e]	30,6 (7,3)[e]	**19,3**[f]
Letzte Untersuchung	20,8[c] (13,3)[e]		34,7[d]	20,3 (11,2)[e]	29,8 (10,7)[e]	**26,7**[f]

[a] keine Arztdiagnose; [b] n mit RAST 1.853 in West und 3.469 in Ost; [c] Positive Sensibilisierung gegen Birkenpollen, Graspollen oder Hausstaubmilbe (RAST); [d] SX1; [e] RAST Klasse ≥ 3 in SAWO und ≥ 4 in Bitterfeldstudie; [f] Skin Pricktest; [g] Abfrage erst seit 1994 in Studien eingeschlossen; [h] Davon 5.325 von unterschiedlichen Kindern; [i] Arztdiagnose von Asthma, asthmatischer oder spastischer Bronchitis

Zusammenfassung

Allergische Sensibilisierungen und Erkrankungen scheinen bei Kindern und Jugendlichen aus Deutschland nicht mehr anzusteigen. Sie nehmen aber auch nicht ab. Daher ist auf jeden Fall in den nächsten Jahren mit einem deutlichen Anstieg von Sensibilisierten und an Allergie Erkrankten in Deutschland zu rechnen, da zunehmend Erwachsene und ältere Personen betroffen sein werden. Inwieweit sich eine Allergie auf den Gesundheitszustand älterer Personen auswirkt, wenn andere chronische, altersbedingte Erkrankungen hinzukommen, ist bisher nur unzureichend bekannt.

Nahrungsmittelallergie

Nahrungsmittel-Unverträglichkeitsreaktionen in der Allgemeinbevölkerung sind häufig, aber epidemiologisch schwer zu erfassen, da den Reaktionen unterschiedliche Pathomechanismen zugrunde liegen und sie sich auf verschiedene Weise an wiederum verschiedenen Organen manifestieren können. Zudem kommt der Goldstandard der Diagnostik, der DBPCFC (double blind, placebo-controlled food challenge), nicht als Standardmethode für große epidemiologische Studien in Betracht.

Prävalenz aufgrund von Eigenangaben

Am häufigsten finden sich Studienergebnisse, die auf Eigenangaben in standardisierten Fragebögen basieren. Berücksichtigt man das oben Gesagte, überrascht nicht, dass derartige Ergebnisse häufig zu einer deutlichen Überschätzung der tatsächlichen Frequenz führen. Die Spannweite der Prävalenz reicht von 2,1 % für Kinder in Frankreich bis hin zu 35 % bei Erwachsenen in Berlin. In der bislang größten bevölkerungsbezogenen Studie wurden in Frankreich zwischen 1997 und 1998 insgesamt 31.000 Personen befragt [15].

Die bevölkerungsbezogene Prävalenz der Nahrungsmittelallergie wurde mit 3,5 % eingeschätzt. Personen mit Nahrungsmittelallergien fanden sich häufiger unter der Stadtbevölkerung (80 % versus 76 %) und waren häufiger weiblichen Geschlechts (63 % versus 50 %). Zu den häufigsten Auslösern gehörten Kern- und Steinobst (14 %), Gemüse (9 %), Milch (8 %), Schalen-/Krustentiere (8 %), Früchte, die mit Latex kreuzreagieren (5 %), Hühnerei (4 %), Baumnüsse (3 %) und Erdnuss (1 %).

Die zweitgrößte bevölkerungsbezogene Studie stammt aus England, befragte über 18.000 Probanden und ermittelte eine Prävalenz von 20 % [52]. Die größte diesbezügliche Studie aus Deutschland stammt aus Berlin [54]. Von über 4.000 Probanden mit einem Altersmittel von 49 Jahren gaben rund 35 % Unverträglichkeitsreaktionen an. Einschränkend ist die relativ geringe Teilnahmequote von 31 % zu erwähnen.

In einer bevölkerungsbezogenen Studie bei 1.537 Erwachsenen (Altersmedian 50 Jahre) aus der Region Augsburg lag die Prävalenz der Eigenangaben zu Nahrungsmittel-Unverträglichkeitsreaktionen bei 20,8 %. Rund ein Viertel der untersuchten Probanden zeigte im Hauttest eine positive Reaktion auf mindestens eines der zehn getesteten Nahrungsmittelallergene. Sensibilisierungen gegenüber Haselnuss, Sellerie und Erdnuss traten mit deutlichem Abstand am häufigsten auf [33].

Zwei größere Studien erlauben aufgrund identischer Methodik den direkten Vergleich der Häufigkeit berichteter Nahrungsmittel-Unverträglichkeiten zwischen verschiedenen europäischen Ländern. Im Rahmen des European Community Respiratory Health Survey wurden 17.280 junge Erwachsene im Alter von 20–44 Jahren in zwölf europäischen Ländern sowie in Neuseeland, Australien und den USA nach Nahrungsmittel-Unverträglichkeiten befragt [50]. Insgesamt wurden von 12 % der Befragten solche Reaktionen angegeben. Die Prävalenz lag mit 4,6 % in Spanien am niedrigsten und innerhalb Europas mit 18 % in Schweden am höchsten. Deutschland nahm mit knapp 16 % innerhalb Europas den dritten Platz ein. Der Altersgruppe entsprechend wurden Schokolade, Äpfel, Haselnüsse und Erdbeeren als häufigste Auslöser genannt.

In einer weiteren europäischen Studie wurden 8.825 Probanden bezüglich des Auftretens von Nahrungsmittel-Unverträglichkeitsreaktionen bei ihren unter 18-jährigen Kindern befragt [39]. Derartige Reaktionen wurden für 4,7 % der Kinder berichtet, wobei die Altersgruppe der 2- und 3-Jährigen mit 7,2 % am häufigsten betroffen war. Zwischen den Ländern ergaben sich große Unterschiede in der Häufigkeit, die von 1,7 % in Österreich bis zu 11,7 % in Finnland reichten. Für Deutschland wurde eine Prävalenz von 3 % errechnet. Als auslösende Nahrungsmittel wurden vor allem Milch und Früchte genannt. Die Reaktionen manifestierten sich überwiegend am Hautorgan (71,5 %), gefolgt vom Gastrointestinaltrakt (27,6 %) und den Atemwegen (18,5 %).

Prävalenz aufgrund von oraler Provokationstestung (DBPCFC)

Aus verständlichen Gründen wird das aufwendige Verfahren einer doppelblinden und plazebokontrolliert durchgeführten oralen Provokationstestung nur selten in bevölkerungsbezogenen epidemiologischen Studien durchgeführt. Bis dato war dies nur in zwei Studien aus England und den Niederlanden, die 1994 publiziert wurden, der Fall. Mittlerweile liegen aber sechs Publikationen aus vier weiteren Studien aus Deutschland, Dänemark und England vor (Tab. 6).

Was die Auswahl der Kollektive angeht, gelten die gleichen Einschränkungen im Hinblick auf die Vergleichbarkeit wie bei den zuvor zitierten Studien zur Prävalenz aufgrund von Eigenangaben. In allen Studien wurde der DBPCFC als letzte Maßnahme in einer konsekutiven Kette diagnostischer Verfahren durchgeführt. Dies bedeutet unter anderem, dass von den ursprünglich untersuchten Probanden zum Teil nur ein sehr geringer Anteil einem DBPCFC unterzogen wurde. Dies betrifft insbesondere die jüngeren Studien aus England von *Venter* bzw. *Pereira* [29, 43, 44]. Mit Abstand am meisten bevölkerungsbezogene verblindete orale Provokationstestungen (n = 216) wurden in der Studie von *Zuberbier* et al. [54] in Berlin durchgeführt.

Da bislang keine vollständigen Zufallsstichproben einem DBPCFC unterzogen wurden, können die vorliegenden Ergebnisse verzerrt sein. Dies zum einen, wenn aufgrund eines vorangegangenen negativen Tests (z. B. Anamnese) keine weitere Abklärung erfolgte und damit falsch negative Vortestungen unberücksichtigt bleiben. Zum anderen, wenn aufgrund eines mög-

Tab. 6: Ausgewählte populationsbezogene europäische Studien zur Prävalenz der Nahrungsmittelunverträglichkeit nach DBPCFC (aus [32a]).

Erstautor (Jahr, Land)	Teilnehmerzahl (response)	Selektion für DBPCFC Testung	Testsubstanzen	Anzahl Getesteter (DBPCFC)	Anzahl positiver Reaktionen	Prävalenzschätzung basierend (u.a.) auf DBPCFC
Young (1994, UK) [52]	18.880 (52,7% Wycombe Health Authority area; 41,6% landesweit)	berichtete Unverträglichkeit auf Testallergene, keine Anaphylaxie	Milch, Ei, Weizen, Soja, Zitrusfrüchte, Fisch/Meeresfrüchte, Nüsse, Schokolade	93	18	1,4–1,8%
Jansen (1994, NL) [12]	1.483 (86%)	berichtete Unverträglichkeit, SPT, Elimination, OFC, keine Anaphylaxie	individuell (u.a. Glukose, Histamin, Menthol)	19	12	2,4%
Zuberbier* (2004, D) [54]	4.093 (31%)	berichtete Unverträglichkeit, SPT, IgE Elimination, OFC	individuell	216	104	2,6% (18–79 J.)
Roehr* (2004, D) [31]	2.354 (31%)			39	48#	4,2% (0–17 J.)
Osterballe (2005, DK) [28]	1.834 (98%)	berichtete Unverträglichkeit und positiver Test, keine Kontakturtikaria	Milch, Ei, Fisch, Haselnuss, Erdnuss, Walnuss, Additive	52 (>3 J.)		1,0–3,2%
Venter[ß] (2006, UK) [44]	798 (55,4%) 6 J.	berichtete Unverträglichkeit und positiver Test, Elimination, OFC, keine schwere Reaktion/ Anaphylaxie	individuell	6	3	1,4%
Pereira[ß] (2005, UK) [29]	757 (47,4%) 11 J. 775 (50,2%) 15 J.			2 7	1 4	0,1% 0,5%

Tab. 6: Fortsetzung

Erstautor (Jahr, Land)	Teilnehmer-zahl (response)	Selektion für DBPCFC Testung	Testsubstanzen	Anzahl Getesteter (DBPCFC)	Anzahl positiver Reaktio-nen	Prävalenz-schätzung basierend (u.a.) auf DBPCFC
Venter (2006, UK) [43]	900 (92,9 %)	berichtete Unverträg-lichkeit und positiver Test, Elimi-nation, OFC, keine schwe-re Reaktion/ Anaphylaxie	individuell	15	13	1,2 %

DBPCFC   Double-Blind Placebo-Controlled Food Challenge
OFC   Open Food Challenge
SPT   Skin Prick Test
* ß   Publikationen zu Untergruppen einer Studie
#   48 positive Reaktionen bei insgesamt 78 Testungen an 39 Kindern (bei den anderen Studien sind die Zahlen zu positiven Reaktionen und testpositiven Probanden identisch)

licherweise falsch positiven Vortests (z. B. offene orale Provokation) ebenfalls keine doppelblinde plazebokontrollierte Über-prüfung stattfand. Unterschiede ergeben sich auch im Hinblick auf die getesteten Substanzen. In zwei Studien wurde eine, allerdings nicht vergleichbare, Standardse-rie getestet. Die anderen Studien testeten entsprechend dem klinischen Vorgehen die individuell verdächtigten Substanzen, wo-bei zum Teil auch Substanzen getestet wurden, die für eine klassische IgE-vermit-telte Nahrungsmittelallergie nicht in Be-tracht kommen. Entsprechend der Einzel-ergebnisse der Studien liegen die Schät-zungen für die bevölkerungsbezogene Nahrungsmittelallergie, basierend auf DBPCFC, zwischen 0,1 und 4,2 % und durchschnittlich zwischen 2,0 und 3,0 %. Mit 4,2 % liegt die Prävalenz in der Alters-gruppe der unter 18-Jährigen am höchsten. Trotz mancher methodischer Einschrän-kungen wird deutlich, dass die Prävalenz der Nahrungsmittelallergie bevölkerungs-bezogen weit weniger häufig ist als zunächst von den Probanden selbst eingeschätzt.

Studien wie die oben genannten sind aktuell in Metaanalysen zusammengefasst worden [32]. In den eingeschlossenen Stu-dien variierte die Prävalenz der Nahrungs-mittelallergie nach Eigenangaben zwischen 3 und 35 %. Für Milch lagen die entspre-chenden Angaben zwischen 1,2 und 17 %, für Hühnerei zwischen 0,2 und 7 %, für Erdnuss und Fisch zwischen 0 und 2 % und für Meeresfrüchte zwischen 0 und 10 %. Zusammengefasst betrug die Prä-valenz der Nahrungsmittelallergie nach Eigenangaben sowohl bei Kindern und Jugendlichen als auch bei Erwachsenen etwa 12 bis 13 %. Entsprechend den Ergebnissen der Einzelstudien lag die kombinierte Prävalenzschätzung für die Nahrungsmittelallergie, basierend auf oralen Provokationstestungen, mit rund 3 % deutlich niedriger und dabei mit knapp 1 % für Milch noch deutlich höher als für Fisch oder Hühnerei.

Zusammenfassung

Auch wenn inzwischen viele größere Studien mit guter methodischer Qualität zur Einschätzung der bevölkerungsbezogenen Nahrungsmittelallergie vorliegen, sind noch nicht ausreichend Daten vorhanden, die insbesondere einen Vergleich zwischen europäischen Ländern erlauben oder es gestatten, einen Trend abzuschätzen.

Insektengiftallergie

Die Insektengiftallergie gehört zu den klassischen IgE-vermittelten Erkrankungen und wird in Deutschland überwiegend durch Komponenten der Gifte von Honigbiene (Apis mellifera) oder Wespenarten (Vespula germanica oder vulgaris) hervorgerufen. Wie kaum eine andere allergische Erkrankung wird die Insektengiftallergie von potenziell schweren bis hin zu tödlichen Reaktionen begleitet.

Exposition

Die Prävalenz der Insektengiftallergie hängt von der Exposition und damit von der Stichfrequenz ab. Dies erklärt z.T. regionale Unterschiede, insbesondere im Nord-Süd-Vergleich. Mehr als die Hälfte der Bevölkerung erfährt mindestens einmal im Leben einen Hymenopterenstich. Die Schätzungen streuen zwischen 57 % für Italien und 95 % für die Türkei.

Allergische Sensibilisierung

Es gibt wenige bevölkerungsbezogene Studien, in denen die Sensibilisierungshäufigkeit, meistens über den Nachweis von allergenspezifischem IgE, bestimmt wurde. Bei 9 %–29 % der erwachsenen Allgemeinbevölkerung sind allergenspezifische IgE-Antikörper nachweisbar. In einer Untersuchung bei 258 Personen einer ländlichen Region in Bayern waren 27 % sensibilisiert, und bei 821 Personen in Hamburg lag die Sensibilisierungshäufigkeit bei 25 %. Männer und Kinder sowie Personen mit einer positiven Anamnese bezüglich systemischer Reaktionen nach Insektenstichen waren signifikant häufiger sensibilisiert. Klassische atopische Erkrankungen waren nicht häufiger mit einer Sensibilisierung gegen Insektengifte verbunden, wohl aber die Sensibilisierung gegen Aeroallergene (Tab. 7).

Prävalenz systemischer Reaktionen

Die Angaben zu systemischen Reaktionen nach Insektenstichen streuen zwischen 0,3 % und 3,3 %. Das letztere Ergebnis stammt aus der bayerischen Untersuchung, in Hamburg lagen die Angaben bei 1,8 %. Im internationalen Vergleich zeigt sich ein Nord-Süd-Gradient, außerdem sind Männer und ältere Personen häufiger betroffen. In den letzten Jahren wurden Mastozytosen (auch okkulte Formen) bzw. erhöhte Serumtryptasespiegel als relevante Risikofaktoren für schwere Reaktionen identifiziert. So zeigten in einer Untersuchung Patienten mit erhöhten Tryptasewerten in 75 % schwere Reaktionen nach Insektenstichen, während es in der Kontrollgruppe nur 28 % waren (Tab. 8).

Tab. 7: Epidemiologische Studien zur Prävalenz der Insektengiftsensibilisierung (RAST).

Erstautor	Jahr	Land	Stichprobe	n	%
Herbert	1982	Kanada	männliche Erwachsene	86	12
Stuckey	1982	Australien	Allgemeinbevölkerung (Bienengift)	3.679	16
Golden	1989	USA	Industriearbeiter	269	17
Müller	1990	Schweiz	erwachsene Blutspender	59	18
Charpin	1990	Frankreich	Allgemeinbevölkerung	82	15
Bjornsson	1995	Schweden	Allgemeinbevölkerung	1.399	9
Schäfer	1996	Deutschland	Allgemeinbevölkerung	258	27

Tab. 8: Epidemiologische Studien zur kumulativen Inzidenz systemischer Reaktionen auf Insektenstiche.

Erstautor	Jahr	Land	Stichprobe	n	%
Settipane	1972	USA	Pfadfinder	2.964	3,9
Herbert	1982	Kanada	männliche Erwachsene	86	1,0
Stuckey	1982	Australien	Allgemeinbevölkerung	3.679	2,7
Golden	1989	USA	Industriearbeiter	269	3,3
Shimizu	1990	Japan	Waldarbeiter	2.546	1,4
Charpin	1992	Frankreich	Allgemeinbevölkerung	8.271	1,9
Bjornsson	1995	Schweden	Allgemeinbevölkerung	1.399	1,5
Schäfer	1996	Deutschland	Allgemeinbevölkerung	277	3,3
Strupler	1997	Schweiz	Allgemeinbevölkerung	8.322	3,5
Kalyoncu	1997	Türkei	Fabrikarbeiter und Familien	786	7,5
Grigoreas	1997	Griechenland	Luftwaffenangehörige	480	3,1
Incorvaia	1997	Italien	Rekruten	701	2,7
Novembre	1998	Italien	Schulkinder	1.175	0,34
Fernandez	1999	Spanien	Landbevölkerung	1.600	2,3

Mortalität

International wird die Mortalität zwischen 0,03 (Italien) und 0,48 (Frankreich) pro 100.000 Einwohner und Jahr eingeschätzt. Alter (> 40 Jahre), Geschlecht (männlich), Stichlokalisation (Kopf, Nacken) und Hymenopterenart (Biene) wurden als relevante Risikofaktoren identifiziert.

Das statistische Bundesamt verzeichnet unter der ICD 10 (WHO) Nummer X 23 Sterbefälle nach Kontakt mit Bienen, Wespen oder Hornissen. Für die Jahre 1998–2006 werden insgesamt 193 oder rund 21 Fälle pro Jahr aufgeführt. Die durchschnittliche Mortalitätsrate liegt dementsprechend bei 0,24/1.000.000/Jahr. Fast drei Viertel der Todesfälle (72,5 %) betreffen Männer. Die Rate der Todesfälle steigt mit dem Alter an und erreicht einen Gipfel zwischen dem 60. und 70. Lebensjahr. Zwischen den Bundesländern bestehen deutliche Unterschiede, wobei Brandenburg, Sachsen, Bayern und Mecklenburg-Vorpommern die höchsten Raten aufweisen (4,2–5,8/1.000.000/Jahre 1998–2006) (Tab. 9).

Tab. 9: Todesfälle nach Insektenstichen, international (nach [1]).

Land	Todesfälle/1.000.000/Jahr
Australien	0,10
USA	0,16
Dänemark	0,25
Deutschland	0,18
England	0,09
Frankreich	0,48
Italien	0,03
Schweiz	0,45

Zusammenfassung

Die tatsächliche bevölkerungsbezogene Prävalenz der Insektengiftallergie und die damit verbundene Mortalität sind nicht genau bekannt, vermutlich ist die Dunkelziffer relativ hoch.

Geeignete (prospektive) Studien müssen unternommen werden, um verlässliche Daten zu gewinnen.

Forderungen

>> Trotz der erfreulichen Situation, dass zwischenzeitlich harte Daten zur Häufigkeit bestimmter allergischer Erkrankungen in Deutschland und in verschiedenen Regionen vorliegen, besteht Forschungsbedarf, insbesondere was Trends und mögliche Interventionen betrifft.

>> Es fehlen populationsbezogene epidemiologische Studien zu einer Reihe sehr wichtiger allergischer Erkrankungen jenseits der klassischen atopischen Krankheiten, z. B. Urtikaria, Anaphylaxie, Nahrungsmittelallergie, Arzneimittelallergie, Berufsallergie und Kontaktdermatitis.

>> Studien zur Prävalenz und Inzidenz von Allergien und deren Konsequenzen bei älteren Erwachsenen fehlen.

>> Es müssen überzeugende Instrumentarien zur Klassifizierung von Subtypen bestimmter Krankheiten sowie unterschiedlicher Schweregrade in der akuten Beurteilung und über den Langzeitverlauf entwickelt werden.

>> Ein eng kooperierendes Netzwerk von Forschern zur Epidemiologie der Allergien in Deutschland, einschließlich der Einflüsse sozioökonomischer Faktoren und der Lebensqualität, ist notwendig.

» Die Bedeutung verschiedener In-vitro-Marker der allergischen Entzündungsreaktion für epidemiologische Studien muss herausgearbeitet werden.

» Es sind mehr Interventionsstudien zum Effekt präventiver bzw. therapeutischer Maßnahmen nötig.

Literatur

1. Antonicelli L, Bilò MB, Bonifazi F. Epidemiology of Hymenoptera allergy. Curr Opin Allergy Clin Immunol 2002; 2(4): 341–346.

1a Asher MI, Montefort S, Björksten B, et al. Worldwide time trends in the prevalence of symptoms of asthma, allergic rhinoconjunctivitis, and eczema in childhood: ISAAC phases one and three repeat multicountry cross-sectional surveys. Lancet 2006; 368: 733–743.

2. Bergmann RL, Bergmann KE, Lau-Schadendorf S, et al. Atopic diseases in infancy. The German mulicenter atopy study (MAS-90). Pediatr Allergy Immunol 1994; 5: 19–25.

3. Braun-Fahrländer C, Gassner M, Grize L, et al., SCARPOL TEAM. No further increase in asthma, hay fever and atopic sensitisation in adolescents living in Switzerland. Eur Respir J 2004; 23: 407–413.

4. Braun-Fahrländer C, Riedler J, Herz U, et al. Environmental exposure to endotoxin and its relation to asthma in school-age children. N Engl J Med 2002; 347: 869–877.

5. Duhme H, Weiland SK, Rudolph P, et al. Asthma and allergies among children in West and East Germany: a comparison between Münster and Greifswald using the ISAAC phase I protocol. Eur Respir J 1998; 11: 840–847.

6. Heinrich J, Hoelscher B, Frye C, et al. Trends in prevalence of atopic diseases and allergic sensitization in children in Eastern Germany. Eur Respir J 2002; 19: 1–7.

7. Heinrich J, Popescu M, Wjst M, et al. Umweltmedizinische Untersuchungen im Raum Bitterfeld, im Raum Hettstedt und einem Vergleichsgebiet 1992–1994. GSF Bericht 10/95, München: GSF.

8. Heinrich J, Richter K, Frye C, et al. Die Europäische Studie zu Atemwegserkrankungen bei Erwachsenen. Pneumologie 2002; 56: 297–303.

9. Hermann-Kunz E, Thierfelder W. Allergische Rhinitis und Sensibilisierungsraten – Nimmt die Prävalenz wirklich zu? Bundesgesundheitsbl 2001; 7: 643–653.

10. Hurrelmann K, Hoepner-Stamos F, Palentien C, Setterbulte W, Klaubert K. Gesundheitsförderung in Grundschulen – Analyse der Ausgangsbedingungen und Implementation von Maßnahmen. Bielefeld: Universität Bielefeld, Nordrhein-Westfälischer Forschungsverbund Public Health, 1998.

11. ISAAC. Worldwide variations in the prevalence of asthma symptoms: the international study of asthma and allergies in childhood (ISAAC) Steering Committee. Lancet 1998; 351: 1225–1232.

12. Jansen JJ, Kardinaal AF, Huijbers G, et al. Prevalence of food allergy and intolerance in the adult Dutch population. J Allergy Clin Immunol 1994; 93: 446–456.

13. Jarvis D, Luczynska C, Chinn S, et al. Change in prevalence of IgE sensitization and mean total IgE with age and cohort. J Allergy Clin Immunol 2005; 116: 675–682.

14. Johansson SGO, Bieber T, Dahl R, et al. Revised nomenclature for allergy for global use: Report of the Nomenclature Review Committee of the World Allergy Organization, October 2003. J Allergy Clin Immunol 2004; 113: 832–836.

15. Kanny G, Moneret-Vautrin DA, Flabbee J, et al. Population study of food allergy in France. J Allergy Clin Immunol 2001; 108: 133–140.

16. Krämer U. Nehmen Allergien in Deutschland immer noch zu? Allergo J 2005; 14: 476–481.

17. Krämer U, Behrendt H, Dolgner R, et al. Prävalenzen von Atemwegserkrankungen, Allergien und Sensibilisierungen: Stadt/Land-Unterschiede bei sechsjährigen Kindern aus Ost- und Westdeutschland. Allergologie 1999; 22: 27–37.

18. Krämer U, Behrendt H, Dolgner R, et al. Airway diseases and allergies in East and West German children during the first 5 years after reunification: time trends and the impact of sulphur dioxide and total suspended particles. Int J Epidemiol 1999; 28: 865–873.

19. Krämer U, Heinrich J, Wjst M, Wichmann HE. Age of entry to day nursery and allergy in later childhood. Lancet 1999; 353: 450–454.

20. Krämer U, Link E, Behrendt H. Geografische und zeitliche Trends der Birken-, Gras- und Beifußpollenbelastung in Deutschland. Pneumologie 2001; 55: 229–230.

21. Krämer U, Link E, Behrendt H, Ring J. Trends und Risikofaktoren von Asthma und allergischen Erkrankungen bei Kindern und Jugendlichen in Deutschland. Miriam-Studie Augsburg 1996, (01 EE 9501/2), 2001: 1–27.

22. Krämer U, Link E, Oppermann H, et al. Die Schulanfängerstudie in West- und Ostdeutschland

(SAWO): Trends von Allergien und Sensibilisierungen 1991–2000. Das Gesundheitswesen 2002; 64: 657–663.

23. Kuehr J. Asthma und Allergien bei Kindern. Studien in Süddeutschland. Allergologie 1999; 22: 48–53.

24. Landesgesundheitsamt Baden-Württemberg. Pilotprojekt Beobachtungsgesundheitsämter. Zusammenfassender Bericht über die dreijährige Pilotphase. Stuttgart: Materialienband, 1996.

25. Landesgesundheitsamt Brandenburg. Allergievorsorgeprogramm 1994. Beiträge zur Gesundheitsberichterstattung und Gesundheitsförderung 2, 1995.

26. Maziak W, Behrens T, Brasky TM, et al. Are asthma and allergies in children and adolescents increasing? Results from ISAAC Phase I and Phase III surveys in Münster, Germany. Allergy 2003; 58: 572–579.

27. Nowak D, Heinrich J, Jörres R. Prevalence of respiratory symptoms, bronchial hyperresponsiveness and atopy among adults: West and East Germany. Eur Respir J 1996; 9: 2541–2552.

28. Osterballe M, Hansen TK, Mortz CG, Host A, Bindslev-Jensen C. The prevalence of food hypersensitivity in an unselected population of children and adults. Pediatr Allergy Immunol 2005; 16: 567–573.

29. Pereira B, Venter C, Grundy J, et al. Prevalence of sensitization to food allergens, reported adverse reaction to foods, food avoidance, and food hypersensitivity among teenagers. J Allergy Clin Immunol 2005; 116: 884–892.

30. Ring J (Hrsg.). Epidemiologie allergischer Erkrankungen. München: MMV, 1991.

31. Roehr CC, Edenharter G, Reimann S, et al. Food allergy and non-allergic food hypersensitivity in children and adolescents. Clin Exp Allergy 2004; 34: 1534–1541.

32. Rona RJ, Keil T, Summers C, et al. The prevalence of food allergy: a meta-analysis. J Allergy Clin Immunol 2007; 120: 638–646.

32a Schäfer T. Epidemiologie der Nahrungsmittelallergie in Europa. Ernährung 2008; 2: 4–9.

33. Schäfer T, Bohler E, Ruhdorfer S, et al. Epidemiology of food allergy/food intolerance in adults: associations with other manifestations of atopy. Allergy 2001; 56: 1172–1179.

34. Schäfer T, Vieluf D, Berger J, Ring J. Epidemiology of Urticaria. In: Burr M (ed). Epidemiology of Clinical Allergy. Basel: Karger, 1993: 49–60.

35. Schäfer T, Vieluf D, Berger J, Ring J. Epidemiologie von Insektengiftallergien. Allergo J 1997; 6: 4–6.

35a Schaefer I, Rustenbach SJ, Zimmer L, Augustin M. Prevalence of skin diseases in a cohort of 48.665 employees in Germany. Dermatology 2008; 217: 169–172.

36. Schlaud M, Atzpodien K, Thierfelder W. Allergic diseases. Results from the German Health Interview and Examination Survey for Children and Adolescents (KiGGS). Bundesgesundheitsblatt Gesundheitsforschung Gesundheitsschutz 2007; 50: 701–710.

37. Schultz-Larsen F. Zwillingsstudien zur Epidemiologie des allergischen Ekzems. In: Ring J (Hrsg.). Epidemiologie allergischer Erkrankungen. München: MMV, 1991: 110–115.

38. Schultz-Larsen F, Hohn NV, Henningsen K. Atopic dermatitis. A genetic-epidemiologic study in a population-based twin sample. J Am Acad Dermatol 1986; 15: 487–494.

39. Steinke M, Fiocchi A, Kirchlechner V, et al. Perceived food allergy in children in 10 European nations. A randomised telephone survey. Int Arch Allergy Immunol 2007; 143: 290–295.

40. UCB, Institute of Allergy. Allergic diseases as a public health problem. European Allergy White Paper 1997.

41. Uter W, Ludwig A, Balda BR, et al. The prevalence of contact allergy differed between population-based and clinic-based data. J Clin Epidemiol 2004; 57: 627–632.

42. Uter W, Schnuch A, Geier J, Frosch PJ. Epidemiology of contact dermatitis. The information network of departments of dermatology (IVDK) in Germany. Eur J Dermatol 1998; 8: 36–40.

43. Venter C, Pereira B, Grundy J, et al. Prevalence of sensitization reported and objectively assessed food hypersensitivity amongst six-year-old children: a population-based study. Pediatr Allergy Immunol 2006; 17: 356–363.

44. Venter C, Pereira B, Grundy J, et al. Incidence of parentally reported and clinically diagnosed food hypersensitivity in the first year of life. J Allergy Clin Immunol 2006; 117: 1118–1124.

45. von Mutius E, Martinez FD, Fritzsch C, et al. Prevalence of asthma and atopy in two areas of West and East Germany. Am J Respir Crit Care Med 1994; 49: 358–364.

46. von Mutius E, Weiland SK, Fritzsch C, Duhme H, Keil U. Increasing prevalence of hay fever and atopy among children in Leipzig, East Germany. Lancet 1998; 351: 862–866.

47. WaBoLu, Institut für Wasser- BuLdB. Lungenfunktionsuntersuchungen bei Schulkindern in Berlin während der Wintermonate 1992/1993. WaBoLu-Hefte 1, 1995.

48. Wahn U, Wichmann HE. Spezialbericht Allergien: Gesundheitsberichterstattung des Bundes. Stuttgart: Statistisches Bundesamt, 2000: 1–147.

49. Weiland SK, von Mutius E, Hirsch T, et al. Prevalence of respiratory and atopic disorders among children in East and West of Germany five years after unification. Eur Respir J 1999; 14: 862–870.

50. Woods RK, Abramson M, Bailey M, Walters EH. International prevalences of reported food allergies and intolerances. Comparisons arising from the European Community Respiratory Health Survey (ECRHS) 1991–1994. Eur J Clin Nutr 2001; 55: 298–304.

51. Wüthrich B. Zur Häufigkeit der Pollenallergie in der Schweiz. In: Ring J (Hrsg.). Epidemiologie allergischer Erkrankungen. München: MMV, 1991: 119–123.

52. Young E, Stoneham MD, Petruckevitch A, Barton J, Rona R. A population study of food intolerance. Lancet 1994; 343: 1127–1130.

53. Zöllner IK, Weiland SK, Piechotowski I, et al. No increase in the prevalence of asthma, allergies, and atopic sensitisation among children in Germany: 1992–2001. Thorax 2005; 60: 545–548.

54. Zuberbier T, Edenharter G, Worm M, et al. Prevalence of adverse reactions to food in Germany – a population study. Allergy 2004; 59: 338–345.

1.5 Sozioökonomische Bedeutung allergischer Erkrankungen

Problemstellung und Definitionen

Eine Reihe von Erkrankungen der Atemwege und der Haut sowie akute Schockereignisse beruhen in unterschiedlichem Ausmaß auf allergischen Ursachen. Die Erfassung der direkten und indirekten Kosten für die Gesamtheit aller allergischen Erkrankungen ist mangels hinreichender Dokumentation nicht möglich. Es können somit nur die Kosten für einige häufige Krankheitsbilder bzw. Therapieformen angegeben werden, zu denen entsprechende Daten vorliegen. Die Erarbeitung präziserer Kostenschätzungen wäre eine wichtige Aufgabe für weitere Forschungsvorhaben.

Als *direkte Kosten* werden die medizinassoziierten Kosten für die Behandlung und zusätzlich notwendige Aufwendungen bezeichnet: ärztliche Untersuchungen und Behandlungen, Arzneimittel, Krankenhausaufenthalte, Transport, zusätzliche Therapiekosten wie häusliche Pflege, Selbstmedikation etc. und Kosten anderer Erkrankungen, die z. B. durch Asthma verschlimmert werden. Abgegrenzt hiervon werden *indirekte Kosten*, die sich im Wesentlichen aus Produktivitätsverlusten ergeben wie Fehltage, reduzierte Arbeitsleistung, Fahrzeiten zu Konsultationen, vorzeitige Todesfälle, vorzeitige Berentung und Berufsunfähigkeit. Darüber hinaus gibt es so genannte *intangible (psychosoziale) Kosten*, die sich aus der verminderten Lebensqualität ergeben. Diese lassen sich nur schwer beziffern (Tab. 1).

Nach dem „European Allergy White Paper" [10] sind folgende Gesichtspunkte hervorzuheben:

» Allergische Erkrankungen repräsentieren einen bedeutenden und zunehmenden Faktor direkter und indirekter Kosten des öffentlichen Gesundheitswesens.

» Über die Kosten allergischer Erkrankungen existieren nur wenige verlässliche Daten.

» Die Gesamtkosten allergischer Erkrankungen wurden für Europa (1997) auf 29 Milliarden € geschätzt, davon sind 10 Milliarden € direkte Kosten. 22 Milliarden € entfallen allein auf das Asthma bronchiale, 3 Milliarden € auf die allergische Rhinitis. Für das atopische Ekzem werden 750 Millionen € an Gesamtkosten angenommen, für das Kontaktekzem 5 Milliarden € und für die Urtikaria 936 Millionen €.

Ökonomische Faktoren

Arbeitsunfähigkeit

Allergische Erkrankungen haben einen relativ geringen Anteil an der Arbeitsunfähigkeit. Bezieht man die Erkrankungen Asthma, allergische Rhinitis, allergische Alveolitis, atopisches Ekzem, Urtikaria und Reaktionsformen wie den anaphylaktischen Schock ein, so waren 1993 367.000 Arbeitsunfähigkeitsfälle der Pflichtmitglieder der gesetzlichen Krankenversicherungen (ohne Rentner) mit diesen Diagnosen verbunden. Asthma und Ekzem dominierten mit 130.000 Fällen. Die durchschnittliche

Tab. 1: Direkte, indirekte und psychosoziale Kosten von Krankheit, Invalidität und vorzeitigem Tod (mod. nach [15]).

A **Unmittelbar betroffene Personen**	**B** **Mittelbar betroffene Personen**
1. **Direkte Kosten**	**1.** **Direkte Kosten**
1.1. Kernkosten)) Prävention)) Behandlung)) Rehabilitation)) Pflege	1.1. Kernkosten fallen nicht an
1.2. Zusätzliche Kosten)) Diätkost, Kauf von Gesundheits-Büchern, Fahrten zum Arzt, Lebensmittelkontrolle etc.	1.2. Zusätzliche Kosten)) s. unter A 1
2. **Indirekte Kosten**	**2.** **Indirekte Kosten**
2.1. Indirekte Kosten infolge von Morbidität)) Arbeitsunfähigkeit, verminderte Arbeitsproduktivität ohne Arbeitsunfähigkeit)) verminderte Funktionserfüllung)) Berufswechsel, verpasste Aufstiegschancen	2.1. Indirekte Kosten infolge von Morbidität und Mortalität)) Zeitaufwand zur Pflege Kranker und Sterbender)) Berufswechsel, verpasste Aufstiegschancen wegen Pflege
2.2. Indirekte Kosten infolge von Mortalität)) Ressourcenverlust durch vorzeitigen Tod	
3. **Psychosoziale (intangible) Kosten** Schmerz, vermindertes Selbstwertgefühl, Angst vor Krankheit, Leid	**3.** **Psychosoziale (intangible) Kosten** Angst vor Krankheit, Leid

Dauer je Arbeitsunfähigkeitsfall von 14,3 Tagen variiert für die verschiedenen Erkrankungen und ist mit 20,2 Tagen bei Asthma am längsten. Insgesamt entfielen von den 5,2 Millionen Arbeitsunfähigkeitstagen ca. 50 % auf Asthma, 35 % auf Dermatitis. 1993 gingen etwa 2,6 Mio. Arbeitstage durch Arbeitsunfähigkeit der GKV-Pflichtmitglieder (ohne Rentner) wegen Asthma verloren.

Allergische Berufskrankheiten (BK)

Auf Allergien sind zahlreiche BK-Fälle zurückzuführen. Zu den allergischen Berufskrankheiten gehören das allergische Asthma (BK-Nr. 4301) (s. auch Kap. 3.5 „Berufsasthma"), die allergische Alveolitis (BK-Nr. 4201) und die schwere bzw. rückfällige allergische Hauterkrankung (BK-Nr. 5101). 1995 entfielen auf die o.g. Krankheiten 31 % der angezeigten und 17 % der neu berenteten Berufskrankheiten. 1993 gab der Hauptverband der gewerblichen Berufsgenossenschaften, Träger der auch für die BKen zuständigen gesetzlichen Unfallversicherung der Beschäftigten, ca. 230 Mio. € für allergische Berufskrankheiten aus, d. h. 23 % aller Ausgaben für Berufskrankheiten. Die Kosten entstehen durch medizinische und berufliche Rehabilitationsmaßnahmen, Renten an die Erkrankten und Leistungen an die Hinterbliebenen. Tabelle 2 enthält Angaben zu den Kosten bei der häufigsten allergischen BK der Respirationsorgane, dem allergischen Asthma bronchiale (Bäckerasthma u. a.) (s. dazu auch Tab. 1).

Stationäre Behandlungen (Asthma)

1995 wurden knapp 67.000 Asthmafälle behandelt. Die mittlere Verweildauer betrug 10,9 Tage. Dies bedeutet Kosten von mehr als 125 Mio. € pro Jahr.

Vorzeitige Renten

1995 wurden 3.019 Asthmatiker aufgrund verminderter Erwerbsfähigkeit vorzeitig berentet, im Durchschnitt im Alter von 51 (Männer) bzw. 54 (Frauen) Jahren.

Mortalität

An Asthma sterben jährlich mehr als 5.000 Personen in Deutschland. Alle übrigen allergischen Erkrankungen sind selten Todesursache. Von 1992 bis 1995 starben in Deutschland insgesamt 55 Menschen an einem anaphylaktischen Schock und 164 an allergischer Alveolitis.

Leistungen

1995 wurden 129.000 Krankenhausfälle für die unter Arbeitsunfähigkeit genannten Diagnosen allergischer Erkrankungen registriert, dies entspricht 0,9 % aller Fälle. Davon waren die Hälfte Asthmapatienten.

In der ambulanten Praxis kommen allergische Erkrankungen häufig vor. Die Allergiediagnostik ist aufwendig, ebenso die Behandlung allergischer Erkrankungen (Präventionsmaßnahmen, Medikation, spezifische Immuntherapie).

Leistungserbringer

Diagnostik und Therapie werden durch Ärzte mehrerer Fachdisziplinen durchgeführt, keineswegs nur von den 5.102 Ärzten mit der Zusatzbezeichnung „Allergologie"

Tab. 2: Obstruktive Atemwegserkrankungen nach Nr. 4301/02 der Anlage 1 zur Berufskrankheitenverordnung 1996.

Anzeigen	6.447	(7,9 % aller Anzeigen)
Anerkennung, neu	1.470	(6,8 % aller Berufskrankheiten)
Renten, neu	519	
Leistungsfälle, gesamt	14.037	
DM (Euro) pro Fall/Jahr	15.000	(7.669,38)
Gesamtleistungen, DM (Euro)	**215.805.000**	**(110.339.344,42)**

(Stand 1995). Von diesen sind ca. 50 % Dermatologen, 15 % Pneumologen und 10 % Kinderärzte. Diagnostische und therapeutische Leistungen werden darüber hinaus von zahlreichen Kliniken einschließlich Rehabilitationseinrichtungen erbracht. Aus fachlichen und volkswirtschaftlichen Gründen ist eine Verbesserung der Qualitätssicherungsmaßnahmen unerlässlich.

Ökonomische Bedeutung häufiger allergischer Erkrankungen

Die deutsche Geburtskohortenstudie MAS-90 hat auf der Basis der ersten acht Nachbeobachtungsjahre die jährlichen Kosten zur Behandlung kindlicher atopischer Erkrankungen geschätzt und für Asthma, atopisches Ekzem und allergische Rhinitis mit 627, 219 bzw. 57 $ angegeben.

Eine andere deutsche Studie hat die Kosten für Asthma und allergische Rhinitis bei Jugendlichen und Erwachsenen auf der Basis von 500 Patienten geschätzt, die in verschiedenen Regionen über Arztpraxen rekrutiert wurden (*Schramm* 2003). Die durchschnittlichen Jahreskosten für allergische Rhinitis lagen bei Kindern und Jugendlichen bei 1.089 € und bei Erwachsenen bei 1.543 €. Die jährlichen Kosten für schweres Asthma, das mit allergischer Rhinitis vergesellschaftet war, stiegen auf 7.928 € bei Kindern und Jugendlichen und 9.287 € bei Erwachsenen. Bedeutsam ist, dass bei Kindern und Jugendlichen 60–78 % der Kosten direkte Kosten waren und bei den Erwachsenen der Anteil der indirekten Kosten 58 % betrug.

Asthma

Eine umfassende Darstellung der ökonomischen Bedeutung des Asthma bronchiale in Deutschland wurde von *Nowak, Volmer* und *Wettengel* erarbeitet [21] und auch im Weißbuch Lunge [37] dargestellt. Weitere Daten finden sich im Gesundheitsbericht für Deutschland [31] und im „European Allergy White Paper" [10]. Da das Asthma bronchiale die ökonomisch bedeutsamste Erkrankung mit (partiell) allergischer Pathogenese darstellt, werden nachfolgend anhand dieser Erkrankung einige Aspekte vertieft.

Gesamte Asthmakosten

Die Krankheit Asthma bronchiale belastet die Volkswirtschaft erheblich. 1992 betrugen die direkten und indirekten Kosten ca. 2,5 Milliarden €. Dies ist ca. 1 % aller Ausgaben des Gesundheitssystems, ähnlich wie in anderen Ländern [4]. Damit ergeben sich durchschnittliche Kosten pro Asthmatiker von € 640 pro Jahr bzw. knapp 2 € pro Tag. Die direkten Kosten belaufen sich auf einen Anteil von ca. 61 % bzw. rund 1 € pro Tag. *Büchner* und *Siepe* [5] haben die Gesamtkosten (direkte und indirekte Kosten) pro Jahr für Patienten mit Asthma für 1990 mit € 1.893.500 berechnet, pro Patient und Jahr sind das € 822. *Wettengel* und *Volmer* [40] weisen darauf hin, dass trotz der insgesamt hohen Kosten für das Asthma bronchiale die pro Patient tatsächlich aufgewandten Leistungen so gering sind, dass damit eine geringe Betreuungsintensität zu belegen sei. So ergaben sich 1992 pro Patient durchschnittlich Arzneimittelkosten in Höhe von € 140, also weniger als 1 € pro Tag. Bei errechneten mittleren Tagestherapiekosten nach den gültigen Therapieempfehlungen von

1,7 € bis 3,2 € je nach Schweregrad resultiert aus diesen Zahlen eine bedenkliche Unterbehandlung der Patienten, mit dem Risiko erhöhter Morbidität, Mortalität und eingeschränkter Lebensqualität.

Die Gesamtkosten für das schwere Asthma wurden mit rund 7.000 € pro Jahr errechnet, für das mittelschwere Asthma mit 1.020 € und für das leichte Asthma mit 180 €. Daraus resultiert, dass es ein Ziel der Behandlung sein muss, den Schweregrad günstig zu beeinflussen. Dies kann nur durch Einsatz aller Therapie- und Präventionsmöglichkeiten erreicht werden, wobei der Intensivierung der medikamentösen Therapie ein besonderer Stellenwert zukommen müsste. Die o.g. Zahlen belegen die möglichen Defizite.

Von der Schulenburg et al. [26] kamen in ihren Berechnungen zu abweichenden Zahlen, insbesondere bezüglich der Kosten bei leichteren Schweregraden des Asthma bronchiale: Die Berechnungen fußen auf Daten von 216 Patienten. Danach betragen die Gesamtkosten pro Jahr bei leichtem Asthma 1.670 €, bei mittelschwerem Asthma 2.630 € und bei schwerem Asthma 6.008 €. Die Steigerungsraten bei zunehmender Schwere der Erkrankung beruhen auf den Kosten der stationären Behandlung und den indirekten Kosten. Bei Kindern wurden als direkte Kosten 1.300 €, 1.613 € und 2.406 € errechnet. Die Autoren fordern eine Verbesserung der Patientenschulung, der vorbeugenden medikamentösen Therapie und der Patientencompliance zur Reduktion des Schweregrades und damit der Gesamtkosten.

Barnes et al. [4] haben eine Reihe wichtiger Punkte aus der internationalen Literatur hervorgehoben:

» Die Asthmakosten sind beträchtlich; sie betragen über 1% der gesamten Gesundheitskosten (USA).

» Die Kosten beruhen zu einem wesentlichen Teil auf einer Unterbehandlung der Erkrankung, mit der Konsequenz vermeidbarer direkter und indirekter Kosten, woraus eine Unter- und Fehlbehandlung in der Praxis abzuleiten ist.

» Ein erheblicher Anteil der Kosten beruht auf vermeidbaren Kosten, da die verfügbare prophylaktische Medikation nicht adäquat genutzt wird.

Nach *Barnes* et al. [4] verursachen indirekte Kosten 50 % der Gesamtkosten, direkte Kosten 25 % (stationäre Behandlungen, ambulante Notfallbehandlungen). Diese Kosten sind grundsätzlich durch präventive Therapie weitgehend vermeidbar. Somit werden ca. 75 % der Kosten für die Konsequenzen der Unterbehandlung der Erkrankung aufgewendet. *Weiss* et al. [36] und *Sullivan* et al. [33] beziffern den Betrag, der durch schlecht kontrolliertes Asthma verursacht wird, für 1990 auf 1,86 Milliarden US-$.

Bei Erwachsenen erhöhen sich die Gesamtkosten bei schweren Krankheitsbildern im Vergleich zu leichteren Formen erheblich von ca. 1.000–1.500 € auf 6.000–7.000 €, bedingt vor allem durch die hohen indirekten Kosten. Ähnliche Unterschiede wurden aus den USA für 1987 berichtet, mit 5,8 Milliarden US-$ Gesamtkosten. Die höchsten Kosten wurden durch stationäre Aufenthalte verursacht.

Weitere Angaben zu Asthmakosten liegen aus dem Institut von *K. W. Lauterbach* vor. Hierzu wurden die Daten von sechs großen gesetzlichen Krankenversicherungen herangezogen. Die Gesamtkosten im

Jahr 1999 werden demnach mit 2,74 Mrd. € eingeschätzt. Unter den direkten Kosten machen die Medikamentenkosten mit rund 0,58 Mrd. € den größten Anteil aus, während die Kosten für die stationäre Behandlung (48,2 Mio. €) und Rehabilitation (62,5 Mio. €) deutlich niedriger liegen. Unter den indirekten Kosten hat das Krankentagegeld mit rund 1,2 Mrd. € den größten Anteil. Die Kosten (verlorene Gewinne) für Frühverrentung und Tod wurden mit 610 Mio. € bzw. 245 Mio. € berechnet. Die Autoren sehen durch verbesserte Asthmakontrolle insbesondere bei den indirekten Kosten (Krankentagegeld) ein erhebliches Einsparpotenzial. Das statistische Bundesamt gibt die asthmabedingten Kosten (ICD J45/46) mit 1,65 Mrd. € für das Jahr 2006 an.

Allergische Rhinitis

Die Frühbehandlung einschließlich einer spezifischen Immuntherapie ist von besonderer Bedeutung, da die allergische Rhinitis als Vorstufe des Asthma bronchiale gilt, welchem durch konsequente Therapie der Rhinitis wahrscheinlich vorgebeugt werden kann. Die direkten und indirekten Krankheitskosten betragen 239 Mio €.

Atopisches Ekzem

Zu den Krankheitskosten der Neurodermitis wurden bislang nur wenige Daten aus Deutschland publiziert, darunter keine Studien mit Vergleichsdaten zu anderen Hautkrankheiten. Die Ergebnisse einer aktuellen Krankheitskostenstudie zeigt Tabelle 3.

In eine jüngere deutsche Studie zu Krankheitskosten beim atopischen Ekzem gingen Daten von 150 Patienten ein, die in dermatologischen Praxen und Klinikambulanzen rekrutiert wurden. Die jährlichen Gesamtkosten pro Patient wurden mit durchschnittlich 1.425 € angegeben. Diese setzten sich aus 548 € direkten Kosten für die Krankenkasse, 583 € direkten Kosten für den Patienten und 294 € indirekten

Tab. 3: Durchschnittliche jährliche Krankheitskosten der Patienten einer dermatologischen Poliklinik im Jahre 2007 (Euro, jeweils n = 100 Patienten).

Erkrankung	GKV	Patienten	Summe direkte Kosten	Indirekte Kosten	Gesamt-kosten
Ulcus cruris	2.922,68	843,06	3.765,74	1.155,00	4.920,74
Psoriasis vulgaris	2.379,24	917,64	3.296,88	2.872,80	6.169,68
Atopisches Ekzem	**1.612,25**	**617,22**	**2.229,46**	**4.257,90**	**6.487,36**
Urtikaria, chron.	1.038,20	311,03	1.349,23	2.972,51	4.321,74
Kontaktekzeme	861,00	414,66	1.275,66	7.528,49	8.804,15
Acne vulgaris	850,24	277,06	1.127,30	215,25	1.342,55
Verruca vulgaris	149,68	67,84	217,52	92,00	309,52
Fußmykosen	235,13	32,75	267,88	350,01	617,89
Rosazea	174,33	148,23	322,56	207,00	529,56
Herpes labialis	5,94	31,82	37,76	47,26	85,02

Kosten zusammen. Unter Berücksichtigung der bevölkerungsbezogenen und altersspezifischen Prävalenz der Erkrankung wurden die jährlichen Gesamtkosten in Deutschland mit 1,6 Mrd. € eingeschätzt. Mindestens zwei weitere deutsche Studien haben die Krankheitskosten des atopischen Ekzems untersucht. Entsprechend einer Hochrechnung anhand von Daten zu 148 erwachsenen Patienten liegen die jährlichen Kosten bei 1.627 €. Höhere Kosten verursachen offensichtlich Kinder. Auf der Basis von Berechnungen zu 204 Patienten aus Kinderkliniken wurden die jährlichen Gesamtkosten mit 2.940 € eingeschätzt.

Das statistische Bundesamt gibt die ekzembedingten Kosten (ICD L20-L30) mit 1,65 Mrd. € für das Jahr 2006 an.

Eine aktuelle Übersichtsarbeit aus den USA, in der neun gesundheitsökonomische Studien beurteilt wurden kommt zu dem Schluss, dass dort die jährlichen Gesamtkosten zwischen 364 Mio. $ und 3,8 Mrd. $ liegen.

Vergleichende Darstellung von Krankheitskosten atopischer Erkrankungen

Die Ergebnisse der Krankheitskostenanalyse für die drei quantitativ bedeutsamsten Krankheitsgruppen – Heuschnupfen, Asthma und atopisches Ekzem für das Jahr 1996 zeigt Tabelle 4 (s. a. Abb. 1, S. 73).

Krankheitslast und Therapienutzen

In mehreren Studien zur Neurodermitis fanden sich hinsichtlich der patientenseitigen Therapieziele folgende Profile, die Aufschluss über die Krankheitslast der Patienten sowie über den Versorgungsbedarf und potenzielle pharmakoökonomische Nutzen geben (Tab. 5).

Tab. 4: Volkswirtschaftliche Kosten ausgewählter allergischer Krankheiten 1996 (Statistisches Bundesamt 2000).

Kostenart	Kosten					
	Rhinitis		Asthma		Atopisches Ekzem	
	Mio. Euro	in %	Mio. Euro	in %	Mio. Euro	in %
Direkte Kosten	*220*	*92,1*	*1.296*	*55,1*	*592*	*69,1*
)) ambulante Behandlung	38	16,1	453	19,3	302	35,2
)) stationäre Behandlung:						
• Krankenhausbehandlung	26	1,1	187	7,9	101	11,8
• Kur- und Rehabilitationsmaßnahmen	0	0,0	97	401	26	3,0
)) Medikamente	178,9	74,9	559	3,8	164	19,1
Indirekte Kosten	*370*	*7,9*	*1.055*	*44,9*	*265*	*30,9*
)) Mortalität	8	0,0	213	9,0	0	0,0
)) Invalidität	29	1,7	568	24,2	75,7	8,8
)) Arbeitsunfähigkeit	239	6,2	274	11,7	190	22,1
Kosten insgesamt	**239**	**100,0**	**2.351**	**100,0**	**857**	**100,0**

Tab. 5: Vor Behandlungsbeginn definierte Nutzen der Therapie aus Patientensicht.

Häufigkeit (%) der Nennungen „wichtig" oder „sehr wichtig"

Therapieziele	Neurodermitis	Akne	Autoimmun-dermatosen	Hand-Fußekzem	Haarerkran-kungen	Herpes zoster	Hyperhidrosis	Psoriasis	Ulcus cruris	Urtikaria
						Zum Vergleich:				
keinen Juckreiz mehr zu empfinden	98	42	42	86	36	60	14	84	44	88
eine klare Diagnose und Therapie zu finden	86	82	94	94	96	96	76	86	96	98
kein Brennen an der Haut mehr zu haben	84	48	72	78	28	24	14	60	54	76
von allen Hautveränderungen geheilt zu sein	84	96	94	98	70	90	48	98	92	88
Vertrauen in die Therapie zu haben	82	88	98	96	98	98	80	98	94	94
besser schlafen zu können	80	38	66	62	42	78	16	34	60	66
ein normales Alltagsleben führen zu können	78	62	84	80	58	82	76	80	90	70
weniger auf Arzt- und Klinikbesuche angewiesen zu sein	76	62	86	92	70	78	60	70	84	78
schmerzfrei zu sein	72	62	76	82	28	92	18	68	80	62
keine Furcht vor einem Fortschreiten der Krankheit	72	80	86	84	90	80	58	70	84	80
an Lebensfreude zu gewinnen	68	74	78	74	74	64	72	78	70	70
im Alltag leistungsfähiger zu sein	68	48	78	70	44	74	54	56	78	68
weniger Nebenwirkungen zu haben	68	62	76	58	62	52	36	72	62	60
normalen Freizeitaktivitäten nachgehen zu können	64	52	68	74	46	60	68	78	62	64
sich mehr zeigen zu mögen	64	80	72	64	72	48	76	64	32	46
ein normales Berufsleben führen zu können	62	52	60	56	42	48	56	48	22	54
in der Partnerschaft weniger belastet zu sein	62	60	60	64	40	44	54	68	42	60
Angehörige und Freunde weniger zu belasten	56	46	68	68	50	48	28	64	68	58
weniger eigene Behandlungskosten zu haben	56	54	70	58	56	40	30	64	68	62
weniger niedergeschlagen zu sein	54	60	68	70	70	58	60	58	58	60
weniger Zeitaufwand mit der täglichen Behandlung	54	62	66	20	56	64	46	76	68	62
mehr Kontakte mit anderen Menschen	46	52	66	60	44	38	50	52	44	48
ein normales Sexualleben führen zu können	46	52	64	46	32	30	32	60	28	54

71

Wirtschaftlichkeit der Neurodermitis-Therapie

Zur Wirtschaftlichkeit der Neurodermitis-Therapie liegen nur wenige fundierte wissenschaftliche Analysen vor. Am besten beforscht ist die Pharmakoökonomie der Anwendung topischer Kalzineurin-Inhibitoren im Vergleich zur Anwendung von Glukokortikosteroiden:

Für die Anwendung von Tacrolimus-Salbe bei Neurodermitis wurden mehrere Wirtschaftlichkeitsanalysen publiziert. Sowohl unter US-amerikanischen [9] wie auch schwedischen [1] und deutschen Bedingungen [18] war die Wirtschaftlichkeit von Tacrolimus-Salbe bei mittelschwerer bis schwerer Neurodermitis je nach Modellierung signifikant höher oder mindestens äquivalent der Therapie mit topischen Glukokortikosteroiden (Evidenzlevel Ib). Dies gilt sowohl für die Langzeit- als auch für die Intervallbehandlung. Die Letztere erwies sich in einer deutschen Studie nochmals als wirtschaftlicher. Trotz des Fehlens von Studien mit direkten Kosten-Nutzen-Vergleichen kommt auch der HTA-Bericht von *Garside* et al. zu der Schlussfolgerung, dass Tacrolimus-Salbe bei Neurodermitis eine Kosteneffektivität aufweist [12]. Die initial höheren Therapiekosten werden im mittel- und langfristigen Therapieverlauf mehr als kompensiert [1]. Wichtige Determinanten der höheren Wirtschaftlichkeit sind zum einen die gute Wirksamkeit, zum anderen in der längerfristigen Anwendung die höhere Sicherheit im Vergleich zu Steroiden. Auch die bessere Patientencompliance sowie die Einfachheit der Handhabung und weitere patientenrelevante Nutzen bedingen bei gegebenen Kosten eine verbesserte Wirtschaftlichkeit.

Kosten von Diagnostik, Therapie und Prävention

Diagnostik

Die Diagnostik allergischer Erkrankungen liegt in den Händen mehrerer Fachdisziplinen. *Wettengel* und *Volmer* [40] machen darauf aufmerksam, dass die Diagnose Asthma in der niedergelassenen Praxis nur bei 1,5 % der Fälle gestellt wird, während sie nach der Prävalenz der Erkrankung ca. 2- bis 3-mal so häufig dokumentiert werden müsste. Eine stärkere Vernetzung der Leistungserbringer könnte zur Verbesserung der Diagnostik und zur Qualitätssicherung erheblich beitragen, außerdem evtl. auch Kosten durch überflüssige Mehrfachdiagnostik verringern.

Für das Asthma bronchiale haben *Wettengel* und *Volmer* [40] ärztliche Leistungen im Rahmen der Diagnostik von 46 € (Pneumologe/Internist) bzw. 29 € (Allgemeinarzt) für 1992 errechnet bzw. einen Gesamtbetrag von ca. 375 Millionen €. *Schädlich* und *Brecht* [25] geben für die Diagnostik der allergischen Rhinitis 41 € je Fall an.

Nach Angaben des Ärzteverbandes Deutscher Allergologen besteht derzeit eine gravierende diagnostische (und therapeutische) Unterversorgung von Patienten mit allergischen Erkrankungen [2]. Es wurden Daten vorgelegt, nach denen derzeit nur ca. 5 % der Allergiepatienten eine qualifizierte allergologische Labordiagnostik erhalten, bedingt durch die budgetären Zwänge [2]. Im europäischen Vergleich nimmt Deutschland im Hinblick auf die Ausgaben für Allergiediagnostik einen unteren Platz ein. Pro Einwohner werden in Deutschland ca. 25 € ausgegeben, zum Vergleich betragen diese Kosten in der

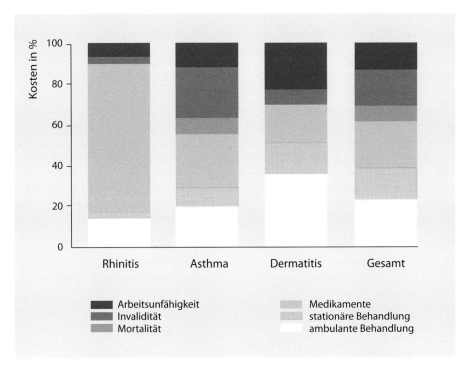

Abb. 1: Kostenstruktur allergischer Krankheiten im Jahr 1996 (Spezialbericht Allergien, 2000).

Schweiz und in den Niederlanden zwischen 50 € und 60 €.

Therapie und Prävention

Ziel der Therapie muss es unter sozioökonomischen Gesichtspunkten sein, durch präventive Maßnahmen bzw. ein konsequentes Krankheitsmanagement einschließlich einer – wenn erforderlich – prophylaktischen medikamentösen Dauertherapie den geringstmöglichen Grad an Beschwerden zu erreichen, insbesondere um die Kosten der stationären Behandlung sowie indirekte Kosten zu vermeiden.

Eine Kosten-Nutzen-Analyse bezüglich der zu fordernden therapeutischen Maßnahmen bzw. zu deren Unterlassung liegt für allergische Erkrankungen bisher allenfalls ansatzweise vor. So gibt es Berechnungen über den Erfolg eines strukturierten Patententrainings bei Asthma bronchiale [6, 22]. Die Langzeitergebnisse der gegenwärtigen Therapien bezüglich ihrer Auswirkungen auf Prognose und Lebensqualität sind nicht hinreichend bekannt [4, 17]. In eine Kosten-Nutzen-Analyse wären alle an der Patientenversorgung beteiligten Strukturen wie Hausarzt, Facharzt, Krankenhaus, Rehabilitationseinrichtungen sowie präventive, medikamentöse und physiotherapeutische Maßnahmen einzubeziehen.

73

Für Arzneimittel wurden 1992 bei Asthma bronchiale 534 Milliarden € aufgewendet. Pro Fall betrugen die Arzneimittelkosten etwa 38 € beim leichten Asthma, 181 € beim mittelschweren Asthma und 1.200 € beim schweren Asthma.

Nach diesen Kostenschätzungen wurde die Berechnung der Jahrestherapiekosten der Medikation nach der Einstufung der Asthmaschweregrade von *Wettengel* und *Volmer* [40] vorgenommen. Diese geben an, dass 5% der Asthmafälle als schwer, 20% als mittelschwer und 75% als leicht einzustufen sind. Danach wären ca. bei 4 Millionen Asthmafällen in Deutschland 200.000 als schwer, 800.000 als mittelschwer und 3 Millionen als leicht zu bezeichnen. Dementsprechend betragen die Asthma-Medikationskosten pro Jahr ca. 200 Millionen + 400 Millionen + 450 Millionen = ca. 1 Milliarde € (1998), vorausgesetzt, die Therapie erfolgt nach den gültigen Richtlinien. Die tatsächlichen Kosten dürften niedriger liegen (*Wettengel* und *Volmer*, 1992: 534 Millionen €) [40].

Bei allergischer Rhinitis betrug die Gesamtsumme 1990 100 Millionen €. Nach eigenen Berechnungen wäre für eine nach aktuellen Therapieempfehlungen gestaltete medikamentöse Behandlung bei allergischer Rhinitis (1998) zwischen 98 € und 222 € pro Jahr aufzuwenden. Unter der Annahme einer optimalen Therapie liegen somit die Jahrestherapiekosten für die allergische Rhinitis (ca. 15% der Bevölkerung) bei 1–1,5 Milliarden €. Wegen suboptimaler Therapie und zahlreicher leichter Fälle ohne regelmäßige Therapie liegen die tatsächlichen Kosten wahrscheinlich deutlich niedriger.

Kostenübersicht: Medikation allergischer Erkrankungen

Für 1997 sind den gesetzlichen Krankenversicherungen (GKV) für antiallergische und antiasthmatische Medikamente beträchtliche Kosten entstanden (Tab. 6 u. Tab. 7). Die verfügbaren Daten erlauben keine unmittelbare Zuordnung aller Präparate zu den vorliegenden Krankheitsbildern. Daraus folgt, dass einerseits nicht die gesamte Medikation der allergischen Erkrankungen erfasst ist, andererseits sind die aufgeführten Medikamente auch in einem nicht bekannten Ausmaß für andere Indikationen verordnet worden (Antiasthmatika, Rhinologika, Dermatika).

Tab. 6: Verordnungen von Arzneimitteln bei allergischen Erkrankungen 1997.

Präparategruppe	Verordnungen in Tsd.	Umsatz Mio. Euro
Antiallergika (ohne spezifische Immuntherapeutika)	10.686,1	254,11
Antiasthmatika (Bronchodilatatoren, topische Steroide)	29.026,5	924,42
Dermatika	35.375,5	440,22
Rhinologika	24.320,2	119,13
Spezifische Immuntherapie	352,7	82,32

Tab. 7: Verordnungen ausgewählter Präparategruppen 1997, in verordneten Tagesdosen (DDD) bzw. Tagestherapiekosten.

Präparategruppe	Verordnete Tagesdosen in Mio.	Tagestherapie-kosten in Euro
Antihistaminika, oral, intranasal	165,9	0,81
Antihistaminika, topisch	13,0 (6,65)	0,67
Beta-2-Sympathomimetika, inhalativ	674,0 (344,61)	0,56
Beta-2-Sympathomimetika, oral	54,0 (27,61)	0,97
Glukokortikoide, inhalativ	212,7 (108,91)	1,28
Andere antiinflammatorische Antiasthmatika (DNCG etc.)	16,9 (8,69)	1,39
Theophyllin	347,0 (177,42)	0,40
Kortikosteroidhaltige Dermatika, Monopräparate	215,8 (110,44)	0,45
Rhinologische Alpha-Sympathomimetika	259,2 (132,43)	0,13

Spezifische Immuntherapie

Die spezifische Immuntherapie (Hyposensibilisierung) ist der einzige therapeutische Ansatz zu einer Verringerung der allergischen Reaktionsbereitschaft des Organismus durch Eingriff in die Fehlregulation des Immunsystems des Allergikers. Daher ist es unter ökonomischen Gesichtspunkten von besonderer Bedeutung, diese Therapieform unter Kosten-Nutzen-Aspekten zu betrachten. Dies ist von mehreren Autoren mit unterschiedlicher Methodik erfolgt.

Büchner und *Siepe* (1995) haben für 1990 Zahlen vorgelegt. Sie errechneten, dass, bezogen auf einen Zehnjahres-Zeitraum, Einsparungen bei Asthma bronchiale durch eine spezifische Immuntherapie in einer Größenordnung von 4.750 € und bei

allergischer Rhinitis von 2.500 € möglich seien. Die Autoren gingen von den Kosten für eine Standardtherapie während eines Zehnjahres-Zeitraumes von 5.527 € (allergische Rhinitis) bzw. 8.215 € (allergisches Asthma) und von Kosten für eine spezifische Immuntherapie von 3.040 € aus. Die Einsparungen bei allergischer Rhinitis beruhen nach dieser Modellrechnung, die auf einer Infratest-Umfrage beruht, überwiegend auf der Verringerung der direkten Kosten, während bei Asthma bronchiale die Reduktion sich sowohl auf indirekte als auch auf direkte Kosten erstreckt. Insgesamt ließen sich dieser Modellrechnung zufolge Einsparungen von 0,8 Milliarden € pro Jahr über einen Zehnjahres-Zeitraum erreichen, insgesamt also 8,2 Milliarden €.

75

In eigenen Berechnungen wurde die Einsparung durch eine spezifische Immuntherapie, berechnet auf einen Zehnjahres-Zeitraum, für die leichte Rhinitis auf 184 € bzw. bei schwerer allergischer Rhinitis auf 394 € geschätzt. Dies ist bedingt durch die Verringerung der Medikation vom dritten Behandlungsjahr an.

Es wären somit Einsparungen in Milliardenhöhe möglich, würden alle Patienten mit allergischer Rhinitis einer spezifischen Immuntherapie unterzogen. Bei tatsächlich ca. 250.000 neuen Patienten pro Jahr, die wegen einer allergischen Rhinitis hyposensibilisiert werden, belaufen sich die Gesamteinsparungen in zehn Jahren auf 46 Millionen €.

Die Einsparung durch eine spezifische Immuntherapie, berechnet auf einen Zehnjahres-Zeitraum, beträgt nach *Schultze-Werninghaus* [28] für das saisonale Asthma bronchiale (dieses ist für eine spezifische Immuntherapie häufiger geeignet) 317 € (leichtes Asthma) bzw. 990 € (mittelschweres Asthma). Das schwere Asthma stellt keine Indikation zur spezifischen Immuntherapie dar.

Die zusätzlichen Medikamenteneinsparungen wegen des saisonalen Asthma bronchiale werden auf 40 Millionen € geschätzt. Insgesamt würden durch die spezifische Immuntherapie bei sehr gutem Erfolg innerhalb eines Zehnjahres-Zeitraumes somit 86 Millionen € eingespart, d. h. jährlich 8,5 Millionen €. Da der Therapieerfolg nicht immer komplett ist, ist die tatsächliche Einsparung geringer, geschätzt 4,25 Millionen € pro Jahr [28]. Die Angaben von *Büchner* und *Siepe* [5] erscheinen zu optimistisch.

Kostenersparnis durch Rehabilitationsmaßnahmen

Stationäre Rehabilitationsmaßnahmen sind bei schweren Formen allergischer Atemwegs- und Hauterkrankungen indiziert. Sie werden von der Deutschen Rentenversicherung regelmäßig im Rahmen der Reha-Qualitätssicherung überprüft und im Hinblick auf Ergebnisse und Patientenzufriedenheit untersucht. Dabei werden verschiedene Einrichtungen der entsprechenden Indikationsgruppe verglichen. Kliniken, die in dieser Untersuchung die vorderen Plätze belegen, konnten zeigen, dass bereits im ersten halben Jahr nach der Rehabilitationsmaßnahme nicht nur die Lebensqualität und Patientenzufriedenheit erheblich verbessert wird, sondern im Hinblick auf die Anzahl notwendiger Arztbesuche, Krankenhaustage sowie Arbeitsausfall auch ökonomisch relevante Auswirkungen zu erfassen sind. Dabei ergab sich sowohl für die Indikation „Atemwegserkrankung" als auch für die Indikation „atopisches Ekzem" eine Ersparnis von ca. 1.000 € in den ersten sechs Monaten nach der Rehabilitationsmaßnahme im Vergleich zum sechsmonatigen Zeitraum vor der Maßnahme [18a].

Erfolgs- und Mängelanalyse

Die bisher verfügbaren Angaben über die sozioökonomischen Aspekte allergischer Erkrankungen sind lückenhaft und nur teilweise ausreichend gesichert. Weitere Daten sind erforderlich. Gesichert erscheint, dass die Versorgung der allergischen Bevölkerung nicht optimal ist, bedingt insbesondere durch die unzureichende Qualitätssicherung der Diagnostik und Therapie. Eine Vernetzung der unterschiedlichen Versorgungsstrukturen und Leistungserbringer besteht nicht. Gesichert ist auch eine Unterbehandlung des Asthma bronchiale, der kostenträchtigsten Erkrankung des allergischen Formenkreises, mit der Konsequenz erhöhter Kosten für eine Verschlimmerung der Erkrankung und einer Verschlechterung der Prognose. Ähnliches gilt für das atopische Ekzem.

Forderungen und Vorschläge

Forschungsbedarf

Auf sozioökonomischem Gebiet sind umfangreiche Forschungen erforderlich, da derzeit nur spärliche und methodisch unzureichende Daten vorliegen. Angesichts der Häufigkeit allergischer Erkrankungen wären Daten zur Ökonomie erforderlich, auch im Hinblick auf die unzureichende und schlecht strukturierte Versorgung der allergischen Patienten. Lediglich für das Asthma bronchiale und die allergische Rhinitis existieren Anhaltszahlen, überwiegend unter therapeutischen Gesichtspunkten.

Die Annahme eines ökonomischen Vorteils der spezifischen Immuntherapie müsste durch Untersuchungen zur Langzeitwirkung der Therapie abgesichert werden.

Verbesserungen und Qualitätssicherung der Patientenversorgung

Eine Verbesserung der Versorgung ist erforderlich. Hierzu ist eine Verbesserung der allergologischen Aus-, Weiter- und Fortbildung zu fordern. Die Qualitätssicherungsmaßnahmen sind zu verbessern, ein mehrstufiges Vorgehen (Hausarzt, Facharzt, Allergologe) ist unumgänglich, einschließlich einer Definition der Schnitt-

stellen, um eine bestmögliche Versorgung sicherzustellen. Durch Vermeidung der aktuell üblichen Mehrfachdiagnostik wären neben den medizinischen auch ökonomische Vorteile zu erwarten.

Literatur

1. Abramovits W, Hung P, Tong KB. Efficacy and economics of topical calcineurin inhibitors for the treatment of atopic dermatitis. Am J Clin Dermatol. 2006; 7: 213–222.
2. Ärzteverband Deutscher Allergologen. Pressekonferenz 21.4.1999, Bonn.
3. Augustin M, Radtke MA, Zschocke I, et al. The patient benefit index: a novel approach in patient-defined outcomes measurement for skin diseases. Arch Dermatol Res 2009; 301: 561–571.
4. Barnes PJ, Jonsson B, Klim JB. The costs of asthma. Eur Respir J 1996; 9: 636–642.
5. Büchner K, Siepe M. Nutzen der Hyposensibilisierung unter wirtschaftlichen Aspekten. Ergebnisse einer Infratest-Suisse-Studie für die Bundesrepublik Deutschland (alte Bundesländer). Allergo J 1995; 4: 156–163.
6. Bundesministerium für Gesundheit (Hrsg). Gesundheitliche Aufklärung und ambulante Schulung zur Sekundärprävention asthmakranker Kinder und Jugendlicher. Schriftenreihe des Bundesministeriums für Gesundheit. Baden-Baden: Nomos, 1998.
7. Deutsche Gesellschaft für Allergologie und klinische Immunologie (DGAKI), Ärzteverband Deutscher Allergologen (ÄDA), Gesellschaft für Pädiatrische Allergologie (GPA): Kleine-Tebbe J, et al. Die spezifische Immuntherapie (Hyposensibilisierung) bei IgE-vermittelten Erkrankungen. Allergo J 2006; 15: 56–74.
8. Ehlken B, Möhrenschlager M, Kugland B, et al. Krankheitskostenstudie bei Patienten mit atopischem Ekzem in Deutschland. Hautarzt 2005; 56: 1144–1151.
9. Ellis CN, Drake LA, Prendergast MM, et al. Cost-effectiveness analysis of tacrolimus ointment versus high-potency topical corticosteroids in adults with moderate to severe atopic dermatitis. J Am Acad Dermatol 2003; 48: 553–563.
10. European Allergy White Paper. The UCB Institute of Allergy, 1997.
11. Expert Panel Report 2 (Highlights of the). Guidelines for the diagnosis and management of asthma. NIH Publication No. 97-4051A, Mai 1977.

12. Garside R, Stein K, Castelnuovo E, et al. The effectiveness and cost-effectiveness of pimecrolimus and tacrolimus for atopic eczema: a systematic review and economic evaluation. Health Technology Assessment 2005; 9 (29): 1–230.

13. Gieler U, Hohmann M, Niemeier V, Kupfer J. Cost evaluation in atopic eczema. J Dermatol Treat 1999; 10: S15–20.

14. Hauptverband der gewerblichen Berufsgenossenschaften. BK-DOC 1996. Schriftenreihe des HVBG, St. Augustin, 1997.

15. Henke KD, Martin K, Behrens C. Direkte und indirekte Kosten von Krankheiten in der Bundesrepublik Deutschland 1980 und 1990. Zschr Gesundheitswissensch 1997; 5: 123–125.

16. Hjelmgren J, Svensson A, Jörgensen ET, Lindemalm-Lundstam B, Ragnarson Tennvall G. Cost-effectiveness of tacrolimus ointment vs. standard treatment in patients with moderate and severe atopic dermatitis: a health-economic model simulation based on a patient survey and clinical trial data. Br J Dermatol 2007; 156: 913–921.

17. Jones PW. Quality of life, health economics and asthma. Eur Respir Rev 1995; 5: 279–283.

18. Klein W, Augustin M. Kostenaspekte in der Therapie der atopischen Dermatitis. Ein Modellvergleich von Tacrolimussalbe und topischen Steroiden. Dt Dermatologe 2003; 51 (3 Suppl.): 1–4.

18a Klosterhuis H, Zander J, Naumann B. Rehabilitation der Rentenversicherung – Inanspruchnahme und Qualitätssicherung. Die BG – Prävention, Organisation, Recht 2009; 9: 396–402.

19. Krauth S, Morfeld M. Erfassung der gesundheitsbezogenen Lebensqualität bei Asthma bronchiale. Haar: MSD Sharp & Dohme GmbH, 1998.

20. Mancini AJ, Kaulback K, Chamlin SL. The socioeconomic impact of atopic dermatitis in the United States: a systematic review. Pediatr Dermatol 2008; 25: 1–6.

21. Nowak D, Volmer T, Wettengel R. Asthma bronchiale – eine Krankheitskostenanalyse. Pneumologie 1996; 50: 364–371.

22. Petro W, Wettengel R, Worth H, et al. Recommendations for structural training in patients with chronic obstructive pulmonary disease. Med Klin 1995; 90: 515–519.

23. Radtke M A, Zschocke I, Bross F, et al. Krankheitskosten und Lebensqualität bei häufigen Hauterkrankungen in der ambulanten Versorgung. Submitted, 2009

24. Rathjen D, Thiele K, Staab D, et al. Die geschätzten Kosten von Neurodermitis bei Kindern. Z Gesundheitswiss 2000; 8: 14–25.

25. Schädlich PK, Brecht JG. Economic evaluation of specific immunotherapy versus symptomatic treatment of allergic rhinitis in Germany. Pharmacoeconomics. 2000; 17: 37–52.

26. Schulenburg JM von der, Greiner W, Molitor St, Kielhorn A. Medizinische Ökonomie. Kosten der Asthmatherapie nach Schweregrad. Eine empirische Untersuchung. Med Klin 1996; 91: 670–676.

27. Schulenburg JM von der. Leistet die Hyposensibilisierung einen Beitrag zur Kostenreduktion im Gesundheitswesen? Workshop Allergologie Bonn 8.–9.5.1998. München: Wolf, 1999.

28. Schultze-Werninghaus G. Anmerkungen zur Ökonomie der spezifischen Hyposensibilisierung. Pressekonferenz DGAI/ÄDA, Hamburg, 14.10. 1998.

29. Schwabe U, Paffrath D (Hrsg). Arzneiverordnungsreport 1998. Berlin, Heidelberg, New York: Springer, 1999.

30. Statistisches Bundesamt 1998. Health expenditure. http://194.95.119.6/basis/d/gesutab4.htm.

31. Statistisches Bundesamt, (Hrsg) Gesundheitsbericht für Deutschland. Metzler-Poeschel: Stuttgart, 1998.

32. Stock S, Redaelli M, Luengen M, et al. Asthma: prevalence and cost of illness. Eur Respir J 2005; 25: 47–53.

33. Sullivan TJ, Selner JC, Patterson R, Portnoy J, Seligman M. The Ad hoc Committee on Expert Care and Immunotherapy for Asthma; American College of Allergy, Asthma, and Immunology. A review of published studies with emphasis on patient outcomes and cost. http://allergy.mcg. edu/physicians/green.html#anchor588656.

34. Verboom P, Hakkaart-Van L, Sturkenboom M, et al. The cost of atopic dermatitis in the Netherlands: an international comparison. Br J Dermatol 2002; 147: 716–724.

35. Weinmann S, Kamtsiuris P, Henke KD, et al. The costs of atopy and asthma in children: assessment of direct costs and their determinants in a birth cohort. Pediatr Allergy Immunol. 2003; 14: 18–26.

36. Weiss KB, Gergen PJ, Hodgson TA. An economic evaluation of asthma in the United States. N Engl J Med 1992; 326: 862–866.

37. Weißbuch Lunge. Pneumologie 1996; 50 (Sonderheft): 573–624.

38. Wenning J. Zur Gesundheitspolitik des sozialen Unfriedens und der Rechtssicherheit. Allergo J 1995; 4: 410–413.

39. Wettengel R, Berdel D, Hofmann D, et al. Asthmatherapie bei Kindern und Erwachsenen. Med Klin 1998; 93: 639–650.

40. Wettengel R, Volmer T. Asthma. Medizinische und ökonomische Bedeutung einer Volkskrankheit. EuMeCom. Stuttgart: Norbert Rupp, 1994.

41. WHO Positionspapier. Allergen immunotherapy: therapeutic vaccines for allergic diseases. Allergy 1998; 53 (Supplement 44): 1–42.

42. Wollenberg A, Sidhu MK, Odeyemi I, et al. Economic evaluation of maintenance treatment with tacrolimus 0.1% ointment in adults with moderate to severe atopic dermatitis. Br J Dermatol 2008; 159: 1322–1330.

2 Umwelteinflüsse und Allergene

2.1 Allergien und Umwelteinflüsse

Hintergrund

Allergien gehören zu den wenigen Erkrankungen, bei denen die auslösenden Umweltfaktoren (Allergene) als Ursache eindeutig erkannt und häufig bereits chemisch charakterisiert bzw. kloniert und in rekombinanter Form erhältlich sind (s. Kap. 2.2 „Allergene"). Die Exposition gegenüber Allergenen lässt die Allergie nicht nur entstehen, sondern ist auch für die Unterhaltung und den Schweregrad der klinischen Symptomatik verantwortlich. Auch in der Allergologie gelten Dosis-Wirkungs-Beziehungen als Voraussetzung zur Einschätzung des Effektes von Umweltfaktoren auf die menschliche Gesundheit. Dabei muss zwischen direkten und indirekten Effekten unterschieden werden.

Umweltschadstoffe

Im Zusammenhang mit dem starken Anstieg allergischer Erkrankungen in modernen westlichen Ländern wird insbesondere die Rolle von Umweltfaktoren diskutiert. Tatsächlich lassen sich in der Umwelt in zunehmendem Maße schädliche Stoffe nachweisen, die das ökologische Gleichgewicht stören und zu einer ernsthaften Gefahr für Menschen, Tiere und Pflanzen werden. Durch die zunehmende Industrialisierung kommt der Mensch in immer intensiveren Kontakt mit verschiedensten Chemikalien. Nach Schätzungen der amerikanischen "Environmental Protection Agency" (EPA) sind mehr als 60.000 Chemikalien im Alltagsleben verbreitet. Zusätzliche 13.000 sind darüber hinaus als Bestandteile in gängigen Pflanzenschutzmitteln, Arzneimitteln, Kosmetika und Lebensmitteln etc. enthalten. Ob und inwieweit diese Belastung mit Fremdstoffen (Xenobiotika) in unserer täglichen Umwelt Einfluss auf die Allergieentstehung hat, ist Gegenstand wissenschaftlicher Forschung.

Will man die gesundheitlichen Auswirkungen von Umweltschadstoffen auf den Menschen beurteilen, sind zwei Punkte besonders zu berücksichtigen: Zum einen entwickeln sich Schäden, die durch Umweltschadstoffe hervorgerufen werden, schleichend und lassen sich oft erst nach Jahren eindeutig nachweisen. Andererseits wird die Wirkung von Umweltschadstoffen durch die wiederholte Aufnahme kleiner Mengen sowie durch das Zusammenwirken mehrerer Schadstoffe – gleichzeitig oder nacheinander – hervorgerufen [14].

Wir haben es hier, im Gegensatz zu klassischen „toxischen" Effekten, mit niedrig dosierten Schadstoffen und mit kumulativen Schäden zu tun, die Einfluss auf die Allergieentstehung haben.

Das neue Forschungsgebiet der „Allergotoxikologie" befasst sich mit dem Einfluss von Umweltschadstoffen auf Entstehung, Auslösung und Unterhaltung allergischer Reaktionen. Nur wenn die Wirkungen und Mechanismen erforscht sind, können unter Vorsorgeaspekten praktisch relevante Empfehlungen gegeben werden.

Luftschadstoffe

In der Luft sind neben gasförmigen auch immer partikuläre Stoffe enthalten; Luft ist ein komplexes Aerosol – wenn man von den künstlichen Bedingungen eines „Reinraum-Labors" absieht. Abbildung 1 zeigt Bestandteile unterschiedlicher Größe, die in der Außenluft enthalten sein können.

Bei der Beurteilung von Luftschadstoffen hat es sich bewährt, verschiedene Kriterien der Klassifikation vorzunehmen (Tab. 1).

Luftschadstoffe können entweder im Innenraum oder in der Außenluft vorhanden sein, wobei Überlappungen existieren. Ferner muss zwischen großräumig verbreiteten Luftverunreinigungen und spezifisch regional auftretenden (fixierten) Luftbelastungen unterschieden werden, die vorwiegend durch industrielle Quellen emittiert werden (Asbest, Quecksilber, Arsen oder radioaktive Nuklide). Diese Stoffe unterliegen strengen gesetzlichen Bestimmungen. Ihr vermehrtes Auftreten ist als Folge von Altlasten, eines Unfalls oder illegaler Handlung und als Ausnahmefall zu betrachten.

Nach ihrer Entstehung können Luftschadstoffe eingeteilt werden in „primäre", welche direkt in die Atmosphäre emittiert werden und „sekundäre", welche erst in der Luft durch chemische Reaktionen entstehen können. SO_2, flüchtige organische Substanzen (Volatile Organic Compounds VOCs) sowie grobe Schwebstaubpartikel werden als solche emittiert. Dagegen entstehen sekundäre Luftschadstoffe wie Ozon, feine und ultrafeine Partikel erst in der Atmosphäre durch chemische und physikalische Prozesse.

Schließlich kann man nach dem Aggregatzustand gasförmige und partikuläre Luftschadstoffe unterscheiden.

Luftschadstoffe treten nie alleine auf, sondern es handelt sich immer um Gemische verschiedener Substanzen, die zumindest qualitativ in ihrer Komplexität in zwei Typen unterschieden werden können:

Atmosphärisches Aerosol

Anthropogen

- **Gase**
  SO_2, NO_x, O_3, CO
  VOCs (PAH, Benzol, Aldehyde etc.)

- **Partikel**
  groß   PM 10
  fein   PM 2,5
  ultrafein (<0,1 µm)

Biogen
(nm bis mm aerodynamischer Durchmesser)

- Fellhaare, Schuppen, Hautfragmente
- **Pollen**, Pflanzenfragmente, Sporen
- Bakterien, Algen, Pilze, Viren
- Protein„kristalle"

25% des atmosphärischen Aerosols
(Jaenicke [2005] Science 308,73)

Abb. 1: Atmosphärisches Aerosol mit Pollen und Sporen unterschiedlicher Größe (aus [4]).

» Typ-I-Luftverschmutzung, charakterisiert durch primäre Luftschadstoffe wie SO_2 und grobe Schwebstoffpartikel. Dieser Typ der Luftverschmutzung war charakteristisch für den „London Smog" der 50er Jahre sowie die Luftverschmutzung in Ostdeutschland und in osteuropäischen Ländern bis zum Ende des 20. Jahrhunderts. Er führt zu irritativen und entzündlichen Erkrankungen der Atemwege, ist aber nicht mit erhöhten Allergieraten assoziiert.

» Typ II Luftverschmutzung, charakterisiert durch primäre und sekundäre Luftschadstoffe über dicht besiedelten industrialisierten städtischen Regionen der westlichen Welt. Dieser Typ hat als Markersubstanz die Stoffe Ozon, VOCs und NO_x. Typ-II-Luftverschmutzung hat sich in zahlreichen epidemiologischen Studien als assoziiert mit allergischen Erkrankungen und Sensibilisierungen erwiesen.

Wirkungen von Luftschadstoffen auf die allergische Reaktion

Schadstoffwirkungen sind komplex und betreffen nicht nur den Menschen, sondern auch Tiere und Pflanzen. Damit sind auch die natürlichen Allergenträger, z. B. luftgetragene Pollenkörner, betroffen. Die Wechselwirkung zwischen Schadstoffen und Allergenträgern bzw. Allergenen ist vielfältig und lässt sich nicht in einem einzigen Experiment nachvollziehen. Bis heute ist deshalb auch kein einziger Schadstoff mit Umweltrelevanz bekannt, der als Einzelsubstanz beim Menschen die Entstehung von IgE-vermittelten Allergien begünstigen würde. Die im Tierexperiment erzielten Ergebnisse umfassen sämtlich Schadstoffgemische (wie z. B. Dieselrauch-Partikel).

Tab. 1: Klassifikation von Luftschadstoffen.

1. **Kompartiment**
   - » Außenluft
   - » Innenraum

2. **Quellen**
   - » Fixe Quellen, z. B. Industrie-Anlagen wie Kohlekraftwerke, Stahlindustrie
   - » Mobile Quellen, z. B. Verkehrsbelastung

3. **Entstehung**
   - » Primäre Luftschadstoffe (direkt in die Atmosphäre emittiert, wie SO_2, NO_x, CO, Partikel)
   - » Sekundäre Luftschadstoffe (entstehen erst in der Luft durch chemische Prozesse, z. B. Ozon, auch NO_x, einige Partikel)

4. **Aggregatzustand**
   - » Gasförmige Luftschadstoffe z. B. Schwefeldioxid SO_2, Stickstoffoxide NO_x, Ozon O_3
   - » Partikuläre Luftschadstoffe gegliedert nach Größe/Durchmesser:
     - Schwebstaub PM (Particulate Matter) 2,5–10 µm (PM 10)
     - feine Partikel 0,1–2,5 µm (PM 2,5)
     - ultrafeine Partikel <0,1 µm (UFP)

In Untersuchungen an Pollen aus Belastungsgebieten konnte gezeigt werden, dass diese mit Schadstoffpartikeln bedeckt und im Allergengehalt verändert sind. Die Wechselwirkungen zwischen Schadstoffpartikeln und Pollen werden zunehmend wichtiger, da immer mehr die feinen und ultrafeinen Fraktionen der Schwebstaubpartikel im Mittelpunkt des Interesses stehen [1]. Möglicherweise kommt es durch Interaktion von Pollen mit Luftschadstoffen bereits zu einer vermehrten oder veränderten Allergenfreisetzung oder Freisetzung allergierelevanter Botenstoffe in der Außenluft [5], die dann bei entsprechend genetisch disponierten Menschen zur Allergieentstehung beitragen.

Bei der Beurteilung von Umwelteffekten auf die Allergieentwicklung sind die verschiedenen Ebenen der Entstehung einer Allergie von der Basis der genetischen Suszeptibilität über die Entwicklung einer allergischen Sensibilisierung, gefolgt von der Überempfindlichkeit von Haut und Schleimhäuten, bis hin zur manifesten allergischen Erkrankung zu unterscheiden [2, 4] (Abb. 2).

Es steht außer Zweifel, dass Luftschadstoffe auf verschiedenen Ebenen Einfluss auf die Allergieentstehung nehmen können. Stoffgemische, die an sich keine allergenen Eigenschaften besitzen, können jedoch die Entstehung von Allergien in der Phase der Sensibilisierung fördern (Adjuvans-Effekte), zur Chronifizierung allergischer Erkrankungen beitragen (Manifestation) oder als irritative Substanzen eine akute Symptomverschlechterung (Exazerbation) hervorrufen. Zahlreiche Studien belegen, dass Verkehrsbelastung in der Außenluft ein wesentlicher allergiefördernder Faktor ist [6, 11]. Dies hat sich in klinischen Untersuchungen – einschließlich Provokationstests –, epidemiologischen Programmen und tierexperimentellen Studien eindeutig gezeigt. Besonders bemerkenswert erscheint, dass die Belastung mit ultrafeinen Partikeln noch nach längeren Zeiträumen (bis zu 1–2 Wochen) zu einer Verstärkung der allergischen Reaktion im Organismus führen kann [1].

Im Innenraum ist Tabakrauch der wichtigste allergiefördernde Faktor, sowohl für Atemwegs- als auch Hauterkrankungen. Dabei scheint eine deutliche Interaktion zwischen genetischer Suszeptibilität und Schadstoffeinwirkung zu bestehen. So waren die Tabakrauch-Effekte auf Kinder atopischer Eltern [10] weit stärker ausgeprägt als auf Kinder nicht atopischer Eltern. Diese Gen-Umwelt-Interaktionen werden bereits auf der molekularen Ebene (Mutation bestimmter Oberflächenmarker oder Enzyme wie Glutathion-S-Transferase GSH) erforscht.

Dazu kommen die Interaktionen zwischen Schadstoffen und Allergenträgern. Ferner konnte gezeigt werden, dass Pollen neben Allergenen auch hochaktive Lipidme-

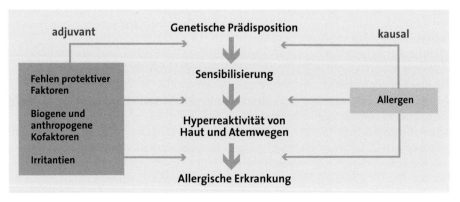

Abb. 2: Determinanten der allergischen Reaktion (aus [5]).

diatoren (pollenassoziierte Lipidmediatoren PALMs) freisetzen, die sowohl entzündungsfördernd als auch immunmodulierend im Sinne einer Verstärkung der Allergieentstehung wirken können [4, 12].

Neben den allergieverstärkenden Umweltfaktoren sind auch protektive Umwelteinflüsse bekannt, wie z. B. eine immunstimulierende Aktivierung des angeborenen Immunsystems durch bestimmte Bestandteile von Bakterien und Parasiten. Die sogenannte „Urwald-" oder „Hygiene-Hypothese" erklärt die Zunahme der Allergieprävalenz durch eine Abnahme dieser „normalen" immunstimulierenden Reize, wie sie über frühkindliche Infektionen, Kontakt mit natürlichen Umweltstoffen (wie z. B. Aufwachsen auf dem Bauernhof) wirken [7]. Eine Abnahme dieser protektiven Faktoren spielt zweifelsohne eine Rolle bei der Allergiezunahme und muss in das Konzept einer ganzheitlichen Betrachtung von Umwelteinflüssen auf die Allergieentstehung integriert werden. Leider sind derzeit noch wenig praktische Empfehlungen aus diesen hochinteressanten wissenschaftlichen Studien abzuleiten. Es besteht großer Forschungsbedarf.

Klimawandel und Allergieentstehung

Der durch die Erderwärmung beobachtete Klimawandel [3, 9, 13] wird die menschliche Gesundheit auch unter allergologischen Aspekten betreffen. Er wird zu einem weiteren Anstieg der Allergieprävalenz führen. Durch die Erderwärmung und die zunehmende CO_2-Konzentration wird das Pflanzenwachstum in mehrfacher Weise verändert:

» Veränderte Phänologie mit einer Ausdehnung der Vegetationsperioden und mit deutlicher Verlängerung der Pollenflugzeiten

» Veränderung der Fauna und Verschiebung der Vegetationszonen in nördlichere Regionen

» Zunehmende Einwanderung von Neophyten (nicht zur üblichen Vegetation gehörende Pflanzen wie z. B. Ambrosia artemisiifolia = ragweed = Traubenkraut)

» Durch zunehmende atmosphärische Störungen können z. B. Ambrosia-Allergene über Pollen-Ferntransport größeren Einfluss erlangen.

» Bei einem vermuteten Szenario einer Erhöhung der CO_2-Konzentration um den Faktor 2 ist mit einer Verdrei- bis Vervierfachung der Pollenemission von allergieauslösenden Pflanzen zu rechnen (eine Ambrosiapflanze produziert ca. eine Milliarde Pollen; bei Annahme eines derartigen Szenarios ist mit einer Pollenemission von 3–4 Milliarden pro Pflanze zu rechnen).

Die Einflüsse und Folgen des Klimawandels auf allergische Reaktionen und Allergiker stellen ein hochaktuelles und wichtiges Forschungsgebiet dar.

Empfehlungen

Für die Erarbeitung eines tragfähigen Risikokonzeptes für Allergien muss von zwei grundsätzlich verschiedenen Ansatzpunkten ausgegangen werden:

» der Überempfindlichkeit von genetisch vorbelasteten Menschen und der damit assoziierten Formen allergischer Erkrankungen (krankheitsbezogener Ansatz)

>> der stoffbezogenen Bewertung in der Abschätzung des Gesundheitsrisikos durch Allergene und adjuvante Faktoren (stoffbezogener Ansatz)

Der krankheitsbezogene Ansatz nimmt Abschätzungen von Häufigkeit, Schweregrad und Chronifizierung der Erkrankung in Kenntnis der zugrundeliegenden pathophysiologischen Vorgänge beim Menschen vor und berücksichtigt sozioökonomische und andere nicht naturwissenschaftlich orientierte Aspekte.

Dagegen erlaubt es der stoffbezogene Ansatz, sowohl krankheitsverursachende (kausale) als auch krankheitsfördernde (adjuvante) Faktoren nach den üblichen Kriterien zur Abschätzung von Gesundheitsrisiken durch Umweltchemikalien zu bewerten. Die herkömmliche toxikologische Bewertung ist stoffbezogen. Dagegen geht man bei der Bewertung komplexer multifaktorieller Erkrankungen wie der Allergien zunächst von einer medizinischen Betrachtungsweise aus und prüft, ob die Relevanz im Hinblick auf Umwelteinflüsse vorliegt. Allergische Reaktionen sind aber per definitionem nicht allein in den Eigenschaften des Stoffes, sondern auch in der individuellen Überempfindlichkeit begründet.

Nach dem Sondergutachten „Umwelt und Gesundheit" des Sachverständigenrates für Umweltfragen (SRU) der Bundesregierung [4] werden Allergiker als „vulnerable Gruppe" definiert, zu deren Schutz der Staat verpflichtet ist, und ein dringender Handlungsbedarf zur Einleitung geeigneter Vorsorgemaßnahmen festgestellt. Leider sind trotz vereinzelter beachtlicher Anstrengungen der Forschungsförderung in Deutschland noch nicht die adäquaten und nötigen Initiativen in die Wege geleitet.

Defizite

>> Es bestehen Defizite insbesondere im Bereich der experimentellen, klinisch-angewandten und allergierelevanten Umweltforschung.

>> Kombinationseffekte durch synergistische oder potenzielle Schadstoff- und Allergenwirkungen sind wenig untersucht.

>> Substanzen im adjuvanten Bereich sind noch nicht qualitativ, geschweige denn quantitativ identifiziert.

>> Man weiß noch zu wenig über Dosis-Wirkungs-Beziehungen, zwischen Allergen-Exposition und Sensibilisierung bzw. Erkrankung.

>> Es fehlen Methoden zur besseren Einschätzung des allergenen Potenzials neu entwickelter Substanzen (prädiktive Testung) sowohl für IgE-vermittelte Allergien als auch Kontaktsensibilisierung.

>> Dasselbe gilt für die Identifizierung von Stoffen mit modulierender Wirkung auf die Allergieentstehung, für die auch Wirkungsschwellen ermittelt werden müssten.

>> Es bestehen nach wie vor Lücken in der Deklarationspflicht nicht nur für Lebensmittel, sondern auch für Gebrauchsgegenstände und Textilien.

Handlungsempfehlungen

>> Für individuelle Patienten muss die Information des Umfeldes im Hinblick auf allergische Erkrankungen und das Risiko bestimmter Stoffe verbessert werden.

❱❱ Populationsbezogen kommt dem staatlichen Handeln insbesondere beim Wohnungsbau und bei der Inneneinrichtung Bedeutung zu. Überlegungen zu energiesparender Bauweise, Haustechnik und Innenausstattung müssen die Belange der Risikopopulation „Allergiker" berücksichtigen.

❱❱ Der Kenntnisstand von Ärzten im Hinblick auf die Wirkungen von Umwelteinflüssen auf allergische Reaktionen muss dringend verbessert werden.

Literatur

1. Alessandrini F, Schulz H, Takenaka S, et al. Effects of ultrafine carbon particle inhalation on allergic inflammation of the lung. J Allergy Clin Immunol 2006; 117: 824–230.
2. Bousquet J, Khaltaer N, Conz AA, et al. Allergic rhinitis and impact on asthma (ARIA) update: in cooperation with World Health Organization WHO, GA2LEN and AllerGEN. Allergy 2008; 63 (Suppl. 86): 8–160.
3. Beggs PJ, Bambrick HJ. Is the global rise of asthma an early impact of anthropogenic climate change? Environ Health Perspect 2005; 113: 915–919.
4. Behrendt H, Becker WM. Localization, release and bioavailability of pollen allergens: the influence of environmental factors. Curr Opin Immunol 2001; 13: 709–715.
5. Behrendt H, et al. Der Rat von Sachverständigen für Umweltfragen (SRU). Sondergutachten: Umwelt und Gesundheit. Stuttgart: Metzler-Peschel, 1999.
6. Diaz-Sánchez D, García MB, Wang M. Nasal challenge with diesel exhaust particles can induce sensitization to a neo-allergen in the human mucosa. J Allergy Clin Immunol 1999; 104: 1183–1188.
7. Ege MJ, Herzum I, Büchele G, et al. Protection Against Allergy Study Rural Environments (PASTURE) Study group. Prenatal exposure to a farm environment modifies atopic sensitization at birth. J Allergy Clin Immunol 2008; 122: 407–412.
8. Kapisch M, Höfler T, Carr D, et al. Glutathione S-transferase deficiency and passive smoking increase childhood asthma. Thorax 2004; 59: 569–573.
9. Intergovernmental Panel on Climate Change, chapter 8. Human Health, 2007
10. Peden B. The epidemiology and genetics of asthma risk associated with air pollution. J Allergy Clin Immunol 2005; 115: 213–219.
11. Saxon A, Diaz-Sánchez D. Air pollution and allergy: you are what you breathe. Nat Immunol 2005; 6: 223–226.
12. Traidl-Hofmann C, Mariani V, Hochrein H, et al. Pollen-associated phytoprostanes inhibit dendritic cell IL12 production and augment helper type II cell polarization. J Exp Med 2005; 201: 627–636.
13. US Clean Air Act 2007. www.epa.gov/air/caa
14. Wichmann HE, Schlipköter HW, Füllgraf G (Hrsg). Handbuch der Umweltmedizin, 3 Bände, 18. Ergänzungslieferung. Landsberg: Ecomed, 1995–2000.

2.2 Allergene

Allergene sind für Gesunde harmlose Umweltstoffe, die als Ausdruck einer Fehlregulation des Immunsystems eine allergische Erkrankung induzieren bzw. auslösen können. Dabei spielt sich die Sensibilisierung, bei der ein Organismus nach dem Erstkontakt mit dem Fremdstoff eine fehlgeleitete spezifische Immunantwort aufbaut, völlig symptomlos ab. Zu dieser Zeit ist der Mensch nicht krank, kann aber durch Allergiediagnostik als „sensibilisiert" erkannt werden und trägt ein höheres Risiko, bei erneutem Kontakt an einer Allergie zu erkranken.

Allergene können natürlichen (Tiere, Pflanzen, Mikroben) oder anthropogenen (Chemikalien) Ursprungs sein. Die Herkunft der häufigsten luftgetragenen Allergenquellen ist in Tabelle 1 angegeben. Um eine Immunantwort hervorrufen zu können, müssen Allergene bestimmte Eigenschaften aufweisen. Sie müssen vom Immunsystem als fremd erkannt werden und als Proteine oder Glykoproteine ein Molekulargewicht von über 5.000 Dalton (D)

aufweisen. Bei den häufigsten, d. h. den Immunglobulin-E-vermittelten Allergien, liegt das Molekulargewicht der Allergene zwischen 5.000 und 70.000 D. Sie sind z. T. schon in ihrer molekularen Struktur aufgeklärt und gentechnisch als so genannte „rekombinante" Allergene herstellbar.

Die Identifizierung und Charakterisierung von Allergen-Einzelkomponenten ist ein dynamischer Prozess. Zusammenstellungen dieser Komponenten mit ihren Eigenschaften sind am umfassendsten in der Datenbank Allergome (http://www.allergome.org) zu finden [6] (Tab. 2); sie wird wöchentlich auf den neuesten Stand gebracht. Zurzeit sind in der Datenbank 3.871 Einträge von Allergenen und ihren Isoformen enthalten.

Es zeichnet sich jedoch ab, dass die Vielzahl der beschriebenen Allergene in Allergenfamilien zusammengefasst werden können. So können Pollenallergene in 29 von 7.868 Proteinfamilien subsumiert werden. 129 Nahrungsmittelallergene können 20 Familien zugeordnet werden, wobei vier

Tab. 1: Herkunft häufiger luftgetragener Allergenquellen [9].

Pflanzlich	Pollen, Getreidestaub, Mehle, Stoffe/Fasern, Pilzsporen, Holzstaub, Naturgummilatex, ätherische Öle, Enzyme
Tierisch	Säugetierepithelien (v.a. Schuppen, Haare), Federn, Säugetierurin, Insektenbestandteile (z.B. Hämoglobin), Arachnidenbestandteile (z.B. Hausstaubmilbe)
Mikrobiell[1]	Enzyme
Chemikalien[1]	Isocyanate, Formaldehyd, Epoxydharze, Säureanhydride, Hexachloroplatinate, Azofarbstoffe

[1] vornehmlich Arbeitswelt

Tab. 2: Übersicht Inhalationsallergene. (Aktuelle Informationen zur Tabelle über die Datenbank Allergome: http://www.allergome.org/; Benutzung kostenlos; Registrierung erforderlich. Zugang zu den Allergenquellen in deutscher Sprache möglich.)

Allergen-quelle	Spezies	Test-Kürzel	Leit-allergen	Molekular-gewicht [kD]		Zahl der identifizierten Allergene
Baumpollen	Birke	t3	Bet v 1	17		7
	Erle	t2	Aln g 1	–		3
	Hasel	t4	Cor a 1	17,5		3
	Eiche,	t7	Que a 1	–		2
	Ölbaum	t10	Ole e 1	16,3		10
Gräserpollen	Wiesenlieschgras	g6	Phl p 1	26		10
			Phl p 5a	28,6; 25,9		
			Phl 5 b			
	Knäuelgras	g3	Dac g 1	26	26,5	7
	Wiesenschwingel	g4	Fes p 1	26	26	4
	Lochgras	g5	Lol p 1	26		9
	Wiesenrispengras	g8	Poa p 1			8
	Honiggras	g13	Hol l 1			5
Kräuterpollen	Beifuß	w6	Art v 1	11		6
	Traubenkraut (Ambrosia)	w1	Amb a 1	40		9
	Glaskraut	w21	Par j 1	15		4
Milben	Hausstaubmilbe					
	Dermatophagoides pteronyssinus	d1	Der p 1	36		17
	Dermatophagoides farinae	d2	Der f 1	36		17
	Lepidoglyphus destructor	d71	Lep d 2	15		8
	Tyrophagus putrescentiae	d72	Tyr p 2	13		4
	Glycyphagus domesticus	d73	Gly d 2	14		7
Haustier	Hauskatze	e1	Fel d 1	19		7
	Hund	e2	Can f 1	17		4
	Pferd	e3	Equ c 1	20		5
	Meerschweinchen	e6	Cav p 1			2
Pilze	Aspergillus fumigatus	m3	Asp f 1	17		22
	Alternaria alternata	m6	Alt a 1	15		10
	Cladosporium herbarum	m2	Cla h 10	63		10

Familien 65 % der Nahrungsmittelallergene beinhalten. Dies bedeutet, dass konservierte Strukturbereiche und biologische Aktivitäten der Substanzfamilien die Allergenität bestimmen und verstärken. Es zeichnet sich ab, dass konservierte räumliche Strukturen der Allergenfamilien eine größere Übereinstimmung aufweisen als die Sequenzidentität der Primärstrukturen vermuten lässt. Der Aspekt der Allergenfamilien wird in der Datenbank Allfam (http://www.meduniwien.ac.at/allergens/allfam/) zugrunde gelegt [8]. Weiterhin empfehlenswert ist die Datenbank AllergenOnline (http://www.allergenonline.com), die eine Qualitätssicherung der Daten über ein Peer-Review-System aufweisen kann.

Trotz der Kenntnisse der Eiweißstruktur ist es bislang nicht gelungen, die Frage zu beantworten, was ein Allergen zum Allergen macht [11]. Die Antwort ist in der Wechselwirkung zwischen chemischer Struktur der Allergene und dem Immunsystem zu suchen, deren Schnittstelle die Epitope sind. Es ist jedoch unstrittig, dass hinsichtlich der „allergenen Potenz" deutliche Unterschiede zwischen verschiedenen häufigen Allergenen in unserer Umwelt bestehen, ohne dass der Ursprung dieser Phänomene bekannt wäre.

Während Inhalationsallergene der Typ-I-Allergie von Allergenträgern >7 µm stammen, werden Typ-III-Allergien (exogen allergische Alveolitis, EAA) von alveolengängigen Allergenträgern <2 µm ausgelöst. Allergene der Typ-III-Allergie induzieren eine IgG-, IgA- und IgM-Antwort. Als Pathomechanismus wird die Komplementaktivierung durch schwer abbaubare Immunkomplexe der genannten Reaktionspartner diskutiert. Über die chemische Struktur der Allergene der Typ-III-Allergie ist wenig bekannt. Beta-(1,3)-D-Glucane können hier eine wichtige Rolle spielen. Aktivierte T-Zellen im Sinne einer Typ-IV-Allergie sollen ebenfalls am Krankheitsbild der EAA beteiligt sein.

Bei den allergieauslösenden Substanzen der Typ-IV-Allergie, z. B. dem Kontaktekzem, handelt es sich um reaktive Haptene, also niedermolekulare Substanzen. Durch die Reaktion der Haptene mit körpereigenen Proteinen werden diese als fremd erkannt und erlangen über die Trägersubstanz das nötige Molekulargewicht, um eine Immunreaktion auslösen zu können. Reaktive Haptene (Molekulargewicht <1.000) können pflanzlichen (Terpene) oder anthropogenen Ursprungs (chemische Substanzen, insbesondere Metallsalze) sein. Bei den häufigen Auslösern von pseudoallergischen Reaktionen handelt es sich ebenfalls um niedermolekulare Substanzen. Diese Substanzen finden besonders Anwendung als Lebensmittelzusatzstoffe, aber auch als Bestandteile von Gebrauchsgegenständen des täglichen Lebens, von Kosmetika und Arzneimitteln. Es handelt sich dabei um Konservierungsstoffe, Farbstoffe, Geschmacksverstärker u.a.m. Einzelne dieser Substanzen können auch ohne absichtlichen Zusatz bereits natürlicherweise in bestimmten Lebensmitteln (z. B. alkoholischen Getränken oder Fruchtsäften) enthalten sein (s. auch die Kapitel 3.13 „Nahrungsmittelallergie" und 3.11 „Urtikaria").

Wie alle naturwissenschaftlich fassbaren Phänomene unterliegen auch allergische Reaktionen dem Dosis-Wirkungs-Prinzip, wobei sich jedoch die quantitativen Beziehungen in oft sehr niedrigen und kaum messbaren Bereichen abspielen. Wenige Mikrogramm eines Allergens können für einen entsprechend sensibilisierten Allergiker tödlich sein. Nur für wenige ausgewählte Allergene existieren exakte Dosis-Wirkungs-Studien, die es ermöglichen, „Schwellenwerte" für das Risiko einer Sensibilisierung oder Auslösung allergischer Erkrankungen anzugeben. Eine Zusammenstellung einiger diesbezüglicher Studien gibt Tabelle 3 für ein häufiges Innenraumallergen wieder.

Spezielle Allergien und Allergene

Gräser- und Baumpollenallergie

Die Gräser sind phylogenetisch eng miteinander verwandt und weisen daher nahezu das gleiche Allergenspektrum auf. Dieses besteht aus 10 strukturell unterschiedlichen Komponenten (für Details siehe Tabelle 2). Ursprünglich saisonal auftretend, erfährt die Pollenallergie durch die Klimaveränderungen eine Ausweitung der Pollenflugzeit von März bis Oktober. Bei den Baumpollen sind es insbesondere

Birke, Hasel, Erle und Hainbuche, die ein sehr wichtiges homologes Allergen tragen, das Bet v 1-Homologe, das von Januar bis Juli vorkommt.

Hausstaub und Hausstaubmilbenallergie

Hausstaub ist ein wenig definiertes Gemisch von aus der Luft sedimentierten Partikeln. Je nach Sammelort kann seine Zusammensetzung erheblich schwanken. Die wichtigsten Bestandteile sind Tier- und Menschenschuppen, Milben, Fasern und Schimmelpilze. Erst seit 1964 ist bekannt, dass die Hausstaubmilben die wichtigsten Allergene der „Hausstaub-Allergie" darstellen. Hausstaubmilben gehören zu den Spinnentieren (Klasse: Arachnida). Es gibt weltweit über 30.000 verschiedene Arten, von denen viele allergologisch bedeutsam sind. In Deutschland sind es vor allen Dingen die Milben der Gattung Dermatophagoides (Hausstaubmilben) sowie Lepidoglyphus (Vorratsmilben), die krankmachend wirken.

Tab. 3: Schwellenwerte der Milben- und Allergenbelastung und ihre klinische Bedeutung (aus [13], ergänzt in [9]).

Der p 1 pro g Staub	Milben pro g Staub	Guanin Acarex®-Test	Klinische Bedeutung
< 0,4 µg		0 %	Geringere Allergenbelastung
0,4–2 µg	< 100	0,06 %	Bedeutende Allergenbelastung
2,0–10 µg	100–500	0,25 %	Hohe Allergenbelastung, Risikofaktor für die Entwicklung von spezifischen IgE-Antikörpern, bronchialer Hyperreaktivität und Asthmasymptomen
>10 µg	>500	>1 %	Sehr hohe Allergenbelastung, Risikofaktor für akute Asthmaattacken und Auftreten von Symptomen bei Milbenallergikern

Hausstaubmilben finden sich vor allem im Staub von Betten, Matratzen und Polstermöbeln (bis zu 4.000 Milben pro g Bettstaub). Das Hauptallergen der Hausstaubmilbe Dermatophagoides pteronyssinus (Der p 1) ist in den 10–40 μm durchmessenden Kotbällchen enthalten und hat Eigenschaften eines Verdauungsenzyms (Protease). Ein großer Fortschritt im Nachweis von Allergenen ist durch den Einsatz monoklonaler Antikörper gegen definierte Allergene erzielt worden. Während man früher die Milben insgesamt zählte oder Stoffwechselprodukte des Milbenkotes mit Hilfe eines Farbtestes nachwies, kann heute der Allergengehalt mittels immunchemischer Methoden in Staubproben bestimmt werden.

Nahrungsmittelallergie
Die häufigsten allergieauslösenden Nahrungsmittel in Deutschland sind im Kapitel 3.13 (Nahrungsmittelallergie) angegeben.

Arzneimittelallergene
Zahlreiche Medikamente können Allergien auslösen (s. Kap. 3.12 „Arzneimittel-Überempfindlichkeiten"). Die meisten verwendeten Medikamente besitzen jedoch ein niedriges allergenes Potenzial. Es handelt sich meist um niedermolekulare Chemikalien, die erst nach Bindung an Proteine allergenen Charakter gewinnen. Das kann in der Diagnostik, die in den ersten sechs Monaten nach einer allergischen Reaktion durchgeführt werden sollte, Anlass zu Schwierigkeiten geben.

Arzneimittelallergien umfassen das ganze Spektrum der klinischen Symptome allergischer Erkrankungen unter besonderer Beteiligung des Hautorgans mit z. T. lebensbedrohlichen blasenbildenden Ausschlägen (z. B. toxische epidermale Nekrolyse mit einer Letalität von 30 % trotz modernster intensivmedizinischer Methoden). Diese Reaktionen sind zwar vergleichsweise selten, stellen jedoch durch den dramatischen Verlauf ein ernstes Problem dar. Auch sind Medikamente die zweithäufigste Ursache eines anaphylaktischen Schocks bei Erwachsenen, nach Wespen- bzw. Bienenstichen.

Berufsallergene
Im Berufsleben kommt der Mensch mit zahlreichen Fremdstoffen in Berührung. Weit über 250 Stoffe der Arbeitswelt, sowohl nieder- als auch hochmolekulare Substanzen (u. a. Getreidestäube, Naturlatex, Holzstäube, Enzyme, Labortierproteine, Isocyanate, Säureanhydride etc.) können verschiedenste Arten von Allergien (Rhinitis, Asthma, Kontakturtikaria, Ekzem) auslösen (s. a. Kap. 3.9 „Berufsdermatosen"). Berufsbedingte allergische Erkrankungen sind die fünfthäufigste Berufskrankheit in Deutschland. Die Mehlstauballergie („Bäckerasthma") stellt nach wie vor die häufigste Ursache einer beruflichen obstruktiven Atemwegserkrankung dar.

Die Naturlatexallergie war vor allem ein Phänomen des ausgehenden 20. Jahrhunderts, da hier infolge der AIDS-Prophylaxe der Verbrauch von gepuderten Latex-Einmalhandschuhen in den Krankenhäusern und Arztpraxen stark anstieg. Etwa 10 % der Beschäftigten im Gesundheitsdienst waren hiervon betroffen. Die Erkenntnisse aus der Grundlagenforschung über die Allergenität der Latexproteine sowie die Bedeutung des Puders als Träger von Latexallergenen und Vermittler der aerogenen Allergenbelastung haben zahlreiche präventive Maßnahmen angeregt (z. B. latexfreie Operationssäle). Seit 1998 gilt die Austauschpflicht für gepuderte Latexhandschuhe, d. h. gepuderte Latexhandschuhe sind durch puderfreie, latexallergenarme oder andere geeignete Handschuhe zu ersetzen. Diese rechtsverbindliche Austauschpflicht und das besondere Engagement aller Akteure im Gesundheitsschutz haben dazu geführt, dass bereits 1999 ein Absinken der gemeldeten Verdachtsanzeigen auf Berufskrankheiten als Folge von Latexallergien mit fortgesetztem Positivtrend zu verzeichnen war.

Aktuell bleibt die berufsbedingte allergische Erkrankung durch Enzyme, die in Bäckereien und in der Waschmittelherstellung verwendet werden. Trotz der technischen Möglichkeiten, den inhalativen Kontakt mit den Enzymen durch mikroverkapselte, granulierte, flüssige oder pastöse Zubereitungen zu vermeiden, treten auch heute noch Sensibilisierungen und Allergien gegen am Arbeitsplatz eingesetzte Enzyme wie Proteasen oder Amylasen auf. Eine strikte Vermeidung des inhalativen Kontaktes mit diesen Enzymen ist für die Primärprävention dieser Erkrankung erforderlich. Dabei ist die Möglichkeit, die Enzymexposition messtechnisch (z. B. mit Hilfe von immunologischen Verfahren) zu erfassen, als frühes Kontrollinstrument für die Wirksamkeit der bereits eingeleiteten Präventionsverfahren eine wertvolle Hilfe.

Forderungen

» Die Erforschung der molekularen Natur der Allergene ist auf gutem Wege: der Forschungsbedarf fokussiert sich gegenwärtig auf die Basis neuer therapeutischer Ansätze sowie die Herstellung dieser Allergene als Referenzmaterialien und die Verbesserung der Diagnostik. Eine exakte Kenntnis der Natur und der Konzentration des jeweiligen Allergens stellt eine Grundvoraussetzung für die optimale Patientenbetreuung in Prävention, Diagnose und Therapie dar. Daher besteht trotz großer Fortschritte in der molekularen Erkennung häufiger Allergene erheblicher Forschungsbedarf auf diesem Gebiet. In der klinisch-molekular orientierten Forschung ist der Einsatz molekular definierter Allergenpräparationen in der Therapie einzufordern:

• Es gilt, Kandidaten zur Zertifizierung von Referenzmaterialien (Allergenstandards) einschließlich ihrer quantifizierenden Assays zu erarbeiten und international zu etablieren.

• Es gilt, Testlösungen besser zu standardisieren.

» Es müssen Plattformen zur klinischen Verbund-Forschung geschaffen werden, die es erlauben auch niedergelassene Allergologen in Vorhaben einzubeziehen. Zur Durchführung der Verbundvorhaben bedarf es einer Deregulation, d. h. des Abbaus bürokratischer Hürden, bei der Stellung von Ethikanträgen für Standardsituationen wie Blutspende, Hauttests und der Erstellung von Serumbanken sowie von Tierversuchsanträgen zur Herstellung von Antiseren.

» Der Begriff der „allergenen Potenz", d. h. des Risikos eines bestimmten Stoffes, Menschen krank zu machen, muss definiert und charakterisiert werden. Bislang werden hier Aspekte der Häufigkeit einer bestimmten Sensibilisierung (z. B. Gräserpollen), des Schweregrades

einer allergischen Erkrankung (z. B. anaphylaktischer Schock durch Erdnuss
oder Sellerie) sowie des zeitlichen Ab-
laufes (Zeitdauer einer Sensibilisierung,
z. B. Kaltwellenflüssigkeit bei Friseuren)
mit demselben Begriff beschrieben.

)) Es müssen ferner Methoden zur prädiktiven Untersuchung von allergierele-
vanten Eigenschaften bestimmter, insbesondere neu entwickelter Stoffe erarbeitet werden. Derzeit gibt es lediglich
für Kontaktallergene tierexperimentelle
und In-vitro-Modelle zu prädiktiven
Testungen. In-vitro-Verfahren sind
wünschenswert und nach neueren For-
schungserkenntnissen durchaus auch
möglich. Für die prädiktive Testung
IgE-vermittelter Reaktionen gibt es derzeit kein adäquates Modell.

)) Die Methoden zum Nachweis von Allergenen in der Arbeits- und Umwelt
müssen im Hinblick auf Zuverlässigkeit
und Praktikabilität verbessert werden.

)) Es fehlen Studien zur Dosis-Wirkungs-
Beziehung mit quantitativer Aussage-
kraft für die meisten Allergene und
allergischen Erkrankungen bezogen auf
die reale Alltagssituation in der Umwelt.

)) Die Unterschiede zwischen B-Zell-Epi-
topen und T-Zell-Epitopen (entscheidende Oberflächenstrukturen bzw.
Proteinsequenzen des Antigenmoleküls,
die für die Sensibilisierungs- oder Aus-
lösungsphase einer allergischen Reaktion
von Bedeutung sind) müssen vordringlich erforscht werden.

)) Untersuchungen zu veränderten Allergenen (Isoformen, Mutanten, gentech-
nologisch veränderte Proteine oder
Peptide) können die Basis für neue The-
rapie-Optionen bilden.

)) Der betroffene Allergiker muss erkennen
können, wann und wo er dem für ihn
relevanten Allergen ausgesetzt ist. Die
Deklaration von Allergenen darf sich
nicht nur auf Lebensmittel, Kosmetika
und Arzneimittel beschränken, sondern
muss auch Gebrauchsgegenstände des
täglichen Lebens z. B. Reinigungsmittel
oder Farben umfassen.

)) Die derzeitige Deklarationspflicht für
Lebensmittel ist über EU-Recht zwar
verbessert worden, besitzt aber noch
weitere Mängel und Lücken, z. B. bei
„loser Ware" und dem Umgang mit
ungewollten Allergeneinträgen durch
sogenannten Kreuzkontakt bei der Le-
bensmittelherstellung, die für die Betroffenen unter Umständen lebensgefährlich sein können. Ähnliches gilt für
Kosmetika. Die Deklarationspflicht
muss dringend verbessert und ergänzt
werden. Eine umfassende Implementie-
rung von Allergen-Management-Plänen
durch die Nahrungsmittelindustrie sollte angestrebt werden. Maßnahmen zur
Reduktion von Allergenen oder zur In-
aktivierung von allergener Aktivität im
Umfeld des Patienten sind zu fördern
bzw. neu zu entwickeln [12].

)) Der Einfluss anderer Umweltfaktoren
auf die sensibilisierende bzw. auslösende
Wirkung von Allergenen am Menschen
ist qualitativ und quantitativ zu charakterisieren, um präventive Ansätze zu
ermöglichen.

)) Oberstes Ziel im Management der berufsbedingten Allergien ist der Schutz
des Beschäftigten vor einer Exposition
bzw. Sensibilisierung. Die Primärprävention umfasst daher die exakte Kenntnis der auslösenden Noxe (Allergenidentifizierung und -charakterisierung) und

ihrer Bestimmung bzw. Quantifizierung, während die Sekundärprävention die Gesundheitsüberwachung (Früherkennung, Risikobestimmung und Ambient-Monitoring) einschließt. Die dritte Stufe im Präventionskonzept (Tertiärprävention) umfasst die Diagnostik und Behandlung der Erkrankten. Diese Präventionsforderungen ergeben damit aktuelle und zukünftige Aufgabenfelder der arbeitsmedizinischen Allergologie für Atemwegserkrankungen. Bestehende Defizite in diesem Themenkreis sind durch Intensivierung von nationalen und internationalen Forschungsaktivitäten auch vor dem Hintergrund einer immer komplexer werdenden Arbeitswelt baldmöglichst abzubauen.

Literatur

1. Ehlers I, Henz B, Zuberbier T. Diagnose und Therapie pseudo-allergischer Reaktionen der Haut durch Nahrungsmittel. Allergologie 1996; 19: 270–276.
2. Franz JT, Masuch G, Bergmann KC, et al. Domestic-Mite-Fauna auf Bauernhöfen in Deutschland. Allergologie 1998; 21: 371–380.
3. Hausen BM, Vieluf IK. Allergiepflanzen – Pflanzenallergene. Landsberg: Ecomed, 1997.
4. Hinze S, Bergmann KC, Lowenstein H, et al. Differente Schwellenwertkonzentrationen durch das Rinderhaarallergen Bos d 2 bei atopischen und nichtatopischen Landwirten. Pneumologie 1996; 50: 177–181.
5. Hoppe A, Müsken H, Bergmann KC. Häufigkeit allergischer Atemwegserkrankungen durch Katzenallergene bei Patienten mit und ohne Katzenhaltung. Allergo J 1994; 3: 96–100.
6. Mari A, Scala E, Palazzo P, et al. Bioinformatics applied to allergy: Allergen databases, from collecting sequence information to data integration. The Allergome platform as a model. Cell Immunol 2006; 244: 97–100.
7. Przybilla B, Rueff F, Baur X, et al. Zur gesundheitlichen Gefährdung durch die Allergie vom Soforttyp gegenüber Naturlatex. Positionspapier der Deutschen Gesellschaft für Allergie und Klinische Immunolgie. Allergo J 1996; 5: 185–192.
8. Radauer C, Mari A, Breltender H. The AllFam database – A resource for classifying allergenic proteins. Allergy 2007, 62 (Suppl. 83): 154.
9. Rat der Sachverständigen für Umweltfragen. Sondergutachten Umwelt und Gesundheit. Stuttgart: Metzler-Poeschel, 1999.
10. Sennekamp HJ. Exogen allergische Alveolitis. Deisenhofen: Dustri, 1998
11. Traidl-Hoffmann C, Jakob Th, Behrendt H. Determinants of allergenicity. J Allergy Clin Immunol 2009; 123: 558–566.
12. Vieths S, Holzhauser T, Erdmann S, et al. Neue Deklarationspflicht Nahrungsmittelallergene in Lebensmitteln. Allergo Journal 15; 2006: 114–122.
13. Weber A, Lau S, Wahn U. Möglichkeiten und Nutzen der Innenraumallergenanalyse. Allergo J 1997; 6: 139–144.

3 Allergische Krankheitsbilder

3.1 Allergische Krankheitsbilder: Einführung

Allergische Krankheiten sind nicht neu. Sie wurden bereits in der antiken medizinischen Literatur (China, Ägypten, Griechenland) beschrieben. Einzelne historische Persönlichkeiten können mit gewisser Berechtigung als „Allergiker" bezeichnet werden, z. B. Pharao Menes (2640 v. Chr.), Kaiser Augustus oder Richard III. von England. Die unbestreitbare Zunahme allergischer Erkrankungen hat jedoch in der zweiten Hälfte des 20. Jahrhunderts eingesetzt (s. a. Kapitel 1.4 „Epidemiologie").

Allergien kann man nach verschiedenen Gesichtspunkten gliedern, etwa:

➠ nach Organen (z. B. Allergien der Nase, des Auges, der Haut etc.),

➠ nach Symptomen (z. B. Urtikaria = Nesselsucht, Ekzem, Schnupfen, Asthma etc.),

➠ nach Pathomechanismen (unterschiedliche Reaktionswege des Organismus zum Beschwerdebild, z. B. IgE-Reaktion),

➠ nach zeitlichem Verlauf (akute und chronische Reaktionen),

➠ nach der Gefährlichkeit (leicht, chronisch krankmachend bis lebensbedrohlich),

➠ nach Allergenen (z. B. Nahrungsmittelallergie, Tierhaarallergie, Arzneimittelallergie etc.).

All diese streng logisch durchgezogenen Gliederungen führen jedoch notwendigerweise zu Überschneidungen oder Wiederholungen. Der lebende Organismus verhält sich nicht immer nach logischen Gesichtspunkten, noch viel weniger im pathophysiologischen (erkrankten) Zustand.

In der klinischen Allergologie hat sich eine Einteilung allergischer Erkrankungen nach unterschiedlichen Pathomechanismen seit vielen Jahren durchgesetzt. Diese Einteilung wurde von den Engländern *Coombs* und *Gell* erstmals vorgeschlagen, inzwischen erweitert und hat sich in der Praxis in der Bezeichnung von allergischen Reaktionstypen (Tab. 1) durchgesetzt. Die häufigsten allergischen Erkrankungen sind verschiedenen Reaktionstypen zugeordnet, wobei die moderne experimentelle Allergologie zahlreiche Kombinationen und Überschneidungen verschiedener Pathomechanismen bei ein und demselben Krankheitsbild aufgezeigt hat (s. a. Kapitel 1.2 „Immunologische Grundlagen").

Voraussetzung für die Diagnose einer allergischen Erkrankung ist neben der entsprechenden klinischen Symptomatik und der Vorgeschichte immer der Nachweis einer immunologischen Sensibilisierung, der entweder im Hauttest oder im Reagenzglas (in vitro) durch den Nachweis von spezifischen Antikörpern oder spezifischen Zellen erfolgen kann (s. a. Kapitel 4.2 „Allergiediagnostik"). Verwirrenderweise können die für klassische allergische Erkrankungen bekannten Symptome auch durch nicht immunologische Mechanismen ausgelöst werden. Man spricht dann von „Pseudo-Allergie", wobei sich der Begriff „Pseudo" lediglich auf die Nicht-Nachweisbarkeit von Immunreaktionen beschränkt und keineswegs in den Geruch von „Einbildung" kommen darf; pseudoallergische Reaktionen können tödlich verlaufen! Häufige Beispiele hierfür sind Überempfindlichkeitsreaktionen gegen Arzneimittel, z. B. örtliche Betäubungsmittel, Röntgenkontrastmittel, Narkosemittel sowie Lebensmittelzusatzstoffe (s. a. Kapitel 3.13 „Nahrungsmittelallergie"). Allergien können in allen Altersstufen auftreten. Bestimmte Arten von Allergien (insbesondere atopisches Ekzem und Asthma bronchiale) zeigen einen bevorzugten Beginn im Kindesalter (s. a. Kapitel 3.17 „Besonderheiten von Allergien im Kindesalter"). Hier bieten sich entsprechend auch die besten Ansatzpunkte für eine primäre Prävention, d. h. eine Verhinderung der Allergisierung (s. a. Kapitel 4.8 „Prävention").

Allergien können unterschiedlich schwer verlaufen, von milden Beschwerden eines leichten Schnupfens bis hin zu lebensbedrohlichen anaphylaktischen Reaktionen, z. B. durch Insektengift, Latex, Nahrungsmittel, oder Asthma bronchiale. Die Lebensqualität betroffener Patienten ist auch bei scheinbar leichteren Krankheitsformen (z. B. Heuschnupfen) erheblich beeinträchtigt. Viele allergische Hauterkrankungen

Tab. 1: Klassifikation allergischer Reaktionen (nach *Ring*, erweitert nach *Coombs* und *Gell*).

Typ	Pathogenese	Klinische Beispiele
I	IgE	Anaphylaxie allergische Rhinitis allergisches Asthma bronchiale allergische Konjunktivitis allergische Urtikaria allergische Gastroenteritis (atopisches Ekzem?)
II	zytotoxisch	hämolytische Anämie Agranulozytose thrombozytopenische Purpura
III	Immunkomplexe	Serumkrankheit Immunkomplex-Anaphylaxie Vaskulitis Alveolitis Nephritis Arthralgie
IV	zellulär	Kontaktdermatitis (atopisches Ekzem?) Arzneimittel-Exantheme (Purpura pigmentosa) (Id-Reaktionen)
V	granulomatöse Reaktionen	Injektionsgranulome (z. B. Filler)
VI	„stimulierende" („neutralisierende") Überempfindlichkeit	reverse Anaphylaxie chronische Autoimmun-Urtikaria

gehen mit hohem Leidensdruck infolge des quälenden Juckreizes (z. B. Urtikaria, Neurodermitis) einher und führen zu erheblichen Einschränkungen im Alltagsleben für die Betroffenen und ihre Familien.

Im Folgenden beschränkt sich die Darstellung im Weißbuch auf die häufigsten allergischen Krankheitsbilder, ohne dass deren Vielfalt und der potenziell lebensbedrohliche Charakter auch seltener Erkrankungen im Einzelfall vergessen werden dürfen. Dabei besitzt die Reihenfolge keinen wertenden Charakter bezüglich des Schweregrades oder der individuellen oder sozioökonomischen Bedeutung der einzelnen Krankheitsbilder.

3.2 Anaphylaxie

Anaphylaxie ist die Maximalvariante der allergischen Sofortreaktion, die als akute systemische Reaktion den gesamten Organismus erfassen kann und je nach Schweregrad mit unterschiedlichen Symptomen einhergeht. Die Erscheinungen setzen rasch ein und können sich bis zum Schock („Allergie-Schock") entwickeln. Die Reaktion kann zum Tode führen. Die meisten Patienten überleben glücklicherweise, sind aber von künftigen schweren Reaktionen bedroht. Daraus ergibt sich eine erhebliche Belastung für die Lebensführung.

Epidemiologie

Es gibt wenige exakte epidemiologische Studien zur Häufigkeit von anaphylaktischen Reaktionen. In der Gesamtbevölkerung geht man von einer Prävalenz von 1–15 % aus. Es liegen unterschiedliche Zahlen für verschiedene Auslöser vor. So sind etwa 1–5 % der Bevölkerung von Bienen- oder Wespengift-Anaphylaxie betroffen. Anaphylaxie durch Nahrungsmittel wird mit 2–3 % angegeben. Anaphylaxie durch Arzneistoffe tritt z. B. nach Gabe von Röntgenkontrastmitteln bei ca. 1–3 %, durch Azetylsalizylsäure (z. B. Aspirin®) bei ca. 1 %, durch Penizillin bei 1–3 % auf.

Insgesamt erklären sich so die unterschiedlichen Häufigkeitsraten. Man kann als gesichert annehmen, dass in Deutschland mehrere Millionen Menschen betroffen sind. Ein Anaphylaxie-Register wurde 2006 in Berlin gegründet [5] und erfasst Daten von 68 Zentren aus Deutschland, Österreich und der Schweiz. Hier finden sich Angaben über die häufigsten Auslöser – im Kindesalter vorwiegend Nahrungsmittel, im Erwachsenenalter Insektenstiche und Arzneimittel sowie Berufsfaktoren (z. B. Naturlatex).

Krankheitsbild – klinische Symptomatik

Leitsymptome der Anaphylaxie sind:

» Haut: Flächenhafte Rötungen (Flush), Juckreiz, Quaddeln (Urtikaria, „Nesselsucht"), umschriebene Schwellungen vor allem im Gesicht (Angio- bzw. Quincke-Ödem)
» Bindehautrötung
» Magen-Darm-Trakt: Übelkeit, Bauchschmerzen, Erbrechen und Durchfall
» Atemwege: Schnupfen (Rhinitis), Heiserkeit, Kehlkopfschwellung, Atemnot, Asthma, Atemstillstand
» Herz-Kreislauf-System: Pulsbeschleunigung (Tachykardie), Blutdruckabfall (Schwindel, Schwächegefühl, „schwarz vor den Augen"), Herzrhythmusstörungen, Kreislaufschock, Kreislaufstillstand

Bei schweren Reaktionen kann es zu Stuhl- und Harnabgang, Krämpfen und Bewusstlosigkeit kommen.

Nicht immer treten alle Symptome gleichzeitig auf. Gerade bei sehr schwerer Reaktion können die Hauterscheinungen fehlen. Die Anaphylaxie wird dann leicht fehlgedeutet. Anaphylaktische Reaktionen werden je nach ihrer Intensität in verschiedene Schweregrade eingeteilt, von leichten Reaktionen (vorwiegend Hauterscheinungen) bis hin zum Herz- und/oder Atemstillstand [8].

Nach entsprechender Therapie – manchmal auch spontan – klingen die Symptome innerhalb von wenigen Stunden wieder vollständig ab, ein Rückfall nach mehreren Stunden ist aber möglich. Atem- und/oder Herzstillstand kann zum Tod des Patienten führen. Auch dauerhafte Organschädigungen – vor allem Hirnfunktionsstörungen – sind möglich. Eine Anaphylaxie während der Schwangerschaft kann zu schwerer Schädigung des ungeborenen Kindes führen.

Auslöser und Mechanismen

Die Anaphylaxie entsteht durch Aktivierung von Zellen des Immunsystems, in erster Linie von Mastzellen in Haut und Schleimhäuten sowie basophilen Granulozyten im Blut. Diese Aktivierung kann entweder über so genannte IgE-Antikörper erfolgen oder durch direkte Freisetzung von Botenstoffen (sogenannte pseudoallergische Reaktionen). Die Auslöser können über den Magen-Darm-Trakt, durch Injektion (Stich) oder auch durch die Haut bzw. hautnahen Schleimhäute in den Organismus gelangen.

Bei bestimmten Grunderkrankungen (z. B. Mastozytose) mit Vermehrung von Mastzellen treten häufiger Anaphylaxien auf [2].

Die häufigsten Auslöser einer Anaphylaxie sind bei Erwachsenen primär Insektengifte (von Wespen oder Bienen), aber auch Nahrungsmittel, Arzneistoffe, Naturgummi-Latex [3]. Bei Kindern sind Nah-

rungsmittel die häufigsten Auslöser von Anaphylaxien, aber auch alle anderen oben genannten Allergene können eine Anaphylaxie auslösen. Zudem gibt es beträchtliche regionale Unterschiede. In den USA sind vor allen Dingen Erdnüsse als Auslöser bekannt, ein Phänomen, welches auch in Deutschland deutlich zunimmt [8].

Zahllose „ungewöhnliche" Auslöser wurden beschrieben, so Milbenallergene in Backwaren, Taubenzecken, Sperma, Alkohol in Getränken. Somit ist keine Substanz unverdächtig.

Wichtig ist die Kenntnis über Co-Faktoren, die die Anaphylaxie fördern: So kommt es bei gleichzeitiger Einwirkung eines Auslösers zusammen mit körperlicher Anstrengung, psychischer Belastung, Einnahme von Alkohol oder bestimmten Medikamenten (z. B. Betablocker, ACE-Hemmer, entzündungshemmende Medikamente) oder Infekten sowie gleichzeitiger Einwirkung mehrerer Allergene zur Anaphylaxie (sogenannte „Summations-Anaphylaxie"), während einzelne Auslöser manchmal vertragen werden. Die zur Auslösung einer Reaktion erforderlichen Mengen einer Substanz können verschwindend gering sein, z. B. Fischdämpfe, Kontamination eines Trinkglases mit Penizillin oder übertragene (derivative) Allergie durch Küssen nach vorherigem Allergengenuss durch einen nicht allergischen Partner.

Die Tatsache, dass bestimmte Auslöser manchmal vertragen werden, schließt eine anaphylaktische Reaktion zu einem späteren Zeitpunkt nicht aus. Deshalb ist eine sachgerechte Allergiediagnostik bei allen Patienten, die ein derartiges Ereignis erlebt haben, unbedingt erforderlich!

Man kann von einer hohen Dunkelziffer anaphylaktischer Todesfälle ausgehen, da es sich hier häufig um sonst gesunde jüngere Patienten handelt („unklarer Herztod").

Diagnostik und Therapie

Die Sofortmaßnahmen zur Behandlung einer akuten anaphylaktischen Reaktion sind in Leitlinien niedergelegt. Die Akuttherapie sollte möglichst schnell beginnen und ist abhängig vom Schweregrad [6].

Wird die Reaktion überlebt, kommt es rasch und meist ohne bleibende Gesundheitsschäden zum Abklingen der Symptome. Dies täuscht viele Patienten und Ärzte über das fortbestehende Risiko bei künftigen Kontakten mit dem Auslöser hinweg. Andererseits können die Angst vor weiteren Reaktionen und sich daraus entwickelnde Vermeidungsstrategien die Lebensqualität der Patienten stark beeinträchtigen.

Entscheidend für das Patientenmanagement ist die sichere Identifizierung des Auslösers durch sorgfältige Allergiediagnostik (siehe Kap. 4.2 „Allergiediagnostik").

Bei Nahrungsmittel- und Arzneimittel-Anaphylaxie gelingen die Diagnostik und die sichere Identifikation des Auslösers häufig nur durch einen spezifischen Provokationstest. Dazu werden schrittweise ansteigende Mengen der vermuteten auslösenden Substanz (Nahrungsmittel oder Arzneistoffe) durch Einnahme oder durch Injektion zugeführt. Solche Provokationstests erfolgen unter Notfallbereitschaft, meist unter stationären Bedingungen. Bei pseudoallergischen Reaktionen ist der Provokationstest die einzige über die Erhebung der Vorgeschichte hinausreichende diagnostische Methode.

Anders als bei vielen Allergien kann bei der Insektengift-Anaphylaxie kein Provokationstest durchgeführt werden, da hier keine kontrollierte Dosissteigerung möglich ist. Die Stich-Provokation bleibt den erfolgreich behandelten Patienten in spezialisierten allergologischen Zentren zur Beurteilung des Therapieeffektes vorbehalten [5].

Langfristig muss der Patient den Auslöser der Anaphylaxie meiden. Das ist für viele Patienten oft beschwerlich, da z. B. Nahrungsmittel versteckt in anderen Lebensmitteln vorkommen können (Kuhmilch in Wurst, Erdnuss in Schokolade, Sulfit in Wein etc.). Auch unbeabsichtigte Kontakte lassen sich nicht sicher vermeiden (Insektenstiche).

Deshalb müssen alle Patienten nach einer anaphylaktischen Reaktion eine Notfallmedikation zur Selbstbehandlung erhalten [6]. Es erscheint sinnvoll, hier Schulungsprogramme zu entwickeln, wie dies erfolgreich bei Neurodermitis und Asthma gelungen ist.

Für die Insektengift-Anaphylaxie steht mit der allergenspezifischen Immuntherapie (SIT) eine sicher wirksame kausale Behandlungsmethode zur Verfügung (siehe Kap. 4.5 „Immuntherapie"). Die Therapie ist in ca. 90 % effektiv, wie anhand von kontrollierten Stichprovokationen in Notfallbereitschaft gezeigt werden konnte [5]. Mit anderen Anaphylaxie-Auslösern (Arzneimittel oder Nahrungsmittel) ist diese so erfolgreiche Therapie bislang nicht möglich. Hier besteht erheblicher Forschungsbedarf.

Die Akutbehandlung umfasst allgemeine Maßnahmen (Legen eines intravenösen Zugangs mit Volumenzufuhr, richtige Lagerung etc.) sowie die Gabe bestimmter

Arzneistoffe, insbesondere Adrenalin, Antihistaminika, Glukokortikoide und bronchialerweiternde Stoffe. Bei Herz- und/oder Atemstillstand ist die sachgerechte Reanimation lebensrettend.

Defizite

Wer einmal eine Anaphylaxie erlitten hat, muss damit rechnen, bei erneutem Kontakt mit dem Auslöser wiederum zu reagieren. Die Erfolge der spezifischen Immuntherapie (SIT) bei Insektengift-Allergie zeigen exemplarisch, dass eine Heilung einer Allergie möglich ist. Leider steht dieses Verfahren für die zahlreichen anderen Auslöser derzeit nicht zur Verfügung.

Trotz dieser Fortschritte der modernen Allergologie und den hohen Erfolgsraten der SIT wird diese Therapieform in Deutschland immer noch nicht allen Patienten zugänglich gemacht. Es gibt nur wenige Zentren, in denen die diagnostischen und therapeutischen Möglichkeiten angemessen eingesetzt werden. Zwar ist die Akutversorgung durch ein flächendeckendes Rettungssystem gewährleistet. Die weiter erforderliche Allergiediagnostik und -therapie unterbleibt jedoch für viele Betroffene. In einer Studie konnte am Beispiel der Insektengift-Anaphylaxie gezeigt werden, dass schließlich nur 10 % der Betroffenen die langfristig lebensrettende kausale Therapie der Hyposensibilisierung erhielten [1].

Für diese unzureichende Versorgung verantwortlich ist vor allen Dingen der Mangel an Wissen und Vertrautheit mit allergologischen Prozeduren.

Auch die allergologische Versorgung, die häufig stationär erfolgen muss, ist auf der Grundlage der derzeitigen Vergütungssysteme der DRGs (Diagnosis Related Groups) in keiner Weise kostendeckend, so dass mit einer zunehmenden Unterversorgung in der Zukunft gerechnet werden muss.

Konkrete Defizite bestehen bezüglich:

» Kenntnisse zur Epidemiologie der Anaphylaxie, Risikofaktoren, Altersgruppen, Auslöser etc.
» Kenntnis der molekularen Eigenschaften, die dazu führen, dass manche Allergene häufiger und schneller als andere eine Anaphylaxie auslösen
» Kenntnisse zur Toleranzentwicklung
» Verständnis der Mechanismen der nicht immunologisch vermittelten (pseudoallergischen) Reaktionen
» Determinanten des Schweregrades einer anaphylaktischen Reaktion
» Entwicklung von sicheren Testverfahren, die einen Provokationstest ersetzen können
» Deklaration von Inhaltsstoffen in Lebensmitteln (Vermeidung von „versteckten" Auslösern)

Handlungsempfehlungen

» Die modernen Möglichkeiten der kausalen Therapie (SIT) müssen allen Patienten zugänglich gemacht werden; dazu sind eine intensivere Informationsvermittlung und die Schaffung allergologischer Zentren für Forschung und Versorgung nötig.
» Erkennung und Kommunikation von Risikofaktoren für die Entwicklung von Anaphylaxie, in der Bevölkerung, aber besonders für den einzelnen betroffenen Patienten

)) Verbesserung der Deklaration von Nahrungsmittelinhaltsstoffen, auch für nicht industriell verpackte Ware

)) Langzeitbeobachtungen und Studien zum natürlichen Krankheitsverlauf von Patienten mit Anaphylaxie

)) Entwicklung und Evaluation eines Schulungsprogrammes „Anaphylaxie-Schulung", ähnlich wie bei Neurodermitis und Asthma, zum Selbstmanagement betroffener Patienten

)) Entwicklung neuer Wirkstoffe zur Akutbehandlung, die die Nebenwirkungen der derzeitigen Standardtherapeutika (Adrenalin, Kortikoide) vermeiden.

Literatur

1. Bresser H, Sandner C, Rakoski J. Insektenstich-notfälle in München. Allergo J 1995; 7: 373–376
2. Brockow K, Jofer C, Behrendt H, Ring J. Anaphylaxis in patients with mastocytosis: a study on history, clinical features and risk factors in 120 patients. Allergy 2008; 63: 226–232.
3. Helbing A, Hurni T, Müller UR, Pichler WJ. Incidence of anaphylaxis with circulatory symptoms: a study over a 3-year period comprising 94,000 inhabitants of the Swiss Canton Bern. Clin Exp Allergy 2004; 34: 285–290.
4. Hompes S, Kirschbaum J, Scherer K, et al. Erste Daten der Pilotphase des Anaphylaxie-Registers im deutschsprachigen Raum. Allergo J 2008, 17: 550–555.
5. Przybilla B, Ruëff F, Fuchs T, et al. Insektengiftallergie. Allergo J 2004; 13: 186–190.
6. Ring J, Brockow U, Duda D, et al. Akuttherapie anaphylaktischer Reaktionen. Allergo J 2007; 16: 420–434.
7. Ring J, Messmer K. Incidence and severity of anaphylactoid reactions to colloid volume substitutes. Lancet 1977; I: 466–468.
8. Sampson HA. Update on food allergy. J Allergy Clin Immunol 2004; 113: 805–819.

3.3 Allergien der oberen Atemwege

3.3.1 Allergische Rhinokonjunktivitis (Heuschnupfen)

Einleitung

Die allergische Rhinitis (AR) ist die häufigste Immunkrankheit und eine der häufigsten chronischen Erkrankungen überhaupt – mit weiterhin ansteigender Tendenz. Fast jeder vierte Erwachsene in Deutschland und Europa ist hiervon betroffen. Die Erkrankung beginnt meist in der Kindheit und hat vielfältige Auswirkungen auf die Patienten, beispielsweise auf das Sozialleben, die schulische Leistungsfähigkeit und die Arbeitsproduktivität [1–3].

Viele andere Erkrankungen können durch die allergische Rhinitis ausgelöst werden bzw. begleiten diese (sogenannte Komorbidität), unter anderem Konjunktivitis (Bindehautentzündung), Asthma bronchiale, Nahrungsmittelallergie, atopisches Ekzem (Neurodermitis), Sinusitis etc. So ist z. B. das Asthma-Risiko bei erwachsenen Patienten mit allergischer Rhinitis um den Faktor 3,2 höher als bei Gesunden. Dies kommt unter anderem in der Initiative „Allergic Rhinitis and its Impact on Asthma (ARIA)" der Weltgesundheitsorganisation (WHO) zum Ausdruck [1].

Die durch die allergische Rhinitis und ihre Komorbiditäten hervorgerufenen sozioökonomischen Folgen sind erheblich (s. Kap. 1.5).

Definition

Die allergische Rhinitis wird klinisch definiert als eine symptomatische Erkrankung der Nase, hervorgerufen durch eine IgE-vermittelte Entzündung der Nasenschleimhaut nach Allergenkontakt. Früher konnte sie klinisch unterteilt werden in eine saisonale (nur zu einer bestimmten Saison vorkommende), perenniale (ganzjährige) oder berufsbedingte Form, wobei diese Einteilung nicht durchgehend angewendet werden kann. Heute können auch in Deutschland saisonale Allergene beinahe das ganze Jahr präsent sein. Zudem zeigen perenniale Allergene saisonale Schwankungen ihrer Menge in der Atemluft über das Jahr.

Daher wurde von einer Arbeitsgruppe der Weltgesundheitsorganisation WHO eine Klassifizierung (Tab. 1) vorgeschlagen, die die Dauer der Symptomatik in den Vordergrund stellt. Die Schwere der Symptomatik soll anhand ihrer Ausprägung und anhand der Auswirkungen auf die Lebensqualität der Patienten definiert werden [1].

Symptomatik

Typischerweise beginnt die Pollenallergie mit Beschwerden wie Juckreiz in der Nase und Rötung und Fremdkörpergefühl in den Augen. Je nach Intensität des Pollenflugs beginnt dann oftmals schlagartig das Vollbild der Erkrankung mit weißlich-wässrigem Sekretfluss, massivem Juckreiz, anfallsartigen Niesattacken und Nasenatmungsbehinderung sowie Rötung und Juckreiz der Augenbindehäute und Tränenfluss. Gemeinsam mit den Beschwerden tritt oftmals ein allgemeines Krankheitsgefühl mit z. B. Schwäche, Müdigkeit, Schlafstörungen und Abgeschlagenheit auf.

Tab. 1: Klassifizierung der allergischen Rhinitis (mod. nach WHO/ARIA).

Dauer der Symptomatik	
intermittierend weniger als 4 Tage pro Woche oder weniger als 4 Wochen	persistierend mehr als 4 Tage pro Woche und mehr als 4 Wochen
Schwere der Symptomatik	
gering Symptome sind vorhanden Symptome beeinträchtigen die Lebens- qualität nicht	mäßig bis schwer Symptome sind vorhanden und belastend Symptome beeinträchtigen die Lebens- qualität*

* Lebensqualitätsparameter: Schlafqualität, schulische oder berufliche Leistungen, Alltagstätigkeiten, sportliche Aktivitäten

Die pollenbedingte Rhinitis zeichnet sich vor allem durch Niesen, Sekretion und Begleitkonjunktivits aus, während ganzjährige Rhinitiden als wichtigstes Symptom eine verstopfte Nase verursachen. Bei der persistierenden Rhinitis nach neuer Definition sind alle Symptome gleichermaßen stark ausgeprägt.

Heute findet man nur noch bei etwa 20 % der Patienten einen reinen Heuschnupfen (intermittierende Rhinitis), während 40 % eine ganzjährige Symptomatik und weitere 40 % Mischformen aufweisen [4].

Die Stärke der Reaktion der Nasenschleimhaut auf einen Allergenkontakt ist vom Entzündungszustand der Schleimhaut abhängig und variiert über das Jahr [5]. Eine gesteigerte Reaktion aufgrund vorangegangenem wiederholten Kontakt zum Allergen wird als „Priming" bezeichnet [4].

Wichtig ist, dass auch ein nur vorübergehender Allergenkontakt in einer Pollensaison zu einer andauernden Entzündung der Schleimhäute führen kann (persistierende Entzündung). Somit kann der Entzündungszustand in der Nasenschleimhaut unbemerkt bestehen bleiben, auch wenn die Patienten weitgehend symptomfrei sind [4, 6]. Dies wird heute als wichtiger Mechanismus der Ausbildung einer chronischen Schleimhautentzündung angesehen.

Die unspezifische nasale Hyperreaktivität ist ein weiteres Merkmal der allergischen Rhinitis. Sie ist definiert als eine verstärkte Antwort (Niesen, Nasenverstopfung, Naselaufen) auch auf unspezifische Reize (Tabakrauch, Stäube, Geruchsstoffe, Temperaturänderungen und Anstrengung) und bildet sich meist nach länger bestehender Erkrankung aus.

Die Komorbiditäten der allergischen Rhinitis (Tab. 2) sind vielfältig und für die Patienten oftmals sehr belastend. Die durch die allergische Rhinitis bedingten Störungen der Lebensqualität und Leistungsfähigkeit reichen von Schlafstörungen mit Tagesmüdigkeit bis hin zur Verminderung der Lernfähigkeit bei Kindern [4]. Von den Kindern mit saisonaler allergischer Rhinitis (AR) leiden 80 % an begleitender Pharyngitis, 70 % an Konjunktivitis, 40 % an Asthma bronchiale und 37 % am ato-

Tab. 2: Symptome und Komorbidität der allergischen Rhinitis.

Primäre Symptome	Sekundäre Symptome	Komorbidität
Niesen	Husten	Konjunktivitis
Juckreiz	Halsschmerzen	Sinusitis
Sekretion	Lidödeme	Asthma
Obstruktion	Mundatmung/Dyspnoe	atopisches Ekzem
	Schlafstörungen	Nahrungsmittelallergie
	nasale Hyperreaktivität	rezidivierender Paukenerguss
		Gedeihstörung
		eingeschränkte Leistungsfähigkeit

pischen Ekzem [4]. Insbesondere das Asthma wurde in einigen Studien als wichtige Komorbidität der allergischen Rhinitis erkannt, bei Kindern mit 32 % und bei Erwachsenen mit 16 % [4, 7]. Umgekehrt leiden über 80 % der Asthmatiker auch unter AR. Eine chronische Entzündung der Nasennebenhöhlen (Sinusitis) ist mit einer Koinzidenz von 25 % [8] eine weitere wesentliche Erkrankung, die zur Morbidität der Patienten beiträgt und in die Differenzialdiagnose der allergischen Rhinitis einbezogen werden muss. Auch häufige Mittelohrentzündungen bei Kindern oder ein chronischer Paukenerguss sind überzufällig häufig mit einer Allergie verbunden. Zumindest für Kinder besteht zudem ein nachgewiesener Zusammenhang mit Schnarchen und obstruktiver Schlafatmungsstörung [1, 4].

Diagnostik (s. auch Kap. 4.2)

Die Diagnose der allergischen Rhinitis basiert auf einer typischen Krankheitsgeschichte (Anamnese) mit allergischen Symptomen und den Ergebnissen diagnostischer Tests, die am Patienten (in vivo) und in Labortests (in vitro) erfolgen. Die klinische Untersuchung umfasst die innere Nase (Rhinoskopie), die äußere Nase und die Augen sowie die umgebende Hautregion. Standard der nasalen Untersuchung ist heute die Nasenendoskopie mit starren oder flexiblen Endoskopen.

Als Hauttests eignen sich der Prick-Test sowie der Intrakutantest mit kommerziell erhältlichen, standardisierten Allergenextrakten [9]. Bei besonderen anamnestischen Hinweisen werden auch andere Hauttests wie Reibtest, Prick-zu-Prick-Test und Scratch-Test eingesetzt [9]. Im Labor erfolgen der Nachweis von Antikörpern vom Typ IgE und evtl. Funktionstests an Zellen des Immunsystems [10].

Wesentlich ist die Unterscheidung zwischen einer Sensibilisierung im Haut- und Labortest und einer klinisch relevanten Erkrankung. Insbesondere bei ganzjährigen Allergenen kann eine Sensibilisierung ohne klinische Bedeutung vorliegen. Zur Bestätigung der klinischen Bedeutung dient insbesondere der nasale Provokationstest (der Nachweis der Schleimhautreaktion an der Nase nach Allergenkontakt) [11]. Im Einzelfall wird der Test auch eingesetzt, um bei negativem Hauttest bzw. fehlendem Nachweis allergenspezifischer IgE-Antikörper eine Reaktion der Nasenschleimhaut auf ein vermutetes Allergen aufzuzeigen (lokale IgE-Produktion).

Therapie

Die Therapie der allergischen Rhinitis hat die Beseitigung der Symptome, die Aufhebung der Entzündungsreaktion, die Gesundung der Schleimhäute und der Funktionen der Nase und die Normalisierung der Lebensqualität des Patienten zum Ziel. Sie besteht aus Karenzmaßnahmen zur Vermeidung allergischer Auslöser, der Behandlung mit Medikamenten sowie einer spezifischen Immuntherapie (Hyposensibilisierung), in Einzelfällen auch der Beseitigung chronisch gewucherter Schleimhaut. Die vollständige Karenz des auslösenden Allergens stellt die beste Behandlungsform allergischer Erkrankungen dar, ist jedoch für die meisten Allergene, wie z. B. Pollen und Milben, nur eingeschränkt möglich.

Im Bereich der Antihistaminika und topischen Steroide hat es in den vergangenen Jahren erfreuliche Weiterentwicklungen gegeben. Diese werden aber vielfach für die Patienten nicht nutzbar! Vor mehr als 20 Jahren haben Antihistaminika der sogenannten 2. Generation ältere Antihistaminika abgelöst. Diese sind heute rezeptfrei als Generika zu kaufen. Aus der Weiterentwicklung dieser Wirkstoffe gingen Antihistaminika der sogenannten 3. Generation hervor. Diese verschreibungspflichtigen Wirkstoffe wie Desloratadin, Levocetirizin und Fexofenadin können somit gegenüber den als Generika verfügbaren älteren Antihistaminika Vorteile bieten, z. B. ein vermindertes Risiko der Sedation [13]. Umso unverständlicher ist es, dass rezeptfreie Antihistaminika seit dem 1. Januar 2004 (mit wenigen Ausnahmen) nicht mehr zu Lasten der gesetzlichen Krankenversicherung verordnet werden können. Die neuen Antihistaminika hingegen können grundsätzlich zu Lasten der GKV verordnet werden, jedoch sind die Hürden so hoch angesetzt, dass der verschreibende Kassenarzt Gefahr läuft, für diese Verordnung persönlich in Regress genommen zu werden.

Eine ähnliche Situation zeichnet sich bei den topischen Steroid-Nasensprays ab. Während alte Präparate zwar billig sind, aber viele Nachteile hinsichtlich mangelnder Wirkung und eventueller Nebenwirkungen aufweisen, sind neue Präparate nur unter Inkaufnahme großer finanzieller Risiken für den Kassenarzt verschreibbar. Diese Situation ist absolut unbefriedigend und führt zunehmend zu einer eklatanten Unterversorgung der betroffenen Patienten.

Die spezifische Immuntherapie (SIT) ist neben der Allergenkarenz die einzige kausale Therapie allergischer Erkrankungen und sollte möglichst früh im Krankheitsverlauf eingesetzt werden [13, 14]. Ihre Wirksamkeit ist ausreichend belegt (Übersicht in [13, 14]). Aus ökonomischer Sicht ist die SIT deutlich weniger kostenintensiv als eine pharmakologische Standardtherapie über einen Zehnjahres-Zeitraum. Neben dem therapeutischen Aspekt ist bei der Indikationsstellung auch der präventive Aspekt einer SIT zur Vermeidung von Neusensibilisierungen und der Entwicklung eines Asthma bronchiale und der weiteren o. g. Folge- und Begleiterkrankungen der allergischen Rhinitis zu beachten. Die SIT kann auch bei gleichzeitig bestehendem Asthma eingesetzt werden und reduziert die nasalen und bronchialen Symptome.

Hinsichtlich der immunologischen Wirkmechanismen, der Standardisierung und Herstellung von Allergenextrakten, der praktischen Durchführung, der sublingualen Immuntherapie und der Behandlung unerwünschter Wirkungen wird auf das Positionspapier der deutschen allergologischen Gesellschaften [14] sowie auf Kap. 4.5 in diesem Buch verwiesen.

Sonstige Therapieansätze

Humanisierte Anti-IgE-Antikörper wurden in mehreren Studien zur allergischen Rhinitis eingesetzt. Möglicherweise hat diese Therapieform eine additive Wirkung zusammen mit einer Immuntherapie; die mögliche Rolle von Anti-IgE-Antikörpern bei der allergischen Rhinitis muss jedoch weiter untersucht werden [4].

Besondere Aspekte bei Kindern

Die allergische Rhinitis ist vor dem zweiten Lebensjahr selten, nimmt aber an Häufigkeit im Schulalter deutlich zu und ist Teil des sogenannten „allergischen Marsches" während der Kindheit. Allergietests können in jedem Alter durchgeführt werden, müssen aber altersbezogen eingesetzt (z. B. Pricktest) und ausgewertet werden [9, 10].

Die Behandlungsprinzipien sind für Kinder die gleichen wie für Erwachsene. Besondere Sorgfalt muss jedoch auf die Vermeidung von für diese Altersgruppe typischen Nebenwirkungen gelegt werden, die Dosierung der Medikamente muss angepasst werden. Wenige Arzneimittel sind an kleinen Kindern erprobt worden. Hier sollten die gesetzlichen Voraussetzungen für eine Förderung der entsprechenden Forschung geschaffen werden.

Bei Kindern kann die allergische Rhinitis kognitive Funktionen und die schulische Leistungsfähigkeit beeinträchtigen. Eine weitere Beeinträchtigung durch die Einnahme sedierender oraler H_1-Antihistaminika sollte vermieden werden. Intranasale Glukokortikosteroide sind auch im Kindesalter eine wirksame Alternative. Aufgrund des möglichen Effekts einiger topischer Steroide bei Langzeittherapie auf das Wachstum ist auf die Anwendung möglichst sicherer Präparate zu achten.

Erfolgs- und Mängelanalyse

Die allergische Rhinitis wird noch weitgehend unterschätzt, unterdiagnostiziert und untertherapiert! Die Therapie der Erkrankung ist trotz nationaler und internationaler Behandlungsrichtlinien zudem überwiegend auf den Kurzzeiterfolg und die Reduktion der Symptomatik ausgerichtet, anstatt den Patienten als chronisch erkrankten atopischen Langzeitpatienten zu sehen. Hier bedarf es dringend einer verbesserten Horizontal- und Vertikalvernetzung der Versorgungsstrukturen zur Anhebung der Versorgungsqualität.

Dieser Mangel findet seine Ursachen in der ungenügenden Ausbildung der Fachärzte und der ungenügenden Definition der in der Weiterbildung zu erwerbenden Kenntnisse (Curriculum). Aber auch die Ausbildung der Medizinstudenten ist ungenügend für eine der häufigsten chronischen Erkrankungen des Menschen überhaupt, da die Allergologie an den Universitäten kaum vertreten ist. Besonders eklatant ist der Mangel in der Forschung: Keine einzige universitäre Einrichtung in Deutschland im Fachbereich HNO kann im internationalen Vergleich auf allergologischem Gebiet führend mithalten. Forschungseinrichtungen, die die allergische Rhinitis interdisziplinär angehen könnten, fehlen vollständig. Erst von entsprechenden Hochschulstrukturen kann mittelfristig ein positiver Einfluss auf die Qualität der Patientenversorgung erwartet werden.

Zudem zwingen Budgetvorgaben zu einem „Quartalsdenken", das dem chronischen Charakter der Erkrankung nicht gerecht werden kann. Dies führt vor allem in der Pharmakotherapie dazu, dass die nach medizinischen und wissenschaftlichen Gesichtspunkten erarbeiteten Behandlungsrichtlinien oft nicht eingehalten werden können. Von den wissenschaftlichen Gesellschaften erarbeitete Leitlinien sollten in der Diagnostik und Therapie der Patienten umgesetzt werden.

Forderungen

Die Forderungen ergeben sich aus der Mängelanalyse wie folgt:

❱❱ Strukturierung und Verbesserung der Ausbildung der Medizinstudenten und verstärkte Einbeziehung der allergischen Erkrankungen in den Lehrstoff der HNO-Heilkunde.

❱❱ Verbesserung der Weiterbildung zum HNO-Facharzt durch Schaffung von Einrichtungen mit Schwerpunkt Allergologie, zumindest an den Universitäten und größeren Versorgungskrankenhäusern.

❱❱ Einführung eines Curriculums zur Ausbildung des Allergologen, das den „atopischen Patienten" ganzheitlich berücksichtigt.

❱❱ Schaffung von interdisziplinären Forschungseinrichtungen, die zumindest an einigen Universitäten den Anschluss an die internationale Forschung und damit internationale Kooperationen erlauben.

❱❱ Intensivierung der Forschung zur Prävention, Diagnostik und Therapie der allergischen Rhinokonjunktivitis sowie ihrer Folgeerkrankungen.

❱❱ Verbesserung der Therapie des atopischen Patienten – im Verständnis der Chronizität der Erkrankung und ihrer sozioökonomischen Auswirkungen – durch ständige Fortbildung (CME-System nach amerikanischem Vorbild).

❱❱ Stärkung der interdisziplinären Zusammenarbeit durch horizontale Vernetzung der Versorgungsstrukturen (zwischen niedergelassenen Ärzten, innerhalb der Krankenhäuser und Universitäten).

❱❱ Schaffung von Lehrstühlen für Allergologie mit verschiedenen Organschwerpunkten, die als Keimzentren für eine verbesserte Forschung und Lehre sowie letztendlich Krankenversorgung dienen (vertikale Vernetzung).

❱❱ Von den wissenschaftlichen Gesellschaften erarbeitete Leitlinien zur Diagnostik und Therapie der Patienten sind als Standard anzuerkennen. Die hier formulierten Leistungen und therapeutischen Maßnahmen sind dem Patienten bedarfsorientiert zu gewähren. Zur Qualitätssicherung in der medizinischen Versorgung der Patienten ist auf die Einhaltung der Leitlinien zu achten.

Literatur

1. Bousquet J, van Cauwenberge P, Khaltaev N, et al. Management of allergic rhinitis and its impact on asthma (ARIA). J Allergy Clin Immunol 2001; 108: S147–334.
2. Ring J. Angewandte Allergologie, 3. Aufl. München: Urban & Vogel, 2004.
3. Statistisches Bundesamt. Gesundheitsbericht für Deutschland. Spezialbericht Allergien. Stuttgart: Metzler-Poeschel, 2000.
4. Bachert C, Borchard U, Wedi B, et al. Leitlinie der DGAI zur allergischen Rhinokonjunktivitis. Allergologie 2003; 26: 147–162.
5. Klimek L, Reichenbach M, Mewes T, Mann W. Untersuchungen zur Reproduzierbarkeit und

jahreszeitlichen Abhängigkeit von spezifischen intranasalen Provokationstests bei Birkenpollenallergikern. Laryngorhinootologie 1997; 76: 475–479.

6. Ciprandi G, Buscaglia S, Pesce G, et al. Minimal persistent inflammation is present at mucosal level in patients with asymptomatic rhinitis and mite allergy. J Allergy Clin Immunol 1995; 96: 971–979.

7. Lack G. Pediatric allergic rhinitis and comorbid disorders. J Allergy Clin Immunol 2001; 108 (1 Suppl): S9–15.

8. Bachert C, Hörmann K, Mösges R, et al. An update on the diagnosis and treatment of sinusitis and nasal polyposis. Allergy 2003; 58: 176–191.

9. Ruëff F, Bergmann KC, Brockow K, et al. Hauttests zur Diagnostik von allergischen Soforttyp-Reaktionen. Leitlinie der Deutschen Gesellschaft für Allergologie und klinischen Immunologie (DGAKI). Allergo J 2010 (in Vorbereitung).

10. Renz H, Becker WM, Bufe J, et al. In-vitro-Allergiediagnostik. Positionspapier der DGAI. Allergo J. 2002; 8: 492–506.

11. Riechelmann H, Bachert C, Goldschmidt O, et al. Durchführung des nasalen Provokationstests bei Erkrankungen der oberen Atemwege – Positionspapier der Deutschen Gesellschaft für Allergologie und klinische Immunologie (Sektion HNO) gemeinsam mit der Arbeitsgemeinschaft Klinische Immunologie, Allergologie und Umweltmedizin der Deutschen Gesellschaft für Hals-Nasen-Ohrenheilkunde, Kopf- und Hals-Chirurgie. Allergo J 2002; 11: 29–36.

12. Klimek L, Spielhaupter M, Hansen I, Wehrmann W, Bachert W. Wirksamkeit und Verträglichkeit moderner Antihistaminika in der Therapie allergischer Erkrankungen nachfolgend auf eine Anwendung generischer Antihistaminika. Allergologie 2008; 31: 41–47.

13. Bousquet J, Lockey R, Malling H. WHO Position Paper. Allergen Immunotherapy: Therapeutic Vaccines for allergic diseases. Allergy 1998; 53 (Suppl 54): 1–42.

14. Kleine-Tebbe J, Bergmann KC, Friedrichs F, et al. Leitlinie: Die spezifische Immuntherapie (Hyposensibilisierung) bei IgE-vermittelten allergischen Erkrankungen. Allergo J 2006; 15: 56–74.

3.3.2 Rhinosinusitis

Allergische und nicht allergische Entzündungen der Nase sind häufig kompliziert durch Erkrankungen der Nasennebenhöhlen, und Nebenhöhlenerkrankungen treten nur selten ohne eine Beteiligung der Nasenschleimhäute auf; wir sprechen daher von einer „Rhinosinusitis" (Entzündung der Nase und der Nasennebenhöhlen) [1, 2]. Die akute, meist nach einer viralen Infektion der Nase durch Rhino- oder Coronaviren sich entwickelnde Rhinosinusitis ist mit einer Inzidenz von ca. 8 Millionen Fällen/Jahr eine sehr häufige Erkrankung in Deutschland. Die chronischen Formen werden jedes Jahr bei etwa 4 % der Bevölkerung diagnostiziert, wobei die Prävalenz bei 12–16 % liegen dürfte; genaue Zahlen aus epidemiologischen Erhebungen liegen hierzu für Deutschland nicht vor.

Bemerkenswert ist, dass die Rhinosinusitis häufig zusammen mit Erkrankungen der unteren Atemwege wie Asthma, chronische Bronchitis (COPD) oder allergischen Pilzerkrankungen (ABPA) einhergeht, und die Entzündung der oberen Atemwege den Schweregrad der Symptome an den unteren Atemwegen stark beeinflusst. Daher ist die Diagnose und Therapie der Rhinosinusitis von großer Bedeutung im Behandlungskonzept des Asthma und der COPD. Dem steht jedoch im Wege, dass die Rhinosinusitis nicht leicht von der Rhinitis zu differenzieren ist, bzw. ohne Computertomographie und nasale Endoskopie nicht zu diagnostizieren ist; die Rhinosinusitis wird daher häufig nicht erkannt.

Die Pathophysiologie der chronischen Rhinosinusitis (CRS) ist erst teilweise ge-

115

klärt; die CRS lässt sich grob in eine Form ohne und eine seltenere, aber schwerere Form mit Nasenpolypen einteilen [3], die – anhand von Biomarkern – weiter aufgeteilt werden können.

Im Jahr 2004 wurden 54.860 Patienten in Deutschland wegen einer Rhinosinusitis hospitalisiert, und 41.050 Patienten deswegen operiert [4]. Die Rhinosinusitis verursacht eine deutliche Einschränkung der Lebensqualität der Betroffenen und beträchtliche direkte und indirekte – bislang nicht bezifferte – Kosten für das Gesundheitssystem, kompliziert durch die Begleiterkrankungen der unteren Atemwege.

Akute Rhinosinusitis (ARS)

Eine unkomplizierte virale Rhinitis führt in den meisten Fällen auch zur Sinusitis, wie computertomographische Studien [5] nachgewiesen haben. Nach der viralen Infektion der Nase folgt häufig eine Entzündung, die zu den typischen Symptomen der „postviralen" Rhinosinusitis Anlass gibt: Nasenverstopfung, Sekretfluss, Sekretdrainage in den Rachen, Gesichts- und Kopfschmerzen, Geruchsverlust, und manchmal Husten, Fieber, und Zahn- und Ohrenschmerzen, begleitet von einem allgemeinen Krankheitsgefühl. Nur selten (< 4 %) wird diese virale Infektionen nach 5–10 Tagen durch Bakterien kompliziert [6]. Die bakterielle Infektion verursacht starke lokalisierte Schmerzen, verstärkt bei Palpation, und kann in seltenen Fällen v. a. bei Kindern zu schweren Komplikationen führen (Augenhöhlenabszess, Hirnhautentzündung oder Hirnabszess), die rasch durch spezialisierte Kliniken behandelt werden müssen!

Eine Computertomographie ist nur bei Verdacht auf Komplikationen und evtl. geplanter Operation durchzuführen, die Indikation muss dem Facharzt überlassen werden. Zur Diagnose einer bakteriellen ARS (Eiterfluss aus dem Kieferhöhlenostium) kann eine Nasenendoskopie – nach Abschwellung der Nase – hilfreich sein. Nasenabstriche, selbst aus dem mittleren Nasengang, sind meistens kontaminiert und demzufolge nicht aussagekräftig. Bei Erwachsenen wie auch bei Kindern mit akuter bakterieller ARS handelt es sich vorwiegend um Infektionen durch Streptococcus pneumoniae, Haemophilus influenzae und Moraxella catarrhalis.

In der täglichen Praxis wird die Diagnose einer ARS meist durch den Hausarzt aufgrund der Symptome gestellt. In der Annahme, dass es sich um ein bakteriellen Krankheitsbild handelt, wird leider noch viel zu häufig ein Antibiotikum verschrieben! Neuere Studien zeigen aber, dass eine lokale antientzündliche Behandlung mit topischen Kortikosteroiden überlegen und besser verträglich ist und die Resistenzentwicklung gegen Antibiotika vermindert [7]!

Diese Empfehlungen haben sich auch in den nationalen und internationalen Richtlinien niedergeschlagen [6, 7]. Antibiotika – entsprechend den nationalen Empfehlungen [2] – sind nur bei einem begründeten Verdacht einer bakteriellen Rhinosinusitis bzw. einer Komplikation indiziert. Die Gabe von abschwellenden Nasentropfen (Cave: Rhinitis medicamentosa nach längerem Gebrauch!) und Schmerzstillern kann zur symptomatischen Behandlung erwogen werden. Sekretolytika sind nicht effektiv.

Chronische Rhinosinusitis (CRS)

Bei der CRS ohne Polypen geht man davon aus, dass eine Fibrose in Bereich der Schlüsselstelle für Ventilation und Drainage der Nebenhöhlen, dem so genannten ostiomeatalen Komplex, entsteht [8]. Die Rolle der Bakterien bei der Entstehung dieser Form der CRS ist eher fraglich. Eine ganzjährige allergische (und nichtallergische) Rhinitis kann zur Entstehung einer CRS prädisponieren.

Die Symptome sind unspezifisch (Nasenverstopfung und Sekretion in den Rachen) oder lokalisiert (z. B. Stirnkopfschmerzen bei isolierter Stirnhöhlenentzündung). Von einer chronischen Rhinosinusitis spricht man ab einer Dauer der Symptome von 12 Wochen; zu ihrer Diagnose sind eine Computertomographie (CT) und eine nasale Endoskopie unabdingbar [2, 6]. Wichtig ist, dass das CT erst nach adäquater medizinischer Behandlung (6–8 Wochen topische Kortikosteroide und Antibiotika, v. a. Makrolidantibiotika in niedriger Dosierung wegen ihrer antientzündlichen Effekte) und nicht während eines viralen Infektes erfolgt. Das CT dient der präoperativen Evaluation der beteiligten Nebenhöhlen, dem Ausschluss von Tumoren, Meningozelen oder Mukozelen, und hilft bei der Entschlüsselung anatomischer Anomalien.

Die Differenzialdiagnose der Gesichts- und Kopfschmerzen ist komplex, weshalb neurologische und ophthalmologische Untersuchungen oft indiziert sind. Eine einseitige Nasenobstruktion, möglicherweise mit Schmerzen oder blutigem Sekret, weist evtl. auf eine Tumorerkrankung hin und muss dem Facharzt vorgestellt werden.

Bislang gibt es keine operationssparende Arzneimitteltherapie bei der CRS. Die Operation wird heute endoskopisch endonasal ausgeführt, wobei die Erfolgsquote hoch und die Komplikationsrate bei entsprechender Erfahrung des Operateurs niedrig liegt. Von wesentlicher Bedeutung ist die postoperative Nachsorge, die die Behandlung mit topischen Kortikosteroiden und bei Bedarf Antibiotika einschließt. Antimykotika werden nur bei immunreaktiven oder invasiven Formen einer Pilzerkrankung eingesetzt.

Die CRS mit Nasenpolypen stellt eine chronisch-persistierende Entzündung dar, vergleichbar dem nichtallergischen Asthma („Asthma der oberen Atemwege"), und tritt häufig (ca. 40 %) mit diesem zusammen auf [1]. Ein Kennzeichen der beidseitigen Polyposis nasi bei Erwachsenen ist die hohe Zahl von Eosinophilen in der Schleimhaut bei etwa 70 bis 90 % der Patienten. Es hat sich – vergleichbar dem Asthma – erwiesen, dass Interleukin-5 ein Schlüsselzytokin darstellt, das die Eosinophilen aktiviert und deren natürlichen Zelltod verhindert [9, 10]. Die Behandlung der Nasenpolypen mit humanisierten anti-IL-5 Antikörpern kann daher eine therapeutische Option der Zukunft darstellen [11].

Nasenpolypen sind besonders häufig kolonisiert mit dem Keim Staphylokokkus aureus, der Enterotoxine (Superantigene) freisetzen und die Entzündung stark anfachen kann [12, 13]. Daraus resultiert eine Amplifikation der Entzündung mit stark erhöhten Konzentrationen von Interleukin-5 und IgE (Werte bis 5.000 kU/L im Gewebe) [13]. Diese Befunde suggerieren, dass die Eradikation von Staphylococcus aureus ein wirksames Mittel zur Therapie der schweren Polyposis bei einer Subgruppe von Patienten darstellen kann.

Die Prävalenz der Nasenpolypen in der allgemeinen Bevölkerung wird auf 2–4 % geschätzt; Patienten mit Aspirinempfindlichkeit (bis 80 %!) und nichtallergischem Asthma haben wesentlich häufiger Polypen, die Inzidenz ist höher bei Männern als bei Frauen und nimmt nach dem Alter von 40 Jahren erheblich zu. Im Kindesalter sind Nasenpolypen vor allem mit Mukoviszidose assoziiert.

Je nach Umfang der Polypenmassen innerhalb der Nase entwickeln Patienten unterschiedliche Symptome und Beschwerden: dauernder „Schnupfen", Sekretfluss in den Rachen, und Verlust des Geruchsinnes sind typisch, während Kopfschmerzen selten auftreten. Zur Diagnosestellung werden wiederum die Endoskopie der Nase und das Computertomogramm benötigt. Da Nasenpolypen Teil einer systemischen Krankheit sein können, sind weitere Untersuchungen notwendig, um ein Asthma, eine Aspirinintoleranz (AERD), oder ein Churg-Strauss-Syndrom auszuschließen. Ebenso ist die Differenzialdiagnose wichtig: ein Papillom, eine Mykose oder ein Tumor (Biopsie!) können ähnliche Symptome verursachen. Ein Geruchstest, ein Allergietest, und ein Blutbild (Eosinophilie) können weitere Informationen liefern.

Bei Erstdiagnose werden die Patienten mit topischen und evtl. oralen Kortikosteroiden behandelt, evtl. kombiniert mit einem Antibiotikum (v. a. Doxyzyklin). Bei fehlendem Erfolg wird dann die Indikation zur endoskopischen Chirurgie gestellt, der eine postoperative Behandlung mit topischen Kortikosteroiden über Jahre folgen muss. Die Entwicklung neuer Behandlungsstrategien ist aufgrund der Rezidivhäufigkeit dringend erforderlich [14].

Mängel- und Erfolgsanalyse

Es bestehen bis heute keine adäquaten epidemiologischen Untersuchung zum Auftreten dieser so häufigen und volkswirtschaftlich relevanten Atemwegserkrankungen in Deutschland! Die ARS wird heute noch oft als bakterielle Erkrankung missverstanden und fälschlicherweise mit Antibiotika behandelt; daraus resultieren unnötige bakterielle Resistenzen. Die CRS wird dagegen zu selten diagnostiziert, und folglich zu wenig behandelt. Dies hat schwere Konsequenzen für die Lebensqualität der Patienten, insbesondere dann, wenn gleichzeitig ein Asthma oder eine COPD bestehen. Nur eine klar strukturierte Überweisungspolitik zum HNO-Facharzt kann dieses Problem beheben. Die gegenwärtigen evidenzbasierten Leitlinien für beide Erkrankungen sind – aufgrund ihrer Frequenz und ihrer sozioökonomischen Konsequenzen wäre das zu fordern – den Allgemeinärzten nicht ausreichend bekannt. Und schließlich wird in Deutschland nur sehr begrenzt Forschung auf diesem Gebiet betrieben, die therapieorientiert ist.

Forderungen

» Aufklärungskampagnen bei den Allgemeinärzten und in der Bevölkerung zur Therapie der akuten Rhinosinusitis (Vermeidung von Antibiotika, Prinzip der antientzündlichen Therapie)

» Aufklärung der Allgemeinärzte zur Diagnosestellung und Facharzt-Überweisung bei chronischer Rhinosinusitis (CRS), insbesondere bei obstruktiven Atemwegserkrankungen

» Gut durchgeführte epidemiologische Untersuchungen zur Prävalenz und zu sozioökonomischen Konsequenzen der

CRS, insbesondere der schweren Formen

)) Entwicklung von Verbund-Forschungsaktivitäten zur Verbesserung der Klassifikation, zur Aufklärung der Pathophysiologie und Identifikation von neuen therapeutischen Ansätzen

)) Aufklärung der Bedeutung der Rolle von Staphylococcus aureus bei CRS mit Nasenpolypen

Literatur

1. Bachert C, Gevaert P, van Cauwenberge P. Nasal polyposis and sinusitis. In: Adkinson NF, Yunginger JW, Busse WW, Bochner B, Holgate S, Simons F (eds). Allergy. Principles and Practice. 7. edition, St. Louis: Mosby, 2009.

2. Stuck BA, Bachert C, Federspil P, Hosemann W, Klimek L, Mösges R, Pfaar O, Rudack C, Sitter H, Wagenmann M, Hörmann K. Leitlinie „Rhinosinusitis" der Deutschen Gesellschaft für Hals-Nasen-Ohren-Heilkunde, Kopf- und Hals-Chirurgie. HNO 2007; 55: 758–760.

3. Van Zele T, Claeys S, Gevaert P, Holtappels G, Van Cauwenberge P, Bachert C. Differentiation of chronic sinus diseases by measurement of inflammatory mediators. Allergy 2006; 61: 1280–1289.

4. Baumann I, Blumenstock G, Klingmann C, Praetorius M, Plinkert PK. Chronic rhinosinusitis. Subjective assessment of benefit 1 year after functional endonasal sinus surgery. HNO 2007; 55: 858–861.

5. Gwaltney JM, Phillips CD, Miller RD, Riker DK. Computed tomographic study of the common cold. N Engl J Med 1994; 330: 25–32.

6. Fokkens W, Lund V, Bachert C et al. EAACI Position Paper on Rhinosinusitis and Nasal Polyposis: Executive Summary. Allergy 2005; 60: 583–601.

7. Meltzer EO, Bachert C, Bloom M, Staudinger H. Treating acute rhinosinusitis: comparing the efficacy and safety of mometasone furoate nasal spray, amoxicillin and placebo. J Allergy Clin Immunol 2005; 116: 1289–1295.

8. Van Bruaene N, L Derycke, Perez-Novo CA, et al. TGF-beta protein and receptor expression, and intracellular signaling in chronic rhinosinusitis. J Allergy Clin Immunol 2009, im Druck.

9. Bachert C, Wagenmann M, Hauser U, et al. IL-5 is upregulated in human nasal polyp tissue. J Allergy Clin Immunol 1997; 99: 837–842.

10. Simon HU, Yousefi S, Schranz C, et al. Direct demonstration of delayed eosinophil apoptosis as a mechanism causing tissue eosinophilia. J Immunol 1997; 158: 3902–3908.

11. Gevaert P, Lang-Loidolt D, Stammberger H, et al. Nasal interleukin-5 levels determine the response to anti-interleukin-5 treatment in nasal polyp patients. J Allergy Clin Immunol 2006; 118: 1133–1141.

12. Bachert C, Gevaert P, Holtappels G, et al. Total and specific IgE in nasal polyps is related to local eosinophilic inflammation. J Allergy Clin Immunol 2001; 107: 607–614.

13. Bachert C, Zhang N, Patou J, van Zele T, Gevaert P. Role of staphylococcal superantigens in upper airway disease. Curr Opin Allergy Clin Immunol 2008; 8: 34–38.

14. Bachert C, Van Bruaene N, Toskala E, et.al. Important research questions in allergy and related diseases: Chronic rhinosinusitis and nasal polyposis: A GA2LEN paper. Allergy 2009, im Druck.

119

3.4 Allergisches Asthma bronchiale

Definition

Asthma ist eine chronisch entzündliche Erkrankung der Atemwege, charakterisiert durch eine bronchiale Hyperreagibilität und eine variable Atemwegsobstruktion.

Epidemiologie

Asthma ist eine der häufigsten chronischen Erkrankungen, die bei ca. 10 % der Kinder und 5 % der Erwachsenen in Deutschland auftritt. Im Kindesalter ist es die häufigste chronische Erkrankung überhaupt. Auch bei Erwachsenen ist Asthma eine häufige Ursache von Atembeschwerden.

Asthmaformen

Allergisches Asthma: Allergien sind die stärksten prädisponierenden Faktoren für die Entwicklung eines Asthmas im Kindes- und Jugendalter. Auch bei Erwachsenen sind Allergien häufig die primär krankheitsverursachenden Faktoren.

Intrinsisches oder nichtallergisches Asthma: Bei 30–50 % der Erwachsenen mit Asthma sind Allergien bzw. IgE-Antikörper gegen Umweltallergene nicht nachweisbar. Für diese Form des Asthmas werden Infektionen der Atemwege als wesentliche Auslösefaktoren angesehen.

Mischformen sind möglich, insbesondere kann auch bei einem initial allergischen Asthma im Verlauf die nicht allergische Komponente klinisch in den Vordergrund treten.

Besonderheiten bei Säuglingen und Kleinkindern: In dieser Altersstufe liegen oft infektbedingte, eventuell rezidivierende, obstruktive Ventilationsstörungen vor, die sich im Verlauf der ersten Lebensjahre verlieren können.

Diagnostik

Asthma kann unterschiedliche Symptome verursachen, von geringem Beklemmungsgefühl oder Husten bis zur schweren Atemnot. Die Beschwerden können intermittierend (saisonale, lokale Allergenquellen) oder persistierend vorhanden sein. Bei persistierenden Beschwerden kann die Abgrenzung zwischen allergischen und nicht allergischen Asthmaformen schwierig sein. Bei Verdacht auf Asthma sollte eine ausführliche Anamnese mit Berücksichtigung allergischer Erkrankungen in der Familie und folgender Beschwerden und auslösender Faktoren erhoben werden:
Beschwerdebild, Symptomatik:
- anfallsweise Atemnot
- thorakales Beklemmungsgefühl
- Husten mit und ohne Auswurf
- pfeifende Atemgeräusche („Giemen"),
- Begleitsymptome (Niesen, Schnupfen, Augentränen; Ekzeme)

Auslösefaktoren:
- Atemwegsreize (z. B. Exposition gegenüber Allergenen, physikalischen, thermischen und chemischen Reizen, Rauch und Staub)
- Tages- und Jahreszeit (z. B. Tag-/Nachtrhythmus, saisonale Bezüge)

» Aufenthaltsort und Tätigkeit (z. B. Arbeitsplatz, Hobbies, Haustierhaltung)

» Auftreten während oder vor allem nach körperlicher Belastung

» Zusammenhang mit Atemwegsinfektionen

» psychosoziale Faktoren

Körperliche Untersuchung: Typische Symptome einer asthmatischen Atemwegsobstruktion, die im beschwerdefreien Intervall auch fehlen können:

» bei der Auskultation: trockene Nebengeräusche (Giemen, Pfeifen, Brummen), gelegentlich erst nach forcierter Exspiration bzw. Husten

» bei schwerer Atemnot (v. a. im Kindesalter): thorakale Einziehungen

» bei sehr schwerer Obstruktion: sehr leises Atemgeräusch

Diagnosesicherung

Lungenfunktionsprüfung

Zur Sicherung der Diagnose „Asthma" muss eine variable, (partiell) reversible und/oder belastungsinduzierte Atemwegsobstruktion durch eine Lungenfunktionsprüfung, in erster Linie durch eine vollständige spirometrische Untersuchung (Darstellung der Fluss-Volumen-Kurve; wichtigster Parameter: Einsekundenkapazität FEV1), nachgewiesen werden. Das Verfahren ist von der Mitarbeit des Patienten abhängig. Eine zusätzliche Ganzkörper-Plethysmographie als weitgehend von der Mitarbeit unabhängiges Verfahren ist insbesondere zur direkten Erfassung einer Lungenüberblähung notwendig, die auch als isolierte Funktionsstörung bei Asthma auftreten kann. Auch im späten Kleinkindes- und im frühen Schulalter ist diese Methode wegen der in dieser Altersphase noch nicht ausreichenden Mitarbeit indiziert.

Reversibilitätstests

Bei Patienten mit nachgewiesener Atemwegsobstruktion sollte zur Bestätigung der Diagnose und zur Einschätzung des Therapieansprechens ein Reversibilitätstest mit kurzwirkenden β_2-Sympathomimetika (SABA) durchgeführt werden. Im Falle eines Nichtansprechens auf SABA kann die Reaktion der FEV1 auf die probatorische Gabe inhalativer Glukokortikoide über mindestens vier Wochen geprüft werden.

Bronchiale Hyperreagibilität (BHR)

Sofern die Lungenfunktion nicht eingeschränkt ist, aber die Anamnese für eine Asthmaerkrankung spricht, kann die Diagnose durch den Nachweis einer bronchialen Hyperreagibilität durch Provokationstests mit Pharmaka und anderen, meist physikalischen Stimuli (Methacholin, Histamin, Kaltluft und standardisierte Laufbelastung), mit geringerer Validität auch durch eine erhöhte zirkadiane Variabilität des exspiratorischen Spitzenflusses PEF (Peak Expiratory Flow) gesichert werden.

Allergiediagnostik

Allergien stellen die häufigste Ursache des Asthmas im Kindes- und Jugendalter dar und sind auch im Erwachsenenalter häufig. Deshalb sollte in allen Altersgruppen bei allen Asthmapatienten mit positiver Anamnese eine allergologische Stufendiagnostik durchgeführt werden.

Die allergologische Stufendiagnostik besteht bei Asthma aus:

» Allergieanamnese einschließlich Berufsanamnese (ggf. Fragebogen),

) Nachweis der allergenspezifischen, durch Immunglobulin E (IgE) vermittelten Sensibilisierung durch
* Prick-Hauttest oder
* Bestimmung des spezifischen IgE;
* ggf. allergenspezifische Organprovokationstests (nasal, bronchial, arbeitsplatzbezogen).

Differenzialdiagnosen

Zu den zahlreichen Differenzialdiagnosen gehören (in alphabetischer Reihenfolge): Alpha-1-Antitrypsinmangel, atypische Pneumonie, Aspiration (z. B. Fremdkörper), bronchopulmonale Dysplasie, Bronchiektasen, chronisch persistierender Husten anderer Ätiologie, chronisch obstruktive Bronchitis mit/ohne Lungenemphysem (COPD), diffuse parenchymatöse Lungenerkrankungen (u. a. exogen allergische Alveolitis, Sarkoidose), Entwicklungsstörungen (andere als durch Asthma bedingt), gastroösophagealer Reflux, Herzinsuffizienz/kardiovaskuläre Erkrankungen (Lungenstauung)/koronare Herzerkrankung, Immundefekte, Kehlkopfveränderungen, Lungenarterienembolie, neuromuskuläre Erkrankungen (Störungen der Atempumpe), postinfektiöse Störungen (z. B. Pertussis, Bronchiolitis obliterans), psychosomatische Störungen der Atmung, (psychogene Hyperventilation, Stimmbanddysfunktion), Spontanpneumothorax, Trachobronchomalazie, Tuberkulose, Tumor (Kehlkopf, Trachea, Lunge), Zilienfunktionsstörung, zystische Fibrose.

Die wichtigste Differenzialdiagnose ist, insbesondere in höherem Lebensalter, die COPD (Tab. 1). Hierbei ist als neuer Aspekt von besonderer Bedeutung, dass die herkömmliche Unterscheidung anhand der Reversibilität im Bronchodilatationstest mit β_2-Sympathikomimetika nicht mehr als geeigneter Diskriminationsparameter gilt. Es sind daher ggf. neuere differenzialdiagnostische Methoden einzusetzen, wie das hochauflösende Computertomogramm HR-CT zum Ausschluss eines Emphysems

Tab. 1: Abgrenzung Asthma – COPD (NVL Asthma). Die Merkmale sind nur als relative Kriterien anzusehen.

Typische Merkmale	Asthma	COPD
Alter bei Erstdiagnose	variabel, häufig: Kindheit, Jugend	Meist 5.–6. Lebensdekade
Tabakrauchen	Risikofaktor	überwiegend Raucher
Atemnot	anfallsartig	bei Belastung
Allergie	häufig	nein
Atemwegsobstruktion	eher variabel	eher persistierend
bronchiale Hyperreagibilität	regelhaft vorhanden	möglich
Verlauf	variabel, episodisch	progredient
Ansprechen auf Kortikosteroide	regelhaft vorhanden	Langzeitsprechen variabel

bei schwerer Überblähung bzw. die Bestimmung der volumenbezogenen CO-Diffusionskapazität zum Ausschluss der funktionellen Bedeutung eines Emphysems.

Klassifikation des Asthmas

Schweregradeinteilung

Bisher wurde das Asthma anhand der Symptome, des Ausmaßes der Atemwegsobstruktion sowie der Variabilität der Lungenfunktion in vier Schweregrade eingeteilt. Diese Einteilung hat sich für die Verlaufskontrolle nicht bewährt, da neben dem Schweregrad der zugrunde liegenden Erkrankung auch das Ansprechen auf die Therapie in die Schwere eines Asthmas eingeht. Eine Schweregradeinteilung ist deshalb nur bei der Erstbeurteilung eines Patienten mit Asthma sinnvoll (Tab. 2, 3).

Tab. 2: Schweregradeinteilung bei Erwachsenen (NVL Asthma). Die Anwesenheit eines der Symptome reicht aus, um einen Patienten in die entsprechende Kategorie einzuordenen.

Schweregrad	Kennzeichen vor Behandlung	
	Symptomatik	Lungenfunktion
IV schwergradig persistierend	)) anhaltende tägliche Symptome)) häufige Exazerbation)) häufig nächtliche Symptome)) Einschränkung der körperlichen Aktivität	)) FEV1 ≤ 60 % des Sollwertes)) oder PEF ≤ 60 % PBW)) PEF-Tagesvariabilität > 30 %
III mittelgradig persistierend	)) täglich Symptome)) nächtliche Symptome >1 x/Woche)) Beeinträchtigung von körperlicher Aktivität und Schlaf bei Exazerbationen)) täglicher Bedarf an inhalativen kurzwirkenden Beta-2-Sympathomimetika	)) FEV1 > 60 %–<80 % des Sollwertes)) PEF 60–80 % PBW)) PEF-Tagesvariabilität > 30 %
II geringgradig persistierend	)) 1 x/Woche < Symptome am Tag <1 x/Tag)) nächtliche Symptomatik >2 x/Monat)) Beeinträchtigung von körperlicher Aktivität und Schlaf bei Exazerbationen	)) FEV1 ≥ 80 % des Sollwertes)) PEF ≥ 80 % PBW)) PEF-Tagesvariabilität 20–30 %
I inter- mittierend	)) intermittierende Symptome am Tag (<1 x/Woche))) kurze Exazerbationen (von einigen Stunden bis zu einigen Tagen))) nächtliche Asthmasymptome ≤2 x/Monat	)) FEV1 ≥ 80 % des Sollwertes)) PEF ≥ 80 % PBW)) PEF-Tagesvariabilität < 20 %

Tab. 3: Schweregradeinteilung bei Kindern und Jugendlichen (NVL Asthma). Die Anwesenheit eines der Symptome reicht aus, um einen Patienten in die entsprechende Kategorie einzuordenen.

Schweregrad	Kennzeichen vor Behandlung	
	Symptomatik	Lungenfunktion[c]
IV schwergradig persistierend[b]	)) anhaltende tägliche Symptome, häufig auch nächtlich	)) FEV1 < 60 % des Sollwertes)) oder PEF < 60 % PBW)) PEF-Tagesvariabilität > 30 %
III mittelgradig persistierend[b]	)) an mehreren Tagen/ Woche und auch nächtliche Symptome	)) auch im Intervall obstruktiv)) FEV1 < 80 % des Sollwertes)) und/oder MEF25–75 bzw. MEF50 < 65 %)) PEF-Tagesvariabilität > 30 %
II geringgradig persistierend[b] (episodisch symptomatisches Asthma)	)) Intervall zwischen Episoden < 2 Monate	nur episodisch obstruktiv, Lungenfunktion dann pathologisch:)) FEV1 < 80 % des Sollwertes)) und/oder MEF25–75 bzw. MEF50 < 65 %)) PEF-Tagesvariabilität 20–30 % Lungenfunktion im Intervall meist noch o. path. Be.:)) FEV1 > 80 % des Sollwertes)) und/oder MEF25–75 bzw. MEF50 > 65 %)) PEF-Tagesvariabilität < 20 %
I intermittierend (intermittierende, rezidivierende, bronchiale Obstruktion)[a]	)) intermittierend Husten)) leichte Atemnot)) symptomfreies Intervall > 2 Monate	nur intermittierend obstruktiv; Lungenfunktion oft noch normal:)) FEV1 > 80 % des Sollwertes)) und/oder MEF25–75 bzw. MEF50 > 65 %)) PEF-Tagesvariabilität < 20 %)) im Intervall o. path. B.

[a] Chronische Enzündung und Vorliegen einer Überempfindlichkeit der Bronchialschleimhaut nicht obligat. Somit definitionsgemäß dann noch kein Asthma. Z. B. Auftreten der obstruktiven Ventilationsstörung bei Säuglingen und Kleinkindern infektgetriggert vor allem in der kalten Jahreszeit und bei Schulkindern nach sporadischem Allergenkontakt (z. B. Tierhaarallergie).

[b] Von einer bronchialen Überempfindlichkeit auch im symptomfreien Intervall ist bei den Schweregraden II, III und IV auszugehen.

[c] Individuelle Maximalwerte sind zu berücksichtigen. Ggf. Überblähung beachten (FRC > 120 % des Sollwertes). Lungenfunktion im Säuglings- und Kleinkindalter nur in Spezialeinrichtungen messbar.

Asthmakontrolle

Im Vergleich zur bisherigen Einteilung des Asthmas nach Schweregraden ist die Beurteilung der Asthmakontrolle für die langfristige Verlaufskontrolle und als Grundlage der Therapie (-anpassungen) geeigneter. Sie beruht auf klinisch leicht zu erfassenden Parametern.

Es werden drei Grade der Asthmakontrolle definiert:

)) kontrolliertes Asthma
)) teilweise kontrolliertes Asthma
)) unkontrolliertes Asthma

Der Grad der Asthmakontrolle sollte in regelmäßigen Abständen überprüft werden (Tab. 4), um festzustellen, ob die Therapieziele erreicht werden und eine Anpassung der Therapie (Intensivierung/Reduktion) indiziert ist.

Tab. 4: Grade der Asthmakontrolle (NVL Asthma). Die Einstufung erfolgt nach dem höchsten Grad der Nichtkontrolle. Die Angaben beziehen sich auf eine beliebige Woche innerhalb der letzten vier Wochen.

Kriterium	kontrolliertes Asthma (alle Kriterien erfüllt)	teilweise kontrolliertes Asthma (1–2 Kriterien innerhalb einer Woche erfüllt)	unkontrolliertes Asthma
Symptome tagsüber	keine (≤ 2 x pro Woche) keine	> 2 x pro Woche	
Einschränkung von Aktivitäten im Alltag	keine	irgendeine	
nächtliche/s Symptome/Erwachen	kein/e	irgendein/e	3 oder mehr Kriterien des „teilweise kontrollierten Asthmas" innerhalb einer Woche erfüllt
Einsatz einer Bedarfsmedikation/ Notfallbehandlung	kein/e (≤ 2 x pro Woche) keine	> 2 x pro Woche	
Lungenfunktion (PEF oder FEV1)	normal	< 80 % des Sollwertes (FEV1) oder des persönlichen Bestwertes (PEF)	
Exazerbation*/**	keine	eine oder mehrere pro Jahr	eine pro Woche

* Jegliche Exazerbation in einer Woche bedeutet definitionsgemäß ein „unkontrolliertes Asthma".
** Exazerbation: Episode mit Zunahme von Atemnot, Husten, pfeifenden Atemgeräuschen und/oder Brustenge, die mit einem Abfall von PEF oder FEV1 einhergeht.

Therapie

Therapieziele des Asthmamanagements

Folgende Therapieziele sind in Abhängigkeit von Alter und Begleiterkrankungen des Patienten anzustreben:

» Vermeidung von
- akuten und chronischen Krankheitserscheinungen (z. B. Symptome, Asthmaanfälle),
- krankheitsbedingter Beeinträchtigung der physischen, psychischen und geistigen Entwicklung,
- krankheitsbedingter Beeinträchtigung der körperlichen und sozialen Aktivitäten im Alltag,
- Komplikationen und Folgeschäden,
- unerwünschten Wirkungen der Therapie.

» Normalisierung bzw. Anstreben der bestmöglichen Lungenfunktion und Reduktion der bronchialen Hyperreagibilität

» Verbesserung der gesundheits- und asthmabezogenen Lebensqualität

» Reduktion der asthmabedingten Letalität

Pharmakotherapie

Das Ziel der Pharmakotherapie besteht in der Suppression der asthmatischen Entzündung und in der Verminderung der bronchialen Hyperreagibilität und der Atemwegsobstruktion. Die Medikamente werden in Bedarfstherapeutika zur raschen symptomatischen Therapie und in Langzeittherapeutika unterteilt (Tab. 5).

Die wichtigsten Antiasthmatika sind zur inhalativen Applikation verfügbar. Bei Vorliegen mehrerer Darreichungsformen eines Wirkstoffes soll die inhalative Applikation bevorzugt werden.

Ein Stufenschema der medikamentösen Langzeittherapie für Erwachsene sind in Abbildung 1, für Kinder in Abbildung 2 dargestellt.

Spezifische Immuntherapie bei allergischem Asthma

Allergenspezifische subkutane Immuntherapie (SCIT)

Der Einsatz der spezifischen subkutanen Immuntherapie (SCIT) bei allergischem Asthma bedarf einer speziellen Indikationsstellung, da ihre Wirksamkeit bei Asthma nach Studienlage unsicher ist. Zudem sind schwere Nebenwirkungen nicht auszuschließen. Die SCIT ist bei unkontrolliertem bzw. schwergradigem Asthma bei FEV1 ≤70 % des Sollwertes (bei Erwachsenen) kontraindiziert. Grundsätzlich ist die Immuntherapie kein Ersatz für eine wirksame antiasthmatische Pharmakotherapie.

Indikation: Die SCIT kann bei stabilem allergischem Asthma (FEV1 >70 % bei Erwachsenen) als Therapieoption neben Allergenkarenz und Pharmakotherapie erwogen werden, wenn

» die allergische Ursache der Asthmaerkrankung eindeutig festzustellen ist (Anamnese, Nachweis der IgE-vermittelten Reaktion, nachgewiesener Zusammenhang mit Asthmasymptomen) und

» Allergenkarenz nicht zur Asthmakontrolle führt oder nicht möglich ist.

Bei Kindern unter fünf Jahren soll eine SCIT nicht durchgeführt werden (ausgenommen Insektengiftallergie).

Tab. 5: Bedarfsmedikamente und Langzeittherapeutika.

Bedarfsmedikamente	Langzeittherapeutika
Inhalative raschwirkende Beta-2-Sympathomimetika (RABA)* Fenoterol Formoterol Salbutamol Terbutalin	Inhalative Kortikosteroide (ICS)
	Inhalative langwirkende Beta-2-Sympathomimetika (LABA) Formoterol Salmeterol
	Leukotrienrezeptorantagonist: Montelukast
Weitere Bedarfsmedikamente (mit geringerer Wertigkeit)	**Weitere Langzeittherapeutika**
Inhalatives Anticholinergikum: Ipratropiumbromid	Fixe Kombination ICS/LABA Formoterol/Budesonid Formoterol/Beclometason Salmeterol/Fluticason
Inhalatives kurzwirkendes Beta-2-Sympathomimetikum (SABA) plus Anticholinergikum als fixe Kombination: Fenoterol plus Ipratropium	Systemische Glukokortikosteroide
Theophyllin (Tropfen oder Lösung = Präparate mit rascher Wirkstofffreisetzung)	Monoklonaler Antikörper: Omalizumab
Nichtretardiertes orales Beta-2-Sympathomimetikum	Theophyllin (Präparate mit verzögerter Wirkstofffreisetzung)
Systemische Glukokortikosteroide	Langwirkende orale Beta-2-Sympathomimetika

* Zu den raschwirkenden Beta-2-Sympathomimetika (RABA) gehören die kurzwirksamen Beta-2-Sympathomimetika (SABA) (Fenoterol, Salbutamol, Terbutalin) und das langwirkende Formoterol. Zudem wird Formoterol auch unter den langwirkenden Beta-2-Sympathomimetika (LABA) aufgeführt.

Die Diagnostik, Indikationsstellung und Auswahl der Antigene sollte nur von einem allergologisch weitergebildeten bzw. kompetenten Arzt durchgeführt werden. Der Patient sollte über das Risiko einer schweren allergischen Reaktion aufgeklärt werden.

Ausrüstung und Arzneimittel zur Therapie anaphylaktischer Reaktionen sollten verfügbar sein und ihr Einsatz sollte regelmäßig geübt werden.

127

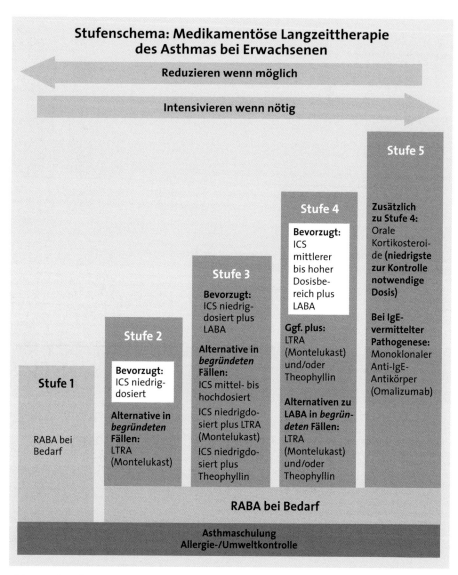

Abb. 1: Stufenschema: Medikamentöse Langzeittherapie des Asthmas bei Erwachsenen.
RABA = Schnell („rapidly") wirksame Bronchodilatatoren
LABA = Lang wirksame Bronchodilatatoren
LTRA = Leukotrien-Rezeptor-Antagonisten
ICS = Inhalative Kortikosteroide

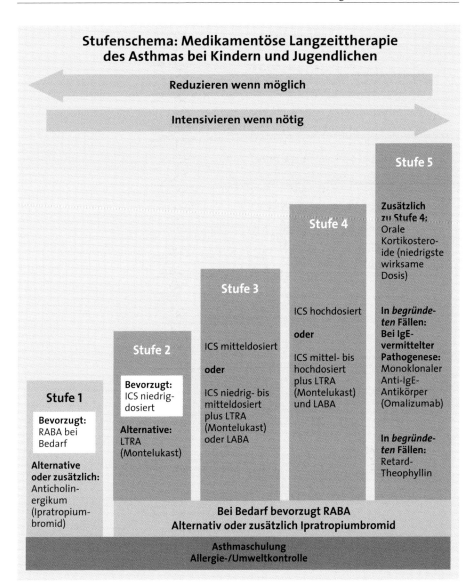

Abb. 2: Stufenschema: Medikamentöse Langzeittherapie des Asthmas bei Kindern und Jugendlichen (Abkürzungen s. Abb. 1)

Allergenspezifische sublinguale Immuntherapie (SLIT)

Aufgrund der begrenzten und teilweise heterogenen Datenlage sollte die SLIT für die Indikation allergisches Asthma weder bei Kindern noch bei Erwachsenen routinemäßig eingesetzt werden.

Nichtmedikamentöse Maßnahmen

Die medikamentöse Therapie des Asthmas soll laut Leitlinien (NVL Asthma) regelmäßig durch nichtmedikamentöse Therapiemaßnahmen ergänzt werden; allerdings ist derzeit eine flächendeckende Möglichkeit einer Patientenversorgung nicht gegeben.

Hierzu gehören

>> Patientenschulung,
>> Patienteninstruktion,
>> schriftlicher Therapie- und Notfallplan,
>> körperliches Training,
>> Atemphysiotherapie,
>> Tabakentwöhnung,
>> Berücksichtigung psychosozialer Aspekte,
>> Kontrolle des Körpergewichts,
>> Rehabilitationsmaßnahmen.

Maßnahmen zur Asthmaprävention

Die nachvollziehbare Überlegung, dass durch primäre, sekundäre oder tertiäre Präventionsmaßnahmen eine günstige Beeinflussung des allergischen Asthmas möglich sei, ist durch die verfügbaren Studien nicht zu belegen. Vielmehr bleiben nur ausgewählte Präventionsmöglichkeiten, wie für die beruflichen allergischen Asthmaformen.

Erfolgs- und Mängelanalyse

Die epidemiologische Forschung hat in den letzten Jahren zu neuen Erkenntnissen hinsichtlich der Ursachen für die Häufung allergischer Erkrankungen geführt. Staatlich geförderte Projekte wie die multizentrische Allergie-Studie bei Kindern (MAS) haben die wichtigste Fragestellung nach der Entstehung allergischer Erkrankungen im Säuglings- und Kindesalter gefördert. Dennoch sind die Ursachen der Asthmaentstehung noch weitgehend unbekannt. Auch die genetische, immunologisch-allergologische und umweltmedizinische Forschung auf diesem Gebiet ist nach wie vor als ein weiterer Schwerpunkt für die künftige Forschungsförderung anzusehen.

Die Prognose des Asthma bronchiale hat sich in den vergangenen 20 Jahren zunehmend verbessert. Die Asthmamortalität in Deutschland ist rückläufig, betrachtet man insbesondere die Gruppe der Asthmapatienten zwischen dem 1. und 35. Lebensjahr (www.stat-bund.de).

Es ist zu vermuten, dass die Verfügbarkeit neuerer therapeutischer Substanzen und Darreichungsformen, aber auch die Konzepte des Asthmamanagements, maßgeblich zu dieser erfreulichen Entwicklung beigetragen haben. Eine wesentliche Verbesserung ist auch darin zu sehen, dass Behandlungsmaßnahmen heute einer rigorosen Qualitätskontrolle unterworfen sind, beispielsweise durch die „Cochrane Reviews". Nahezu alle hier erwähnten Maßnahmen sind nach wissenschaftlichen Kriterien evaluiert worden (http://www.cochrane.org).

Daher muss umso sorgfältiger von allen Betroffenen – insbesondere Asthma-Patienten und Ärzten bzw. deren Interessenvertretern – Sorge dafür getragen werden, dass es nicht infolge gesundheitspolitischer Maßnahmen zu einer Verschlechterung der Versorgung kommen wird.

Forderungen zum Forschungsbedarf

Epidemiologie
» Bedeutung genetischer Faktoren („Genotyp-Analyse")
» Definition der Ursachen asthmatischer Erkrankungen („westlicher Lebensstil", Umweltfaktoren, Allergenexposition, usw.)
» Primäre Prävention des Asthmas

Pathogenese
» Ursachen des nicht allergischen Asthmas und Abgrenzung vom allergischen Asthma
» Ablauf und Art der entzündlichen Veränderung
» Auswirkungen der chronischen Entzündung auf Struktur und Funktion der Lunge („Remodelling") sowie den Langzeitverlauf
» Ursachen und Mechanismen der bronchialen Hyperreagibilität
» Definition prognostischer Parameter
» Bedeutung der allergischen Rhinitis (Heuschnupfen) für die Asthmaentstehung („Etagenwechsel")

Therapie
» Verbesserungen der spezifischen Immuntherapie (zur Verbesserung des Nutzen-Risiko-Verhältnisses)
» Neue Ansätze zur Immuntherapie (Rezeptor-, Zytokinantagonisten; Immunmodulatoren)

» Verbesserungen der Pharmakotherapie (selektive Blockierung der Entzündungsmechanismen)
» Bedeutung der antientzündlichen Behandlung für den Langzeitverlauf des Asthmas
» Identifizierung und Charakterisierung von therapierefraktären Untergruppen des Asthmas (z. B. schweres, kortisonabhängiges Asthma)
» Bedeutung der Nebenwirkungen einer antiasthmatischen Langzeittherapie (Osteoporose, Wachstumsverzögerung, usw.)

Vorschläge zur Verbesserung und Qualitätssicherung der Patientenversorgung

Die Versorgungsleitlinie führt aus, dass Diagnostik und Therapie des Asthma bronchiale unzureichend sind. So wurde von Allgemeinärzten nur bei 1,5 % der Patienten ein Asthma bronchiale diagnostiziert, während die tatsächliche Zahl bei Erwachsenen und Kindern deutlich höher liegt (s. o.).

Die Versorgung der Patienten leidet unter mehreren Gegebenheiten, u. a.:
» Mängel in der Weiterbildung von Allgemeinärzten zu pneumologisch-allergologischen Inhalten, Mängel in der Weiterbildung von Internisten mit und ohne Schwerpunktbezeichnung „Lungen- und Bronchialheilkunde" zu allergologischen Inhalten; Diskrepanzen zwischen Weiterbildungskatalogen der Ärztekammern und Realität der Weiterbildungsmöglichkeiten; inadäquate Versorgung von Patienten mit Asthma durch fachfremde Gebietsärzte.
» Diskrepanz zwischen der Zahl der Asthmatiker und der Zahl an Fachärzten

bzw. pneumologisch orientierten Internisten.

)) Undefinierte Versorgungsstrukturen (wer soll wen in welchem Fall betreuen?), Fehlen eines mehrstufigen, von der Qualifikation abhängigen Betreuungssystems; Konsequenz u. a.: Nicht jeder Patient erhält eine adäquate Allergiediagnostik und -therapie.

)) Fehlen des präventiven Aspektes in der gesetzlichen Krankenversicherung.

)) Zunehmende Tendenz zur Selbstmedikation („Over-the-counter"-Therapeutika) bzw. Beratung durch Apotheker: Diese Entwicklung kann nur als kontraproduktiv bezeichnet werden. Insbesondere unter volkswirtschaftlichen, aber auch unter prognostischen Aspekten muss die Therapie auch in Zukunft an die Betreuung durch den spezialisierten Arzt geknüpft werden, ggf. in Kooperation mit dem Hausarzt.

)) Besorgnis löst auch die weitgehend unkontrollierte, oft von den Versicherungen getragene Mitbehandlung durch die „Komplementärmedizin" aus, insbesondere wenn gleichzeitig der Kostendruck eine qualifizierte Versorgung durch erfahrene/weitergebildete Spezi-

alisten erschwert. Mit der Etablierung des Disease-Management-Programms „Asthma bronchiale" zeichnet sich hier ein erster Schritt in die richtige Richtung ab.

Aktuelle Forschungsthemen mit Öffentlichkeitsbezug

)) Gleiche Chancen für Asthmakinder in der Schule (Deutsche Atemwegsliga e.V.)

)) Verbesserung der Prognose durch Programme der Basisversorgung

• Asthma und Übergewicht bei Kindern

• Bedeutung der Komplementärmedizin bei pädiatrischen allergischen Erkrankungen

• Schweres allergisches Asthma

• Maßnahmen zur Verbesserung der Therapietreue

• Versorgungsforschung: Leitlinien-Implementierung Asthma

• Wirkung milbenpräventiver Maßnahmen

Literatur

Nationale VersorgungsLeitlinie Asthma, Langfassung, 2. Auflage, Konsultationsfassung, Version Konsultation 1.0, 09. Februar 2009, http://www.asthma.versorgungsleitlinien.de

3.5 Berufsasthma

Definitionen – Juristische Aspekte

Asthma ist definiert als variable Dyspnoe und Atemwegsobstruktion. Auch eine bronchiale Hyperreaktivität ist Teil der Asthmadefinition. Berufsasthma kann als Asthma definiert werden, das ursächlich oder wesentlich teilursächlich auf berufliche Faktoren zurückzuführen ist. Eine wesentliche Verschlimmerung einer vorbestehenden obstruktiven Atemwegserkrankung kann demnach eine Berufskrankheit (BK) darstellen.

Während englischsprachige Publikationen den Begriff „occupational asthma" (Berufsasthma) verwenden, wird im deutschen Unfallversicherungsrecht die Bezeichnung „obstruktive Atemwegserkrankung" gebraucht. Dies schließt ausdrücklich die Möglichkeit ein, auch obstruktive Atemwegserkrankungen ohne wesentliche Variabilität im Krankheitsverlauf (COPD) als Berufskrankheit anzuerkennen. Unter obstruktive Atemwegserkrankungen sind – mit wenigen Ausnahmen – die Berufskrankheiten 4301, 4302 und 1315 der Anlage 1 der Berufskrankheitenverordnung (BKV) zu subsumieren. Als weitere Krankheitsentitäten mit obstruktiver Ventilationsstörung sind die chronische Bronchitis oder das Lungenemphysem des Bergmanns im Steinkohlenbergbau anzusehen (BK 4111).

BK 4301: Durch allergisierende Stoffe verursachte obstruktive Atemwegserkrankungen (einschließlich Rhinopathie), die zur Unterlassung aller Tätigkeiten gezwungen haben, die für die Entstehung, die Verschlimmerung oder das Wiederaufleben der Krankheit ursächlich waren oder sein können.

BK 4302: Durch chemisch-irritativ oder toxisch wirkende Stoffe verursachte obstruktive Atemwegserkrankungen, die zur Unterlassung aller Tätigkeiten gezwungen haben, die für die Entstehung, die Verschlimmerung oder das Wiederaufleben der Krankheit ursächlich waren oder sein können.

BK 1315: Erkrankungen durch Isocyanate, die zur Unterlassung aller Tätigkeiten gezwungen haben, die für die Entstehung, die Verschlimmerung oder das Wiederaufleben der Krankheit ursächlich waren oder sein können.

Für die Anerkennung einer BK ist im Deutschen BK-Recht die Diagnose einer obstruktiven Atemwegserkrankung zweifelsfrei zu stellen. Berufliche Einflüsse müssen hingegen (teil)ursächlich wesentlich bzw. hinreichend wahrscheinlich sein. Der Nachweis einer bronchialen Hyperreaktivität in Verbindung mit asthmatischen Beschwerden im Rahmen arbeitsbedingter Einwirkungen ist juristisch gleichbedeutend mit einer obstruktiven Atemwegserkrankung, der Nachweis einer „manifesten", d. h. bei der Basislungenfunktion messbaren Obstruktion ist nicht in jedem Falle erforderlich. Eine (beruflich verursachte) symptomatische bronchiale Hyperreaktivität, die in der Regel eine zumindest gelegentliche Medikation erfordert, ist Mindestvoraussetzung für eine entschädigungspflichtige BK (mindestens 20 % Minderung der Erwerbsfähigkeit).

Epidemiologie

Nach bevölkerungsbezogenen Studien sind etwa 5–10 % der Asthmaerkrankungen auf berufliche Faktoren zurückzuführen [3].

Vermutlich ist der Anteil arbeitsbedingten Asthmas mit Beginn im Erwachsenenalter (adult-onset asthma) höher [1]. Es liegen nur wenige Daten hinsichtlich der allgemeinen Asthmainzidenz vor. Bei konservativer Schätzung einer Asthmainzidenz von 2 pro 1.000 Erwachsenen/Jahr wären in Deutschland (bei einem beruflichen Anteil von 10 % und etwa 40 Millionen Erwerbstätigen) pro Jahr etwa 8.000 Fälle mit Berufsasthma zu erwarten.

Tatsächlich zeigen die Anerkennungszahlen der Unfallversicherungsträger geringere Zahlen. Jährlich werden etwa 1.200 Fälle obstruktiver Atemwegserkrankungen

als BK anerkannt, davon entfallen etwa drei Viertel auf allergische Erkrankungen (Abb. 1, Tab. 1), mit leicht fallender Tendenz. Die Differenz zwischen angezeigten und anerkannten Fällen ist vielgestaltig bzw. pauschal schwer zu interpretieren, teilweise auch auf die Tatsache zurückzuführen, dass die Tätigkeit von den Betroffenen nicht aufgegeben wurde.

Bei Betrachtung bestimmter Berufsgruppen ist der sogenannte „healthy survivor effect" bei Durchführung von Querschnittstudien zu beachten: durch das Ausscheiden von Erkrankten resultiert eine zum Teil beträchtliche Unterschätzung der tatsächlichen Asthmaprävalenz. In Arbeitsbereichen mit Exposition gegenüber hochpotenten Allergenen (Platinsalze, Labortiere, Enzyme) wurden dennoch vor allem in älteren Studien Prävalenzen von über 50 %

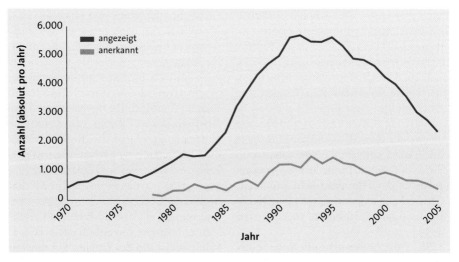

Abb. 1: Historische Entwicklung der Berufskrankheit 4301. Anzeigen und anerkannte Fälle aller Unfallversicherungsträger (Unfallkassen und Landwirtschaftliche BGen registrierten Anzeigen ab 1978, Anerkennungen ab 1995).

Tab. 1: Anzeigen und Anerkennungen obstruktiver Atemwegserkrankungen nach Unfallversicherungsträgern im Jahre 2005.

Unfallversicherung	Anzeigen			Anerkennungen		
	BK 4301	BK 4302	BK 1315	BK 4301	BK 4302	BK 1315
Gewerbliche BGen	1.894	1.370	99	360	167	35
Landwirtschaftliche BGen	366	87	1	61	6	0
Unfallkassen	118	69	0	16	4	0
Gesamt	2.378	1.526	100	437	177	35

berichtet. Neuere prospektive Längsschnittstudien zeigen z. B. bei den als Allergen hochpotenten Platinsalzen Inzidenzraten von 5,9 [4] bzw. 22,8 [2] Fälle pro 100 Personenjahre. Diese Studien zeigen eine trotz umfangreicher Schutzmaßnahmen hohe Asthmainzidenz (die differierenden Inzidenzen zwischen beiden Studien sind auf unterschiedliche Studiendauer und Expositionsbedingungen zurückzuführen). Es liegt vermutlich eine hohe Anzahl unerkannter Fälle beruflich verursachter obstruktiver Atemwegserkrankungen bzw. ein nicht unbeträchtliches „Eisberg-Phänomen" vor.

Auslösende Substanzen

Hinsichtlich der auslösenden Substanzen gibt es deutliche Unterschiede zwischen Ländern. Die in Deutschland dominierende Krankheit ist die Mehlstaub- und Backmittelallergie bei Bäckern (etwa 40 % aller anerkannten BK 4301).

Die „Latexepidemie" (hohe Sensibilisierungsrate durch gepuderte Latexhandschuhe) in den 90er Jahren zeigt eindrücklich, dass die Inzidenz von Berufsasthma wesentlich von den Expositionsbedingungen (vermehrter und qualitativ differenter Handschuhgebrauch im Gesundheitswesen) abhängig und damit beeinflussbar ist. Das BK-Geschehen in Deutschland spiegelt sich in der internationalen wissenschaftlichen Literatur [6] nur teilweise wider. Typische, ein Berufsasthma auslösende Substanzen, bei denen ein allergischer Mechanismus eindeutig gesichert ist, sind Mehl und Backmittelenzyme, Latex, Labor- und Nutztiere, Carbonsäureanhydride, Isocyanate, Hölzer und Platinsalze (Tab. 2). Hierbei ist zu berücksichtigen, dass z. B. bei Carbonsäureanhydriden und Platinsalzen die Absolutzahlen der Fälle gering sind, aber für einzelne Betriebe beträchtliche Probleme bzw. Kosten präventiver Maßnahmen entstehen. Weiterhin ist bei einer Anzahl von Substanzen nicht eindeutig bekannt, ob ein allergischer Mechanismus vorliegt: z. B. Friseursubstanzen, Kolophonium, Formaldehyd und Glutaraldehyd sowie verschiedene Acrylate. Schließlich sind bei einigen Substanzen sowohl allergische als auch irritative Effekte bekannt (z. B. Carbonsäureanhydride, Isocyanate).

Tab. 2: Auslöser eines berufsbedingten allergischen Asthmas.

Stoff	Expositionsbeispiele
Häufige Allergene	
Backmittelenzyme (Amylase, Xylanase, Cellulase)	„Mehlberufe"
Diisocyanate	Produktion, Schäumerei, Lackiererei, Bergbau
Carbonsäureanhydride	Produktion, Elektromotorenbau
Hausstaub- und Vorratsmilben	Landwirtschaft
Labortiere (hauptsächlich Ratte, Maus)	Versuchstierhaltung, Labor
Naturlatex	Krankenhauspersonal, Pflegeberufe
Mehl	Bäckerei, Konditorei, Mühle
Nutztiere (hauptsächlich Rind)	Landwirtschaft, Labor, Veterinärwesen, Tierfarm
Platinsalze	Scheiderei, Katalysatorproduktion
Proteasen (Papain, Subtilisin, Trypsin, u.v.a.)	Labor, pharmazeutische Betriebe Küchenbetriebe (Fleischmürber), Waschmittelproduktion
Seltene Allergene	
Bienen, Bienenmilben	Imkerei
andere Insekten, z.B. Zuckmücken (Zierfischfutter)	Biologielabor, Zoogeschäft
Grüne Kaffeebohnen	Plantagen, Dock- und Lagerarbeit
Lupinenmehl	(Pizza-)Bäcker
Pektinase	Obstverwertung
Persulfate	Friseurbetrieb
Phytase	Futtermittelbetriebe
Rizinus	Düngemittel, Hafenarbeit
Rote Spinnmilben	Obstanbau
Schimmelpilze	Käseherstellung, Wurstproduktion, Landwirtschaft
Soja	Bäcker, Hafenarbeiter
Sträucher- und Blumenpollen	Gärtnerei
Tabakblätter, Tee	Anbau, Verarbeitung
Vögel	Zoohandlung, Geflügelfarm, Verarbeitung

Diagnostik

Die Diagnose von Berufsasthma basiert im Wesentlichen auf dem Nachweis einer obstruktiven Atemwegserkrankung sowie arbeitsbezogenen Atembeschwerden. Auch Atemwegsbeschwerden mit 4–6 Stunden Latenz nach Exposition sprechen als Ausdruck einer Spätreaktion nicht gegen einen Zusammenhang. Wichtig sind eine detaillierte Anamnese mit Besserung der Atemwegsbeschwerden in längeren expositionsfreien Zeiten und die chronologische Dokumentation aller Lungenfunktionsmessungen. Weitere diagnostische Parameter sind der Nachweis arbeitsbezogener Bronchokonstriktion mittels serieller Lungenfunktionsmessungen oder Messungen des fraktionierten exhalierten Stickstoffmonoxids (FeNO) bei der Arbeit und in der Freizeit, Sensibilisierungsnachweis gegen ein Berufsallergen und bronchiale Provokationstests mit Allergenen [5] (Abb. 2).

Es ist zu beachten, dass nur für wenige Berufsallergene standardisierte diagnostisch einsetzbare Extrakte vorliegen, so dass Expositionstests mit Berufssubstanzen im Labor oder am Arbeitsplatz eine vergleichsweise große Bedeutung zukommt. Die Frage, ob tatsächlich in Fällen mit eindeutiger Anamnese und Sensibilisierungsnachweis bronchiale Provokationstests erforderlich sind, wird kontrovers diskutiert. In einem stufenweisen Diagnostikverfahren, bestehend aus Anamnese sowie Haut-, In-vitro- und Provokationstests, gelingt es vor allem bei stärkeren Sensibilisierungen, die Diagnose bzw. den Arbeitsbezug auch ohne Provokationstests wahrscheinlich zu machen.

Zahlreiche Studien belegen für Atemwegsallergene Dosis-Wirkungs-Beziehungen, z. T. werden auch Schwellenkonzentrationen beschrieben [6]. Expositionen unterhalb dieser Schwellenkonzentrationen gehen mit einem statistisch geringeren Erkrankungsrisiko einher. So errechnete das Dutch Expert Committee on Occupational Standards (DECOS) aufgrund mehrerer Querschnittstudien bei einer Schichtkonzentration von 1,2 mg/m³ einatembarem Staub über fünf Tage pro Woche während einer Lebensarbeitszeit ein Risiko von 10 % für eine Mehlsensibilisierung [7]. Von der MAK-Kommission der DFG werden Grenzwerte für Allergene weiterhin abgelehnt, da Grenzwerte, die vor einer Sensibilisierung sicher schützen, derzeit nicht definiert werden können.

Für eine Vielzahl verschiedener Berufsallergene wurden primärpräventive Maßnahmen als wirksam erkannt. Ein besonders eindrückliches Beispiel stellt die Naturlatex-Allergie dar, die durch konsequentes Verbot gepuderter allergenreicher Latexhandschuhe innerhalb kurzer Zeit weitgehend verschwunden ist.

In Bereichen mit Exposition gegenüber hochpotenten Allergenen, in denen primärpräventive Maßnahmen ausgeschöpft sind und dennoch Erkrankungsfälle auftreten, sind sekundärpräventive medizinische Überwachungsprogramme erforderlich, um durch frühzeitige Intervention (in der Regel Tätigkeitsaufgabe) die Krankheitsfolgen zu minimieren. Dies ist umso wichtiger, weil bei einmal manifester Erkrankung die Prognose von Berufsasthma – in Abhängigkeit von der (symptomatischen) Expositionsdauer – schlecht ist.

Die Therapie des Berufsasthmas unterscheidet sich nicht von der üblichen Asthmatherapie.

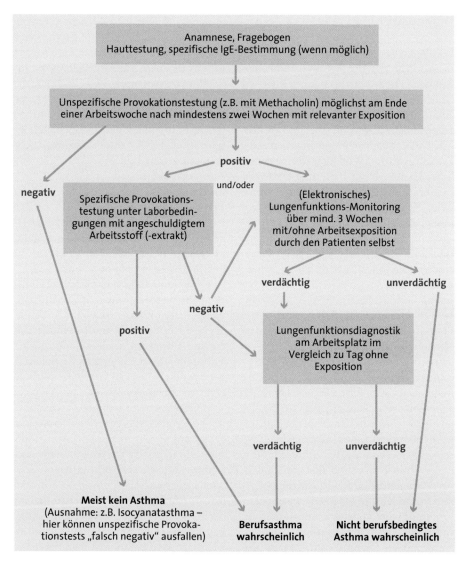

Abb. 2: Diagnostischer Algorithmus bei Verdacht auf Berufsasthma (Grafik: D. Nowak, München).

Prävention

Die das Bundesministerium für Arbeit und Soziales beratenden Ausschüsse für Gefahrstoffe (AGS) und biologische Arbeitsstoffe (ABAS) haben technische Regeln zur Prävention von Atemwegssensibilisierungen und allergischen Erkrankungen am Arbeitsplatz erarbeitet, die in der Praxis bei der Risikobewertung und der Auswahl von Schutzmaßnahmen wertvolle Hilfestellung leisten (TRBA/TRGS 406)

Arbeitsmedizinische Vorsorge

Nach dem Arbeitssicherheitsgesetz und der EG-Rahmenrichtlinie 89/391 ist die sicherheitstechnische und arbeitsmedizinische Betreuung aller Betriebe und aller Arbeitnehmer vorgeschrieben. Eine detaillierte betriebs- und arbeitsplatzspezifische Gefährdungsbeurteilung ist zu erstellen. Nach Verordnung zur arbeitsmedizinischen Vorsorge (12/08) (ArbmedVV) sind arbeitsmedizinische Vorsorgeuntersuchungen bei folgenden Tätigkeiten vom Arbeitgeber zu veranlassen (es werden im Folgenden nur allergische Krankheiten aufgelistet):

》 Tätigkeiten mit Exposition gegenüber Getreide- und Futtermittelstäuben bei Überschreitung einer Luftkonzentration von 4 mg/m³ einatembarem Staub

》 Tätigkeiten mit Exposition gegenüber Isocyanaten, bei denen ein regelmäßiger Hautkontakt nicht vermieden werden kann oder eine Luftkonzentration von 0,05 mg/m³ überschritten wird

》 Tätigkeiten mit einer Exposition mit Gesundheitsgefährdung durch Labortierstaub in Tierhaltungsräumen und -anlagen

》 Tätigkeiten mit Benutzung von Naturgummilatex-Handschuhen mit mehr als 30 µg Protein/g im Handschuhmaterial

》 Tätigkeiten mit dermaler Gefährdung oder inhalativer Exposition mit Gesundheitsgefährdung, verursacht durch unausgehärtete Epoxidharze

Des weiteren sind arbeitsmedizinische Vorsorgeuntersuchungen bei Exposition gegenüber folgenden sensibilisierenden Gefahrstoffen zu veranlassen:

》 Hartholzstaub

》 Mehlstaub

》 Platinverbindungen

Bei folgenden Tätigkeiten ist eine arbeitsmedizinische Vorsorgeuntersuchung anzubieten:

》 Tätigkeiten mit Exposition gegenüber Getreide- und Futtermittelstäuben bei Überschreitung einer Luftkonzentration von 1 mg/m³ einatembarem Staub

Weitere Hinweise zur arbeitsmedizinischen Vorsorge enthält die TRBA/TRGS 406. Eine nicht abschließende Auflistung weiterer sensibilisierender Stoffe, die nicht durch die EU in der Richtlinie 67/548 mit R 42 (Sensibilisierung durch Einatmen möglich) gekennzeichnet sind, enthält die TRGS 907.

Die weiterhin hohen Zahlen an Neuerkrankungen sowie das oben diskutierte „Eisbergphänomen" hinsichtlich nicht gemeldeter Berufskrankheiten lassen auf eine noch nicht optimierte Umsetzung möglicher präventiver Maßnahmen schließen.

BK-Anzeige

Bei begründetem Verdacht ist jeder Arzt zu einer BK-Anzeige verpflichtet, auch gegen den Willen des Betroffenen. Die Rechtslage einer ärztlichen Anzeige über eine Berufskrankheit gegen den Willen des Versicherten wurde mit § 202 SGB VII dahingehend geklärt, dass die Anzeige in jedem Fall unter Unterrichtung des Versicherten zu erstatten ist. Damit wurde Rechtssicherheit für die behandelnden Ärzte geschaffen.

Begutachtung

Im Rahmen eines BK-Verfahrens wird bei unklarer Sachlage eine Begutachtung veranlasst. Wichtig für die Versicherten ist auch § 200 SGB VII, wonach vor Erteilung eines Gutachtenauftrages dem Versicherten mehrere Gutachter zur Auswahl benannt werden sollen.

Kennzeichnungspflicht

Laut EU-Zubereitungsrichtlinie 1999/45/EG sind Verpackungen von Zubereitungen, die weniger als 1 % eines sensibilisierenden Stoffes enthalten und somit nicht mit R42 (atemwegssensibilisierend) gekennzeichnet werden müssen, bei einem Anteil von mindestens 0,1 % einer sensibilisierenden Substanz mit der Aufschrift zu versehen: „Kann allergische Reaktionen hervorrufen". Der Stoffname muss im Sicherheitsdatenblatt genannt werden.

Forderungen und Vorschläge

» Einen wichtigen Schritt für die Prävention stellt die Gefährdungsbeurteilung dar. Hierbei arbeiten Mitarbeiter, Vorgesetzte, Fachkräfte für Arbeitssicherheit und Betriebsärzte zusammen, ggf. mittels Handlungshilfen und Softwareangeboten der Unfallversicherungsträger. Die Gefährdungsermittlung ist Grundlage der Risikobewertung, aus der sich konkrete präventive Maßnahmen ableiten lassen.

» Zur Prävention obstruktiver Atemwegserkrankungen beim Umgang mit potenten Atemwegsallergenen sollten vermehrt medizinische Überwachungsprogramme durchgeführt werden. Diese Programme und ihre positiven Auswirkungen sollten im Betrieb transparent gemacht werden um hierdurch eine Verstärkung zu erfahren. Eine wissenschaftliche Begleitung dieser Präventionsprogramme ist wünschenswert.

» Die Wirksamkeit von Präventions- und Interventionsmaßnahmen im betrieblichen Umfeld ist systematisch zu prüfen.

Literatur

1. Blanc PD, Toren K. How much adult asthma can be attributed to occupational factors? Am J Med 1999; 107: 580–587.
2. Calverley AE, Rees D, Dowdeswell RJ, Linnett PJ, Kielkowski D. Platinum salt sensitivity in refinery workers: incidence and effects of smoking exposure. Occup Environ Med 1995; 52: 661–666.
3. Kogevinas M, Anto JM, Sunyer J, et al. Occupational asthma in Europe and other industrialized areas: a population-based study. Lancet 1999; 353: 1750–1754.
4. Merget R, Kulzer R, Dierkes-Globisch A, et al. Exposure-effect relationship of platinum salt allergy in a catalyst production plant – Conclusions from a five-year prospective cohort study. J Allergy Clin Immunol 2000; 105: 364–370.
5. Subcommittee on occupational allergy of the EAACI: Guidelines for the diagnosis of occupational asthma. Clin Exp Allergy 1992; 22: 103–108.
6. Baur X, Chen Z, Liebers V. Exposure-response relationships of occupational inhalative allergens. Clin Exp Allergy 1998; 28: 537–544.

7. DECOS: Wheat and other cereal flour dusts. An approach for evaluating health effects from occupational exposure. Dutch Expert Committee on Occupational Standards. No. 2004/020SH, The Hague, August 10, 2004.

8. van Kampen V, Merget R, Baur X. Occupational airway sensitizers: an overview on the respective literature. Am J Indust Med 2000; 38: 164–218.

3.6 Exogen-allergische Alveolitis

Definition

Die exogen-allergische Alveolitis (EAA) ist eine interstitielle Lungenerkrankung, die durch wiederholte Inhalation organischer Stäube hervorgerufen wird. Organische Stäube wirken als spezifische Antigene, wenn sie alveolengängig sind, d. h. unter 5 μm groß. Die resultierende Entzündung des Lungenparenchyms und der terminalen Bronchien lässt sich sowohl auf eine humorale (Typ III-) als auch auf eine zelluläre (Typ IV-)Überempfindlichkeitsreaktion zurückführen.

Auslöser

Eine große Zahl an Auslösern der EAA ist bekannt, eine Übersicht vermittelt Tabelle 1.

Hierzulande treten die *Vogelhalter-, Farmer- und Befeuchterlunge* am häufigsten auf.

Tab. 1: Formen der exogen-allergischen Alveolitis (Beispiele modifiziert nach [11]).

Krankheitsbezeichnung	Antigene	Exposition/Betroffene
Farmerlunge	thermophile Aktinomyzeten, Aspergillusarten u. a. Pilze	Landwirtschaft, Gärtner
Taubenzüchterlunge Wellensittichhalterlunge Kanarienvogelhalterlunge (u. a. Vogelhalterlungen)	Proteine aus Vogelkot, -serum, -federn	Vogelzucht, -haltung (Vogelhändler, Tierarzt, Zoowärter)
Federbettlunge	zzgl. Schimmelpilze	Naturbelassenes Federbett
Befeuchterlunge	thermophile Aktinomyzeten, Aspergillusarten, andere Pilze u. Bakterien, insbesondere atypische Mykobakterien	Klimaanlagen, Kühlsysteme, Luftbefeuchter (Druckereiarbeiter) Springbrunnen, Whirlpools, Sauna
Innenraum-Alveolitis	Schimmelpilze, Hefepilze	feuchtes Holz, feuchte Wände, Polstermöbel, Topfblumen
Malzarbeiterlunge	Aspergillus fumigatus und clavatus	Brauwesen (Schimmel auf Gerste u. Malz)
Käsewäscherlunge	Penicillium species	Milchverarbeitung (schimmeliger Käse)
Waschmittellunge	Bacillus subtilis	Waschmittelherstellung

Tab. 1: Fortsetzung

Krankheitsbezeichnung	Antigene	Exposition/Betroffene
Kürschnerlunge	tierische Haare, verschiedene Pilze	Pelzverarbeitung
Holzarbeiterlunge	Holzstaub, Alternaria-Arten	Holzverarbeitung
Papierarbeiterlunge	Holzstaub, Alternaria-Arten	Papierverarbeitung
Hypophysenextrakt-schnupferlunge	Proteine von Rind und Schwein	Behandlung von Diabetes insipidus
Rattenalveolitis	Ratten- und Mäuse-Urin	Tierpfleger, Laborant
Pankreatinpulver-Alveolitis	Organextrakt	Laborant
Müller-, Bäckerlunge	schimmeliges Mehl, Korn	Müller, Bäcker
Kornkäferlunge	Kornkäfer	Müller, Bäcker
Fischmehllunge	Fischmehl	Fischverarbeiter, Tierfütterer
Schalentier-Alveolitis	Hummer, Krabbe und andere Schalentiere	Schalentierverarbeiter
Seidenwurm-Alveolitis	Seidenwurm, -spinner	Seidenzüchter und -verarbeiter
Pilzzüchterlunge	Pilzsporen, Bakterien und Schimmelpilze im Pilzkompost	Pilzzüchter
Isocyanat-Alveolitis	Isocyanat-Verbindungen	Chemiearbeiter, Spritzlackierer
Penicillinalveolitis	Penicillin	Pharmaindustrie
Bagassose	schimmelige Bagasse	Zuckerrohrarbeiter
Korkarbeiterlunge	schimmeliger Kork	Korkarbeiter
Tabakarbeiterlunge	schimmelige Tabakblätter	Tabakarbeiter
Obstbauerlunge	verschimmeltes Obst/Kühl-häuser	Obstbauer
Winzerlunge	Trauben mit Edelfäule	Winzer
Saxophonlunge	Mundstück mit Candidabefall	Saxophonspieler
Perlmuttalveolitis	Glykoproteine	Perlmuschelbearbeitung
Salamibürsterlunge	Schimmel auf Wursthaut	Salamiherstellung

Die *Vogelhalterlunge* kommt in erster Linie bei Taubenzüchtern und Wellensittichhaltern vor, wobei eine Prävalenz in Vogelhalter-Populationen zwischen 5 und 12–15 % beschrieben wurde.

Die *Farmerlunge* tritt insbesondere dann auf, wenn Heu und Stroh feucht eingefahren werden, so dass es zur Schimmelbildung kommt. Skandinavischen Angaben zufolge erkranken bis zu 8 % der exponierten Landwirte, hierzulande dürfte die Erkrankungshäufigkeit deutlich niedriger sein (1–2 %). In landwirtschaftlichen Betrieben, in denen Silage hergerichtet und verfüttert wird, ist die Erkrankungshäufigkeit sehr niedrig.

Die *Befeuchterlunge* tritt vornehmlich in Druckereibetrieben auf, in welchen eine Raumluftklimatisierung erforderlich ist, um die Feuchte des zu bedruckenden Papiers auf konstanter Höhe zu halten. In letzter Zeit allerdings werden Sonderformen aus dem alltäglichen Bereich häufiger berichtet. So sind in Deutschland in den letzten Jahren zahlreiche Krankheitsfälle einer Zimmerspringbrunnen-Alveolitis vorgekommen [5]. In den USA sind die Hot Tubs (Whirlpools) häufige Ursachen einer vor allem durch atypische Mykobakterien verursachten EAA [4].

Eine in der Pädiatrie häufiger beobachtete Mischung aus Vogelhalter- und Farmerlunge könnte als *Federbettlunge* bezeichnet werden. Hierbei finden sich sowohl Antikörper gegenüber Enten-, Gänse- und Hühnerfedern als auch gegenüber Schimmelpilzen, die in etwa einem Drittel der naturbelassenen Federn nachzuweisen sind.

Pathophysiologie

Die manifeste Erkrankung setzt eine Sensibilisierung voraus. Es ist nach wie vor unklar, bei welchen Personen die Sensibilisierung leichter zustande kommt, genetische Mechanismen scheinen eine Rolle zu spielen. Weiterhin ist unklar, welche Risikofaktoren dafür verantwortlich sind, dass es bei einigen sensibilisierten Personen zum Ausbruch der manifesten Erkrankung kommt, bei anderen über viele Jahre nicht. Sehr geringe, „verschleppte" Expositionen können im Einzelfall krankheitsauslösend sein.

Bei der Pathophysiologie der EAA spielt die häufigste Allergieform, die IgE-vermittelte Typ-I-Sofortreaktion, keine Rolle. Somit führen die Haut-Prick-Testung und die RAST-Untersuchung stets zu negativen Ergebnissen. Als Reaktionstypen liegen bei der EAA nebeneinander die vom Typ III (humoral, Immunkomplex-vermittelt) und die vom Typ IV (zellvermittelt, Spätreaktion vom Tuberkulintyp) vor:

Typ-III-Reaktion
Inhalierte Antigene reagieren mit zirkulierenden Antikörpern vom IgG-Typ (Präzipitine), so dass Immunkomplexe im Interstitium der Lunge entstehen. Chemotaktische Faktoren locken Neutrophile an, diese wiederum phagozytieren die Immunkomplexe. Aus den neutrophilen Granulozyten werden Entzündungsmediatoren freigesetzt, die zur Schwellung der Alveolarsepten führen. Diese Reaktion spielt sich etwa 4–12 Stunden nach Allergenkontakt ab.

Typ-IV-Reaktion

Nach Tagen bis Wochen, teilweise auch erst nach Monaten nimmt die neutrophile Infiltration der Alveolarsepten ab, und es steht eine Infiltration durch sensibilisierte T-Lymphozyten im Vordergrund. Diese setzen Lymphokine frei, welche wiederum Alveolar-Makrophagen aktivieren und die Bildung von Epitheloidzell-Granulomen anregen. Die CD8-dominante Lymphozytose steht im Vordergrund (CD8-Zellen: Suppressor Zellen, im Gegensatz zur CD4-dominanten Lymphozytose bei Sarkoidose, bei der die Granulombildung ausgeprägter ist).

Diagnostik

Bei der standardisierten *Anamnese* ist insbesondere auf Wohnbedingungen (feuchtes Gebäude, Bettfedern, Raumluftklimatisierung, Vogelhaltung) und das Arbeitsumfeld (subtile Schimmelpilzquellen etc., siehe Tab. 1) abzuheben. Eine detektivische Anamnese und eine Ortsbesichtigung (Arbeitsplatz, Wohnung, spezieller Ort der Beschwerdeauslösung) können erforderlich sein, um die Allergenquelle zu ermitteln. Dass bereits geringste Allergenmengen genügen, zeigt die Symptomverschlechterung durch einen Wellensittich im Nebenzimmer eines Klavierlehrers, der einmal wöchentlich aufgesucht wurde.

Bei der *akuten Verlaufsform* steht eine grippeähnliche Symptomatik mit Schüttelfrost, Gliederschmerzen, Husten und Fieber 4–12 Stunden nach Allergenkontakt im Vordergrund.

Die häufigere *chronische Form* nimmt einen eher schleichenden uncharakteristischen Verlauf mit trockenem Husten, Abgeschlagenheit und Belastungsluftnot. Insbesondere Kinder werden nicht selten zunächst dem Psychologen vorgestellt aufgrund vermehrter weinerlich-depressiver Grundstimmung, Leistungsverweigerung und einem tic-artigen Räusperhusten. Kleinkinder erbrechen leicht während des Hustens, so dass gastroenterologische Ursachen vermutet werden. Die Diagnose EAA wird bei der chronisch-schleichenden Verlaufsform häufig erst spät gestellt [9].

Bei der *klinischen Untersuchung* dominieren der trockene Reizhusten und eine ggf. nur leichte Tachypnoe mit milden interkostalen Einziehungen. Leider nicht regelmäßig sind feinblasige trockene Rasselgeräusche (Knisterrasseln, insbesondere dorsobasal) festzustellen. Bereits nach wenigen Monaten der Erkrankung können Trommelschlegelfinger und Uhrglasnägel nachweisbar sein.

In der *Lungenfunktionsuntersuchung* sieht man eine restriktive Ventilationsstörung mit Abfall der Vitalkapazität und der totalen Lungenkapazität TLC. Anfangs kann noch eine periphere Überblähung aufgrund einer obstruierenden Bronchiolitis die TLC normalisieren. Weiterhin kommt es zu einer Verminderung der Lungendehnbarkeit und der Diffusionskapazität. Ein besonders sensitiver Parameter ist der Abfall des Sauerstoffpartialdrucks im kapillarisierten Blut unter standardisierter körperlicher Belastung. Die pulmonal-arteriellen Drücke sind unter Belastung erhöht, in fortgeschrittenen Fällen auch in Ruhe. In Frühstadien bei nur intermittierender Allergenexposition kann die Lungenfunktion im Intervall Normalwerte aufweisen.

Das *Röntgenbild* der Lunge ist erst in späteren Stadien typisch verändert durch

145

eine vermehrte generalisierte interstitielle Zeichnung mit Verlust von Lungenvolumen. Im Frühstadium zeigt das HR-CT eine deutlich höhere Sensitivität mit typischerweise „milchglasartigen" Trübungen.

Die *Laboruntersuchung* erstreckt sich sinnvollerweise auf ein Spektrum der häufigsten verantwortlichen Präzipitine (IgG-Antikörper). Diese wurden zunächst ausschließlich mit dem Ouchterlonytest nachgewiesen. Später eingesetzte Techniken wie ELISA, RIA oder IFT sind exakter und konnten weitere spezifisch mit dem Antigen reagierende, aber nicht präzipitierende IgG-Antikörper definieren. Wenn solche IgG-Antikörper im Serum positiv sind, bedeutet dies zunächst lediglich den Nachweis einer Sensibilisierung, nicht den einer manifesten Erkrankung, denn auch gesunde exponierte Personen können Präzipitine bilden. Insbesondere bei Personen in der Landwirtschaft ist dieses Phänomen anzutreffen. Auf der anderen Seite gibt es Patienten mit einer manifesten, eindeutig gesicherten EAA, bei welchen sich keine Präzipitine nachweisen lassen (unter 5 % aller Fälle). Die serologische Diagnostik wird dann um den Ouchterlony-Test mit dem verdächtigen Ursprungsmaterial, z. B. Springbrunnen- bzw. Whirlpool-Wasser ergänzt.

Entsprechend der Krankheitsaktivität sind das Gesamt-IgG und auch verschiedene spezifische IgG und IgM-Antikörper gegen Erreger unspezifisch mit erhöht. Positive Rheumaantikörper finden sich sehr häufig besonders bei der Befeuchterlunge, ohne dass die Patienten an einer chronischen Polyarthritis leiden. Das Angiotensin-Converting-Enzym ist in einigen Fällen erhöht.

Die *bronchoalveoläre Lavage* zeigt in der akuten Phase eine granulozytäre und später eine typische lymphozytäre Entzündung mit einer normalen oder erniedrigten CD4/CD8-Ratio. Bei chronisch-schleichendem Verlauf kann diese Ratio aber auch erhöht sein. Bei passender Anamnese und nachweisbaren Präzipitinen kann auf eine BAL zunächst verzichtet werden. Bei akutem Verlauf dient sie aber zum Ausschluss einer infektiösen Erkrankung, z. B. mit opportunistischen Erregern.

Eine *Lungenbiopsie* ist erforderlich bei unsicherer Diagnose oder nicht ausreichender Besserung trotz Allergenkarenz mit oder ohne immunsuppressive Therapie. Die Sensitivität der histologischen Diagnostik liegt allerdings nur bei 50–80 % und nimmt insbesondere bei sehr fortgeschrittenen Erkrankungsformen weiter ab. Dennoch ermöglicht sie die Unterscheidung zwischen bereits ausgebrannter Fibrose und noch aktiver Entzündung, die ggf. eine Intensivierung der immunsuppressiven Therapie erforderlich macht.

Eine *inhalative Provokationstestung* kann notwendig sein, sofern die Diagnose in unklaren Fällen (besonders bei Gutachten) nicht anderweitig zu sichern ist und/oder wenn massive, die Lebensumstände verändernde Konsequenzen resultieren, deren Sinnhaftigkeit geprüft werden muss. Die Indikation ist besonders streng zu stellen, da eine schwere, stationär behandlungsbedürftige Hypoxämie und auch eine mehrere Tage bis Wochen anhaltende Alveolitis-Reaktion ausgelöst werden kann.

Die Arbeitsgruppe „Exogen-allergische Alveolitis" der Deutschen Gesellschaft für Allergie und klinische Immunologie hat Diagnosekriterien festgelegt (Tab. 2).

Tab. 2: Empfehlungen zur Diagnostik der exogen-allergischen Alveolitis [1].

1. Antigenexposition
2. Expositions- und/oder zeitabhängige Symptome
3. Spezifische IgG-Antikörper im Serum
4. Sklerophonie (Knisterrasseln)
5. Röntgenzeichen der EAA, gegebenenfalls im HR-CT
6. pO_2 in Ruhe und/oder bei Belastung erniedrigt oder DCO eingeschränkt

Fehlt eines der oben genannten Kriterien, kann es durch eines der folgenden ersetzt werden:
)) Lymphozytose in der BAL
)) mit EAA zu vereinbarender histopathologischer Befund der Lunge
)) positiver Karenztest
)) positiver inhalativer Expositions- oder Provokationstest

Sind insgesamt sechs Kriterien erfüllt, liegt eine EAA vor.

Differenzialdiagnosen

Bei der *akuten* Verlaufsform sind vor allem infektiöse Ursachen einer interstitiellen Lungenerkrankung auszuschließen, insbesondere bei Patienten mit Immunsuppression (Chemotherapie, HIV). Bei Säuglingen und Kleinkindern sollte die Surfactantprotein-Zusammensetzung untersucht werden. Bei anamnestisch vorhandener Exposition mit organischen Substanzen muss die Abgrenzung zum Organic Dust Toxic Syndrom (ODTS) erfolgen (Tab. 3).

Bei der *chronischen* Verlaufsform, insbesondere bei fehlender Besserung nach Allergenkarenz, muss die Vielzahl der idiopathischen interstitiellen Lungenerkrankungen mittels BAL und Lungenbiopsie differenzialdiagnostisch untersucht werden.

Meldepflicht

Der begründete Verdacht auf eine Berufskrankheit ist dem zuständigen Unfallversicherungsträger oder dem staatlichen Gewerbearzt zu melden. Die Meldung erfolgt unter der BK-Nummer 4201: „Exogenallergische Alveolitis".

Therapie

Kortikosteroide unterdrücken die zelluläre Entzündung des Lungengewebes und tragen zu einer Abschwächung der klinischen Symptomatik bei. Die akute EAA kann durch die Gabe systemischer Steroide unterdrückt werden. In milden Fällen genügt die Allergenkarenz.

Es ist jedoch nicht sicher, dass der Langzeitverlauf unter Steroidtherapie besser ist als ohne medikamentöse Therapie. Steroide sind offensichtlich nicht ausreichend geeignet, die Folgeschäden der Alveolitis, insbesondere die Fibrose, zu verhindern.

Verlauf

Der Verlauf hängt im Wesentlichen vom Ausmaß der Allergenexposition und vom Schweregrad der bereits eingetretenen irreversiblen fibrotischen Lungenveränderungen ab.

Bei Vogelhaltern ist eine konsequente Expositionskarenz besonders wichtig. Dies bedeutet vielfach auch eine „Sanierung"

147

Tab. 3: Differenzialdiagnose EAA und ODTS [7].

	Exogen-allergische Alveolitis	Organic Dust Toxic Syndrom
mehrere exponierte Personen befallen (Cluster)	ungewöhnlich	ja
Raucheranamnese	Nichtraucher überwiegen	Nichtraucher überwiegen
Expositionsanamnese	organische Aerosole, schimmeliges Getreide, Silage, Heu, Holz-Hackschnitzel, Dämpfe von kontaminiertem Wasser, Exkremente von Tieren	
	wiederholte Exposition gegenüber Antigen	Symptomatik kann nach erstmaliger Exposition auftreten
Auslöser	Antigene der EAA	Endotoxine, Glucane, Mykotoxine, andere?
Latenzzeit	4–12 Std.	4–12 Std.
Dauer eines Schubs	mehrere Tage bis Wochen	ein Tag, höchstens 2–3 Tage
Symptomatik	Fieber, Frösteln, Abgeschlagenheit, Husten, Kurzluftigkeit	Husten, Frösteln, Abgeschlagenheit, Myalgien, Kopfschmerzen
körperlicher Untersuchungsbefund	endinspiratorisches Knisterrasseln	normal oder vereinzelte Rasselgeräusche
Röntgen Lunge	häufig pathologische Lungenveränderungen	normal, allenfalls diskrete Infiltrate am 1. Tag
Blutgasanalyse	normal, selten geringe Hypoxämie	Hypoxämie
Lungenfunktion	Restriktion, Diffusionsstörung	normal, selten akut leicht restriktiv
Typ-III-Antikörper	meist positiv	meist negativ
bronchoalveoläre Lavage	obligat Lymphozytose, häufig zusätzlich CD4/CD8-Quotient erniedrigt, in der akuten Phase zusätzlich Neutrophilie	Neutrophilie
Prognose	variabel, Tendenz zur Lungenfibrose	gut, Tendenz zur COPD
Schleimhäute	normal	gerötet
Inzidenz/10.000 und Jahr	2–30 (Farmerlunge)	20–190 (Drescherfieber)

von Kleidungsstücken, auch derjenigen von Angehörigen, mit denen die Erkrankten in Kontakt stehen. Je kürzer die Erkrankungsdauer ist, desto günstiger ist die Prognose einer Vogelhalterlunge.

Bei Landwirten ist die Expositionskarenz naturgemäß oft nur schwer durchführbar. Spezifische protektive Maßnahmen wie Umstellung auf Silagebetrieb, Verwendung eines Airstream-Helms oder Vornahme der Fütterungsarbeiten durch einen nicht erkrankten Angehörigen können bei Landwirten allerdings vielfach ausreichen, das Krankheitsbild am Fortschreiten zu hindern. Wichtig ist in jedem Falle, dass die genannten Maßnahmen von engmaschigen differenzierten Lungenfunktionsuntersuchungen begleitet werden, um ggf. rechtzeitig den Zeitpunkt einer vollständigen Expositionskarenz (bis hin zur Aufgabe der Landwirtschaft, ggf. Umzug) nicht zu verfehlen.

Sofern wiederholte Erkrankungsschübe auftreten, kann die Erkrankung, wie andere interstitielle Lungenerkrankungen auch, in das Endstadium einer Wabenlunge mit konsekutivem Cor pulmonale eintreten.

Begutachtung

Die Mehrzahl der Begutachtungsfälle kommt ohne Provokationstestung aus, weil der Vollbeweis der Krankheit oftmals auch mit den anderen genannten diagnostischen Hilfsmitteln erbracht werden kann. Die Provokationstestung wird als nicht duldungspflichtig angesehen – gleichwohl muss bedacht werden, dass der fehlende Vollbeweis des Krankheitsbildes im Berufskrankheitenverfahren zu Lasten des Erkrankten geht [7].

Zusammenfassung und Forderungen

Die exogen-allergische Alveolitis (EAA) ist eine interstitielle Lungenerkrankung, die durch wiederholte Inhalation von in der Regel organischen Stäuben hervorgerufen wird. Häufigste Formen sind die Vogelhalterlunge, die Befeuchterlunge und die Farmerlunge. Die allergische Entzündung erfolgt verzögert über mehrere Stunden und Tage. Die Verlaufsform ist häufig chronisch-schleichend. Dadurch wird die Diagnose oft spät gestellt mit z.T. bereits eingetretener Lungenfibrose. Letale Verläufe sind möglich.

Zu fordern ist eine vermehrte Information der Öffentlichkeit über das Krankheitsbild und häufige Allergenquellen. Weiterhin ist eine gezielte Information der Betreiber von gefährdenden Arbeitsplätzen durchzuführen, einschließlich Anleitung zu prophylaktischen Maßnahmen sowie regelmäßigen spezifischen Gesundheitsuntersuchungen der Arbeitnehmer.

Literatur

1. Sennekamp J, Müller-Wening D, Amthor M, et al. – Arbeitsgemeinschaft Exogen-Allergische Alveolitis der Deutschen Gesellschaft für Pneumologie und Beatmungsmedizin (DGP) und der Deutschen Gesellschaft für Allergologie und Klinische Immunologie (DGAKI): Empfehlungen zur Diagnostik der exogen-allergischen Alveolitis. Allergologie 2006; 29: 431–438.
2. Bergmann KC, Kroidl R, Liebetrau G, et al. Deutsche Gesellschaft für Pneumologie: Empfehlungen zur inhalativen Provokationstestung bei exogen-allergischer Alveolitis. Pneumologie 1998; 52: 444–446.
3. Costabel U. Exogen-allergische Alveolitis. In: N. Konietzko (Hrsg.): Erkrankungen der Lunge. Berlin, New York: de Gruyter, 1995.
4. Hanak V, Golbin JM, Ryu JH. Causes and presenting features in 85 consecutive patients with

hypersensitivity pneumonitis. Mayo Clin Proc 2007; 87: 812–816.

5. Müller-Wening D, Koschel D, Stark W, Sennekamp HJ. Befeuchterassoziierte Erkrankungen bei der Allgemeinbevölkerung. Dtsch Med Wochenschr 2006; 131: 491–496.

6. Müller-Wening, D, Repp H. Investigation on the protective value of breathing masks in farmer's lung using an inhalation provocation test. Chest 1989; 95: 100–105.

7. Nowak D, Angerer P. BK 4201: Exogen-allergische Alveolitis. In: Triebig G, Kentner M, Schiele R (Hrsg.): Arbeitsmedizin – Theorie und Praxis, 2. Auflage. Stuttgart: Gentner, 2009.

8. Nowak D, Kroidl RF. Bewertung und Begutachtung in der Pneumologie, 3. Aufl. Stuttgart: Thieme 2009.

9. Seidenberg J. Exogen-allergische Alveolitis – häufig zu spät erkannt. T & E Pädiatrie 1997; Nr. 3 (Suppl) 70–74.

10. Sennekamp J. Exogen-allergische Alveolitis. München-Deisenhofen: Dustri, 1998.

11. Sennekamp J. Exogen-allergische Alveolitis. In: Letzel S, Nowak D (Hrsg.): Handbuch der Arbeitsmedizin. 3. Erg.-Lfg. Landsberg/Lech: Ecomed Medizin, 2007.

3.7 Atopisches Ekzem (Neurodermitis)

Epidemiologie und klinisches Bild

Das atopische Ekzem (Neurodermitis, endogenes Ekzem, atopische Dermatitis, Ekzem) ist eine der häufigsten entzündlichen Hauterkrankungen mit einer Prävalenz von 2–5 % (im Kindesalter 10–20 %). Die Krankheit beginnt meist im Kindesalter, in 70–80 % bereits bei Säuglingen, kann aber in jedem Lebensalter auftreten. Kinder und junge Erwachsene sind besonders häufig betroffen. Die Krankheit verläuft chronisch oder chronisch rezidivierend, Leitsymptome sind Hauttrockenheit und zum Teil quälender Juckreiz, der zu Schlaflosigkeit, Übermüdung, Leistungsminderung und erheblicher Beeinträchtigung der Lebensqualität führt. Bei starker Ausdehnung kann es zu schweren Krankheitsbildern (Erythrodermie) sowie Komplikationen (Eczema herpeticatum, bakterielle Superinfektionen) kommen.

Die bevorzugt befallenen Körperareale sind bei Säuglingen Gesicht und Streckseiten, später bevorzugt die großen Beugen der Extremitäten, Hand und Fußgelenk sowie Halsbereich. Das Ekzem ist in den ersten beiden Lebensjahren oftmals erosiv und wird im Laufe der Jahre trockener, die Haut zeigt vergröberte Hautfelderungen (Lichenifikation), im Erwachsenenalter auch häufig aufgekratzte Knoten (sogenannte „Prurigo-Form"). Das atopische Ekzem geht einher mit sogenannten „Stigmata", worunter man charakteristische, aber nicht krankheitsspezifische Hautzeichen ohne eigentlichen Krankheitswert versteht, die jedoch dem Hautarzt Hinweise auf die Neigung zur Entwicklung der Neurodermitis geben; hierzu zählen z. B. Dennie-Morgan-Falte, weißer Dermographismus, palmoplantare Hyperlinearität.

Ätiologie und Pathophysiologie

Es besteht eine genetische Disposition; in der Familie finden sich bei 60 % allergische Atemwegserkrankungen (Asthma, Heuschnupfen), die zusammen den Formenkreis der sogenannten atopischen Erkrankungen bilden. Die Konkordanzrate bei eineiigen Zwillingen beträgt 80 %, bei zweieiigen Zwillingen 25 %. Es wird ein multifaktorieller Erbgang angenommen, bei dem Gene auf unterschiedlichen Chromosomen beteiligt sind. Besonders bedeutend sind Gene des epidermalen Differenzierungskomplexes auf Chromosom 1 (z. B. Filaggrin-Mutationen als Basis der gestörten Hautbarrierefunktion) sowie Gene der veränderten Immunreaktion im Hinblick auf die chronische dermale Entzündungsaktivität (Attraktion von T-Zellen durch Chemokinrezeptoren) bzw. die bei 70–80 % vorliegende verstärkte Bildung von Immunglobulin E.

Nur wenige Krankheiten zeichnen sich durch ähnlich erhöhte IgE-Konzentrationen im Serum aus wie das atopische Ekzem; diese IgE-Antikörper sind gegen Umweltallergene gerichtet, am häufigsten gegen Hausstaubmilben, Katzenepithel, Pollen, bei Säuglingen am häufigsten gegen Nahrungsmittel. Der praktische Beweis, dass bestimmte Allergene bei einem Teil der Patienten mit atopischem Ekzem durch

Hautkontakt Entzündungsreaktionen hervorrufen können, gelingt durch den „Atopie-Patch-Test", wo z. B. Hausstaubmilbenextrakte auf die unbetroffene Rückenhaut aufgebracht werden und eine Ekzemreaktion auslösen. Bei einer Untergruppe von Patienten lassen sich keine spezifischen IgE-Antikörper nachweisen (so genannte „intrinsische" Form, auch „nicht-atopisches Ekzem") bei klinisch gleichem Erscheinungsbild.

Nahrungsmittelallergien und andere Unverträglichkeiten können ebenfalls zur Unterhaltung des Ekzems betragen, im Kindesalter häufiger als bei Erwachsenen: Etwa 35 % der Kinder mit schwerem atopischem Ekzem weisen klinisch relevante Nahrungsmittelallergien auf. Allerdings wird die Bedeutung nutritiver Allergene für die Pathogenese des atopischen Ekzems oftmals überschätzt, mit der Folge einer nicht indizierten „Neurodermitis-Diät".

Die Haut von Patienten mit atopischem Ekzem ist häufig besiedelt mit pathogenen Keimen (Bakterien, Pilzen), die über verschiedene Mechanismen die Entzündung unterhalten können.

Bei vielen Patienten besteht eine „vegetative Dysregulation" im Sinne einer veränderten Reaktivität von Gefäßen und glatten Muskeln. Es besteht eine deutliche psychosomatische Beeinflussbarkeit (z. B. durch mentalen und emotionalen Stress).

Diagnostik und Therapie

In der Diagnostik der Neurodermitis muss unterschieden werden zwischen:
- Diagnostik der Erkrankung
- Diagnostik auslösender bzw. individueller Provokationsfaktoren

Die Diagnose der Krankheit erfolgt durch die dermatologische Inspektion. Zur Ermittlung individueller Provokationsfaktoren sind eine Allergiediagnostik (mit je nach Alter und Anamnese relevanten Umweltallergenen, vgl. Kap. 4.2 „Allergiediagnostik") sowie weiterführende Untersuchungen (Infekte, Psychosomatik) notwendig.

Zur Beurteilung der klinischen Relevanz von IgE-vermittelten Sensibilisierungen kann der Atopie-Patch-Test in speziell eingerichteten Institutionen eingesetzt werden, bei dem häufige Allergene (z. B. Katze, Milbe, Graspollen etc.) auf die unbefallene Rückenhaut des Patienten als Pflastertest aufgebracht werden. Bei Verdacht auf Nahrungsmittelallergie ist der doppelblinde plazebokontrollierte orale Provokationstest der Goldstandard (siehe Kap. 3.13 „Nahrungsmittelallergie").

Grundlage der Therapie des atopischen Ekzems ist neben der Meidung provozierender Faktoren (irritativer oder allergener Natur) die dermatologische Basistherapie der gestörten Hautbarrierefunktion (früher oft irreführend als „Hautpflege" bezeichnet). Dies schließt geeignete Hautreinigungsmaßnahmen ebenso ein wie die Behandlung der Trockenheit durch Zusatz von rückfettenden Externa.

Akut ekzematöse Hautveränderungen müssen antientzündlich und juckreizstillend behandelt werden. Dazu stehen neben modernen topischen Glukokortikoiden auch die neueren topischen Immunmodulatoren (Kalzineurin-Inhibitoren) Tacrolimus und Pimecrolimus zur Verfügung.

Auch die Licht-Behandlung, insbesondere mit langwelligen UV-Anteilen (z. B. UVA-1), hat sich im Erwachsenenalter in Mittel- und Hochdosistherapie als effektiv erwiesen, bedarf jedoch der Langzeitbeobachtung.

Durch unsachgemäßen Einsatz zu starker Wirkstoffe ist es in der Vergangenheit zu großer Verunsicherung („z. B. Kortikophobie") gekommen, die dazu geführt hat, dass vielen Betroffenen die hilfreiche antientzündliche und juckreizstillende Behandlung vorenthalten bleibt.

Ebenso hat ein theoretisch begründeter Warnhinweis der amerikanischen FDA (Food and Drug Administration) den Einsatz von Kalzineurin-Inhibitoren kritisch bewertet; es gibt aber bislang keinen klinischen Hinweis, dass bei so behandelten Patienten vermehrt Hautkrebs entstanden wäre.

Von der bisherigen Philosophie der akuten Behandlung ekzematöser Hautveränderungen, gefolgt von wirkstofffreier Basistherapeutika ist man in der letzten Zeit zu einer „proaktiven" Strategie mit geringfügigen Dosen antientzündlicher Substanzen (Kortikoide oder Kalzineurin-Inhibitoren) über längere Zeiträume im Intervall zur Verhinderung neuer Schübe übergegangen.

Leider sind Kalzineurin-Inhibitoren in Europa erst ab einem Alter von zwei Jahren zugelassen. Gerade wegen der erhöhten transkutanen Resorption und damit Nebenwirkungsträchtigkeit topischer Steroide im 1. und 2. Lebensjahr wäre ein früherer Einsatz dieser antientzündlichen Therapie wünschenswert.

Systemische Antihistaminika werden als Tropfen, Infusionen oder Tabletten in der Juckreizbehandlung weithin eingesetzt, obwohl wissenschaftliche Studien fehlen.

Antimikrobielle Behandlung kann äußerlich und innerlich den Krankheitsverlauf günstig beeinflussen. Der Einsatz von funktionellen Textilien (Stichwort Silber oder andere antimikrobielle Stoffe) kann neue Optionen bieten, bedarf jedoch weiterer Studien.

Die Gabe von Probiotika zur Prävention bzw. Therapie des atopischen Ekzems ist Gegenstand wissenschaftlicher Untersuchungen (z. B. Lactobacillus).

In schweren Fällen ist eine systemische antientzündliche Behandlung mit Kortikoiden oder Immunmodulatoren (z. B. Ciclosporin A) notwendig. Der Einsatz von „Biologika" könnte nach ersten Pilotstudien neue Möglichkeiten bieten.

Die allergenspezifische Immuntherapie (SIT) hat sich in verschiedenen kontrollierten Studien als effektiv gezeigt; ihr praktischer Stellenwert in der Therapie von Ekzempatienten ist jedoch noch nicht geklärt. Für die vielen Patienten mit relevanten Sensibilisierungen gegen Aero-Allergene (z. B. Hausstaubmilben) könnten sich hier neue Chancen bieten (siehe Kap. 4.5 „Immuntherapie").

Krankheits- bzw. Selbstmanagement und Prävention

Die Vielfalt der Maßnahmen, von den Vermeidungsstrategien über die Basistherapie hin zur sachgerechten antientzündlichen Behandlung einschließlich psychosomatischer Beratung, setzt die aktive Mitarbeit des aufgeklärten Patienten über Monate und Jahre voraus. Diese Aufgabe überschreitet die normale Behandlungszeit in der ärztlichen Praxis. Deshalb wurde mit großem Erfolg ein Programm zur „Neurodermitis-Schulung" – ausgehend von einer Initiative des Bundesministeriums für Gesundheit (BMG) – erarbeitet und hat sich in einer kontrollierten prospektiven Studie als wirksam erwiesen. In diesem interdisziplinären Schulungsprogramm arbeiten Haut- und Kinderärzte, Psychologen, Psychosomatiker sowie Ernährungsfachkräfte und Pädagogen zusammen; es werden nicht nur Informationen, sondern auch Motivation zur Verhaltensänderung („Coping" bei stressinduzierten Juckreizkrisen, autogenes Training, Relaxationstechniken etc.) sowie praktische Hinweise zur Ernährung bei Nahrungsmittelallergie vermittelt.

Es ist wichtig, dass die Qualität dieser Schulung gesichert und regelmäßig überprüft wird; hierzu werden von qualifizierten „Neurodermitis-Akademien" in Deutschland regelmäßig „Train the Trainer-Seminare" angeboten. Das so standardisierte Schulungs-Programm wird in den meisten Bundesländern von den Krankenkassen übernommen.

Zu den Vermeidungsstrategien gehört insbesondere die Beratung im Hinblick auf geeignete Hautpflege und Textilien sowie Reinigungsmittelauswahl. Ebenso zu berücksichtigen sind Fragen des privaten und beruflichen Milieus (Wohnraumsanierung, Berufsberatung usw.). Auch die Klimatherapie (Nordsee oder Hochgebirge) hat neben der Allergenkarenz länger anhaltende positive Wirkung auf den Krankheitsverlauf (siehe Kap. 4.10 „Rehabilitation").

Die komplexe Genese der Neurodermitis macht ein vielschichtiges therapeutisch-präventives Konzept nötig, das unter dem Motto „vom Patientenmanagement zum Selbstmanagement" eine verantwortliche Selbstbestimmung („Empowerment") des mündigen und aufgeklärten Patienten anstrebt.

Defizite

Trotz großer Fortschritte auf dem Gebiet der Ätiologie und Pathophysiologie (z. B. Entdeckung der Filaggrin-Mutationen) sowie durch die Entwicklung nebenwirkungsärmerer Kortikoide und der Kalzineurin-Inhibitoren bestehen erhebliche Defizite sowohl in der Forschung als auch in der Umsetzung des vorhandenen Wissens:

» Forschungsbedarf in der Epidemiologie, insbesondere zur Prävalenz im Erwachsenenalter, sowie Interventionsstudien
» Forschungsbedarf zur klinischen Manifestation, Juckreizerfassung und Juckreizmessung
» Forschungsbedarf zur Ätiologie und Pathophysiologie
• Genotyp-Phänotyp-Korrelation von Mutationen im Filaggrin-Gen (Genomics, Proteomics)
• Quantitative Definition der gestörten Hautbarrierefunktion (Sphingolipide, Proteine des epidermalen Differenzierungskomplexes, Proteasenaktivität etc.)
• Bedeutung von regulatorischen T-Zellen (Treg) in den verschiedenen Krankheitsphasen
• Pathophysiologie und Evaluation von Juckreiz (Definition der relevanten Botenstoffe des Juckreizes bei atopischem Ekzem)
• Mechanismen der psychosomatischen Beeinflussung (Psycho-Neuro-Allergologie)
• Psychodynamik der Eltern-Kind-Beziehung bei atopischem Ekzem
» Forschungsbedarf zu Diagnostik, Therapie und Prävention
• Entwicklung und Evaluierung geeigneter Screening-Verfahren zur Früh-

erkennung der atopischen Veranlagung

- Entwicklung von Messverfahren zur quantitativen und qualitativen Erfassung von Allergenen im Umfeld erkrankter Patienten
- Verbesserte Standardisierung der derzeit üblichen Diagnoseverfahren
- Wissenschaftliche Auseinandersetzung mit unkonventionellen („komplementärmedizinischen") Verfahren
- Forschung zum Verständnis der „intrinsischen" Variante des atopischen Ekzems
- Langzeituntersuchungen zu Wirkungen und Nebenwirkungen antientzündlicher Therapieverfahren (Kalzineurin-Inibitoren, UV, Kortikoide)
- Studien zum Einsatz neuer Biologika (z. B. Antikörper gegen IgE, gegen Bodenstoffe oder Moleküle der entzündlichen Ekzemreaktion)
- Untersuchungen zur Möglichkeit einer Toleranzentwicklung (allergenspezifische Immuntherapie oder Hyposensibilisierung)
- Untersuchung zur Rolle mikrobieller Besiedelung und Infektion
- Untersuchung zur Rolle von Nahrungsmitteln und Nahrungsmittelzusatzstoffen
- Entwicklung neuer – möglicherweise gezielter – individueller Therapieverfahren zur Behandlung der gestörten Hautbarrierefunktion
- Entwicklung neuer Modelle der evidenzbasierten Berufsberatung
- Entwicklung neuer antientzündlicher sowie antipruriginöser Pharmaka
- Einfluss von UV-Licht auf allergische und ekzematöse Reaktionen, insbesondere Langzeituntersuchungen

- Entwicklung neuer Strategien zur Allergenkarenz einschließlich Wohnraumsanierung
- Studien zur Verbesserung der Wirksamkeit bzw. zum Verständnis klimatherapeutischer Verfahren
- Evaluierung präventiver und therapeutischer Interventionen einschließlich Rehabilitationsmaßnahmen

Empfehlungen und Handlungsbedarf

Es besteht nicht nur erheblicher Forschungsbedarf; auch auf dem Boden des vorhandenen Wissens sind erhebliche Defizite bezüglich Vorsorge und Versorgung bei der Umsetzung in die Praxis zu beklagen.

Vordringlich ist die Verbesserung des Wissens um die Erkrankung, von der Klinik über die Ätiologie und Pathophysiologie bis zur Primär- und Sekundärprävention und Therapie. Dies beginnt mit der Ausbildung von Studenten und setzt sich in der Weiterbildung und Fortbildung von Fachärzten fort. Der Aufbau von spezialisierten Einheiten, die sich mit kindlichen Hautkrankheiten speziell befassen, ist zu fordern. Diese Abteilungen für Kinder-Dermatologie sollten interdisziplinär im Verbund zwischen Hautkliniken und Kinderkliniken gleichberechtigt angesiedelt sein.

Da besonders Kinder betroffen sind, ist verstärktes Augenmerk auf kindgerechte Aufklärungsbroschüren nicht nur für Betroffene, sondern auch für Klassenkameraden und Freunde zu richten.

Ein besonderes Problem stellt die Integration von Patienten mit Migrationshintergrund dar. Hier müssen nicht nur sprachliche Barrieren überwunden werden.

Verstärkte Aufklärung über das Krankheitsbild ist auch bei Personen des privaten und beruflichen Umfeldes des Patienten vonnöten. In der Öffentlichkeit ist ein vermehrtes Verständnis für die von dieser Krankheit Befallenen anzustreben. Es beinhaltet die Einrichtung von Lehrgängen, möglicherweise Änderungen von Studiengängen von Erziehern, Lehrern, Krankengymnasten, Sporttherapeuten u. a. unter Vermittlung von Informationen über diese Hautkrankheit.

Die entwickelten Schulungsprogramme müssen flächendeckend angeboten werden; noch bestehende Engpässe bei der Finanzierung müssen überwunden werden.

In der Betreuung von Patienten mit atopischem Ekzem ist die Infrastruktur zur psychosomatischen Beratung und gegebenenfalls Therapie im interdisziplinären Ansatz zu verbessern.

Die Zusammenarbeit zwischen ambulanten und stationären Heil- und Nachsorgemaßnahmen ist zu verbessern.

Patienten mit atopischem Ekzem benötigen zusätzlich zur medizinischen Behandlung eine Reihe von Hilfsmaßnahmen, die insbesondere im Bereich der Prävention anzusiedeln sind, z. B. Geräte zur Verringerung der allergenen Belastung im häuslichen Umfeld (Staubsauger, Luftfilter, allergendichte Bettbezüge etc.). Eine allergologische „Prüfung" von derartigen Hilfsmitteln mit allgemeinverständlicher Qualitätsbeurteilung ist anzustreben. Dies gilt auch für die Bezeichnung „hypoallergen" in der Beschreibung von Diätetika, Kosmetika und Gebrauchsgegenständen.

Die Deklaration von Inhaltsstoffen in Lebensmitteln, Kosmetika, Arzneimitteln und Gebrauchsgegenständen (z. B. Kleidung) ist zu verbessern.

Zur Umsetzung der auf dem Boden einer sachgerechten Diagnostik empfohlenen individuellen Therapie und Präventionsmaßnahmen ist eine intensive Beratung im häuslichen Bereich nötig. Die Entwicklung eines neuen Berufsbildes im Sinne eines „Allergie- und Umweltberaters" (speziell ausgebildeter Health Professional), der Hausbesuche vornimmt, erscheint sinnvoll.

Die Auseinandersetzung mit Vertretern von „unkonventionellen" („komplementärmedizinischen") Methoden muss auf wissenschaftlicher Basis verstärkt geführt werden. Hierzu müssen Studien von offizieller Seite unterstützt werden, da auf diesem Gebiet die Beweislast oft nicht vom Verfechter einer Behandlungsart anerkannt wird. Die allgemeinen Grundsätze der Arzneimittelgesetzgebung sollten auch für derartige Verfahren gelten.

Es ist unverständlich, dass in Deutschland seit einiger Zeit die so entscheidende Basistherapie bei Neurodermitis nur noch im Kindesalter (bis zu 12 Jahren) von den Krankenkassen erstattet wird. Die Situation ist vergleichbar mit der Erstattung von Insulin für Diabetiker, da die Störung der Barrierefunktion ein wesentliches Charakteristikum des atopischen Ekzems darstellt.

Literatur

1. Bieber T. Atopic dermatitis. N Engl J Med 2008; 358: 1483–1494.
2. Buhles N, Wehrmann J, Amon K. Dermatologische stationäre Rehabilitation bei atopischer Dermatitis Erwachsener. J Deutsch Derm Ges 2003; 3: 238–241.

3. Cookson WO, Moffatt MF. The genetic of atopic dermatitis. Currr Opin Allergy Immunol 2002; 2: 383–387.

4. Darsow U, Luppe J, Taieb A, et al. Position paper on diagnosis and treatment of atopic dermatitis. J Eur Acad Dermatol Venerol 2005; 19: 286–295.

5. Gieler U. Die Sprache der Haut. 3. Auflage. Düsseldorf: Walter, 2006.

6. Ring J (Hrsg). Neurodermitis. Expertise zur gesundheitlichen Versorgung und Vorsorge bei Kindern mit atopischem Ekzem. Bundesministerium für Gesundheit (BMG) Landsberg: Ecomed, 1998.

7. Ring J, Ruzicka T, Przybilla B (eds.) Handbook of atopic eczema. 2nd ed. Berlin: Springer, 2006.

8. Staab D, Diepgen TL, Fartasch M, et al. Age-related, structured educational programmes for the management of atopic dermatitis in children and adolescents: multicentre, randomised, controlled trial. Br Med J 2006; 332: 933–936.

9. Werfel T, Aberer W, Augustin M, et al. Neurodermitis S2-Leitlinie. J Dtsch Dermatol Ges 2009; 7: s1–s46.

10. Werfel T, Breuer K, Rueff F, et al. Usefulness of specific immunotherapy in patients with atopic dermatitis and allergic sensitization to house dust mites: a multicentre, randomized, dose-response study. Allergy 2006; 61: 202–205.

11. Weidinger S, Rodriguez E, Stahl C, et al. Filaggrin mutations strongly predispose to early-onset and extrinsic atopic dermatitis. J Invest Dermatol 2007; 127: 724–726.

12. Williams HC. Atopic dermatitis. N Engl J Med 2005; 352: 2314–2324.

3.8 Kontaktdermatitis

Das Kontaktekzem (Kontaktdermatitis) ist eine nicht infektiöse Entzündung der Haut. Sie entsteht durch äußerlich auf die Haut einwirkende Stoffe. Die Verbreitung des Kontaktekzems ist von endogenen Faktoren abhängig, wie z. B. von Alter, Geschlecht, Hautkonstitution, atopischer Disposition und genetischen Faktoren. Als exogene Faktoren sind die Allergenexposition und ein die Sensibilisierung förderndes Milieu – wie der Arbeitsplatz – verantwortlich.

Die Kontaktdermatitis findet sich besonders an den Händen und ist dort häufig Ausdruck einer beruflich verursachten Erkrankung. 80 % der berufsbedingten Hautkrankheiten kommen aus nur sieben Berufsgruppen: Friseur-, Metall-, Heil- und Pflege-, Nahrungsmittel-, Bau-, Reinigungs- und Malerberufe [1, 3–6, 8].

Hiervon zu unterscheiden ist die *allergische Kontaktdermatitis*, die eine Sensibilisierung gegenüber einem meist niedermolekularen chemischen, primär nicht toxischen Stoff voraussetzt. Wiederholter Kontakt führt zu einem klinischen Bild, das nicht immer von einem irritativ-toxischen Ekzem unterschieden werden kann. Es ist zunächst u. a. durch Juckreiz, Knötchen, Bläschen und entzündliche Rötung der Haut am Ort des Allergenkontaktes gekennzeichnet. Im weiteren Verlauf können schmerzhafte Einrisse und Verdickungen wie beim irritativ-toxischen Ekzem auftreten. In vielen Fällen hat das Kontaktekzem einen biphasischen Verlauf, d. h., auf dem Boden eines meist nicht ausreichend behandelten irritativ-toxischen Ekzems entsteht ein allergisches Kontaktekzem.

Klinische Erscheinungsbilder

Zwei klinisch wichtige Formen werden unterschieden. Das *irritativ-toxische Kontaktekzem* entsteht, wenn die Haut einem reizenden Stoff ausgesetzt ist. Sie wird hierbei zunächst rau, trocken und schuppend, im weiteren Verlauf ist sie gerötet und entzündlich verdickt. Die Erkrankung ist u. a. durch schmerzhafte und schlecht heilende Risse (Rhagaden) und durch eine Verdickung der Haut (Hyperkeratose) gekennzeichnet. Betroffen sind besonders die Handinnenflächen, aber auch die Handrücken, häufig zuerst die Fingerzwischenräume [13].

Ursachen

Dank der engen Zusammenarbeit zwischen der Deutschen Kontaktallergiegruppe (DKG) und dem Informationsverbund Dermatologischer Kliniken (IVDK) gibt es in Deutschland ein im internationalen Vergleich hervorragend strukturiertes und funktionierendes Netzwerk, um zuverlässig Daten zur Situation der Kontaktallergie zu erheben (Tab. 1). So konnten differenzierte Allergenlisten erstellt werden, die direkte Vergleiche verschiedener Testpopulationen ermöglichen, wie z. B. zwischen ländlichen und städtischen Patienten oder unterschiedlichen Allergenen bei Frauen und

Männern, bei Friseuren und Büroarbeitern.

Wichtigste Ursachen für die Nickelallergie bei Frauen sind durchstochene Ohrläppchen, das „Body Piercing" und nickelhaltiger Modeschmuck. Wahrscheinlich wegen der europaweiten Begrenzung der Nickelfreisetzung in Modeschmuck auf 0,5 µg/cm^2/Woche hat die Bedeutung von Nickel in den letzten Jahren zumindest bei jungen Frauen abgenommen. Es bleibt aber nach wie vor das häufigste Kontaktallergen. Vor diesem Hintergrund war und ist aus allergologischer Sicht nicht zu verstehen, warum die Euro-Münzen als Nickellegierungen konzipiert und hergestellt wurden.

Neben Nickel zeigen Duftstoffmischungen und Perubalsam, Chromionen (im Zement und im Leder), sowie das Konservierungsmittel Methyldibromo-Glutaronitril hohe Reaktionsquoten. Jüngere Patienten reagieren öfter auf das besonders in Impfstoffen vorkommende Thiomersal. Ältere Menschen, vor allem solche mit Venenleiden (Varikose) und Beinekzem (Stauungsdermatitis) reagieren häufiger auf Wollwachsalkohole und medizinische Zubereitungen, die z. B. das Antibiotikum Neomycin enthalten. Diese Daten waren bis vor kurzem in dieser Form nicht zugänglich. Das Netzwerk zur Prävention und Erfassung allergischer Krankheiten an der Haut, d. h. DKG und IVDK, haben sich bewährt. Nur so lassen sich neuere Allergene (z. B. das Desinfektionsmittel Glutaraldehyd oder der Duftstoff Hydroxyisohexylcyclohexencarboxaldehyd [Lyral®]), weiterhin immer noch aktuelle Allergene (z. B. der Farbstoff p-Phenylendiamin, die Vulkanisationsbeschleuniger der Thiuramgruppe, die Konservierungs-

Tab. 1: Allergen-Hitliste* des IVDK 2006–2007 [Schnuch, pers. Mitt.]. Zahl der Getesteten pro Jahr: n ~ 10.000), Quoten nach Alter und Geschlecht standardisiert. (Stand der Datenbank: 20.02.2008)

Allergen	2006	2007
Nickelsulfat	17,7 %	17,3 %
Kobaltchlorid	7,6 %	7,5 %
Perubalsam	7,1 %	6,8 %
Duftstoff-Mix I**	6,6 %	6,6 %
Kaliumdichromat	6,2 %	6,1 %
Duftstoff-Mix II***	4,9 %	4,6 %
Methyldibromglutaronitril	4,8 %	3,9 %
Kolophonium	4,7 %	4,0 %
HICC§	2,6 %	2,2 %
Propolis	2,4 %	2,2 %
Terpentin	2,4 %	1,8 %
MCI/MI (Kathon CG)	2,3 %	2,1 %
Wollwachsalkohole	2,1 %	2,0 %
Kompositen-Mix	1,9 %	1,2 %
Thiuram-Mix	1,9 %	2,0 %
Formaldehyd	1,6 %	1,2 %
Epoxidharz	1,4 %	1,4 %
Paraben-Mix	1,4 %	1,1 %
Bronopol	1,3 %	1,2 %
Bufexamac	1,3 %	n.t.

n.t. nicht getestet
* Wegen selektiver Testung bzw. problematischer Testzubereitung nicht berücksichtigt: Thiomersal, Amerchol L101, Polyvidon-Iod, Cocamidopropylbetain, Octylgallat, Quecksilberamidchlorid, para-Toluylendiamin, Palladiumchlorid, Propylenglycol, tert Butylhydrochinon
§ HICC: Hydoxyisohexylcyclohexencarboxaldehyd (Duftstoff Lyral®)
** Der Duftstoff-Mix I enthält Eichenmoos (Evernia prunustra), Isoeugenol, Zimataldehyd (Cinnamal), Hydroxycitronellal, Zimtalkohol (Cinnamic alcohol), Eugenol, Geraniol, alpha-Amylzimtaldehyd (Amly Cinnamal).
*** Der Duftstoff-Mix II enthält: HICC, Farnesol, Citral, Coumarin, alpha-Hexylzimtaldehyd.

mittel-Mischung Chlormethylisothiazolinon/Isothiazolinon), bzw. wieder aktuelle Allergene erfassen, etwa aus dem Bereich der „Alternativ-Kosmetik" oder der Alternativ-Medizin (z. B. Propolis oder „Terpene" [Terpentinöl]). Eine widersprüchliche Situation spiegelt sich in der relativ großen Zahl auf Bufexamac kontaktallergischer Patienten wieder. Hierbei handelt sich um einen topisch angewendeten Wirkstoff, der besonders bei Kindern zur Behandlung eines Ekzems eingesetzt wird.

Epidemiologie

Untersuchungen aus Schweden ergeben eine Ein-Jahres-Prävalenz des allergischen Kontaktekzems der Hände von etwa 2 % [2]. Für Deutschland ermittelte der Bundesgesundheitssurvey im Jahr 2000 bei 7 % ein allergisches Kontaktekzem [7]. Die Quote der Patienten, die an einer klinisch stummen Sensibilisierung leiden, also noch nicht erkrankt sind, ist deutlich höher. Auf Grund von Studien aus Dänemark und extrapolierter Daten des IVDK kann man von Prävalenzen zwischen 15 und 20 % ausgehen [10, 11]. Die Nickelallergie ist besonders häufig bei jüngeren Frauen anzutreffen [12]. Etwa 20 % sind daran erkrankt. In der Allgemeinbevölkerung ist die Duftstoffallergie weiterhin sehr häufig: 1–2 % sind gegen Duftstoffe sensibilisiert, d. h. bei sehr zurückhaltender Berechnung mindestens eine Million Menschen.

Forderungen

Der hohen Quote von Kontaktsensibilisierungen ist am effektivsten durch Ausschaltung der Allergene zu begegnen, durch Konzentrationsbegrenzung oder Verbot der allergenen Stoffe. Durch eine kontinuierliche Überwachung können neue Problemallergene relativ rasch erkannt werden, so dass im Prinzip schnell präventiv gehandelt werden kann. Die Überwachung und die regulatorische Intervention müssten allerdings staatlicherseits gewährleistet sein. Dies ist bisher nicht der Fall. Insofern kann der gesundheitliche Verbraucherschutz den Bereich „Schutz vor allergenen Produkten" nicht wirkungsvoll abdecken.

Siehe auch Kapitel 3.9 „Berufsdermatosen".

Literatur

1. Aberer W, Holub H. Berufsdermatologische Relevanz der Nickelsensibilisierung. Allergologie 1992; 15: 429–432.
2. Agrup G. Hand eczema and other hand dermatoses in South Sweden. Acta Derm Venereol 1969; 49(Suppl 61): 1–91.
3. Brasch J, Geier J, Schnuch A. Differenzierte Kontaktallergenlisten dienen der Qualitätsverbesserung. Hautarzt 1998; 49: 184–191.
4. Diepgen TL, Coenraads PJ. The epidemiology of occupational contact dermatitis. Int Arch Occup Environ Health 1999; 72: 496–506.
5. Fischer T. Occupational nickel dermatitis. In: Maibach HI, Menne T (eds). Nickel and the Skin: Immunology and Toxicology. Boca Raton/Florida: CRC Press Inc., 1998: 117–132.
6. Fuchs Th. Gummi und Allergie. Deisenhofen: Dustri, 1995.
7. Fuchs Th, Aberer W (Hrsg). Kontaktekzem. 2. Aufl. München-Deisenhofen: Dustri, 2007.
8. Kayser D, Schlede (Hrsg.). Chemikalien und Kontaktallergie – eine bewertende Zusammenstellung. München: Urban & Vogel, 2001.
9. Schnuch A, Uter W, Geier J, Frosch PJ, Rustemeyer Th. Contact Allergies in Healthcare Workers. Results form the IVDK, Acta Derm Venereol (Stockholm) 1998; 78: 358–363.
10. Schnuch A, Uter W, Geier J, Gefeller O. Epidemiology of contact allergy: an estimation of morbidity employing the clinical epidemiology and drug-utilization research (CE-DUR) approach. Contact Dermatitis 2002; 47: 32–39.

11. Schnuch A, Geier J, Lessmann H, Uter W. Rückgang der Nickel-Kontaktallergie in den letzten Jahren – eine Folge der „Nickel-Verordnung"? Auswertungen der Daten des IVDK der Jahre 1992–2001. Hautarzt 2003; 54: 626–632.

12. Schnuch A, Geier J, Lessmann H, Uter W, Brasch J, Frosch PJ. Kontaktallergene im aktuellen Zeitverlauf. Geschlechts- und altersspezifische Auswertungen der Daten des IVDK der Jahre 1995–2001. Allergo J 2004; 13: 57–69.

13. Schwanitz HJ, Uter W. Interdigital dermatitis: sentinel skin damage in hairdressers. Br J Derm 2000; 142: 1011–1012.

3.9 Berufsdermatosen

Hauterkrankungen durch Beruf und Umwelt haben in den letzten zwei Jahrzehnten stark zugenommen und sind heute von großer sozialmedizinischer, gesundheitspolitischer und ökonomischer Bedeutung. Nicht selten sind junge Menschen betroffen, die am Anfang ihrer beruflichen Karriere stehen. Meist treten irritative und/oder allergische Kontaktreaktionen auf, wobei die Hauterkrankung häufig chronisch wiederkehrend verläuft und oft mit einer Berufsaufgabe und hohen Umschulungs- und Rehabilitationskosten verbunden ist. Die Diagnostik und Therapie berufsbedingter Hauterkrankungen kann sehr schwierig sein und erfordert langjährige berufsdermatologische Erfahrung. Die Möglichkeiten der Prävention und Rehabilitation sind in den letzten Jahren wesentlich verbessert worden durch das neue Hautarztverfahren und ergänzende interdisziplinäre ambulante und stationäre Beratungsangebote (sekundäre und tertiäre Individualprävention). Es wäre zu wünschen, dass es zukünftig gelingt, betroffene Patienten früher als bisher den vielfältigen modernen Optionen der berufsdermatologischen Diagnostik, Beratung, Behandlung und Prävention zuzuführen.

Klinische Definition

Berufsdermatosen treten meist als Kontaktekzem an den Händen auf, da hier die stärkste berufliche Exposition gegeben ist. Klinisch können zwei Pathomechanismen zu einem Kontaktekzem führen:

▶▶ die direkte Reizung der Haut durch eine Substanz (irritatives Kontaktekzem)
▶▶ die auf einer Sensibilisierung beruhende allergische Spätreaktion gegen einen von außen einwirkenden Stoff (allergisches Kontaktekzem)

Arbeitsstoffe können daher ein irritatives und/oder allergisches Kontaktekzem auslösen. Das klinische Erscheinungsbild kann sehr variabel sein, so dass ein irritatives von einem allergischen Kontaktekzem weder klinisch noch histologisch zu unterscheiden ist. Symptome können Rötung, Schuppung, Bläschen, Papeln (Knötchen), Pusteln, Exsudation und Exkoriationen sein. In chronischen Fällen kann es zu Rhagadenbildung (Einrisse), Lichenifikation und Hyperkeratosen kommen. Meist bestehen Juckreiz und Brennen. Die ersten Erscheinungen treten an den Kontaktstellen auf, wobei die Begrenzung im Gegensatz zum akut-toxischen (z. B. Säureverätzung) Kontaktekzem unscharf ist. Das allergische Kontaktekzem kann sich auf andere Körperstellen ausdehnen, die nicht mit dem Allergen in Kontakt gekommen sind. Oft geht ein irritativer Vorschaden der Entwicklung einer Kontaktallergie voraus; durch die Schwächung der Barrierefunktion und beginnende entzündliche Veränderungen in der Oberhaut ist die Entwicklung einer Kontaktallergie erleichtert („Propfsensibilisierung"). Prävention muss deshalb so früh wie möglich ansetzen, um der Entwicklung von Kontaktsensibilisierungen vorzubeugen.

Die wichtigsten Differenzialdiagnosen eines Handekzems sind eine Mykose (Pilzinfektion), Psoriasis palmaris (Schuppenflechte) und Lichen ruber (Knötchenflechte). Bei unklaren Handdermatosen sollte daher eine zusätzliche histologische Diagnostik erfolgen.

Neben den auslösenden Berufsstoffen kommt einer atopischen Veranlagung, insbesondere einer atopischen Hautdiathese (= eine erblich bedingte Minderbelastbarkeit der Haut) eine wichtige Rolle bei der Entstehung einer Berufsdermatose zu.

Ein gutes Beispiel für erfolgreiche Allergieprävention in einzelnen Schwerpunktbereichen ist die Naturgummilatex-Allergie, die sich besonders als Kontakturtikaria, Rhinitis und/oder Asthma äußern kann. Sie kann durch bestimmte, in Schutzhandschuhen vorkommende Allergene ausgelöst werden, die durch Handschuhpuder verbreitet werden können [1, 2, 15]. Es ist davon auszugehen, dass Mitte der 90er Jahre bis zu 17 % der im Gesundheitsdienst Beschäftigten sensibilisiert waren. Besonders betroffen waren – u. a. wegen der Allergenverwandtschaft von Blütenstäuben, Naturgummilatex und bestimmtem Nahrungsmitteln – Atopiker, d. h. Patienten mit Heuschnupfen, Asthma und/oder Neurodermitis [17]. Inzwischen ist die Neuerkrankungsrate von durch Naturgummilatex ausgelösten Haut- und Atemwegerkrankungen um über 80 % zurückgegangen [1, 2].

Epidemiologie, Sozioökonomie

Berufsbedingte Hauterkrankungen stehen seit vielen Jahren in Deutschland sowie in anderen europäischen Ländern an der Spitze der angezeigten Berufserkrankungen und haben in den letzten beiden Jahrzehnten stark zugenommen.

Von den Berufskrankheiten-Verdachtsmeldungen in Deutschland betreffen über ein Viertel die Haut. 2006 wurden bei den gewerblichen Berufsgenossenschaften 15.470 angezeigte Haut-Verdachtsfälle (BK 5101) registriert. Dies sind 28,7 % der insgesamt 53.955 Meldungen, die berufliche Verursachung bestätigte sich in 21.854 Fällen; den Löwenanteil hiervon machten mit 39,7 Prozent (8.685 Fälle) berufsbedingte Hauterkrankungen aus. Der Anteil der Hauterkrankungen an den Gesamtkosten für berufliche Umschulungsmaßnahmen („Teilhabe") der gesetzlichen Unfallversicherung beträgt in den letzten Jahren konstant fast 60 %, ferner etwa 10 % der Abfindungs- und Rentenzahlungen durch diesen Sozialversicherungsträger. Da berufsbedingte Hauterkrankungen oft hartnäckig sind und längere Arbeitsunfähigkeit verursachen, sind die volkswirtschaftlichen Folgekosten durch Arbeitsausfall und Produktivitätsrückgang in den Betrieben erheblich. Sie werden auf bis zu 1,8 Mrd. €/Jahr geschätzt.

Die jährliche Neuerkrankungsrate in westlichen Industriestaaten liegt bei etwa einer Neuerkrankung pro 1.000 Beschäftigte. Dies stellt jedoch nur die Spitze des Eisbergs dar, da die Dunkelziffer sehr viel höher liegt. Vermutlich wird erst bei schweren Fällen, die eine Krankschreibung erforderlich machen, eine arbeitsbezogene Erkrankung angenommen und gemeldet. Epidemiologische Untersuchungen haben gezeigt, dass die Ein-Jahres-Prävalenz des Handekzems zwischen 6 % und 10 % liegt, d. h. dass es etwa 6 Millionen Betroffene in Deutschland gibt [9, 11]. In einigen Berufen mit starker Hautbelastung sind Handekzeme noch viel häufiger. Frauen haben im Vergleich zu Männern eine nahezu doppelt so hohe Handekzemrate, dies

Tab. 1: Berufsfelder mit erhöhtem Hauterkrankungsrisiko.

I) Gefährdung der Haut durch Arbeiten im feuchten Milieu (Feuchtarbeit):
Feuchtarbeit liegt vor, falls Tätigkeiten verrichtet werden, bei denen die Beschäftigten
» einen erheblichen Teil ihrer Arbeitszeit, d. h. regelmäßig täglich mehr als ca. 1/4 der Schichtdauer (ca. 2 Stunden), mit ihren Händen Arbeiten im feuchten Milieu ausführen oder
» einen entsprechenden Zeitraum feuchtigkeitsdichte Handschuhe tragen oder
» häufig bzw. intensiv ihre Hände reinigen müssen (d. h. zwanzigmal als Richtwert, bei entsprechend aggressiven Hautreinigungsmaßnahmen können auch weniger häufige Händereinigungen den gleichen Effekt haben).

II) Besonders hautbelastende Berufsgruppen (sehr problematisch bei atopischem Ekzem):
» Friseure
» Bäcker
» Floristen
» Konditoren
» Masseure
» Fliesenleger
» Metallschleifer
» Fräser
» Zahntechniker
» Fotolaboranten
» Köche
» Maler
» Lackierer
» Gerber
» Kranken- und Altenpfleger

III) Hautbelastende Berufsgruppen (problematisch bei atopischem Ekzem):
» Keramik- und Glasmaler
» Bohrer, Stuckateure
» Ernährungsberufe mit Feuchtbelastung (Fleischer, Gemüsezubereiter u. ä.)
» Maurer und Betonbauer
» Laboranten
» Drucker
» Beschäftigte in der Hauswirtschaft, in Reinigungsdiensten und im Gaststättengewerbe

wohl in erster Linie durch vermehrte ungeschützte private Hautbelastungen (Feuchtarbeit).

Berufsdermatosen sind oft chronische Erkrankungen. Bei Nachbefragungen zehn Jahre nach erstem Auftreten ergaben sich in unterschiedlichen Studien bei zwischen 30 und 70 % der Betroffenen noch Hinweise auf weiter bestehende Hautveränderungen, die allerdings überwiegend leichter Art waren [3, 8, 28, 30]. Prognostisch ungünstige Faktoren waren dabei initial schwere Handekzeme und das Vorliegen konstitutioneller Faktoren (Atopie).

Aufgrund einer in Nordbayern durchgeführten epidemiologischen Untersuchung ist bekannt, dass die Inzidenzrate (IR, definiert als Zahl der gemeldeten Neuerkrankungen in drei Jahren pro 10.000 Beschäftigte) im Friseurhandwerk mit großem Abstand am höchsten ist (IR = 580), gefolgt von Bäckerhandwerk (IR = 191), Galvanik (IR = 113), Floristik (IR = 103), Konditoreien (IR = 84), Fliesenlegerei (IR = 74). Basierend auf der Inzidenzrate kann eine Einteilung in besonders hautbelastende Berufe (bei mindestens 20 Neuerkrankungen) und in hautbelastende Berufe (bei 10 bis 19 Neuerkrankungen) vorgenommen werden (Tab. 1). Untersuchungen haben gezeigt, dass in etwa 40 % der Fälle eine atopische Hautdiathese einen wichtigen Kofaktor darstellt [11].

Die große gesundheitsökonomische und sozialmedizinische Bedeutung der Berufsdermatosen wird durch folgende Tatsachen deutlich:
» Häufig sind sehr lange Behandlungszeiten notwendig.
» Oft sind junge Menschen betroffen, die erst am Anfang ihrer beruflichen Laufbahn stehen.

〉〉 Oft ist eine Tätigkeitsaufgabe mit daraus resultierenden hohen Umschulungskosten unvermeidbar, wenn eine gezielte Diagnostik, Therapie und Beratung zu spät einsetzen.

〉〉 Nach krankheitsbedingter Aufgabe des Berufes oder der Ausbildung ist es häufig sehr schwer, wieder den Einstieg ins Berufsleben zu finden. Die realen Vermittlungschancen für Umschüler sind ungünstig. Auch dies unterstreicht die Erfordernis von rechtzeitigen präventiven Maßnahmen.

Gesundheitsökonomisch bedeutsam sind hohe Behandlungskosten (oft monatelange Therapie) sowie Umschulungs- und Rehabilitationskosten. Eine Voll-Umschulung kostet oft mehr als 100.000 €. Zusätzlich entstehen erhebliche indirekte Kosten durch den Produktivitätsverlust. Ein Tag Arbeitsausfall muss für durchschnittliche Betriebe mit etwa 500 € angesetzt werden. Erheblich sind auch die schlecht mit Geld abzuschätzenden Kosten, die sich aus dem Verlust an Lebensqualität ergeben. Deshalb sind Präventions- und Rehabilitationsmaßnahmen angezeigt.

Auslöser beruflich bedingter Kontaktallergien

Seit der Überarbeitung der TRGS 613 und der Verabschiedung der EU-Richtlinie 2003/53/EG dürfen *Zement* und zementhaltige Zubereitungen nicht verwendet oder in Verkehr gebracht werden, wenn ihr Gehalt an löslichem *Chrom(VI)* mehr als 2 ppm der Trockenmasse des Zements beträgt. Ein derartig geringer Gehalt kann durch Zugabe von Eisen-II-Sulfat erreicht

werden, das Chrom(VI) zum deutlich weniger sensibilisierenden Chrom(II) reduziert. In Skandinavien konnte durch diese Maßnahme die Inzidenz der Chromatsensibilisierungen erheblich gesenkt werden [4]. In Deutschland ist ein Erfolg der Reduktion des Gehaltes an Chrom(VI) bisher nur ansatzweise erkennbar [6].

Epoxidharz-Systeme (ES) werden aufgrund ihrer besonderen Eigenschaften mit zunehmender Häufigkeit in zahlreichen Industrie- und Handwerkszweigen eingesetzt. Sensibilisierungen gegen die Bestandteile von ES sind häufig, wobei neben dem klassischen allergischen Kontaktekzem durch direkten Hautkontakt auch das aerogene Kontaktekzem von Bedeutung ist. Neben den Harzen selbst sind vor allem die Amin-Härter und die als Reaktiv-Verdünner eingesetzten Glycidylether häufige Allergene [18, 19].

Die Arbeit mit *wassergemischten Kühlschmierstoffen* in der Metallindustrie bedeutet neben der damit verbundenen Feuchtarbeit auch eine Exposition gegenüber zahlreichen Allergenen wie Bestandteilen der Grundkomponenten, Bioziden, Rostschutzzusätzen, Emulgatoren usw. Die beiden häufigsten Allergene in diesem Bereich sind: 1. Oxidationsprodukte von Harzsäuren aus destilliertem Tallöl, einem sehr weit verbreitet eingesetzten Grundstoff. Entsprechende Kontaktallergien werden durch den Epikutantest mit Kolophonium festgestellt. 2. Monoethanolamin (MEA), eine Rostschutzbase mit emulgierenden Eigenschaften [20, 21].

Die berufsdermatologische Bedeutung von *Nickel* wird möglicherweise überschätzt. Ein großes Problem stellen jedoch Nickelsensibilisierungen in der Galvanik dar [35].

Gummiinhaltsstoffe in Schutzhandschuhen (Thiurame > Dithiocarbamate > Mercaptobenzothiazol-Derivate > Thioharnstoffe) sind nach wie vor häufige Allergene, die bei entsprechender beruflicher Exposition zu einem Handekzem führen [12, 15, 16, 22].

Untersuchungen zur Situation in den medizinischen Berufen zeigen, dass die Sensibilisierungen durch die Desinfektionsmittel Glutaraldehyd und Glyoxal zunehmen, nachdem Formaldehyd durch diese Stoffe ersetzt worden ist. Besorgniserregend ist, dass 23 % der untersuchten Zahntechniker auf Methacrylate sensibilisiert sind. Hier sei ausdrücklich darauf hingewiesen, dass „normale" Gummihandschuhe keinen Schutz vor einer Sensibilisierung darstellen. Beim Umgang mit frisch zubereiteten Polymerisaten bieten Nitrilhandschuhe in Kombination mit daruntergezogenen dünnen Folienhandschuhen für wenige Minuten ausreichenden Schutz gegenüber Methylmethacrylat (häufiges Wechseln erforderlich [23]). Bei einem chronischen Handekzem entwickelt sich häufig eine so genannte „Pfropfsensibilisierung" auf Inhaltsstoffe der Lokaltherapeutika, Hautschutz- und Pflegeprodukte. Hier spielen Konservierungsmittel und Duftstoffe eine große Rolle [13, 14].

Diagnostik, Therapie, Prävention

Dank des Hautarztverfahrens hat jeder von einer vermutlich berufsbedingten Hauterkrankung Betroffene die Möglichkeit, sich vom Hautarzt zu Lasten der gesetzlichen Unfallversicherung gründlich untersuchen und beraten zu lassen [24–26]. Wenn sich der Verdacht einer berufsbedingten Hauterkrankung bestätigt, wird die Behandlung durch die Unfallversicherung übernommen und es werden weitere umfassende Angebote zur Prävention, einschließlich interdisziplinärer Hautschutzseminare, gemacht (sogenanntes Stufenverfahren Haut [33]).

Für die Diagnostik und Therapie von Berufsdermatosen ist es entscheidend, den Auslöser (das Irritans und/oder das Allergen) zu identifizieren. Durch einen Epikutantest mit standardisierten Substanzen wird eine Spättypallergie gegen einen Inhaltsstoff ermittelt. Es ist aber häufig auch die Testung der am Arbeitsplatz vorkommenden Berufsstoffe erforderlich. Die Naturgummilatex-Allergie ist eine Soforttyp-Allergie und lässt sich im Allgemeinen mit Pricktests und serologischen Untersuchungen erfassen. *Diese Untersuchungen erfordern eine große allergologische Kenntnis und Erfahrung des untersuchenden Arztes.*

Für eine langfristige und wirksame Therapie ist das Meiden des Auslösers, für die akute Therapie des Ekzems eine differenzierte Lokaltherapie notwendig. Diese sollte vom allergologisch erfahrenen Dermatologen durchgeführt werden. Gerade die Therapie eines chronischen Handekzems kann sehr schwierig sein. Eine Leitlinie ist zurzeit durch die ABD in Vorbereitung; auf die DDG-Leitlinie „Kontaktekzem" wird verwiesen [7]. Eine Naturgummilatex-Allergie erfordert einen Wechsel auf Handschuhe aus synthetischem Material [1, 2, 15, 29].

Aufgrund der sozioökonomischen Konsequenzen und der ungünstigen Prognose eines fortgeschrittenen Berufsekzems kommt der Prävention eine große Bedeutung zu. Maßnahmen zur Vermeidung von Hautschäden müssen immer der Einzelsituation angepasst werden, wobei die Rangfolge der Schutzmaßnahmen zu beachten ist (Tab. 2).

Eine sorgfältige Analyse der Hautbelastung am Arbeitsplatz ist die Voraussetzung für die richtige Auswahl von Hautschutzmaßnahmen. Hier müssen Betriebsarzt und Sicherheitsfachkraft mit einbezogen werden.

Durch sinnvoll aufeinander abgestimmte, gestufte interdisziplinäre Präventionsmaßnahmen in enger Verzahnung mit der ambulanten Versorgung durch den betreuenden Hautarzt vor Ort kann heute auch bei chronischen Berufsdermatosen in den meisten Fällen der Beruf weiter ausgeübt werden. Für Betroffene mit leichteren Berufsdermatosen stehen ambulante interdisziplinäre (dermatologisch/gesundheitspädagogische) Beratungsangebote zur Verfügung („sekundäre Individualprävention [SIP]"). Für Betroffene mit schweren Berufsdermatosen wird eine teilstationäre Maßnahme mit anschließender engmaschiger ambulanter Weiterbetreuung durch den Hautarzt vor Ort angeboten („tertiäre Individualprävention [TIP]" nach dem Osnabrücker Modell [24, 32–34]). Die Daten zeigen, dass über 60 % der schwer Erkrankten, die in der Vergangenheit überwiegend den Arbeitsplatz verloren hätten, durch die Maßnahme im Beruf verbleiben konnten. Die Weiterentwicklung dieses interdisziplinären und stationär-ambulant vernetzten Heilverfahrens wird seit 2005 im Rahmen einer bundesweiten Multicenterstudie der Deutschen Gesetzlichen Unfallversicherung (DGUV) vorangetrieben.

Um die Bevölkerung auf die verbesserten Möglichkeiten, die es in der dermatologischen Prävention gibt, aufmerksam zu machen, haben die gesetzliche Unfall- und Krankenversicherung die „Präventionskampagne Haut 2007–2008" ins Leben gerufen. Sie wirbt für einen bewussteren Umgang mit dem größten Organ des Menschen („Deine Haut – Die wichtigsten 2 m² Deines Lebens"). Es handelt sich um das erste trägerübergreifende präventivmedizinische Großprojekt in der deutschen Sozialversicherung [24, 33]. Diese Initiative unterstreicht, welches Potenzial man Präventionsmaßnahmen bei Hautkrankheiten und Allergien für die Gesundheitsförderung in Deutschland beimisst.

Tab. 2: Grundsätze der Prävention: Rangfolge der Schutzmaßnahmen.

1. Ersatz hautgefährdender Arbeitsstoffe: Irritanzien, z.B. durch weniger irritierende Kühlschmierstoffe Allergene, z.B. durch mildalkalische oder neutrale Dauerwellen und durch synthetische Schutzhandschuhe.

2. Technische Maßnahmen: z.B. gekapselte Maschinen, Verwendung von Putzautomaten.

3. Organisatorische Maßnahmen: ständiger Wechsel zwischen Nass- und Trockenarbeit, längere Pufferzeiten zum Abtrocknen von Werkstücken.

4. Persönliche Schutzausrüstung: Handschuhe und spezieller Hautschutz (Hautschutzsalben vor der Arbeit, adäquate Hautreinigung und Hautpflegemaßnahmen zur Regeneration nach der Arbeit).

5. Geeigneter Personenkreis: Jugendarbeitsschutzgesetzuntersuchungen, Berufsgenossenschaftlicher Grundsatz G 24, Untersuchungen nach der Gefahrstoffverordnung vom 1.1.2005 (Danach arbeitsmedizinische Pflichtuntersuchungen bei ≥4 Std. Feuchtarbeit/Handschuhtragen).

Erfolgs- und Mängelanalyse

In den letzten Jahren wurden verschiedene gesetzliche Vorschriften erarbeitet, die zum Ziel haben, der Entstehung von berufsbedingten Hauterkrankungen frühzeitig entgegenzuwirken. Diese Vorschriften sind inzwischen im Gefahrstoffrecht verankert. Erwähnt werden sollen hier insbesondere die Technischen Regeln für Gefahrstoffe (TRGS) für das *Friseurhandwerk* (TRGS 530), und die neue, zusammenfassende TRGS 401: *Gefährdung durch Hautkontakt – Ermittlung, Beurteilung, Maßnahmen* (6/2008). Die TRGS 530 Friseurhandwerk hat mit dazu beigetragen, dass inzwischen die Häufigkeit von Hauterkrankungen im Friseurhandwerk erheblich reduziert werden konnte. In anderen Branchen steigen jedoch die Inzidenzen von berufsbedingten Hauterkrankungen nach wie vor. Gerade bei der Kostenexplosion im Gesundheitswesen kommt der Kostendämpfung durch *Prävention* eine sehr wichtige Rolle zu.

Auch das Konzept von Vorsorgeuntersuchungen ist verbessert worden. Diese Untersuchungen sind aber immer noch nicht für Berufe mit hoher Hautbelastung rechtsverbindlich vorgeschrieben, so dass nur wenige Jugendliche diese Präventionsmöglichkeit nutzen.

Ferner fehlt ein epidemiologisch aussagefähiges Träger-übergreifendes (gewerbliche Berufsgenossenschaften, landwirtschaftliche Berufsgenossenschaften, öffentliche UV-Träger) Berufskrankheitsregister, aus dem gefährdete Berufsgruppen sofort erkannt, Trends abgeleitet und gezielte Präventionsmaßnahmen eingeleitet werden könnten.

Da die Prognose fortgeschrittener Hauterkrankungen häufig schlecht ist, kommt der Früherkennung und Frühtherapie eine besonders wichtige Rolle zu. Hauterkrankungen können heilbar sein und die Betroffenen rehabilitiert werden, wenn die Erkrankung früh erkannt wird und dann gezielt Maßnahmen ergriffen werden. Bei berufsbedingten Hauterkrankungen ist eine gute Zusammenarbeit von Dermatologen und Betriebsärzten wichtig.

Des Weiteren fehlen Untersuchungen zur Identifizierung von beruflich relevanten Allergenen sowie zur irritativen und allergenen Potenz von Arbeitsstoffen. Da auch bei Allergenen sowohl für die Sensibilisierung als auch für die Auslösung eines Kontaktekzems bei bereits sensibilisierten Personen eine Dosis-Wirkungs-Beziehung besteht, muss ein Grenzwertkonzept für Arbeitsstoffe erarbeitet werden.

Der Einsatz und die Beurteilung der Effektivität von Hautschutzmaßnahmen stellt sich als mangelhaft dar; aktuelle Multicenterstudien der DGUV zum Hautschutz und zur Reinigung haben das Ziel, verbindliche, wissenschaftlich begründete Standards für die Objektivierung der Wirksamkeit von Hautschutzprodukten voranzutreiben und für die Industrie verbindlich zu machen.

Medizinisch-berufliche Rehabilitationsverfahren [24] werden häufig zu spät eingeleitet und der Ablauf weist nicht selten sowohl organisatorische als auch qualitative Defizite auf. Außerdem bestehen zwischen den einzelnen Rehabilitationskliniken zum Teil erhebliche Qualitätsunterschiede. Hier ist derzeit eine weitere DGUV-Multicenterstudie damit befasst, im Bezug auf die Qualitätssicherung und Nachhaltigkeit solcher Maßnahmen Standards zu entwickeln.

Trotz der großen klinischen, sozialmedizinischen und gesundheitspolitischen Bedeutung arbeitsbedingter Hauterkrankungen gibt es kaum bevölkerungsbezogene Untersuchungen. Die meisten Studien beziehen sich auf Klinikpatienten oder Gutachtenfälle, so dass aufgrund selektionsbedingter Verzerrungen nur eingeschränkte epidemiologische Aussagen möglich sind. Die zur Verfügung stehenden amtlichen Statistiken sind unvollständig und aus berufsdermatologischer Sicht mit Mängeln behaftet.

Im Bereich der Entschädigung, Begutachtung und Bemessung der Minderung der Erwerbsfähigkeit (MdE) sind bereits etablierte Standards weiter verbessert worden sowie wissenschaftlich begründete Aussagen zur Verbreitung von Allergenen erarbeitet worden (Bamberger Merkblatt der Arbeitsgemeinschaft für Berufs- und Umweltdermatologie (ABD) und Empfehlungen der ABD-Arbeitsgruppe *Verbreitung der Allergene* [5, 10, 12]).

Forderungen und Vorschläge

》 Studien zu Berufsekzemen müssen verstärkt durchgeführt werden. Dies betrifft sowohl deskriptive (Inzidenz und Prävalenz) und analytische Studien (Risikofaktoren) als auch Interventionsstudien (Beurteilung der Effektivität von Präventionsmaßnahmen).

》 Der Wirksamkeitsnachweis von Hautschutzmaßnahmen ist zu verbessern (In-vivo-Untersuchungen, Interventionsstudien).

》 Studien zur Gefährdungsbeurteilung von allergenen und irritativen Arbeitsstoffen sind notwendig. Eine bessere Gefährdungsbeurteilung („Risk Assessment") und ein Grenzwertkonzept sind zu entwickeln.

》 Durch eine vollständige Deklarationspflicht von möglichen Allergenen kann die Diagnostik und Therapie (Allergenvermeidung) erheblich verbessert werden.

》 Die in den letzten Jahren erarbeiteten berufsdermatologisch relevanten Vorschriften (TRGSen) müssen umgesetzt und weiter vertieft werden. Studien zur Evaluation sind notwendig.

》 Vorsorgeuntersuchungen sollten in den besonders hautgefährdenden Berufen verbindlich vorgeschrieben werden.

》 Verbesserungen der Rehabilitation bei Berufsekzemen: Standards für das Heilverfahren müssen erarbeitet und durch qualitätssichernde Maßnahmen gestützt werden. Die Empfehlungen für Umschulungen müssen verbessert werden.

》 Durch Anwendung eines adäquaten Hautschutzes, rechtzeitige Einleitung einer dermatologischen Beratung und Therapie, bessere Aufklärung sowie aktive Mitarbeit der Betroffenen könnte der Verbleib im Beruf in den meisten Fällen erreicht werden. Zukünftig muss es gelingen, betroffene Patienten früher als bisher den vielfältigen modernen Optionen der berufsdermatologischen Prävention zuzuführen.

》 Verbesserte Gefährdungsanalysen in Hautrisikoberufen (gerade in Kleinbetrieben) und Untersuchungen nach der Gefahrstoffverordnung vom 1.1.2005 könnten dazu beitragen. Die Gefahrstoffverordnung fordert Pflichtuntersuchungen bei ≥4 Std. Feuchtarbeit/ Handschuhtragen.

169

Literatur

1. Allmers H, Schmengler J, Skudlik C. Primary prevention of natural rubber latex allergy in the German health care system through education and intervention, J Allergy Clin Immunol 2002; 110: 318–323.
2. Allmers H, Schmengler J, John SM. Decreasing incidence of occupational contact urticaria caused by natural rubber latex allergy in German healthcare workers. J Allergy Clin Immunol 2004; 114: 347–351.
3. Apfelbacher CJ, Radulescu M, Diepgen TL, Funke U. Occurrence and prognosis of hand eczema in the car industry: results from the PACO follow-up study (PACO II). Contact Dermatitis 2008; 58: 322–329.
4. Avnstorp C. Cement eczema - an epidemiological intervention study. Acta Derm Venereol (Stockh) 1992; Suppl. 179: 1–22
5. Blome O, Bernhard-Klimt C, Brandenburg S, et al. Begutachtungsempfehlungen für die Berufskrankheit Nr. 5101 der Anlage zur BKV. Dermatol Beruf Umwelt/Occup Environ Dermatol 2003; 51: D2–D14.
6. Bock M, Schmidt A, Bruckner T, Diepgen TL. Entwicklung der Chromatallergie in der deutschen Bauwirtschaft. Hautarzt 2004; 55: 460–464.
7. Brasch J, Becker D, Aberer W, et al. Kontaktekzem. Leitlinien der Deutschen Dermatologischen Gesellschaft (DDG). AWMF-Leitlinien-Register Nr. 013/055. Letzte Überarbeitung: 31. Oktober 2006. Arbeitsgemeinschaft der Wissenschaftlichen Medizinischen Fachgesellschaften. AWMF online. http://www.uni-duesseldorf.de/AWMF/awmf-fr2.htm
8. Cvetkovski RS, Rothman KJ, Olsen J, et al. Relation between diagnoses on severity, sick leave and loss of job among patients with occupational hand eczema. Br J Dermatol 2005; 152: 93–98.
9. Diepgen TL, Schmidt A. Werden Inzidenz und Prävalenz berufsbedingter Hauterkrankungen unterschätzt? Arbeitsmed Sozialmed Umweltmed 2002; 37: 477–480.
10. Diepgen TL, Dickel H, Becker D, et al. Evidenzbasierte Beurteilung der Auswirkung von Typ-IV-Allergien bei der Minderung der Erwerbsfähigkeit. Hautarzt 2005; 56: 207–223.
11. Diepgen TL, Schmidt A, Bernhard-Klimt C, et al. Epidemiologie von Berufsdermatosen. In: Szliska S, Brandenburg S, John SM (Hrsg) Berufsdermatologie. Deisenhofen: Dustri, 2006: 45–67.
12. Diepgen TL, Dickel H, Becker D, et al. Beurteilung der Auswirkung von Allergien bei der Minderung der Erwerbsfähigkeit im Rahmen der BK 5101: Thiurame, Mercaptobenzothiazole, Dithiocarbamate, N-Isopropyl-N-phenyl-p-phenylendiamin. Dermatologie Beruf und Umwelt/Occup Environ Dermatol 2008; 56: 11–24.
13. Frosch PJ, Johansen JD, Menné T, et al. Further important sensitizers in patients sensitive to fragrances. – Reactivity to 14 frequently used chemicals. Contact Dermatitis 2002: 47: 78–85.
14. Frosch PJ, Johansen JD, Menné T, et al. Further important sensitizers in patients sensitive to fragrances. – Reactivity to essential oils. Contact Dermatitis 2002; 47: 279–287.
15. Fuchs Th. Gummi und Allergie. Deisenhofen: Dustri, 1995.
16. Fuchs Th, Aberer W (Hrsg.). Kontaktekzem. 2. Auflage. Deisenhofen: Dustri, 2007.
17. Fuchs Th, Spitzauer S, Vente C, et al. Natural latex, grass pollen, and weed pollen share IgE epitopes. J Allergy Clin Immunol 1997; 100: 356–364.
18. Geier J, Uter W, Lessmann H, et al. Kontaktallergien gegen Epoxidharze – ein unterdiagnostiziertes Problem. Allergo J 2003; 12, 323–328.
19. Geier J, Lessmann H, Hillen U, et al. An attempt to improve diagnostics of contact allergy due to epoxy resin systems. First results of the multicentre study EPOX 2002. Contact Dermatitis 2004; 51, 263–272.
20. Geier J, Lessmann H, Dickel H, et al. Patch test results with the metalworking fluid series of the German Contact Dermatitis Research Group (DKG).Contact Dermatitis 2004; 51: 118–130.
21. Geier J, Lessmann H, Schnuch A, Uter W et al. Contact sensitizations in metalworkers with occupational dermatitis exposed to water-based metalworking fluids. Results of the research project „FaSt".Int Arch Occup Environ Health 2004; 77, 543–551.
22. Geier J, Lessmann H, Uter W, Schnuch A. Occupational rubber glove allergy: results of the Information Network of Departments of Dermatology (IVDK), 1995 to 2001. Contact Dermatitis 2003; 48, 39–44
23. Grunenberg B. Arbeitsschutz konkret. Hauterkrankungen der Zahntechniker. Berufsgenossenschaft Elektro Textil Feinmechanik (BGETF), 2008. www.bgetf.de/htdocs/r30/vc_shop/bilder/firma53/mb_31_a01-2008.pdf
24. John SM, Skudlik C. Neue Versorgungsformen in der Dermatologie: Vernetzte stationär-ambu-

lante Prävention von schweren Berufsdermatosen – Eckpunkte für eine funktionierende integrierte Versorgung in Klinik und Praxis. Gesundheitswesen 2006; 68: 769–774.

25. John SM, Blome O, Rogosky E, et al. Optimiertes Hautarztverfahren: Ergebnisse einer Pilotstudie im Norddeutschen Raum. Dermatol Beruf Umwelt/Occup Environ Dermatol 2006; 54: 90–100.

26. John SM, Skudlik C, Römer W, et al. Empfehlung: Hautarztverfahren. J Dtsch Dermatol Ges 2007; 5: 1146–1148.

27. Kanerva L, Elsner P, Wahlberg JE, Maibach HI (Hrsg.). Handbook of Occupational Dermatology. Berlin, Heidelberg: Springer, 2000.

28. Khrenova L, John SM, Pfahlberg A, Gefeller O, Uter W. Die Entwicklung des Hautzustands innerhalb der ersten 8–10 Berufsjahre als Friseur – Ergebnisse einer Nachbefragung von Teilnehmern der „POSH-Studie". Dermatol Beruf Umwelt/Occup Environ Dermatol 2006; 54: 25–33.

29. Mahler V, Fischer T, Fuchs T, et al. Prevention of latex allergy by selection of low-allergen gloves. Clin Exp Allergy 2000; 30: 509–520.

30. Meding B, Lantto R, Lindahl G, Wrangsjo K, Bengtsson B. Occupational skin disease in Sweden – a 12-year follow-up. Contact Dermatitis 2005; 53: 308–313.

31. Peiler, D, Rustemeyer T, Pflug B, Frosch PJ. Allergic contact dermatitis in dental laboratory technicians. Part II: Major allergens and their clinical relevance. Dermatosen 2000; 48: 48–54.

32. Szliska C, Brandenburg S, John SM (Hrsg.). Berufsdermatosen, 2.Aufl.. Deisenhofen: Dustri, 2006.

33. Skudlik C, John SM. Stufenverfahren Haut. Praktische Umsetzung aus dermatologischer Sicht. Trauma Berufskrankh 2007; 9: 296–300.

34. Skudlik C, Wulfhorst B, Gediga G, et al. Tertiary individual prevention of occupational skin diseases – a decade's experience with recalcitrant occupational dermatitis. Int Arch Occup Environ Health 2008; 81: 1045–1058.

35. Tanko Z, Diepgen TL, Weisshaar E. Nickelallergie als Berufskrankheit? Diskussion der beruflichen Relevanz einer Typ-IV-Sensibilisierung auf Nickel-II-Sulfat anhand von Fallbeispielen. J Dtsch Dermatol Ges 2008; 6: 346–349.

3.10 Fotoallergische Reaktionen

Bei fotoallergischen Reaktionen kommt es zur Entwicklung krankhafter Hauterscheinungen unter Einfluss von Ultraviolett- (UV-) Strahlung des Sonnenlichts oder künstlicher Strahlenquellen. Klinische Bilder sind das fotoallergische Kontaktekzem, die systemische fotoallergische Reaktion und die persistierende Lichtreaktion. Ursache ist eine Sensibilisierung von Immunzellen gegen ein durch Strahleneinwirkung entstandenes „Fotoallergen" [4].

Abgrenzung zu anderen lichtbedingten Erkrankungen

Nicht verwechselt werden dürfen fotoallergische Reaktionen mit den von Laien häufig unter dem Begriff „Sonnenallergie" zusammengefassten Krankheiten wie z.B. polymorphe Lichtdermatose (PLD) oder Mallorca-Akne, bei denen entgegen dem Namen keine auslösenden Allergene identifiziert werden können [8]. Auch für die Lichturtikaria, bei der es sich um eine Sonderform der Nesselsucht handelt (s. auch Kapitel 3.11 „Urtikaria"), konnte bisher nur ein Fotoallergen vermutet, jedoch nicht identifiziert werden [10]. Abzugrenzen sind ebenso die fototoxischen Reaktionen, bei denen es nach Hautkontakt mit bestimmten Stoffen und nachfolgender Sonnenexposition ohne Beteiligung des Immunsystems zu sonnenbrandähnlichen Hautreaktionen kommt, z.B. durch fototoxisch wirksame Arzneimittel [11] oder bei der Wiesengräser-Dermatitis. Auch zahlreiche andere Erkrankungen wie z.B. Autoimmunerkrankungen können durch Lichteinwirkung verschlechtert werden. Im Übrigen kann Sonnenlicht bei jedem Menschen in Abhängigkeit von Dosis und individuellem Hauttyp schädigend wirken, akut als Dermatitis solaris (Sonnenbrand) oder chronisch durch Hautalterung oder die Entstehung von Hautkrebs (Tab. 1) [2].

Tab. 1: Beispiele für lichtbedingte Erkrankungen.

Fotoallergische Reaktionen
)) fotoallergisches Kontaktekzem
)) systemische fotoallergische Reaktion
)) persistierende Lichtreaktion

Fototoxische Reaktionen, z.B.
)) Berloque-Dermatitis
)) Wiesengräser-Dermatitis
)) bestimmte Arzneistoffe

Endogene Lichtüberempfindlichkeit verschiedener Ursache, z.B.
)) polymorphe Lichtdermatose („Lichtallergie")
)) Mallorca-Akne
)) Lichturtikaria

Durch Sonnenlicht und andere UV-Strahlung verschlechterte endogene Erkrankungen, z.B.
)) Stoffwechselerkrankungen (z.B. Porphyrie)
)) Autoimmunerkrankungen (z.B. Lupus erythematodes)

Physikalische Schäden durch Sonnenlicht und andere UV-Strahlung, z.B.
)) Sonnenbrand
)) lichtbedingte Hautalterung
)) Hautkrebsentstehung

Mechanismus

Zur Auslösung einer fotoallergischen Reaktion ist die Kombination von mindestens zwei Faktoren erforderlich: Die Einwirkung von Sonnenlicht (oder anderer Strahlung) zusammen mit einem Fotoallergen, das erst unter der Einwirkung der Strahlung sein allergieauslösendes Potenzial entwickelt. Das Fotoallergen kann von außen in Kontakt mit der Haut kommen (z. B. Kosmetika) oder auch von innen (systemisch) in die Haut gelangen (z. B. Arzneimittel) (Tab. 2) [4, 6, 11]. Da langwelliges UVA-Licht, welches Glas durchdringt, eine besondere Bedeutung für die Auslösung der Reaktion besitzt, können fotoallergische Reaktionen auch durch Fensterscheiben oder bei Besuch eines Solariums ausgelöst werden.

Epidemiologie

Fotoallergische Reaktionen sind im Vergleich zu fototoxischen Reaktionen relativ selten, wobei dem fotoallergischen Kontaktekzem die größte Bedeutung zukommt. Etwa 1% aller Typ-IV-Reaktionen der Haut werden durch fotoallergische Mechanismen hervorgerufen [4]. Über viele Jahre wurden in einer Studie Fotopatch-Tests durchgeführt. Es litten schließlich nur 8,1% der Fälle tatsächlich an einer fotoallergischen Reaktion, bei 25,5% von ihnen war dies durch Lichtschutzfilter verursacht [7].

Klinische Erscheinungen der fotoallergischen Reaktionen

Das *fotoallergische Kontaktekzem* zeigt sich an den Stellen des Körpers, die dem Son-

Tab. 2: Wichtige Fotoallergene, die durch Auftragen auf der Haut (A) oder durch systemische Gabe (S) in die Haut gelangen [5, 6, 13].

UV-Filtersubstanzen
- Paraaminobenzoesäure und -ester (A)
- Benzophenone (A)
- Benzoylmethane (A)
- Zimtsäureester (A)

Desinfektionsmittel
- halogenierte Salzylanilide (A)
- Hexachlorphen (A)
- Bithionol (A)
- Fenticlor, Tetrachlorosalicylanilid (A)

Duftstoffe
- 6-Methylcoumarin (A)
- Ambrett-Moschus (A)

Schwefelhaltige Präparate
- Hydrochorothiazid (S)
- Sulfonylharnstoffe (S)
- Sulfonamide (S)

Nichtsteroidale Antiphlogistika (NSAID)
- Propionsäure (-derivate): (Dex-) Ketoprofen (A), Tiaprofensäure (A, S)
- Oxicame: Piroxicam (A,S), Meloxicam (A)
- Celecoxib (S)

Phenothiazine:
- Chlorpromazin (S)
- Promethazin (S)

Diverse
- Aciclovir (A)
- Amantadin (S)
- Chinidin (S)
- Dapson (S)

nenlicht ausgesetzt sind, in Form einer Ekzemreaktion mit meist starkem Juckreiz. Es handelt sich um eine Kontaktallergie, deren Auslösung zusätzlich zum Allergenkontakt eine UV-Bestrahlung der exponierten Stelle benötigt. Gerade bei lichtempfindlichen Patienten häufig empfoh-

173

lene Sonnenschutzmittel mit chemischen UV-Filtern und solche Filter enthaltende Kosmetika sind, neben Duftstoffen, derzeit in Deutschland die häufigste Ursache für fotoallergische Reaktionen [8, 9].

Bei der *systemischen fotoallergischen Reaktion* handelt es sich um Symptome, die durch systemische Zufuhr eines Fotoallergens (z. B. orale, intravenöse oder intramuskuläre Gabe bestimmter Arzneimittel) und nachfolgende Sonnenlichtexposition verursacht wird. Sie entsteht durch eine Wechselwirkung zwischen dem auslösenden Stoff oder dessen Stoffwechselprodukten mit UV-Strahlung. Bevorzugte Lokalisationen sind lichtexponierte Hautareale, allerdings können auch Streureaktionen auf bedeckte Hautareale vorkommen. In einigen Fällen kann in Form einer *persistierenden Lichtreaktion* nach einer akuten fotoallergischen Reaktion die Neigung zur Ekzembildung unter UV-Einfluss chronisch bestehen bleiben, ohne dass weiterer Kontakt zum Fotoallergen erfolgt. Mögliche Auslöser sind hier Ambrette Moschus, Phenothiazine und eventuell UV-Filtersubstanzen [4, 6, 9].

Diagnose

Entscheidende Hinweise geben das Auftreten der Hautveränderungen in lichtexponierten Arealen sowie eine Anamnese mit der Angabe von Sonnenexposition oder Solariumsbesuch. Eine Lichtempfindlichkeit wird durch die Bestimmung der minimalen Bestrahlungsdosis erfasst, die zur Entwicklung einer Hautrötung führt (minimale Erythemdosis, MED). Zur Identifizierung eines ursächlichen Fotoallergens dient der *Fotopatch-Test*, auch belichteter Epikutantest genannt [1, 3–5]. Es werden

hierbei zwei Proben der verdächtigen Substanzen auf die Rückenhaut aufgebracht. Nach 24 Stunden wird eine der Proben mit UVA-Licht bestrahlt. Nach weiteren 24, 48 und 72 Stunden werden beide Testreihen abgelesen und die Testergebnisse werden verglichen. Ein Stoff ist als Fotoallergen identifiziert, wenn er nur in dem mit UVA bestrahlten Areal eine umschriebene Ekzemreaktion ausgelöst hat. Bei Verdacht auf eine systemische fotoallergische Reaktion müssen eventuell Lichtempfindlichkeitstestungen mit der systemischen Exposition gegenüber verdächtigen Substanzen kombiniert werden. Diese anspruchsvolle Diagnostik fotoallergischer Reaktionen kann nur durch allergologisch und fotodermatologisch geschultes medizinisches Personal durchgeführt werden. Gegebenenfalls sind zur Abgrenzung von nicht allergischen Fotodermatosen (v. a. Autoimmun-Dermatosen) weitere Labor- und Gewebeuntersuchungen notwendig.

Therapie und Prävention

» Meidung des Fotoallergens. Hierzu sind fachkundige Diagnostik und Beratung des Patienten sowie die Ausstellung eines Allergiepasses entscheidend.

» Geeigneter Lichtschutz (v. a. bei unbekanntem Fotoallergen): Verwendung von Breitband-Lichtschutzmitteln mit einer ausreichenden Wirkung im UVB- und UVA-Bereich; bei Sensibilisierung gegen UV-Filter physikalische Filtersubstanzen (anorganische Mikropigmente wie z. B. Zinkoxid und Titandioxid) bevorzugen.

» Verminderung der Sonnenexposition: Verzicht auf Sonnenbaden und Schutz durch geeignete Kleidung sowie Augenschutz durch geeignete Sonnenbrillen [2].

)) Gute Aufklärung und Beratung des Patienten über mögliche Nebenwirkungen schon bei Verordnung potenziell fotosensibilisierender Arzneimittel.

)) Die symptomatische medikamentöse Akuttherapie entspricht der entzündungshemmenden, juckreizstillenden Therapie anderer allergischer Erkrankungen.

Erfolgs- und Mängelanalyse

Durch die Einrichtung der deutschsprachigen Arbeitsgemeinschaft Fotopatch-Test (DAPT) im Jahr 1984 konnten bereits wesentliche Fortschritte, insbesondere auf dem Gebiet der Diagnostik fotoallergischer Reaktionen gemacht werden [3, 7]. Einige als fotosensibilisierend erkannte UV-Filter werden inzwischen nicht mehr verwendet [9]. Es wurden Leitlinien der Deutschen Dermatologischen Gesellschaft zum Lichtschutz sowie zu fototoxischen und fotoallergischen Reaktionen erstellt [2]. Weiter wurden internationale Konsensuspapiere zur Vereinheitlichung des Fotopatchtests erarbeitet [1, 5].

Verbesserungsbedarf besteht noch in den Bereichen Epidemiologie, Pathophysiologie und prädisponierende Faktoren.

Forderungen

)) Die anspruchsvolle Diagnostik bei Patienten mit lichtprovozierten Erkrankungen sollte nur von medizinischem Personal mit speziellen allergologischen und fotodermatologischen Kenntnissen durchgeführt werden.

)) Die nationalen Standards hinsichtlich der Vereinheitlichung der Testsubstanzen und der Testprozeduren sind weiterzuentwickeln und an neue Erkenntnisse anzupassen.

)) Sinnvoll wäre ein zentrales Meldesystem zur Erfassung der Prävalenz von Fotoallergien und der auslösenden Fotoallergene. Dadurch könnte eine erhöhte Sicherheit durch Ersatz oder Verbot von häufiger zu Fotoallergien führenden Substanzen erreicht werden.

)) Zu fordern sind Screening-Untersuchungen auch auf mögliche fotosensibilisierende Eigenschaften bei der Entwicklung neuer Pharmaka oder Kosmetika (einschließlich Lichtschutzmittel).

)) Es besteht dringender Bedarf an der Entwicklung von Forschungsmodellen und prädiktiven Tests zum systematischen Screening neuer Medikamente auf fototoxisches und fotoallergisches Potenzial.

)) Die Deklaration potenziell fotosensibilisierender Inhaltsstoffe in Arzneimitteln, Lebensmitteln und Kosmetika ist zu verbessern.

)) Die Patienten sind präventiv aufzuklären und zu schulen, was den adäquaten Sonnenschutz bei Verordnung fotosensibilisierender Medikamente betrifft.

Literatur

1. Bruynzeel DP, Ferguson J, Andersen K, et al.; European Taskforce for Photopatch Testing. Photopatch testing: a consensus methodology for Europe. J Eur Acad Dermatol Venereol 2004; 18: 679–682.
2. Elsner P, Hölzle E, Diepgen T, et al. Täglicher Lichtschutz in der Prävention chronischer UV-Schäden der Haut. Leitlinien der Deutschen

Dermatologischen Gesellschaft (DDG). AWMF-Leitlinien-Register Nr. 13/049.

3. Hölzle E, Lehmann P, Neumann NJ. Phototoxische und photoallergische Reaktionen. Leitlinien der Deutschen Dermatologischen Gesellschaft (DDG). AWMF-Leitlinien-Register Nr. 01/035

4. Krutmann J, Hönigsmann H. Handbuch der Dermatologischen Phototherapie und -diagnostik. Heidelberg: Springer, 2003.

5. Neumann NJ, Lehman P. The photopatch test procedure of the German, Austrian, and Swiss photopatch tests group. Photodermatol Photoimmunol Photomed 2003; 19: 8–10.

6. Neumann NJ, Hölzle E, Lehmann P. Guidelines for phototoxic and photoallergic reactions. J Dtsch Dermatol Ges 2004; 2: 710–716.

7. Neumann NJ, Hölzle E, Plewig G, et al. Photopatch testing: The 12-year experience of the German, Austrian and Swiss Photopatch Test Group. J Am Acad Dermatol 2000; 42: 183–192.

8. Schauder S. Was sich hinter einer vermeintlichen „Lichtallergie" verbergen kann. Dtsch Ärztebl 2002; 33: 2150–2152.

9. Schauder S. Dermatologische Verträglichkeit von UV-Filtern, Duftstoffen und Konservierungsmitteln in Sonnenschutzpräparaten. Gesundheitsbl-Gesundheitsforsch-Gesundheitsschutz 2001; 44: 471–479.

10. Schauder S. Lichturtikaria. Hautarzt 2003; 54: 952–958.

11. Stein KF, Scheinfeld NS. Drug-induced photoallergic and phototoxic reactions. Expert Opin Drug Saf 2007; 6: 431–443.

3.11 Urtikaria (Nesselsucht)

Die Urtikaria ist eine häufige Erkrankung: Die Wahrscheinlichkeit, mindestens einmal im Leben von einer Episode betroffen zu sein, beträgt ca. 20 %. Die Einschränkung der Lebensqualität und Arbeitsfähigkeit ist zum Teil erheblich.

Definition

Der Begriff Urtikaria ist von der lateinischen Beschreibung für Brennnessel „Urtica urens" abgeleitet, deutsche Bezeichnungen sind Nesselfieber und Nesselsucht. Die Erkrankung ist durch Quaddeln (Urticae) an einzelnen Körperteilen oder am ganzen Körper gekennzeichnet. Dies sind flüchtige, meist nur für wenige Stunden bestehende, oberflächliche Schwellungen der Haut, die stark jucken. Zusätzlich (bei wenigen Patienten auch isoliert) können tiefer gelegene ausgedehntere Schwellungen, sogenannte Angioödeme, auftreten.

Auslöser und Formen

Urtikaria ist ein Oberbegriff. Es gibt eine große Anzahl verschiedener Urtikariaformen, deren Pathomechanismen unterschiedlich sind. Tabelle 1 zeigt eine grobe Einteilung der Urtikaria in spontane (akute, chronische) und physikalische Formen sowie Sonderformen.

Akute spontane Urtikaria
Die akute spontane Urtikaria hält per definitionem maximal 6 Wochen an. Inter-

national wird die Lebenszeit-Neuerkrankungsrate auf bis zu 23 % geschätzt [10]. Im Rahmen einer Untersuchung in einer dermatologischen Praxis südlich von Berlin zeigte sich eine jährliche Neuerkrankungsrate von 0,15 % in einem Jahr [4]. Da die akute spontane Urtikaria in allen Lebensaltern vorkommen kann, entspricht dies einer Lebenszeit-Neuerkrankungsrate von etwa 12 %. Es liegt jedoch eine hohe Dunkelziffer vor, so dass die Rate wahrscheinlich auch in Deutschland bei 20 % liegt. Betroffen sind zu 60 % Frauen, häufig im mittleren bis jüngeren Erwachsenenalter (Mittelwert 31 Jahre). In den meisten Fällen ist die Erkrankungsdauer auf 3–7 Tage limitiert.

Auslöser sind in erster Linie Infekte der oberen Luftwege, gefolgt von Überempfindlichkeitsreaktionen auf Medikamente. Lebensmittel spielen mit nur ca. 1 % der Auslöser eine untergeordnete Rolle, werden aber von Patienten in über 60 % der Fälle als Auslöser vermutet [18].

Chronische spontane Urtikaria
Die chronische spontane Urtikaria ist charakterisiert durch ein spontanes Auftreten von Quaddeln für einen Zeitraum von mindestens 6 Wochen. Epidemiologische Querschnittsuntersuchungen fehlen, Schätzungen gehen von einer Prävalenz in der Allgemeinbevölkerung von ca. 0,05 % bis zu 2 % aus. Die durchschnittliche Erkrankungsdauer beträgt 3–5 Jahre [3]. Die Auslöser der chronischen spontanen Urtikaria sind in erster Linie chronisch persistierende Infekte (z. B. Helicobacter-

Tab. 1. Klassifikation der Urtikaria aufgrund von Dauer, Frequenz und Auslösern.

Nach Erkrankungsverlauf	Dauer	Häufigkeit
spontane Urtikaria		
akute Urtikaria	< 6 Wochen	meist tägliches, plötzliches Auftreten von Urticae und/oder Angioödem
chronische Urtikaria	> 6 Wochen	spontanes, meist tägliches Auftreten von Urticae und/oder Angioödem
Nach physikalischen Auslösern	**Auslösende Faktoren**	
physikalische Urtikaria		
Urticaria factitia	mechanische Scherkräfte (Quaddeln treten nach 1–5 Min. auf)	
verzögerte Druckurtikaria	Vertikaldruck (Quaddeln treten mit einer Latenz von 3–8 Std. auf)	
Kälteurtikaria	kalte Luft/Wasser/Wind	
Wärmeurtikaria	lokale Wärme	
Lichturtikaria	UV- oder sichtbares Licht	
Vibrationsurtikaria/-angioödem	vibrierende Kräfte, z. B. Presslufthammer	
Sonstige Formen der Urtikaria		
cholinergische Urtikaria		
Kontakturtikaria		
anstrengungsinduzierte Urtikaria/Anaphylaxie		
aquagene Urtikaria		

assoziierte Gastritis) [11, 14], pseudoallergische Reaktionen auf Nahrungsmittel [17] und/oder autoreaktive Mechanismen [6]. Eine Infekttriggerung ist nicht nur mit Helicobacter pylori, sondern auch durch Streptokokken, Staphylokokken oder Yersinien möglich [12, 13, 15]. Etwa ein Drittel der Patienten gibt eine Exazerbation der Urtikaria durch Schmerzmittel wie ASS an, die bei der individuellen Krankheitsanamnese berücksichtigt werden müssen. Bei Patienten, deren chronischer spontaner Urtikaria eine Intoleranz zugrunde liegt, lösen Nahrungsmittelzusatzstoffe sowie einige in Obst- und Gemüsesorten vorkommende natürliche Lebensmittelinhaltsstoffe (s. Tab. 3 im Kap. 3.13 „Nahrungsmittelallergie") eine Urtikaria aus.

Bei einer Untergruppe von Patienten mit chronischer spontaner Urtikaria kommt es zur Ausbildung von zirkulierenden mastzellaktivierenden Signalen, die per Intrakutantest mit Eigenserum (autologer Serumtest) nachgewiesen werden können (autoreaktive chronische spontane Urtikaria) [8]. Einige dieser Patienten zeigen eine Autoantikörperbildung gegenüber dem hochaffinen IgE-Rezeptor bzw. gegen IgE selbst [1], die Rolle dieser Autoantikörper ist noch nicht eindeutig geklärt. Bei autoreaktiver Urtikaria finden sich weiterhin häufiger Schilddrüsenautoantikörper.

Physikalische Urtikaria

Auslöser der physikalischen Urtikariaformen sind exogene physikalische Faktoren [5] wie z. B. mechanische oder thermische Faktoren oder elektromagnetische Wellen (z. B. UV-Strahlung). Häufig sind Patienten im jüngeren bis mittleren Erwachsenenalter betroffen. Die Erkrankungsdauer beträgt im Durchschnitt 4–7 Jahre.

Die häufigste physikalische Urtikariaform ist die Urticaria factitia mit einem Anteil von ca. 43 % an allen Urtikariaformen [9]. Dabei führen Scherkräfte nach wenigen Minuten zur Quaddelbildung. Scherkräfte entstehen zum Beispiel durch das Scheuern eines Trageriemens oder beim Arbeiten mit Werkzeugen wie Schraubenziehern. Es fehlen exakte Zahlen zur Epidemiologie. Die Schätzung der Prävalenz geht von 1,5 bis 5 % der deutschen Bevölkerung aus, wobei die individuelle Ausprägung sehr unterschiedlich ist. Bei stark betroffenen Personen führt schon die geringe mechanische Reibung durch eng anliegende Kleidung zur Quaddelbildung.

Sonderformen

Die cholinergische Urtikaria ist die häufigste Sonderform. In Deutschland liegt die Prävalenz im jungen Erwachsenenalter (16–35 Jahre) bei 11,2 %. In der Altersgruppe von 26–28 Jahren ist durchschnittlich jeder 5. betroffen [16]. Die Erkrankungsdauer liegt im Mittel bei 6 Jahren. Männer und Frauen sind gleich häufig betroffen.

Das typische Bild sind stecknadelkopfgroße Quaddeln, ausgelöst durch einen schnellen Anstieg der Körperkerntempera-tur, z. B. durch Sport, passive Wärme oder Aufregung. 62 % der Patienten geben den Erkrankungsgrad als leicht an. Es treten jedoch auch schwere Verläufe mit Beschwerden wie Erbrechen, Kopfschmerzen und Kreislaufkollaps auf.

Lebensqualität

Bei der Urtikaria handelt es sich um eine häufige Erkrankung. Die genannten epidemiologischen Zahlen sind aufgrund fehlender Querschnittsuntersuchungen in Deutschland nur Anhaltswerte. Es muss von einer höheren Dunkelziffer ausgegangen werden. Sowohl die chronische spontane Urtikaria als auch die physikalischen Urtikariaformen und die Sonderformen können aufgrund ihres längeren Verlaufes zu deutlichen Einschränkungen bei Lebensqualität und Berufsfähigkeit führen. Die Einschränkung der Lebensqualität entspricht der von Neurodermitis-Patienten und ist stärker als die von Patienten mit Schuppenflechte [7]. Bei allen Formen sind die Verläufe jedoch individuell sehr unterschiedlich ausgeprägt. In handwerklichen Berufen führen insbesondere die Urticaria factitia und die verzögerte Druckurtikaria zu Problemen. Bei Berufstätigen, die auch im Winter draußen arbeiten müssen, wirkt sich die Kälteurtikaria sehr einschränkend aus.

Diagnostik und Therapie

Diagnostik und Therapie verlangen ein qualifiziertes und differenziertes Eingehen auf die komplexen, individuell unterschiedlichen Auslösefaktoren und zugrunde liegenden Krankheitsmechanismen. Neben der differenzierten Austestung verschiedener physikalischer Faktoren und der Abklärung möglicherweise zugrunde liegender infektiöser Prozesse richtet sich das Augenmerk auch auf eine allergologische Diagnostik [8]. Allergische Reaktionen auf Nahrungsmittel können mittels Haut- und In-vitro-Tests erfasst werden. In den meisten Fällen ist bei Urtikaria jedoch die Hauttestfähigkeit eingeschränkt und damit die Testung im Blut unerlässlich. Erschwerend kommt hinzu, dass bei der Vielfältigkeit der Ernährung oft eine größere Zahl von Untersuchungen nötig ist.

Die pseudoallergische Reaktion stellt eine große Herausforderung an die Diagnostik dar, da bisher weder brauchbare Bluttests noch Hauttests entwickelt werden konnten. Die einzig sichere Möglichkeit der Diagnosestellung sind Eliminationsdiäten mit anschließender Provokationstestung. Für die Patienten ist das Einhalten einer Eliminationsdiät sehr schwierig, da die Deklarationspflicht hinsichtlich der Zusatzstoffe in Deutschland sehr lückenhaft ist. So müssen z. B. Zusatzstoffe in Ausgangsprodukten, die im Endprodukt nicht mehr in technisch relevanter Konzentration vorhanden sind, nicht deklariert werden. Dies ist ein Umstand, der Betroffene in eine durchaus bedrohliche Situation führen kann.

Eine nebenwirkungsarme Therapie ist mit modernen nichtsedierenden Antihistaminika möglich, so dass die Arbeitsfähigkeit in den meisten Fällen erhalten bleiben kann. Diese müssen jedoch in vielen Fällen deutlich höher dosiert werden, als es in der Medikamentenzulassung vorgesehen ist. Dies liegt daran, dass die Zulassungsverfahren meist auf andere allergische Erkrankungen, wie z. B. allergische Rhinitis, abgestimmt worden sind. Durch die hoch dosierte Therapie mit modernen Antihistaminika lässt sich derzeit die mit Nebenwirkungen behaftete Kortison-Dauertherapie in fast allen Fällen vermeiden. Zusätzlich ist bei schwergradig betroffenen Patienten unbedingt die Versorgung mit einer Notfallmedikation notwendig. Diese umfasst ein Kortikosteroid, ein Antihistaminikum und gegebenenfalls ein Adrenalin-Spray. Eine ausführliche Aufklärung der Patienten ist hier unerlässlich. Da Unverträglichkeitsreaktionen auch auf Medikamente auftreten können, muss in solchen Fällen ebenfalls ein Notfallpass oder ein sonstiger Hinweis (z. B. am Uhrarmband) mitgeführt werden (s. Kap. 3.2 „Anaphylaxie").

Mängelanalyse, Forderungen

Gesundheitspolitische Probleme hinsichtlich der Therapie der Urtikaria bestehen vor allem zu drei Punkten:

» Mangelnder Informationsstand vieler Nicht-Fachärzte [2].

» Die erforderliche umfassende Diagnostik wird z. B. bei chronischer spontaner Urtikaria aufgrund enger Budgetgrenzen häufig nicht durchgeführt.

» Bei vielen Ärzten herrscht Unsicherheit darüber, ob die Therapie mit höher als in der Zulassung dosierten Antihistaminika vorgesehen möglicherweise zu Regressansprüchen führt. Hierbei wirkt erschwerend, dass Antihistaminika zwar zur Behandlung der Urtikaria zu Lasten der GKV rezeptierbar sind, jedoch von Prüfausschüssen oft pauschal in Prüfverfahren aufgenommen werden. Hierdurch steigt der administrative Aufwand der Ärzte unnötig.

In einer Untersuchung waren aufgrund von Beschwerden einer cholinergischen Urtikaria 8 von 55 betroffene Personen beim Hausarzt vorstellig geworden [16]. In drei Fällen sagte der Hausarzt, dass eine Therapie der Erkrankung nicht möglich sei, in weiteren drei Fällen verordnete er ein unwirksames Externum, in einem Fall verschrieb er ein Kortisonpräparat und nur in einem Fall empfahl er die Einnahme von Antihistaminika entsprechend der bestehenden Literaturempfehlung.

Diese Ergebnisse ebenso wie Untersuchungen aus Amerika zeigen recht deutlich, dass bei der Komplexität des Krankheitsbildes Urtikaria sowohl die Diagnostik als auch die Therapie primär durch dermatologisch-allergologisch ausgerichtete Fachärzte erfolgen sollte. Die Vielschichtigkeit möglicher Auslöser erfordert eine umfassende Diagnostik, die außerhalb enger Budgetgrenzen auch im niedergelassenen Bereich ermöglicht werden sollte, um stationäre Aufnahmen zu vermeiden.

Literatur

1. Greaves MW, O'Donnell BF. Not all chronic urticaria is "idiopathic"! Exp Dermatol 1998; 7: 11–13.
2. Henderson RL, Fleischer AB, Feldman SR. Allergists and dermatologists have far more expertise in caring for patients with urticaria than other specialists. J Am Acad Dermatol 2000; 43: 1084–1091.
3. Henz BM, Zuberbier T, Grabbe J (Hrsg). Urtikaria. Berlin, Heidelberg, New York: Springer, 1996.
4. Iffländer J. Akute Urtikaria – Ursachen, Verlauf und Therapie. Medizinische Dissertation, Humboldt-Universität zu Berlin, 1999.
5. Kontou-Fili K, Borici-Mazi R, Kapp A, Matjevic LJ, Mitchel FB. Physical urticaria: classification and diagnostic guidelines. An EAACI position paper. Allergy 1997; 52: 504–513.
6. Maurer M, Metz M, Margerl M, Siebenhaar F, Staubach P. Autoreaktive Urtikaria und Autoimmunurtikaria. Hautarzt 2004; 55: 350–356.
7. O'Donnell BF, Lawlor F, Simpson J, Morgan M, Greaves MW. The impact of chronic urticaria on the quality of life. Brit J Dermatol 1997; 136: 197.
8. Ollert M, Ring J. Urtikaria und Angioödem. In: Przybilla B, Bergmann K-Ch, Ring J (Hrsg). Praktische allergologische Diagnostik. Darmstadt: Steinkopff, 2000: 328–334.
9. Paul E, Greilich KD, Dominante G. Epidemiology of urticaria. Monogr Allergy 1987; 21: 87–115.
10. Swinny B. The atopic factor in urticaria. South Med J 1941; 34: 855–858.
11. Wedi B. Urtikaria. J Deutsch Dermatol Ges 2008; 6: 306–317.
12. Wedi B, Liekenbröcker T, Kapp A. Infektassoziation und Serumaktivität bei der chronischen Urtikaria - Ausdruck molekularer Mimikry? Allergologie 2001; 24: 480–490.
13. Wedi B, Kapp A. Helicobacter pylori infection in skin diseases: a critical appraisal. Am J Clin Dermatol 2002; 3: 273–282.
14. Wedi B, Raap U, Kapp A. Chronic urticaria and infections. Curr Opin Allergy Clin Immunol 2004; 4: 387–396.
15. Wedi B, Wagner S, Werfel T, Manns MP, Kapp A. Prevalence of Helicobacter pylori associated gastritis in chronic urticaria. Int Arch Allergy Immunol 1998; 116: 288–294.
16. Zuberbier T, Althaus C, Chantraine-Hess S, Czarnetzki BM. Prevalence of cholinergic urticaria in young adults. J Am Acad Dermatol 1994; 31: 978–981.
17. Zuberbier T, Chantraine-Hess S, Hartmann K, Czarnetzki BM. Pseudoallergen-free diet in the treatment of chronic urticaria – a prospective study. Acta Derm Venerol (Stockh.) 1995; 18: 547–551.
18. Zuberbier T, Iffländer J, Semmler C, Henz BM. Acute Urticaria: clinical aspects and therapeutic responsiveness. Acta Derm Venerol (Stockh.) 1996; 76: 295–297.

3.12 Arzneimittel-Überempfindlichkeiten

Definition

Arzneimittel-Unverträglichkeiten sind krankmachende, unerwünschte Reaktionen auf Arzneistoffe in Dosierungen, die üblicherweise zur Prophylaxe oder Therapie einer Erkrankung eingesetzt werden. Damit stellen sie ein wichtiges medizinisches Problem dar. Führt ein Arzneimittel zum Auftreten von Krankheitserscheinungen, so wird dieses allgemein als Unverträglichkeit bezeichnet. Etwa 80 % dieser Reaktionen sind vorhersehbare Reaktionen, die auf die normale pharmakologische Toxizität der Substanzen zurückgeführt und in der epidemiologischen Literatur auch als „Typ-A-Reaktionen" bezeichnet werden.

Davon abzugrenzen ist die individuelle Überempfindlichkeit gegenüber Arzneistoffen („Typ-B-Reaktionen") als eine nicht vorhersehbare, das normale Maß überschreitende Reaktivität, die nur bei besonders disponierten Personen auftritt. Diese Reaktionen sind seltener, aber auch zumeist schwerer und sind für viele tödlich verlaufende Reaktionen verantwortlich. Hier lassen sich drei Formen unterscheiden, die Intoleranz, die Idiosynkrasie und die Allergie (Tab. 1).

Epidemiologie

Es gibt wenige exakte epidemiologische Studien zur Häufigkeit von Arzneimittel-Überempfindlichkeiten. Abgesehen von dem Regiscar-Projekt, das sehr schwere kutane Arzneimittelreaktionen erfasst, und wenigen nationalen Registern, fehlen gute epidemiologische Studien; die meisten Studien beziehen sich auf Unverträglichkeitsreaktionen allgemein. Arzneimittel-Unverträglichkeiten treten bei 10–20 % hospitalisierter Patienten auf und betreffen mehr als 7 % der Bevölkerung. Etwa 2–6 % der Klinikaufnahmen erfolgen wegen Arzneimittel-Nebenwirkungen. Die Zahl tödlicher Arzneimittel-Unverträglichkeiten wurde in den USA auf mehr als 100.000 Patienten pro Jahr geschätzt, womit diese

Tab. 1: Klassifikation der Arzneimittel-Überempfindlichkeit.

Intoleranz	Typische Symptome der pharmakologischen Wirkung entwickeln sich bereits bei niedrigen Dosen, die üblicherweise toleriert werden; eine immunologische (allergische) Reaktion ist nicht nachweisbar.
Idiosynkrasie	Die Symptome unterscheiden sich von der pharmakologischen Substanzwirkung, ein immunologischer (allergischer) Reaktionsmechanismus ist aber nicht nachweisbar. Im Falle von Reaktionen mit den Symptomen einer Allergie spricht man auch von einer „Pseudo-Allergie".
Allergie	Beruht die Überempfindlichkeit auf einer immunologischen Reaktion, wird der Begriff „Allergie" verwendet.

Reaktionen zwischen den viert- und sechsthäufigsten Todesursachen rangieren.

Krankheitsbild – klinische Symptomatik

Das klinische Spektrum von Arzneimittelreaktionen ist außerordentlich vielfältig. Die Haut ist bei Arzneimittel-Überempfindlichkeiten das am häufigsten betroffene Organ. Die durch Arzneistoffe ausgelösten Hautveränderungen können viele andere Dermatosen imitieren.

Die Mehrzahl der Arzneimittelreaktionen sind Sofortreaktionen (Anaphylaxie, Urtikaria, Angioödem) oder exanthematische Spätreaktionen. Bei Sofortreaktionen beträgt die Latenzzeit zwischen Einnahme des Arzneimittels und Auftreten von Quaddeln bzw. tiefen Schwellungen zumeist nur wenige Minuten bis Stunden, wobei aber der Krankheitsschub länger andauern kann. Urtikaria ist auch ein Teilsymptom von anaphylaktischen Reaktionen, die als schwere lebensbedrohliche Allgemeinreaktionen zu Symptomen an Respirationstrakt (z. B. Larynxödem, Asthma), Herz- und Kreislauf (z. B. Schock) und Gastrointestinaltrakt führen können (siehe Kapitel 3.2 „Anaphylaxie").

Die häufigsten Arzneimittelexantheme sind makulopapulöse Exantheme (Tab. 2). Diese treten typischerweise etwa 10 Tage nach Therapiebeginn auf, in Einzelfällen aber auch erst nach einigen Wochen oder nach Absetzen des Arzneimittels. Besonders bei Kindern müssen arzneimittelbedingte von infektiösen Exanthemen durch ihr Auftreten in bestimmten Altersgruppen und Erfassung des Kontakts zu erkrankten Personen sowie anhand von Begleitsymptomen und serologischer oder kultureller Diagnostik abgegrenzt werden.

Arzneimittelreaktionen können sich auch als pustulöse (z. B. akute generalisierte exanthematische Pustulose, „AGEP"), lichenoide, psoriasiforme, akneiforme und hämorrhagische Exantheme sowie als Erythrodermie oder phototoxische Reaktion manifestieren.

Es kann eine Beteiligung innerer Organe bestehen, wie z. B. bei anaphylaktischer Reaktion oder Vasculitis allergica. Mit oder ohne Hautbeteiligung können z. B. Arzneimittelfieber, hepatische, renale, neurologische oder pulmonale Reaktionen sowie die korpuskulären Elemente des Blutes betreffende zytotoxische Reaktionen (z. B. Thrombozytopenie) ablaufen.

Seltene, aber zum Teil lebensbedrohliche Arzneimittel-Unverträglichkeiten sind das Stevens-Johnson-Syndrom, die toxische epidermale Nekrolyse (TEN) und das DRESS-Syndrom („drug rash with eosinophilia and systemic symptoms"). Beim Stevens-Johnson-Syndrom und TEN (medikamentöses Lyell-Syndrom) handelt es sich um Krankheitsbilder des gleichen Spektrums, die sich lediglich bzgl. ihres Schweregrades unterscheiden. Es bilden sich Hautrötungen mit Blasenbildung, die beim Stevens Johnson-Syndrom weniger als 30 % der Körperoberfläche, bei TEN mehr als 30 % betreffen. Die Erkrankung ähnelt einer großflächigen Verbrennung zweiten Grades. Daneben treten Erosionen der Lippen, der Mund- und Genitalschleimhaut sowie der Konjunktiven auf. Neben der hohen Mortalität von 40–60 % in der Akutphase sind auch Spätfolgen von sozioökonomischer Bedeutung. Gefürchtete Komplikationen sind Schäden der Hornhaut, die bis zur Erblindung führen

Tab. 2: Arzneimittelexantheme und häufige Auslöser.

Morphologie	Auslöser (Beispiele)
makulöse/makulopapulöse Exantheme	Penizilline, NSAID, Sulfonamide, Allopurinol, Tuberkulostatika
urtikarielle Exantheme	Penizilline, NSAID, Heparin
pustulöse Exantheme (AGEP*)	Penizillin, Quinolone, Hydroxychloroquin, Diltiazem, Terbinafin, Sulfonamide
Stevens-Johnson-Syndrom/TEN	Allopurinol, Penizilline, Carbamazepin, Sulfonamide, NSAID, Lamotrigin
DRESS-Syndrom	Carbamazepin, Phenytoin, Dapson, Allopurinol, Minozyklin, Sulfonamide, Strontiumranelat
Purpura/hämorrhagische Exantheme	Penicilline, NSAID, Allopurinol, Sulfonamide, Phenytoin, Thiazide
fixe Arzneimittelexantheme	Tetrazykline, Sulfonamide, NSAID, Barbiturate, Hydrantoin, Chinidin
lichenoide Exantheme	Thiazide, Captopril, Gold, Betablocker
psoriasiforme Exantheme	Gold, Lithium, Betablocker, Kalziumantagonisten
akneiforme Exantheme	Steroidhormone, Halogene, Lithium, Isoniacin, Hydrantoin
nodöse Erytheme	Ovulationshemmer, Halogene, Sulfonamide
exfoliative Dermatitis/Erythrodermie	Allopurinol, Antiepileptika, Schwermetalle, Antimalariamittel
phototoxische/-allergische Reaktion	Tetrazykline, Gyrasehemmer, NSAID, Furosamid, Sulfonamide

* AGEP = akute generalisierte exanthematische Pustulose

können. Ebenso kann es zu Vernarbungen im Bereich der Harnröhre und der Genitalschleimhaut mit funktionellen Einschränkungen kommen. Beim Hypersensitivitätssyndrom oder DRESS-Syndrom bestehen neben Exanthemen systemische Manifestationen mit Fieber, Lymphadenopathie, Hepatitis, Nephritis, Pneumonie, Eosinophilie und Leukozytose.

Der Versuch, eine spezielle Reaktionsform einem bestimmten Arzneistoff zuzuordnen, misslingt zumeist, da unterschiedliche Substanzen klinisch identische Reaktionen auslösen können.

Auslöser und Mechanismen

Arzneistoffe können alle Typen allergischer Reaktionen (s. Kap. 1.2) auslösen. Die meisten Arzneimittel sind niedermolekulare Substanzen und werden entweder zumeist nach Metabolisierung und/oder Bindung an ein größeres Trägermolekül (Hapten-/Prohapten-Konzept) an den MHC-Komplex von antigenpräsentierenden Zellen gebunden und dadurch spezifischen Immunzellen präsentiert. Daneben gibt es jedoch auch Hinweise für pharmakologische Interaktionen von Arzneimitteln mit Immunrezeptoren ohne kovalente Bindung und ohne Prozessierung durch Antigenpräsentierende Zellen (PI-Konzept) [8].

Bei der IgE-vermittelten Arzneimittelallergie sind Reaktionen auf Betalaktam-Antibiotika am besten untersucht. Die Mehrzahl allergischer Patienten weist spezifisches IgE auf Strukturen des Betalaktam-Ringes auf und zeigt eine Kreuzreaktion auf verschiedene Betalaktame. Daneben gibt es jedoch auch Reaktionen auf spezifische Seitenkettenstrukturen, die nur ein oder wenige Betalaktame betreffen.

Die Mechanismen von nicht immunologisch ausgelösten anaphylaktischen Reaktionen ("Pseudo-Allergie") sind noch weitgehend unerforscht. Die Effektorsysteme, z. B. Freisetzung vasoaktiver Mediatoren, sind weitgehend identisch mit denen allergischer Reaktionen. Bei Reaktionen auf Azetylsalizylsäure (ASS) wird eine durch Zyklooxygenase-Hemmung bedingte Reduktion von protektiven Prostaglandinen bzw. Vermehrung von Lipoxygenase-Stoffwechselprodukten als pathogenetisch bedeutsam angenommen.

Arzneimittelexanthemen liegt zumeist eine spezifische T-Lymphozyten-Aktivierung zugrunde. Es besteht Heterogenität bezüglich der Spezifität der T-Lymphozyten: Penizillinspezifische Lymphozyten aus dem peripheren Blut einiger Patienten reagieren nur auf das Penizillin, welches die Reaktion ausgelöst hat, während die Zellen anderer Patienten durch ein breites Spektrum von Penizillinverbindungen aktiviert werden.

Typische Auslöser von Arzneimittel-Überempfindlichkeiten sind in Tabelle 3 aufgelistet. Allergien auf Penizillin und

Tab. 3: Wichtige Arzneimittelallergene und -pseudoallergene.

Allergene (Beispiele)	Pseudoallergene (Beispiele)
Penizilline	Röntgenkontrastmittel
Cephalosporine	kolloidale Volumenersatzmittel
topische Antibiotika (Kontaktallergie)	Analgetika und Antiphlogistika
Insuline	Sulfonamide u. a. Antibiotika
Heparine	ACE-Hemmer
Pyrazolone	Gammaglobuline und Fremdseren
Muskelrelaxanzien	Muskelrelaxanzien
	intravenöse Narkosemittel
	Opiate
	Lokalanästhetika
	Antiepileptika

185

andere Betalaktam-Antibiotika können sich mit allen bekannten Reaktionstypen manifestieren, wobei makulopapulöse und urtikarielle Exantheme am häufigsten sind. Anaphylaktische Reaktionen auf nichtsteroidale Antiphlogistika (NSAID) wie z. B. ASS sind häufig und manifestieren sich zumeist als Urtikaria, Asthmaanfall oder Anaphylaxie. Die Heparinallergie tritt zumeist bei subkutaner Injektion in Form von ekzematösen Plaques an der Einstichstelle auf und entspricht einer allergischen Spättypreaktion. Nach Gabe von Röntgenkontrastmitteln treten bei jeweils etwa 2–3 % der Patienten sowohl anaphylaktische Reaktionen (innerhalb einer Stunde) als auch makulopapulöse Exantheme nach mehreren Stunden bis Tagen auf. Antiepileptika wie Carbamazepin, Phenytoin und Phenobarbital verursachen vor allem makulopapulöse Exantheme, Hypersensitivitätssyndrom und schwere bullöse Arzneimittelreaktionen.

Diagnostik und Therapie

Im akuten Stadium einer Arzneireaktion ist eine symptomatische Therapie erforderlich: Anaphylaktische Reaktionen werden entsprechend den Symptomen nach den Regeln der Leitlinien behandelt (s. Kap. 3.2 „Anaphylaxie"). Bei schwer verlaufenden Exanthemen ist häufig eine Behandlung mit systemischen Kortikosteroiden angezeigt. Die Therapie von Stevens-Johnson-Syndrom und toxischer epidermaler Nekrolyse entspricht weitgehend derjenigen einer akuten Verbrühung und erfordert Schmerztherapie, Elektrolytsubstitution, Sedierung und Infektionsprophylaxe bei intensiver klinischer und laborchemischer

Überwachung. Eine kausale Therapie gibt es derzeit für dieses schwere Krankheitsbild nicht.

Bis zur allergologischen Klärung sind alle in Frage in Frage kommenden Auslöser zu vermeiden. Bei vitaler Indikation und flüchtigen Exanthemen kann in Einzelfällen die Fortführung der medikamentösen Therapie unter strenger Überwachung gerechtfertigt sein. Eine Prämedikation mit Antihistaminika und Kortikosteroiden wird bei Patienten mit anaphylaktoiden Reaktionen auf Röntgenkontrastmittel vor einer erneuten Gabe empfohlen, in letzter Zeit jedoch widersprüchlich diskutiert. Bei bekannter Überempfindlichkeit und wichtiger Indikation zur Anwendung eines Medikamentes kann eine Toleranzinduktion durch Zufuhr des Pharmakons in einer Art „Hyposensibilisierung" versucht werden.

Die allergologische Diagnostik von Überempfindlichkeitsreaktionen auf Arzneimittel wurde kürzlich in einer Leitlinie niedergelegt ([10] oder www.awmf-online. de). Daneben existieren mehrere Europäische Leitlinien zur Anamneseerhebung, Hauttestung, Provokationstestung und zur Testung mit bestimmten Arzneimitteln.

In der akuten Phase einer Unverträglichkeitsreaktion stehen Anamnese und klinischer Befund im Vordergrund. Bei anaphylaktoiden Reaktionen ist die Entnahme einer Serumprobe und Messung der mastzellspezifischen Serinprotease Tryptase im Serum sinnvoll. Zur Differenzialdiagnose bei Hautreaktionen ist ein fachdermatologisch erhobener Befund hilfreich. Durch histopathologische sowie ggf. immunfluoreszenzoptische Untersuchungen lassen sich Arzneimittelreaktionen selten eindeutig identifizieren. Diese Methoden spielen jedoch für die Abgrenzung von Stevens-Johnson-Syndrom oder toxischer epidermaler Nephrolyse zu anderen blasenbildenden Dermatosen eine wichtige Rolle.

Jede Arzneimittel-Unverträglichkeit muss ausreichend geklärt werden, um die verantwortliche Substanz sowie nach Möglichkeit den zugrunde liegenden Pathomechanismus zu identifizieren und so gezielte Maßnahmen zur Verhinderung erneuter Reaktionen zu ermöglichen. Die diagnostischen Bestätigungsverfahren umfassen Anamnese, Hauttest, In-vitro-Verfahren und Provokationstest. Der günstigste Zeitpunkt für Testungen liegt zwei Wochen bis drei Monate nach der Reaktion.

Die Anamnese ist für die Auswahl der durchzuführenden diagnostischen Bestätigungsverfahren von entscheidender Bedeutung. Sämtliche im zeitlichen Zusammenhang mit der Reaktion angewendeten Arzneizubereitungen müssen exakt erfasst werden (Handelsname, Zubereitungsform, Charge, Dosierung, Therapiedauer). Risikofaktoren für Arzneimittelreaktionen sind zu erfassen. Fragebögen haben sich bei der Anamneseerhebung bewährt.

Hauttestungen sollten bei allen Reaktionen mit allergischen Symptomen erfolgen; jedoch treten positive Hauttest-Reaktionen nur bei einem Teil der Patienten auf. Negative Reaktionen schließen hingegen eine Überempfindlichkeitsreaktion nicht aus. Insbesondere bei Betalaktam-Antibiotika hat sich die Hauttestung bewährt. Leider wurde kürzlich ein bewährtes Testkit vom Markt genommen, eine erhältliche Alternative ist noch nicht in Deutschland zugelassen. Insofern stehen zurzeit für Betalaktam-Antibiotika, wie für viele andere Arzneimittel, nur wenige für Hauttests geeignete Zubereitungen (z. B. Injektionslö-

sungen) zur Verfügung. Zum Hauttest werden Pricktestung, Intrakutantestung und Epikutantestung je nach zeitlichem Ablauf der Reaktion und vermutetem Pathomechanismus angewendet. Selbst für viele zunächst nicht als Allergene angesehene Auslöser, z. B. Röntgenkontrastmittel, wurden spezifische positive Hauttest-Reaktionen nachgewiesen. Es ist zu beachten, dass Hauttestungen nicht ohne Risiko sind: Jeder Kontakt mit dem Auslöser einer Überempfindlichkeitsreaktion kann eine systemische Reaktionen auslösen!

Standardisierte In-vitro-Verfahren zur Diagnostik von Überempfindlichkeitsreaktionen auf Arzneimittel fehlen weitgehend. Lediglich für wenige Arzneimittel, z. B. Penizilline, ist die Bedeutung des Nachweises spezifischer IgE-Antikörper im Serum ausreichend validiert. Alle anderen In-vitro-Tests sind bisher mehr als Instrumente der wissenschaftlichen Forschung denn als klinische Routinemethoden anzusehen. Bei anaphylaktoiden Reaktionen können periphere Leukozyten des Patienten mit einem vermuteten Auslöser inkubiert und die dadurch induzierte Freisetzung von Histamin (Basophilen-Histamin-Freisetzungstest) bzw. von Sulfidoleukotrienen („Cellular Antigen Stimulation Test", CAST-Elisa) gemessen werden. Neuerdings werden auch durchflusszytometrische Methoden angewendet, um die Aktivierung von peripheren Blutzellen mittels Oberflächenmarker zu messen (z. B. „Flow-CAST"). Der Lymphozyten-Transformationstest, mit dem die Proliferation peripherer mononukleärer Zellen bei Exposition gegenüber einem Allergen erfasst wird, gilt manchen als besonders aussagestarke In-vitro-Methode zur Klärung allergischer Arzneireaktionen. Er ist jedoch technisch aufwendig und mit erheblichen methodischen Schwierigkeiten belastet.

Wird der Auslöser einer Arzneimittel-Überempfindlichkeit durch Anamnese, Hauttest und In-vitro-Untersuchungen nicht identifiziert, sind Provokationstestungen notwendig. Bei Reaktionen auf Arzneimittel mit Kreuzreaktivitäten ist es sinnvoll, Ausweichpräparate mitzutesten. Da das Risiko schwerer Reaktionen besteht, ist eine Aufnahme des Patienten in die Klinik meist unumgänglich. Insbesondere alle nicht sicher medikamentös beherrschbaren Überempfindlichkeitsreaktionen (z. B. Status asthmaticus, Agranulozytose, Lyell-Syndrom), ferner Schwangerschaft oder Erkrankungen bzw. medikamentöse Behandlung mit erhöhtem Risiko für schwere Reaktionen stellen Kontraindikationen für Provokationstestungen dar. Eine sorgfältige Interpretation der Testergebnisse ist nötig und „falsch negative" Ausfälle sind bei Provokationstests möglich. Durch allergologische Testung gelingt es in der Mehrzahl der Fälle, den Auslöser zu identifizieren und dem Patienten die für ihn wichtigen Informationen für seine zukünftige medizinische Versorgung zu vermitteln.

Defizite

Patienten mit Arzneimittel-Überempfindlichkeit müssen ausreichend allergologisch untersucht werden, um den Auslöser zu identifizieren. Eine Unterlassung kann schwere Reaktionen bei erneuter Exposition des Patienten zur Folge haben oder zu einer ungerechtfertigten Einschränkung der Therapiemöglichkeiten führen. Dies wird in der Praxis nur selten befolgt und häufig werden Arzneimittel aufgrund fraglicher Reaktionen den Patienten vorenthalten.

Trotz der Fortschritte der Allergologie im Verständnis der Mechanismen von Arzneimittelreaktionen bleiben viele Fragen unbeantwortet. Hier besteht erheblicher Forschungsbedarf.

Weiter ist bisher weitgehend unbekannt, warum manche Patienten Arzneimittelreaktionen entwickeln, andere aber nicht. Für einen Teil dieser Reaktionen wurde das Vorhandensein von co-stimulatorischen Signalen (z. B. Infektion) postuliert. Ebenso können Patienten mit bestimmten genetischen Charakteristika zur Entwicklung von Arzneimittelreaktionen prädisponiert sein. Diese Faktoren sind jedoch nicht ausreichend untersucht.

Die Häufigkeit und der Schweregrad von Überempfindlichkeitsreaktionen auf Arzneimittel in der allgemeinen Bevölkerung und die epidemiologische Verteilung sind kaum bekannt. Zudem sind die Systeme zur Pharmakovigilanz nicht ausreichend effektiv.

Derzeit gibt es für schwere Arzneimittelreaktionen wie toxische epidermale Nekrolyse oder DRESS aufgrund der Seltenheit der Erkrankungen keine kontrollierten therapeutischen Studien. Eine Förderung von Netzwerken zur Durchführung solcher Studien könnte hierbei den Nutzen verschiedener Therapieansätze evaluieren, insbesondere im Hinblick auf die Senkung der Mortalität. Auch zur Prävention und Therapie der Spätfolgen schwerer Arzneimittelreaktion gibt es derzeit keine Studien.

In der Diagnostik von Arzneimittelreaktionen sind die Wertigkeit der Hauttestung (Sensitivität und Spezifität) und die optimalen Hauttest-Konzentrationen für die Mehrzahl der Medikamente und Reaktionsformen unbekannt. Es sollte versucht werden, Testzubereitungen herzustellen, die eine bessere Diagnostik ermöglichen. Insbesondere sollte darauf hingewirkt werden, eine Penizillin-Zubereitung zuzulassen. Weiter sollten Testmethoden entwickelt werden, die eine Diagnostik einer Arzneimittelallergie ohne Provokationstestung ermöglichen. Bestehende Testmethoden (z. B. Basophilen-Aktivierungstest, Lymphozyten-Aktivierungstest und Provokationstest) sollten für verschiedene Medikamente und Reaktionsformen auf ihre Sensitivität und Spezifität untersucht werden.

Die Bedeutung einer Prämedikation zur Vorbeugung von anaphylaktischen Reaktionen auf Röntgenkontrastmittel und in der Allgemeinanästhesie wird aufgrund von Berichten über „Durchbruchreaktionen" trotz Prämedikation zurzeit diskutiert. Es muss genauer untersucht werden, wann dieses Vorgehen wirtschaftlich und medizinisch sinnvoll ist und in welchen Fällen keine Beeinflussung der Reaktion möglich erscheint.

Es besteht weiterhin eine unzureichende Versorgung von Patienten mit Arzneimittel-Überempfindlichkeit. Dafür ist vor allem ein eklatanter Mangel an allergologischem Wissen bei nicht allergologisch tätigen Ärzten verantwortlich. Auch ist die allergologische Diagnostik, die häufig stationär erfolgen muss, auf der Grundlage der derzeitigen Vergütungssysteme der DRGs nicht kostendeckend. Weiterhin gibt es zu wenige allergologische Zentren, die Patienten mit Arzneimittel-Überempfindlichkeit einschließlich Provokationstestung diagnostizieren. Mit einer zunehmenden Unterversorgung in der Zukunft muss gerechnet werden.

Handlungsempfehlungen

Um die Defizite zu beseitigen, werden folgende Handlungsempfehlungen gegeben:

- ❯❯ Epidemiologische Studien zur Häufigkeit von Arzneimittel-Überempfindlichkeiten
- ❯❯ Erkennung von Risikofaktoren für die Entwicklung von Arzneimittel-Überempfindlichkeiten
- ❯❯ Erforschung der Mechanismen von Arzneimittelallergie und -pseudoallergie
- ❯❯ Evaluation der Hauttestung zur Diagnostik und Entwicklung optimaler Testpräparationen
- ❯❯ Entwicklung und Evaluation von Labormethoden zur Diagnostik
- ❯❯ Untersuchungen über den Nutzen einer Prämedikation bei bestehender Arzneimittel-Überempfindlichkeit
- ❯❯ Etablierung von Netzwerken zur Durchführung von Therapiestudien bei seltenen schweren Arzneimittelreaktionen
- ❯❯ Schulung der Ärzte, um die Versorgung der Patienten mit Arzneimittel-Überempfindlichkeiten zu verbessern
- ❯❯ Gerechte Berücksichtigung der aufwendigen allergologischen Testungen im DRG-System

Literatur

1. Aberer W, Bircher A, Romano A, et al. Drug provocation testing in the diagnosis of drug hypersensitivity reactions: general considerations. Allergy 2003; 58: 854–863.
2. Bastuji-Garin S, Rzany B, Stern RS, et al. Clinical classification of cases of toxic epidermal necrolysis, Stevens-Johnson syndrome, and erythema multiforme. Arch Dermatol 1993; 129: 92–96.
3. Brockow K, Christiansen C, Kanny G, et al. Management of hypersensitivity reactions to iodinated contrast media. Allergy 2005; 60: 150–158.

4. Brockow K, Romano A, Blanca M, et al. General considerations for skin test procedures in the diagnosis of drug hypersensitivity. Allergy 2002; 57: 45–51.

5. Demoly P, Kropf R, Pichler WJ, Bircher A. Drug hypersensitivity questionnaire. Allergy 1999; 54: 999–1003.

6. Mockenhaupt M, Viboud C, Dunant A, et al. Stevens-Johnson syndrome and toxic epidermal necrolysis: assessment of medication risks with emphasis on recently marketed drugs. The Euro-SCAR-study. J Invest Dermatol 2008; 128: 35–44.

7. Mockenhaupt M. Schwere Arzneimittelreaktionen der Haut. Hautarzt 2005; 56: 24–31.

8. Pichler WJ. Drug Hypersensitivity. Basel: Karger, 2007.

9. Pichler WJ. Delayed drug hypersensitivity reactions. Ann Intern Med 2003; 139: 683–693.

10. Przybilla B, Aberer W, Bircher AJ, et al. Allergologische Diagnostik von Überempfindlichkeitsreaktionen auf Arzneimittel (Leitlinie). J Dtsch Dermatol Ges 2008; 6: 240–243.

11. Przybilla B, Ruëff F. Oraler Provokationstest. In: Sterry W, Korting HC (Hrsg) Diagnostische Verfahren in der Dermatologie. Berlin: Blackwell, 1997: 123–131.

12. Ring J. Angewandte Allergologie, 3. Aufl., München: Urban & Vogel, 2004.

13. Ring J, Brockow K. Adverse drug reactions: mechanisms and assessment. Eur Surg Res 2002; 34: 170–175.

14. Sidoroff A, Dunant A, Viboud C, et al. Risk factors for acute generalized exanthematous pustulosis (AGEP)-results of a multinational case-control study (EuroSCAR). Br J Dermatol 2007; 157: 989–996.

3.13 Nahrungsmittelallergie

Als Nahrungsmittelallergien bezeichnet man Unverträglichkeiten gegenüber Nahrungsmitteln auf immunologischer (allergischer) Basis. Nahrungsmittelintoleranzen fehlt eine solche immunologische Ursache und sie werden häufiger von Nahrungsmittel-Zusatzstoffen ausgelöst. Wenn sich die Symptome von den „echten" Allergien nicht unterscheiden, spricht man auch von Pseudo-Allergien (Tab. 1). Nahrungsmittelallergien und Pseudo-Allergien werden sehr häufig vermutet. Die Diagnostik kann im Einzelfall aufwändig und schwierig sein. Die Deutsche Gesellschaft für Allergologie und Klinische Immunologie zusammen mit dem Ärzteverband Deutscher Allergologen und der Gesellschaft für Pädiatrische Allergologie haben daher in den letzten Jahren eine Reihe von Leitlinien zu den unterschiedlichen Aspekten der Nahrungsmittelallergie verfasst, die auch über das Internet verfügbar sind (www.awmf-online.de; siehe auch Literaturliste am Ende des Kapitels).

Klinische Erscheinungen

Wie und wo sich Nahrungsmittelallergien äußern, ist sehr unterschiedlich. Nach der Aufnahme des Allergens kann es zu Hautreaktionen (Juckreiz, Rötung, Quaddeln oder Ekzemreaktionen), zu Beschwerden an den Atemwegen (Fließschnupfen, Asthma, Stridor), aber auch zu lebensbedrohlichen Reaktionen kommen (anaphylaktischer Schock). Insbesondere Patienten mit allergischem Asthma bronchiale haben ein erhöhtes Risiko für lebensgefährliche Verläufe. Auch kann der Magen-Darm-Kanal reagieren – am häufigsten sind hier Kontaktreaktionen im Mund und Rachen (orales Allergie-Syndrom). Weiterhin können Übelkeit und Erbrechen bis zu Bauchschmerzen und Durchfällen auftreten.

Auslöser

Die wichtigsten Allergene im Säuglings- und Kindesalter sind Kuhmilch und Hühnerei, gefolgt von Erdnuss, Weizen und Soja. Etwa drei Viertel der Kleinkinder verlieren ihre Allergie bis zum Schulalter. Oft ist sie jedoch der Vorbote von anderen allergischen Erkrankungen wie Neurodermitis, Heuschnupfen oder Asthma.

Bei Erwachsenen spielen häufig Hühnerei, Kuhmilch und Fisch eine wesentliche

Tab. 1: Klassifikation von Nahrungsmittelunverträglichkeiten.

Art der Unverträglichkeit	Besonderheiten
Nahrungsmittelallergie	Hauttest oder In-vitro-Diagnostik positiv Auslöser: vorwiegend natürliche Nahrungsmittelproteine
Nahrungsmittelintoleranz (Pseudo-Allergie)	Hauttest oder In-vitro-Diagnostik versagt Auslöser: vorwiegend Zusatzstoffe (Glutamat, Sulfite, Tartrazin u.ä.)

Rolle. Diese Allergene haben in den letzten Jahren allerdings nicht vermehrt zu Nahrungsmittelallergien geführt. Zugenommen haben dagegen pollenassoziierte Nahrungsmittelallergien auf Gemüse wie Sellerie sowie Gewürze, Nüsse und Obst bei Patienten mit Heuschnupfen (Tab. 2, 3). In manchen Nahrungsmitteln befinden sich nämlich Allergene, die den Pollenallergenen von früh blühenden Bäumen, Gräsern oder Getreiden ähnlich sind, so dass aufgrund immunologischer Kreuzreaktionen Pollenallergiker zusätzlich eine Nahrungsmittelallergie entwickeln können. Da die Pollenallergien bekanntlich immer häufiger vorkommen, ist damit auch die Zunahme bestimmter Nahrungsmittelallergien zu erklären. Beim Erwachsenen bleiben Nahrungsmittelallergien in der Regel lebenslang bestehen.

Tab. 2: In Mitteleuropa häufige Nahrungsmittelallergien aufgrund von Kreuzreaktionen.

Inhalationsallergene	Nahrungsmittel
Baumpollen	Apfel, Haselnuss, Karotte, Kartoffel, Kirsche, Kiwi, Nektarine, Pfirsich, Sellerie, Soja
Beifußpollen	Gewürze, Karotte, Litschi, Mango, Sellerie, Sonnenblumensamen, Weintraube
Naturlatex	Ananas, Avocado, Banane, Kartoffel, Kiwi, Tomate

Tab. 3: In Mitteleuropa seltene Nahrungsmittelallergien aufgrund von Kreuzreaktionen.

Inhalationsallergene	Nahrungsmittel
Ficus benjamina	Feige
Gräser- und Getreidepollen*	Mehle, Kleie, Tomate, Hülsenfrüchte
Hausstaubmilbe	Krusten- und Weichtiere
Platane/Pfirsich**	Aprikose, Pflaume, Apfel, Salat
Tierepithelien	Kuhmilch, Fleisch, Innereien
Traubenkrautpollen (Ragweedpollen, Ambrosia)***	Melone, Zucchini, Gurke, Banane
Vogelallergen	Ei, Geflügelfleisch, Innereien

* Angesichts der Häufigkeit der Gräser- und Getreidepollenallergie sind Kreuzreaktionen zu Nahrungsmitteln extrem selten.

** Primäre Sensibilisierung gegen Lipidtransferproteine (LTP) noch nicht abschließend geklärt, evtl. doch gastrointestinal gegenüber dem „Leitallergen" Pfirsich. LPT-Allergien sind klinisch „aggressiv" und in Spanien und anderen mediterranen Ländern häufig.

*** häufiger in den USA, Tendenz in Europa zunehmend

Mechanismen

Am Anfang steht die Sensibilisierung, d. h. in der Regel die Produktion von IgE-Antikörpern. Bei erneutem Kontakt treten dann allergische Symptome auf. Nicht jede Unverträglichkeit von Nahrungsmitteln ist allergisch bedingt. Sie kann auch ausgelöst sein:

» durch das Fehlen wichtiger Enzyme für die Verdauung (z. B. von Milch oder Getreideprodukten),

» durch Allergien imitierende (pseudoallergische) Reaktionen vor allem auf Nahrungszusatzstoffe (Farbstoffe, Konservierungsmittel, Geschmacksverstärker u. a.).

Die Existenz solcher Pseudo-Allergien oder Intoleranzen steht außer Zweifel. Sie sind aber nicht so häufig, wie dies befürchtet wird. Häufigere Differenzialdiagnosen zur vermuteten Pseudo-Allergie gegen Nahrungsmittelzusatzstoffe sind klassische Nahrungsmittelallergien, infektassoziierte Urtikaria oder chronisch entzündliche Darmkrankheiten.

Gesundheitspolitische und wirtschaftliche Bedeutung

Nahrungsmittelallergien finden in besonderem Maße öffentliches Interesse

» wegen ihrer (vermuteten) Häufigkeit,

» wegen der tatsächlichen Zunahme pollenassoziierter Nahrungsmittelallergien,

» weil sie als Ursache vielfältiger Beschwerden angesehen werden,

» wegen der befürchteten Risiken neuer technologischer Entwicklungen,

» weil sie unerkannt bzw. unbehandelt zu chronischen, nicht mehr rückbildungs-

fähigen Erkrankungen führen könnten,

» wegen der Risiken bei hochgradiger Sensibilisierung: Nicht erkannte bzw. nicht deklarierte Spuren von Nahrungs- bzw. Genussmitteln (Gaststättenmahlzeiten, Konserven u. a. Halbfabrikate) können lebensbedrohliche Reaktionen zur Folge haben (vor allem Erdnüsse, Nüsse, Sellerie, Gewürze, Fisch).

Bei einer Befragung von 19.000 Haushalten in Großbritannien gaben 19,9 % der Befragten an, unter einer Nahrungsmittelallergie zu leiden. Weitere 7,4 % glaubten, Zusatzstoffe nicht zu vertragen. Weniger als jeder Zehnte der Befragten litt bei genauer Überprüfung tatsächlich unter einer Nahrungsmittelallergie bzw. Unverträglichkeit. Diese Ergebnisse wurden im Wesentlichen in einer ähnlichen Studie aus Deutschland bestätigt: Hier vermuteten sogar 35 % von 4.093 Berlinern eine Nahrungsmittelunverträglichkeit oder -allergie, die aus einer standardisiert erhobenen Anamnese und allergologischen Untersuchung (bis hin zum Provokationstest in einigen unklaren Fällen) tatsächlich errechnete Rate lag bei 2,6 %.

Es ist meist schwierig, einen Verdacht auf Nahrungsmittelallergie zu bestätigen oder auszuschließen, da

» oft subjektive Empfindungen im Vordergrund stehen,

» es bei den vielfältigen Nahrungs- und Genussmitteln und den geltenden Deklarationspflichten schwierig sein kann, das eigentliche Allergen zu identifizieren,

» die gegenwärtig verfügbaren Diagnostika noch nicht so gut standardisiert sind wie beispielsweise die für Inhalations- oder Insektengift-Allergene,

》 bei Nachweis einer Sensibilisierung (mittels Hauttest oder IgE) die Überprüfung der klinischen Relevanz recht aufwendig sein kann.

Epidemiologie

Die Häufigkeit gesicherter Nahrungsmittelallergien liegt in Mitteleuropa bei ca. 2–3 % bei Erwachsenen und ca. 4 % bei Kleinkindern. In Risikogruppen (Kleinkinder mit deutlich ausgeprägter Neurodermitis) ist die Häufigkeit erheblich höher (ca. 30 %). Sie kann im Einzelfall ein erhebliches individuelles Problem darstellen. Exakte Zahlen für Intoleranzen liegen nicht vor, sie dürften jedoch wesentlich niedriger sein als für echte Allergien. Vermutet wird eine Häufigkeit von höchstens 0,1–0,2 % der Bevölkerung (s. Kap. 1.4 „Epidemiologie").

Diagnostik

Im Vordergrund der Diagnostik steht die Anamnese. Da bei üblicher Ernährung täglich etwa 120 Substanzen aufgenommen werden, ist meist eine eingehende Befragung erforderlich, unter Umständen mit Hilfe eines detaillierten „Nahrungsmittel-Tagebuches". Die Hinweise können im Hauttest oder auch durch den Nachweis entsprechender IgE-Antikörper im Labor überprüft werden. Bei unklarer Anamnese (z. B. bei verzögert einsetzender Symptomatik) führt jedoch häufig erst ein Provokationsversuch unter ärztlicher Aufsicht zur Klärung der Diagnose.

Nach dem neuen Abrechnungsprinzip von Krankenhausleistungen im sogenannten DRG-System lassen sich orale Provokationstestungen nur dann „wirtschaftlich" durchführen, wenn nur ein bis zwei Nahrungsmittel getestet werden. Insgesamt gibt es in Deutschland nach wie vor keine flächendeckende Versorgung mit dieser notwendigen diagnostischen Leistung durch allergologisch versierte Institutionen.

Dieses führt logischerweise zu einer erhöhten Zahl von Fehldiagnosen, die mit schwerer Mangelernährung bis hin zu erheblichen Beeinträchtigungen sozialer Kontakte, aber auch mit gefährlichen allergischen Zwischenfällen bei unerkannter Allergie assoziiert sein können.

Beim Nachweis einer Intoleranz (Pseudo-Allergie) versagen die klassischen Methoden der allergologischen Diagnostik, da keine immunologische Reaktion zugrunde liegt. Allein der Provokationstest (doppelblind und plazebokontrolliert; mit Einzelsubstanzen oder auch einem Cocktail der wichtigsten Nahrungsmittel) führt hier zur Klärung. Intoleranzen werden wesentlich häufiger vermutet, als sie zu beweisen sind.

Die objektiven Probleme der Diagnostik haben eine Vielzahl fragwürdiger diagnostischer, z. T. auch therapeutischer Praktiken aus der alternativen Medizin und „klinischen Ökologie" gefördert, wie Bioresonanz, Elektroakupunktur und wissenschaftlich sinnlose Laboruntersuchungen (z. B. spezifisches IgG im Blut).

Therapie und Prävention

Die kausale Behandlung besteht vor allem in der konsequenten Meidung der auslösenden Allergene. Ziel ist eine weitgehend normale und vollwertige Ernährung, die das Allergen ausschließt. Im Säuglings- und

Kindesalter muss z. B. bei der häufigen Kuhmilchallergie eine geeignete Ersatznahrung gefunden werden, die dem altersentsprechenden Eiweiß- und Kalziumbedarf Rechnung trägt. Allgemeine allergenfreie Diäten sollten nicht empfohlen werden. Sichere Vorbeugemöglichkeiten sind bisher nicht bekannt. Vorteilhaft ist es jedoch, Säuglinge vier Monate zu stillen, da dieses Lebensalter eine besondere Rolle für die allergische Prägung spielt. Sollte dies nicht möglich sein, ist bei Kindern, deren Geschwister oder Eltern selbst unter allergischen Erkrankungen leiden, die Fütterung von in Studien nachgewiesenen, geeigneten Hydrolysat-Formula während der ersten vier Monate sinnvoll. Spätere diätetische Präventions-Empfehlungen haben keine gesicherte Wirkung mehr (s. Kap. 4.8 „Prävention").

In diesem Zusammenhang wirft die geltende Deklarationspflicht immer noch Probleme auf: Die seit 2004 in Deutschland gültige und 2006 ergänzte Lebensmittelkennzeichnungsverordnung legt zum Schutz der Allergiekranken weitgehende Regeln fest. Ein entscheidender Fortschritt ist eine Liste (Anlage 3 der LMKV) obligat zu kennzeichnender allergener Lebensmittel (Tab. 4). Diese müssen für Lebensmittel in Fertigpackungen immer deklariert werden, wenn sie *bewusst – gleichgültig in welcher Menge oder Konzentration – zugefügt* wurden. Zusätzlich zu den Allergenen wurden Sulfite, die pseudoallergische Reaktionen auch am Respirationstrakt auslösen können, in die Liste aufgenommen.

Auch wurde die bisherige „25 %-Regel" abgeschafft. Diese Regel besagte, dass Bestandteile von zusammengesetzten Zutaten, die weniger als 25 % des Gewichts des Enderzeugnisses ausmachen, nicht zwingend angegeben werden müssen. Leider wurde die Regel insofern nicht ganz konsequent abgeschafft, als sie nun für bestimmte Zutaten, z. B. Gewürz- und Kräutermischungen oder Konfitüre, in eine „2 %-Regel" umgewandelt wurde. Hiervon sind wiederum die allergenen Zutaten (Tab. 4) ausgenommen: Sie müssen obligat deklariert werden, auch wenn sie Bestandteil einer zusammengesetzten Zutat sind, deren Anteil 2 % vom Gesamtgewicht unterschreitet. Auch müssen schon seit vielen Jahren definierte Zusatzstoffe in Nahrungsmitteln deklariert werden.

Leider ist das Problem der Deklarationspflicht möglicherweise *kontaminierender* Proteine in verarbeiteten Nahrungsmitteln nach wie vor von der gesetzgeberischen Seite nicht gelöst. Viele Hersteller sichern sich immer noch mit dem Terminus „kann Spuren von … enthalten" auf dem Label ihrer Produkte ab. Dieses ist aus Sicht der betroffenen Allergiker nicht akzeptabel, da es bei weit verbreiteten Allergenen (z. B. Milch oder Nüsse) zu erheblichen Einschränkungen bei der Auswahl der Lebensmittel führen kann. Lebensmittel ohne Angabe der allergenen Bestandteile im Verzeichnis der Zutaten sollten aus Sicht der allergologischen Verbände nicht mehr als 10 mg/kg an Protein der allergenen Lebensmittel enthalten dürfen, um verkehrsfähig zu sein, dieses sollte bei der Revision der Regelungen zur Deklarationspflicht von Nahrungsmitteln berücksichtigt werden.

Gentechnisch veränderte Nahrungsmittel

Patienten und die Öffentlichkeit stehen gentechnisch veränderten Nahrungsmitteln

Tab. 4: Deklarationspflichtige allergene Lebensmittel*.

)) Eier und daraus hergestellte Erzeugnisse

)) Erdnüsse und daraus hergestellte Erzeugnisse

)) Fisch und daraus hergestellte Erzeugnisse

)) Glutenhaltiges Getreide sowie daraus hergestellte Erzeugnisse

)) Krebstiere und daraus hergestellte Erzeugnisse

)) Lupine

)) Milch und daraus hergestellte Erzeugnisse (einschließlich Laktose)

)) Nüsse (Schalenfrüchte): Mandel, Haselnuss, Walnuss, Cashewnuss, Pekanuss, Paranuss, Pistazie, Macadamianuss, Queenslandnuss sowie daraus hergestellte Erzeugnisse

)) Mollusken (Muscheln, Tintenfisch)

)) Sellerie und daraus hergestellte Erzeugnisse

)) Senf und daraus hergestellte Erzeugnisse

)) Sesamsamen und daraus hergestellte Erzeugnisse

)) Soja und daraus hergestellte Erzeugnisse

)) Schwefeldioxid und Sulfite in einer Konzentration von mehr als 10 mg/kg oder 10 mg/l, als SO_2 angegeben

* Gemäß Richtlinie 2003/89/EG zur Änderung der Richtlinie 2000/13/EG vom 25. November 2003 und der Aktualisierung vom 22.12.2006.

äußerst kritisch gegenüber. Solche Veränderungen müssen aber nicht notwendigerweise das allergene Potenzial erhöhen. Eine unmittelbare Gefahr kann dann bestehen, wenn ein bekanntes Allergen in sonst allergologisch unproblematische Pflanzen übertragen wird. Derartige Produkte sind allerdings bis zum jetzigen Zeitpunkt nicht bis zur Vermarktung gekommen, da konkrete Gefahren (wie z. B. durch Übertragung allergologisch relevanter genetischer Informationen von der Paranuss) rechtzeitig erkannt wurden. Andererseits ist es möglich, mit gentechnischen Manipulationen zu erreichen, dass die Pflanze wichtige Allergene nicht mehr produziert und von entsprechend Sensibilisierten vertragen werden kann.

Forderungen

Die Situation von Patienten mit Nahrungsmittelallergien oder -intoleranzen ließe sich verbessern durch

)) Verbesserung der Diagnostik von Nahrungsmittelunverträglichkeiten durch

Entwicklung sensitiverer und spezifischerer Tests und besserer Allergenextrakte,

❱❱ Verbesserung der Deklaration von Nahrungsmitteln durch Einführung eines für die Deklaration verbindlichen Grenzwertes von Nahrungsmittelproteinen in verarbeiteten Nahrungsmitteln,

❱❱ Herstellung von Nahrungsmitteln für Allergiker, die frei von Nahrungsmitteln bzw. Zusatzstoffen sind, die bedrohliche Reaktionen auslösen können,

❱❱ qualifizierte Information der Bevölkerung zum Thema Nahrungsmittelallergie,

❱❱ qualifizierte Beratungsangebote für Nahrungsmittelallergiker durch Ernährungsfachberater(innen) in Kooperation mit Allergologen,

❱❱ Verbesserung der klinischen Diagnostik durch Erhöhung der Zahl der Institutionen, die Provokationstestungen durchführen können,

❱❱ Förderung von Forschungsschwerpunkten zum Thema Nahrungsmittelallergie.

Literatur

1. Bindslev-Jensen C, Ballmer-Weber BK, Bengtsson U, et al. Standardization of food challenges in patients with immediate reactions to foods – position paper from the European Academy of Allergology and Clinical Immunology. Allergy 2004; 59: 690–697.

2. Henzgen M, Vieths S, Reese I, et al. Nahrungsmittelallergien durch immunologische Kreuz-reaktionen. Leitlinie der DGAKI und des ÄDA. Allergo J 2005; 14: 48–59 (AWMF Leitlinienregister Nr. 061/019, www.awmf-online.de).

3. Jäger L, Wüthrich B, Ballmer-Weber B, Vieths S (Hrsg). Nahrungsmittelallergien und -intoleranzen. Immunologie – Diagnostik – Therapie – Prophylaxe, 3. Aufl. München: Elsevier, 2008.

4. Kleine-Tebbe J, Lepp U, Niggemann B, et al. In-vitro-Diagnostik von Nahrungsmittelallergien. Leitlinievon DGAKI, ÄDA, GPA, SGAI, ÖGAI. Allergo J 2009; 18: 132–46 (AWMF-Leitlinienregister Nr 061/008, www.awmf-online.de).

5. Lepp U, Ehlers I, Erdmann S, et al. Therapiemöglichkeiten bei Nahrungsmittelallergie. Leitlinie von DGAKI, ÄDA, GPA, SGAI, ÖGAI. Allergo J 2010 (in Vorbereitung) (AWMF-Leitlinienregister Nr 061/011, www.awmf-online.de).

6. Niggemann B, Erdmann S, Jäger L, et al. Standardisierung von oralen Provokationstests bei IgE-vermittelten Nahrungsmittelallergien. Aktualisierte Leitlinie von DGAKI, GPA und ÄDA. Allergo J 2006; 4: 262–270 (AWMF Leitlinienregister Nr. 061/003, www.awmf-online.de).

7. Turjanmaa K, Darsow U, Niggemann B, Rance F, Vanto T, Werfel T EAACI/GA2LEN position paper: present status of the atopy patch test. Allergy 2006; 61: 1377–1384.

8. Vieths S, Holzhauser T, Erdmann S, et al. Neue Deklarationspflicht für Nahrungsmittelallergene in Lebensmitteln – Stellungnahme der Arbeitsgruppe Nahrungsmittelallergie der Deutschen Gesellschaft für Allergologie und klinische Immunologie und des Ärzteverbandes Deutscher Allergologen. Allergo J 2006; 15: 114–123.

9. Werfel T, Erdmann S, Fuchs T, et al. Vorgehen bei vermuteter Nahrungsmittelallergie bei atopischer Dermatitis. Allergo J 2008; 17: 476–483 (AWMF Leitlinienregister Nr. 061/010, www.awmf-online.de).

10. Werfel T, Reese I. Diätetik in der Allergologie. 3. Aufl., München: Dustri, 2009.

11. Zuberbier T, Edenharter G, Worm M, et al. Prevalence of adverse reactions to food in Germany – a population study. Allergy 2004; 59: 338–345.

3.14 Allergisch bedingte Magen-Darm-Erkrankungen und Nahrungsmittelunverträglichkeiten

Allergische Magen-Darm-Erkrankungen sind Folge überschießender immunologischer Reaktionen (Allergien vom Typ I–IV) auf Nahrungsmittel, ihre Bestandteile oder Beimengungen, die sich vorwiegend am Magen-Darm-Kanal manifestieren. Sie können einerseits eine Vielzahl von Beschwerden im Magen-Darm-Trakt induzieren (Blähungen, Schmerzen, Durchfall etc.) und damit viele andere eigenständige Magen-Darm-Erkrankungen oder Nahrungsmittelunverträglichkeiten imitieren, andererseits aber auch typische Allergiesymptome an anderen Organen hervorrufen (Hautreaktionen, Juckreiz, Schock).

Die Diagnostik gestaltet sich daher oft schwierig und erfordert neben der üblichen Standarddiagnostik für Nahrungsmittelallergien (NMA) spezielle Nachweise der Allergie am Magen-Darm-Kanal inklusive der oralen Provokationstestung, manchmal eine Endoskopie mit Biopsieentnahmen zum Ausschluss anderer Erkrankungen [1–4]. Die Therapie allergischer Magen-Darm-Erkrankungen erfolgt durch Weglassen des auslösenden Nahrungsmittels (Karenz) und durch medikamentöse sowie ernährungstherapeutische Behandlungsmaßnahmen.

Klinische Erscheinungen

Allergische Magen-Darm-Erkrankungen sind definiert als Folge von NMA, werden immunologisch vermittelt und durch spezifische Lebensmittel (Allergene) ausgelöst. Neben dieser Definition sind sie charakterisiert durch Allergiemanifestationen, die entlang des Magen-Darm-Traktes von der Mundhöhle bis zum Mastdarm und Anus auftreten können, aber auch in unterschiedlich ausgeprägtem Maße andere Organe mit betreffen können. Während das orale Allergiesyndrom der Mundhöhle in der Regel bei Pollenallergikern mit Heuschnupfen oder Asthma auftritt, finden sich entlang des Magen-Darm-Traktes verschiedene allergische Entzündungsreaktionen (z. B. eosinophile Speiseröhrenentzündung, allergische Magenentzündung und -geschwür, allergische Dünn-, Dick- und Enddarmentzündung, selten allergische Bauchspeicheldrüsenentzündung). Diese Allergiemanifestationen können durch IgE-Antikörper-vermittelte Reaktionen vom Sofort-Typ (Typ-I-Allergie) ausgelöst werden [1–3]. Sind diese Antikörper lokal am Magen-Darm-Trakt vorhanden, kommt es nach Allergenkontakt durch Nahrungszufuhr (Allergene s. auch Kap. 2.2, 3.13) zur Aktivierung von Immunzellen (allergische Effektorzellen, z. B. Mastzellen und Eosinophile) am Gastrointestinaltrakt mit Beschwerden im Sinne von Übelkeit, Völlegefühl, Erbrechen, Durchfall, Schockreaktion oder Blutungen. Sind diese IgE-Antikörper auch in Blut, Haut, Auge, Lunge etc. vorhanden, kommt es nach Aufnahme des Nahrungsmittel-Allergens ins Blut und in die Organe zu entsprechenden Beschwerden wie Augentränen, Juckreiz, Nesselsucht, Asthmaanfall, Schockreaktion etc. Neben IgE-Antikörpern sind seltener auch die Allergietypen II–IV am Magen-Darm-Trakt nachweisbar (z. B. Komplexe aus

Lebensmittel und Antikörpern, spezifisch auf Lebensmittel reagierende Lymphozyten) [2, 5–7].

Abgrenzung zu anderen Nahrungsmittelunverträglichkeiten

Lassen sich keine Allergiemechanismen der Reaktionstypen I–IV nachweisen, müssen andere Unverträglichkeiten in Betracht gezogen werden.

Von verschiedenen Mechanismen der Überempfindlichkeit wie Laktoseintoleranz, Sorbit- oder Fruchtzuckerunverträglichkeit (Sorbit- bzw. Fruktosemalabsorption) oder Glutenunverträglichkeit durch Weizenprodukte sind Lebensmittelvergiftungen durch Bakterien, Viren oder Schimmelpilzprodukte und Infektionen abzugrenzen.

Zudem können pharmakologische Wirkungen oder pseudoallergische Phänomene (z. B. Salizylat-Unverträglichkeit, Glutamat-induziertes China-Restaurant-Syndrom), Alkohol- oder Sulfitunverträglichkeit oder Histamin-Intoleranz (z. B. Käse-, Thunfisch-, Rotweinunverträglichkeit) bzw. die Intoleranz auf biogene Amine wie Serotonin (Banane), Tyramin (z. B. Käse) sowie das weite Feld der psychischen Reaktionen auf Nahrungsmittel (bis hin zu neurotischen oder Essstörungen) in Frage kommen [3, 7, 8].

Solche Unverträglichkeitserscheinungen auf über den Magen-Darm-Trakt aufgenommene Substanzen sind häufiger als NMA und betreffen ca. 10–15 % der Bevölkerung, wobei viele Personen einfach durch Meiden des auslösenden Lebensmittels sehr gut leben können und keinen Gewichtsverlust oder andere Krankheitssymptome entwickeln. Problematisch wird das Zusammentreffen verschiedener Unverträglichkeitsmechanismen oder die Kombination mit NMA und/oder begleitenden psychischen Reaktionen.

Auslöser allergischer Magen-Darm-Erkrankungen

Die in Deutschland häufigsten Allergene, die bei allergischen Manifestationen am Magen-Darm-Trakt anhand der standardisierten verblindeten Provokationstestung identifiziert wurden, sind bereits Kapitel 3.13 aufgelistet [7–9]. Das Allergenspektrum kann sich ähnlich wie bei NMA mit dem Lebensalter verändern, variiert regional, bedingt durch verschiedene Ernährungsgewohnheiten und möglicherweise auch durch verschiedene Sensibilisierungsfaktoren oder Grunderkrankungen.

Gesundheitspolitische und wirtschaftliche Bedeutung

Allergische Magen-Darm-Erkrankungen können die Ernährung, die Leistungsfähigkeit, das Körpergewicht und den gesamten Gesundheitszustand des Patienten erheblich beeinträchtigen und gefährden. Nicht nur der Arbeitsausfall dieser Patienten ist wirtschaftlich bedenklich, sondern auch die durch eine nicht entdeckte Allergie auflaufenden Diagnostik- und Arztkosten, weil derartige Patienten oft vom Allergologen bis zum Psychiater weitergeschickt werden, da die Magen-Darm-Probleme schwer zuzuordnen sind und im Schnitt mehrere Jahre vergehen, bis eine exakte

Diagnose mit gezielter Diätverordnung vorliegt. Die gesundheitspolitische Bedeutung dieser Erkrankungen liegt auch darin, dass neben der klassischen Form der NMA, vermittelt durch IgE-Antikörper außerhalb des Darmes und am Darm, auch andere NMA-Formen und lokale Allergietypen existieren (z. B. nicht IgE vermittelt, zellulär vermittelt), die noch viel schwerer zu erkennen sind (Tab. 1).

Allergische Magen-Darm-Erkrankungen nehmen ähnlich wie andere Allergien und NMA (s. a. 3.13 pollenassoziierte NMA) zu, ebenso wie Reizdarm, Dyspepsie oder chronisch entzündliche Darmerkrankungen, betreffen damit auch mehr Patienten, die Endoskopien benötigen und können bei fehlender Behandlung zu Untergewicht, Ödemen, chronischen Entzündungsprozessen bis hin zum Tod durch Schockreaktionen führen [5, 7, 9]. Betrachtet man die volkswirtschaftlichen Kosten, die durch gehäufte Untersuchungen bei nicht erkannter Allergie am Magen-Darm-Trakt entstehen, ist unverständlich, weshalb nur selten eine exakte diagnostische Abklärung bis hin zur oralen Provokation bei Personen mit wiederkehrenden Magen-Darm-Beschwerden erfolgt. Dabei kann eine adäquate Allergiediagnostik mit daraus abgeleiteter Diät den Krankheitsverlauf effektiv verbessern [9–11].

Klinische Problematik

Während man früher postulierte, dass eine Allergie am Magen-Darm-Trakt über das

Tab. 1: **Magen-Darm-Erkrankungen mit gesicherten oder vermuteten Allergiemechanismen.**

Klassische Nahrungsmittelallergie

》 mit typischen Allergiesymptomen (z. B. Magen-Darm-Trakt und/oder Auge, Haut, Nase, Kreislauf)

》 oft mit Atopie (Asthma, Heuschnupfen, Neurodermitis, Pollenallergien etc.)

》 evtl. nur lokale IgE-Bildung und andere Allergiemechanismen (z. B. Lymphozyten)

Allergische Magen-Darm-Erkrankung

》 isolierte Magen-Darm-Symptome, verzögertes Auftreten möglich

》 keine strenge Kopplung zu Atopie (Asthma, Heuschnupfen Neurodermitis, etc.)

》 evtl. nur lokale IgE-Bildung und andere Allergiemechanismen (z. B. Lymphozyten)

Krankheitsbilder mit möglicher allergischer Komponente

》 z. B. chronische Krankheiten am Magen-Darm-Trakt

》 nicht erklärbar durch andere Auslöser oder Intoleranzen wie:
  • chronischer Durchfall, Reizdarm, Reizmagen
  • chronisch entzündliche Darmerkrankung (M. Crohn, Colitis ulcerosa)
  • mikroskopische/lymphozytäre Gastro-Entero-Colitiden
  • eosinophile Speiseröhren-, Magen- oder Darmentzündung
  • Resorptionsstörungen, Malabsorption
  • Mastozytose
  • andere seltene Formen (z. B. rezidivierende Bauchschmerzen)

ganze Gastrointestinum einheitlich ausgeprägt sein sollte, gibt es heute wichtige Hinweise, dass neben generalisierten Formen auch lokalisierte Formen an bestimmten Organabschnitten existieren, z. B. eine nahrungsmittelinduzierte Dickdarmentzündung. Bei diesen Manifestationen müssen nicht immer zwangsläufig weitere typische systemische Allergiezeichen vorhanden sein, Blut- und Hauttests können negativ sein, was die Diagnostik manchmal erheblich erschwert [2, 6–8].

Zudem existiert eine Vielzahl weiterer Erkrankungen des Magen-Darm-Traktes, bei denen allergische Phänomene durch Ernährungsbestandteile auftreten können oder manchmal Einfluss auf den Verlauf der Erkrankung nehmen. Diese sind in Tabelle 1 als „Krankheitsbilder mit möglicher Allergiekomponente" aufgelistet und sollten bei bestimmten Personen, die häufig Beschwerden nach Nahrungsaufnahme bekommen, Anlass dazu geben, eine Allergie am Magen-Darm-Trakt tatsächlich nachzuweisen oder auszuschließen [7–11].

Gerade Letzteres gestaltet sich bei allergischen Magen-Darm-Erkrankungen besonders schwierig, da solche Patienten primär vom Hausarzt, Internisten oder Gastroenterologen gesehen werden, der schließlich mit dem Allergologen oder Dermatologen zusammenarbeiten muss, damit alle diagnostischen Kriterien gesichert werden können. Leider fehlt hier in der täglichen Praxis oft die notwendige Nachhaltigkeit, um komplexe Fälle von Allergien am Magen-Darm-Trakt konsequent im Sinne des Patienten abzuklären [9, 11]. Hierzu kann im Einzelfall auch eine endoskopische Untersuchung gehören.

Therapiemöglichkeiten

Die erfolgreiche klinische nicht-medikamentöse wie medikamentöse Behandlung allergischer Magen-Darm-Erkrankungen ist in hohem Maße von einer exakten Allergenidentifizierung [1, 2, 12] und genauen Einstufung des Ausprägungs- und Manifestationsgrades der Allergie abhängig.

Der hohe Stellenwert der oralen Provokation wird dadurch unterstrichen, dass bei allen Allergieformen das Weglassen des auslösenden Lebensmittels (antigenspezifische Karenz) die grundlegende Basis für eine erfolgreiche Therapie darstellt. Am Magen-Darm-Trakt kann dies zu völliger Rückbildung entzündlicher Veränderungen und aller Beschwerden des Patienten führen. Die weiteren möglichen Therapieschritte sind in Abbildung 1 entsprechend einer Stufentherapie aufgelistet.

Forderungen

Die Situation von Patienten mit allergischen Magen-Darm-Erkrankungen und anderen Nahrungmittelunverträglichkeiten ließe sich verbessern durch

)) Verbesserung der diagnostischen Möglichkeiten am Magen-Darm-Trakt mittels Biopsietechniken und Funktionstestungen,

)) intensivierte Zusammenarbeit von Fachärzten und deren Schulung über NMA und allergische Magen-Darm-Erkrankungen (Allergologen – Internisten – Gastroenterologen) sowie von Ärzten und Ernährungstherapeuten (Förderung interdisziplinärer Konferenzen, Patientenbesprechungen etc.),

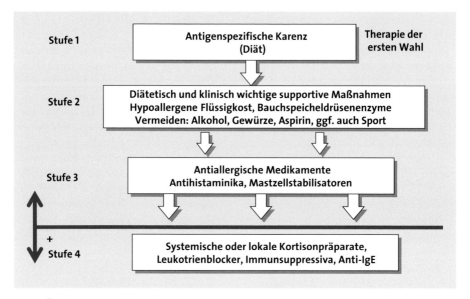

Abb. 1: Überblick zu den Therapiemöglichkeiten bei allergischen Magen-Darm-Erkrankungen und Nahrungsmittelallergien.

)) Verbesserung der Vergütungssituation an deutschen Krankenhäusern für orale Provokationen und spezialisierte Allergiediagnostik,

)) Herstellung von Nahrungsmitteln für Allergiker, die frei von Allergenen bzw. Zusatzstoffen sind, die bedrohliche Reaktionen auslösen können,

)) Kennzeichnung von Nahrungsmitteln und deren Inhaltsstoffe,

)) medizinische und ernährungstherapeutische qualifizierte Beratung und Information der Bevölkerung zum Thema NMA und Unverträglichkeiten,

)) Verbesserung der klinischen Diagnostik durch Erhöhung der Zahl der Institutionen, die Provokationstestungen durchführen können,

)) Förderung von Forschungsschwerpunkten u. a. zum Thema allergische Magen-Darm-Erkrankungen, Reizdarm, Reizmagen, chronisch entzündliche Darmerkrankungen.

Literatur

1. Niggemann B, Erdmann S, Fuchs T, et al. Standardisierung von oralen Provokationstests bei Nahrungsmittelallergien. Aktualisierte Leitlinie der Deutschen Gesellschaft für Allergie und Klinische Immunologie (DGAKI), des Ärzteverbandes Deutscher Allergologen (ÄDA) sowie der Gesellschaft für Pädiatrische Allergologie und Umweltmedizin (GPA). Allergo J 2006; 15: 262–270 (Leitlinienregister Nr 061/003, www. awmf-online.de).
2. Raithel M, Weidenhiller M, Abel R, Baenkler HW, Hahn EG. Colorectal mucosal histamine release by mucosa oxygenation in comparison with other established clinical tests in patients with gastrointestinally mediated allergy (GMA). World J Gastroenterol 2006; 12: 4699–4705.
3. Crowe SE, Perdue MH. Gastrointestinal food hypersensitivity: basic mechanisms of pathophysiology. Gastroenterology 1992; 103: 1075–1095.

4. Schwab D, Raithel M, Klein P, et al. Immunoglobulin E and eosinophilic cationic protein in segmental lavage fluid of the small and large bowel identifies patients with food allergy. Am J Gastroenterol 2001; 96: 508–514.
5. Teitelbaum JE, Furuta GT. Immune mechanisms of food allergy. Curr Opin Gastroenterol 1998; 14: 498–503.
6. Bengtsen U, Nilsson-Balknäs U, Hanson LA, Ahlstedt S. Double blind, placebo controlled food reactions do not correlate to IgE allergy in the diagnosis of staple food related gastrointestinal symptoms. Gut 1996; 39: 130–135.
7. Vatn MH, Grimstad IA, Thorsen L, et al. Adverse reaction to food: Assessment by double-blind placebo-controlled food challenge and clinical, psychosomatic and immunologic analysis. Digestion 1995; 56: 421–428.
8. Raithel M. Hahn EG, Baenkler HW. Klinik und Diagnostik von Nahrungsmittelallergien – Gastrointestinal vermittelte Allergien Grad I–IV. Dtsch Ärzteblatt 2002; 99: A 780–786.
9. Weidenhiller M, Müller S, Schwab D, Hahn EG, Raithel M, Winterkamp S. Microscopic (collagenous and lymphocytic) colitis triggered by food allergy. Gut 2005; 54: 312–313.
10. Raithel M, Winterkamp S, Weidenhiller M, Müller S, Hahn EG. Combination therapy using fexofenadine, disodium cromoglycate, and a hypoallergenic amino acid – based formula induced remission in a patient with steroid – dependent, chronically active ulcerative colitis. Int J Colorectal Dis 2007; 22: 833–839.
11. Moneret Vautrin DA, Sainte-Laudy J, Kanny G. Ulcerative colitis possibly due to hypersensitivity to wheat and egg. Allergy 2001; 56: 458–459.
12. Lack G. Clinical practice. Food allergy. N Engl J Med 2008; 359: 1252–1260.

3.15 Unspezifische Überempfindlichkeits-syndrome: „Öko-Syndrom", Multiple Chemikalien-Sensitivität (MCS)

Seit Jahren suchen immer häufiger Patienten mit unspezifischer Überempfindlichkeit gegen Umweltschadstoffe ärztliche Hilfe. Es werden ganz unterschiedliche Beschwerden angegeben, die oft mehrere Organsysteme betreffen und objektiv nur schwer fassbar sind. Viele Patienten haben eine Odyssee hinter sich, zu Ärzten verschiedener Fachrichtungen, sogenannten Spezialkliniken und Wunderheilern, ohne dass ihnen langfristig geholfen wurde. Das Problem findet großen Widerhall in den Medien („Allergisch gegen alles?"). Die Patienten werden unter ganz unterschiedlichen Begriffen und Diagnosen geführt (Tab. 1).

Tab. 1: Begriffe für unspezifische Überempfind-lichkeitssyndrome.

| Multiple Chemical Sensitivity |
| „Öko-Syndrom" |
| Allergische Toxämie |
| Zerebrale Allergie |
| Ökologische Krankheit |
| Idiopathische Umweltintoleranz |
| Totales Allergiesyndrom |
| 20.-Jahrhundert-Erkrankung |
| Multiorgan-Dysästhesie |
| Allergie auf das 20. Jahrhundert |

Ähnliche, aber anders definierte Krankheitsbilder werden mit den assoziierten Begriffen „chronisches Müdigkeitssyndrom", „Fibromyalgie-Syndrom" und „Sick-Building-Syndrom" umschrieben, wobei hier die diagnostische Einordnung klarer, die pathophysiologischen Grundlagen und therapeutischen Möglichkeiten aber ähnlich schwierig sind.

Von psychosomatischer Seite wird das Phänomen – analog dem Plazebo-Effekt – mit einem Nozebo-Effekt erklärt. Dabei treten nach Umwelteinflüssen zeitlich versetzt subjektive und im vegetativen Nervensystem fassbare Veränderungen auf, ohne dass sich toxikologisch eine Verursachung nachweisen lässt. Das Syndrom im engeren Sinne wird als Somatisierungsstörung nach ICD 10 (F.45.0) definiert und entsprechend auch psychotherapeutisch versorgt [1, 5, 6].

Eine echte Diagnose kann derzeit nicht gestellt werden, da das Krankheitsbild als Entität nicht scharf definiert ist.

Definitionen

)) „Öko-Syndrom" [3, 12]:
- Krankheitsbilder, die verschiedene Organe betreffen, mit verschiedenen Symptomen einhergehen und meist subjektiver Natur sind, verbunden mit der Überzeugung, durch Umweltschadstoffe erkrankt zu sein.

» Multiple Chemikalien-Sensitivität (MCS) [2]:

- auslösende Symptome durch unterschiedliche Faktoren bei sehr geringer Exposition
- verschiedene Symptome, die sich in mehr als einem Beschwerdebereich/ Organsystem manifestieren und sich bei Expositionsvermeidung bessern
- Beschwerden durch übliche Untersuchungen nicht ausreichend erklärbar
- Chronifizierungstendenz
- erheblicher Leidensdruck
- Ausschluss sonstiger bekannter Erkrankungen

Daraus geht hervor, dass die Diagnose nicht eindeutig zu stellen ist (was sind „übliche Untersuchungen" und „sonstige bekannte Erkrankungen"?).

Nach dem derzeitigen Wissensstand findet sich keine objektiv fassbare Überempfindlichkeit gegen verschiedene Chemikalien, weshalb verschiedentlich der Name „vermutete multiple Chemikalien-Sensitivität" oder „idiopathische umweltbezogene Unverträglichkeit" vorgeschlagen wurde.

Ursachen

Über die Ursachen ist wenig bekannt. Ausführliche Untersuchungen an größeren Gruppen von Patienten haben ergeben, dass es sich nicht um ein einheitliches Krankheitsbild handelt. Zahlreiche unterschiedliche Ursachen scheinen zugrunde zu liegen. Bei vielen Patienten spielen psychosomatische Faktoren (oft aus dem depressiven Formenkreis) eine Rolle; bei anderen lassen sich jedoch auch objektiv fassbare Überempfindlichkeiten oder andere, bislang nicht diagnostizierte Krankheiten (chronische Infekte etc.) nachweisen.

Die Rolle von Umweltschadstoffen ist nach wie vor ungeklärt, allerdings muss betont werden, dass die diagnostischen Möglichkeiten auf diesem Gebiet noch sehr begrenzt sind. Expositionstestungen unter kontrollierten Bedingungen verlaufen meist negativ [10, 14]. Eine erhöhte Geruchsempfindlichkeit scheint nicht zu bestehen, ebenso keine neurogene Entzündung [11]. Einige Autoren vermuten neurophysiologische Veränderungen in der Reizübertragung. In manchen Fällen gelingt es, durch sachgerechte allergologische Diagnostik echte Überempfindlichkeitsreaktionen nachzuweisen, die sich bei entsprechender Karenz bessern.

Die nationale Multicenterstudie des RKI, bei der 291 Patienten untersucht wurden, ergab für das MCS-Phänomen kein charakteristisches Symptommuster, keinen systematischen Zusammenhang zwischen geklagten Beschwerden und angeschuldigten Noxen, keinen Hinweis auf besondere genetische Prädisposition der Patienten und keine erhöhte intrakorporale Belastung mit Schadstoffen. Die standardisierte psychiatrische Diagnostik ergab, dass Umweltpatienten signifikant häufiger unter psychischen Störungen leiden als die vergleichbare Allgemeinbevölkerung und dass die psychischen Störungen bei den meisten Patienten den umweltbezogenen Beschwerden weit vorausgehen [4, 7, 13, 15].

Therapie

Die Therapie dieser unklaren Beschwerdebilder richtet sich ganz nach den Ergebnissen der intensiven Untersuchungen. Im Vordergrund steht dabei die Meidung der als relevant erkannten Auslösefaktoren, sei es die Behandlung von Grunderkrankungen, die Meidung von Allergenen, die Einhaltung spezieller Diäten z. B. im Hinblick auf Nahrungsmittelzusatzstoffe, eine Wohnraumsanierung oder eine psychosomatische bzw. psychiatrische Therapie.

Auf diesem Gebiet besteht erheblicher Forschungsbedarf. Die betroffenen Patienten müssen unbedingt ernst genommen werden. Dies gelingt nur durch eine vertrauensvolle Zusammenarbeit zwischen Arzt und Patient und im interdisziplinären Ansatz, da meist mehrere Organsysteme betroffen sind. Vorschläge zum Umgang mit diesen Patienten sind in der Literatur beschrieben [8, 9, 12, 16].

Forderungen

Es ist wichtig, die Entität (Existenz) eines derartigen Krankheitsbildes intensiver zu untersuchen und klarer zu definieren, damit eine objektive Diagnose möglich wird.

Es fehlen

❱❱ Studien zur Häufigkeit derartiger Zustandsbilder,

❱❱ diagnostische Verfahren,

❱❱ Forschungsarbeiten zur Wirkung von Umweltschadstoffen in kleinen Dosen auf allergierelevante Zell- und Organsysteme,

❱❱ doppelblinde Provokationsverfahren zur Abgrenzung von psychosomatisch beeinflussten Befindlichkeitsstörungen,

❱❱ Untersuchungen zum Pathomechanismus der Krankheitssymptome,

❱❱ Untersuchungen zur Therapie,

❱❱ Evaluation derzeit praktizierter Therapieverfahren in sogenannten Spezialkliniken.

Literatur

1. Bullinger M. Psychological effects of air pollution on healthy residents. J Environ Psych 1989; 9: 103–118.
2. Cullen MR. The worker with multiple chemical hypersensitivities. An overview. Occup Med State Art Rev 1987; 2: 655–661.
3. Eberlein-König B, Behrendt H, Ring J. Idiopathische Umwelttoleranz (MCS, Öko-Syndrom) – neue Entwicklungen. Allergo J 2002; 11: 434–441.
4. Eis D, Dietel A, Mühlinghaus T, et al. Studie zum Verlauf und zur Prognose des MCS-Syndroms. Abschlussbericht. Robert Koch-Institut Berlin, 2005.
5. Hausteiner C, Bornschein S, Zilker T, Henningsen P, Förstl H. Dysfunctional cognitions in idiopathic environmental intolerances (IEI) – an integrative psychiatric perspective. Toxicol Lett 2007; 171: 1–9.
6. Hausteiner C, Bornschein S., Nowak D, Henningsen P. Psychosomatik der umweltbezogenen Gesundheitsstörungen. Psychotherapeut 2007; 52: 373–385.
7. Helm D, Eis D. Human-Biomonitoring in der Berliner Studie zu umweltbezogenen Erkrankungen des Robert Koch-Instituts. Umweltmed Forsch Prax 2008; 13: 11–25.
8. Gieler U, Bullinger M, Behrendt H, et al. Therapeutische Aspekte des Multiple Chemical Sensitivity Syndroms. Umweltmed Forsch Prax 1998; 3: 3–10.
9. Nasterlack M, Kraus T, Wrbitzky R. Multiple Chemical Sensitivity. Dtsch Ärzteblatt 2002; 99: A2474–2483.
10. Nowak D, Pedrosa Gil F, Angerer P, Treber F, Eis D. Multiple-Chemikalien-Unverträglichkeit (MCS) – aktueller Stand. Dtsch Med Wschr 2005; 130: 2713–2718.
11. Papo D, Eberlein-König B, Berresheim HW, et al. Chemosensory function and psychological profile in patients with multiple chemical sensitivity: comparison with odor-sensitive and asymptomatic controls. J Psychosom Res 2006; 60: 199–209.
12. Ring J, Eberlein-König B, Behrendt H. „Eco-Syndrome" („Multiple Chemical Sensitivity" – MCS). Zbl Hyg Umwelt Med 1999; 202: 207–218.

13. Röttgers HR. Psychisch Kranke in der Umweltmedizin. Dt Ärztebl 2000; 97: A835–840.
14. Staudenmayer H, Selner JC, Buhr MP. Double-
blind provocation chamber challenges in 20 patients presenting with „Multiple Chemical Sensitivity". Regular Toxicol Pharmacol 1993; 18:
44–53.

15. Tretter F. Umweltbezogene funktionelle Syndrome. Int Praxis 1996; 37: 669–686.
16. Voack C, Borelli S, Ring J. Der umweltmedizinische Vier-Stufen-Plan. Münch Med Wschr
1997; 139: 41–44.

3.16 Allergie und Psyche

Die Frage, ob bei der Auslösung und Aufrechterhaltung allergischer Symptome und Beschwerden auch psychische Faktoren eine Rolle spielen, wird nach wie vor kontrovers diskutiert. Die Auffassungen reichen von kategorischer Ablehnung bis zu der ebenso unkritischen Position, dass Allergien häufig psychische Ursachen hätten. Eine moderate Position, die durch den aktuellen Stand der Forschung gestützt wird, besagt, dass psychische Faktoren insofern von Bedeutung sein können, als sie allergische Beschwerden auf der Grundlage einer bestehenden allergischen Disposition auslösen, verstärken oder aufrechterhalten können. Dieses gilt sicherlich nicht für alle allergischen Erkrankungen gleichermaßen. Während etwa beim atopischen Ekzem weitgehend unbestritten ist, dass sich die Symptome unter psychischen Belastungen verschlechtern können, dürfte die Bedeutung psychischer Faktoren bei Insektengiftallergien oder Arzneimittelexanthemen geringer sein.

Auf die neuroimmunologischen Zusammenhänge wird in diesem Kapitel nicht näher eingegangen. Neuere Forschungsergebnisse lassen aber vermuten, dass der Zusammenhang von Stress und Atopie immunologisch vermittelt ist [14, 32].

Worin könnte die Bedeutung psychischer Faktoren liegen? Hierzu sollen folgende Fragen diskutiert werden:

» Lassen sich allergische Symptome durch psychische Stimuli – auch experimentell – hervorrufen?

» Können psychische Faktoren allergische Symptome auslösen oder aufrechterhalten?

» Lassen sich besondere Persönlichkeitsmerkmale, typische intrapsychische Konflikte und soziale Beziehungsmuster für Patienten mit allergischen Erkrankungen identifizieren?

» Gibt es Zusammenhänge von allergischen Erkrankungen mit psychischen Erkrankungen?

Symptomauslösende und -aufrechterhaltende Ereignisse

Es gilt als gesichert, dass Beschwerden, wie sie im Zusammenhang mit allergischen Reaktionen auftreten (Atemnot, Schleimhautschwellungen, Hautrötungen etc.) durch Suggestionen, durch klassische Konditionierung und unter Hypnose beeinflusst und sogar hervorgerufen werden können [24, 33]. Sogar Immunantworten sind durch Stressreize konditionierbar, auch wenn die konditionierte Reaktion immer von zahlreichen anderen Faktoren mit bestimmt wird [2]. Mangels eindeutiger immunologischer Nachweise ist jedoch nach wie vor unklar, ob die auf diese Weise psychisch ausgelösten Beschwerden tatsächlich infolge einer allergischen Reaktion aufgetreten sind.

Ferner konnte experimentell gezeigt werden, dass eine durch das spezifische Allergen ausgelöste allergische Reaktion dann zu stärkeren Beschwerden führt, wenn die Allergenexposition gleichzeitig mit psychischen Stressoren erfolgte. Allergische Patienten reagierten dann stärker mit Heuschnupfen, wenn sie während der

Allergenexposition mit ihren eigenen psychischen Konflikten konfrontiert wurden. Der Krankheitsverlauf der Neurodermitis kann durch subjektive Stressfaktoren beeinflusst werden. Insbesondere sozialer Stress und Interaktionsprobleme im Sinne vermehrter negativer Kommunikation scheinen als Krankheitsauslöser in Frage zu kommen [19].

Für die Neurodermitis konnte eine japanische Arbeitsgruppe [12] zeigen, dass Stress einen direkten Einfluss auf die Auslösung der Neurodermitis hat: Sie verglichen Patienten mit einer Neurodermitis, die das Erdbeben in Kobe/Japan weitgehend unverletzt überlebt hatten, mit einer Kontrollgruppe, die auch Neurodermitis hatte, aber von dem Erdbeben verschont blieb. 38 % der fast 1.500 untersuchten Patienten mit Neurodermitis in der Erdbebenregion erlebten eine Exazerbation der Neurodermitis, während dies nur von 7 % der Kontrollgruppe berichtet wurde. Im Vergleich mit genetischen und Behandlungsfaktoren war Stress der stärkste Indikator für die statistische Vorhersage einer Exazerbation. Allerdings gaben 9 % sogar eine Verbesserung an, die in der Kontrollgruppe nur bei 1 % zu finden war. Die Wirkung von Stress ist also unterschiedlich und hängt von der Art der Belastung ab. Diese differentielle Wirkung konnte in einer neueren Metaanalyse von 34 Studien eindrücklich bestätigt werden [6]. Danach sind es weniger belastende Lebensereignisse für sich genommen oder Alltagsstress, sondern vor allem psychische Belastungen im engeren Sinne – wie depressive oder Angstsymptome – sowie ungünstige Bewältigungsstrategien und fehlende Unterstützung oder belastende soziale Beziehungen (etwa durch ihrerseits gestresste Eltern), für die „robust effects on atopic outcome" [6, S. 108] statistisch signifikant nachweisbar sind.

Allergische und emotionale Auslöser können sich also in ihrer Wirkung ergänzen oder sogar potenzieren. Die unterschiedliche Ausprägung von Typ-I-Reaktionen unter dem Einfluss verschiedener Stimmungen ist hinreichend belegt [13]. *Addolorato* et al. [1] konnten zeigen, dass Patienten mit einer allergischen und einer vasomotorischen Rhinitis signifikant höhere Angstwerte und Depressionsscores hatten als eine gesunde Kontrollgruppe, so dass zumindest die Verarbeitung der Rhinitis eine deutliche psychische Beeinträchtigung darstellt. Ein weiterer Beleg für eine multifaktorielle Genese der allergischen Reaktion ist das gehäufte Auftreten emotionaler Belastungen im zeitlichen Zusammenhang mit allergischen Beschwerden, wie es wiederholt auch von größeren Stichproben berichtet wurde [20]: Bei etwa der Hälfte der untersuchten Asthma-Anfälle ließen sich neben Allergenen und physikalischen Reizen auch emotionale Faktoren als mögliche Auslöser identifizieren. Dabei ist unklar, inwieweit psychische Faktoren eine primär durch Allergene ausgelöste Symptomatik verstärken oder ob sie sogar direkt für die Auslösung asthmatischer Beschwerden verantwortlich sein können. Klinische Studien sprechen dafür, dass die Bedeutung bestimmter psychischer Faktoren wohl eher darin zu sehen ist, dass sie das Auftreten allergischer (asthmatischer) Beschwerden begünstigen und verstärken.

Persönlichkeits- und Verhaltensauffälligkeiten

Es gibt keine schlüssigen Hinweise dafür, dass Patienten mit allergischen Erkrankungen spezifische prämorbide Persönlichkeits-"Auffälligkeiten" aufweisen, die nicht auch bei anderen, nicht allergischen Erkrankungen zu finden wären [18]. So fanden *Ring* et al. [25] bei Neurodermitis-Kindern keine Korrelationen zwischen Persönlichkeitsdimensionen einerseits und allergologischen Parametern und dermatologischen Befunden andererseits. Werden solche berichtet, so können sie auch Folge der belastenden chronischen Erkrankung sein.

Umgekehrt gilt auch ein möglicher Zusammenhang zwischen bestimmten Nahrungsmitteln (bzw. Nahrungsmittelzusatzstoffen und -farbstoffen) und Verhaltensauffälligkeiten, insbesondere dem hyperkinetischen Syndrom (krankhafte Steigerung der Motorik) und Aufmerksamkeitsstörungen bei Kindern als strittig. Auch wenn bei diesen Kindern zweimal so häufig Allergien gefunden wurden wie bei Kindern ohne Verhaltensstörungen [5], ließ sich doch in einer Übersicht kein ätiologischer Zusammenhang zwischen Nahrungsmitteladditiva und Verhaltensstörungen zeigen [21]. Die Bedeutung von Nahrungsmitteln und Nahrungsmittelzusatzstoffen („Nahrungsmittelallergien") als Ursache für diverse gastrointestinale, respiratorische und dermatologische Beschwerden wird in der Öffentlichkeit offensichtlich überschätzt: Während 20 % der englischen Bevölkerung angaben, auf bestimmte Nahrungsmittel allergisch zu sein, konnte dies in Provokationstests nur bei 1,4 % bestätigt werden [34].

Während ein typisches Persönlichkeitsprofil des Allergikers also nicht empirisch belegt werden konnte, wurden insbesondere aus psychoanalytischer Sicht wiederholt bestimmte Beziehungsmuster und interpersonelle Konflikte beschrieben, die

für den allergischen Patienten typisch sein sollen. So galten die zwischenmenschlichen Beziehungen des Allergikers oftmals durch ein symbiotisches, d. h. durch ein sehr enges, den Partner vereinnahmendes Verhältnis gekennzeichnet [15]. Konflikte in solchen engen Beziehungen würden als bedrohlich erlebt, weil sie die subjektiv lebensnotwendige Sicherheit gefährden könnten. Aggressive Auseinandersetzungen würden daher eher vermieden und, wenn überhaupt, mit entfernteren Personen gesucht. Zwar konnte diese Beziehungsdynamik in einer Reihe klinischer Studien und in Fallbeispiele durchaus eindrücklich beschrieben werden, solange aber noch systematische Untersuchungen zu diesem Thema an größeren Stichproben fehlen, kann auch sie nicht als gesichert gelten.

Die Art der Beziehung zwischen einem allergischen Kind und seiner Mutter kann einen erheblichen Einfluss auf eine bereits bestehende allergische Symptomatik haben. So ist es für den Kliniker immer wieder eindrucksvoll, dass sich bei Kindern mit allergischem Asthma die Symptomatik oftmals bereits wenige Tage nach der stationären Aufnahme, d. h. der Trennung von den Eltern, deutlich bessert. Diese in einzelnen Fällen dramatische symptomatische Besserung muss nicht ausschließlich durch die gleichzeitig mit dieser Trennung eingetretene Allergenkarenz bedingt sein, sondern hängt offenbar auch mit der vorübergehenden Veränderung der psychosozialen Situation dieser Kinder zusammen [22]. Für allergisch-asthmatische Kinder konnte die besondere Bedeutung der Autonomieentwicklung des Kindes und der damit verbundenen Konflikte in der Mutter-Kind-Interaktion gezeigt werden [16, 10]. Mütter von atopischen Kindern wiesen eine geringere spontane Aggressivität und Emotionalität auf, und die atopischen Kinder beurteilten den Erziehungsstil ihrer Mütter im Vergleich zu einer Kontrollgruppe als strenger [25]. Für alle diese Untersuchungen gilt jedoch der wiederholt geäußerte Einwand, dass es sich bei diesen Auffälligkeiten in der Interaktion und Beziehungsdynamik von Eltern und Kindern um krankheits*abhängige*, also nicht um krankheits*verursachende* Charakteristika handeln kann. Es ist plausibel und wird durch die klinische Erfahrung gestützt, dass sich der Kommunikationsstil in der Familie infolge der oft erheblichen Belastung durch die atopische Erkrankung eines Kindes im Laufe der Zeit geändert hat.

Hingegen gibt es für einen Zusammenhang von psychischen und allergischen Erkrankungen neuere empirische Evidenz, ein Befund, der für die medizinische Versorgung allergischer Patienten von erheblicher Bedeutung ist. Schon *Schmidt-Traub* [28] konnte an über 100 Allergikern aufzeigen, dass Angst- und depressive Störungen häufig zusammen mit Allergien zu beobachten sind, ein Zusammenhang, der wiederholt bestätigt werden konnte [6, 30]. Die Häufigkeit stationärer und Notfallbehandlungen bei asthmatischen Patienten, die unter einer Depression oder einer Angsterkrankung leiden, ist höher als bei Patienten ohne psychische Komorbidität [29].

Die Frage nach der Richtung dieses Zusammenhangs konnte durch eine gesonderte Metaanalyse von neun Studien [6] beantwortet werden, in denen die Auswirkungen einer allergischen Erkrankung auf die psychische Gesundheit (im Unterschied zu der oben erwähnten Metaanalyse zur Wirkung von psychischer Belastung auf allergische Symptome) untersucht wurden. Eine allergische Erkrankung beeinträchtigt die psychische Gesundheit, das Risiko für einen allergischen Patienten (für Kinder wie für Erwachsene), eine psychische Erkrankung zu entwickeln, ist erhöht. Dabei ist der statistische Zusammenhang in dieser Richtung offenbar sogar bedeutsamer als die Wirkung von psychischen Faktoren auf Allergien [6]. Zukünftig sollte bei allergischen Patienten stärker als bisher auf Symptome einer psychische Erkrankung geachtet und früher eine begleitende psychotherapeutische Behandlung in Erwägung gezogen werden.

Die Frage nach den zugrunde liegenden Mechanismen dieses mittlerweile mit hoher Evidenz belegten psychosomatischen Zusammenhangs von psychischen und allergischen Faktoren wird in der aktuellen Forschung intensiv untersucht und diskutiert. Es gibt mittlerweile belastbare Belege für immunologisch vermittelte Wechselwirkungen zwischen ZNS und Atopie [14, 23, 32].

Psychotherapie

Da in den Untersuchungen zur Wirksamkeit psychotherapeutischer Interventionen die allergischen Erkrankungen als Therapieeffizienz-Kriterien nicht im engeren Sinn als allergologische Befunde herangezogen wurden, lässt sich die spezifische Wirksamkeit von Psychotherapie bei allergischen Erkrankungen derzeit nicht belegen. Vielmehr ist davon auszugehen, dass eine psychotherapeutische Behandlung primär die individuellen und psychosozialen Bedingungen und erst sekundär möglicherweise auch die allergische Sympto-

211

matik verändert, weniger hingegen die allergische Prädisposition selbst [3].

In diesem Sinne konnte die Wirksamkeit von psychotherapeutischen Maßnahmen bei verschiedenen allergischen Erkrankungen, insbesondere beim Asthma und bei der Neurodermitis, nachgewiesen werden [19].

Beim Asthma konnte *Deter* [7] unter Berücksichtigung einer Kosten-Nutzen-Analyse deutlich zeigen, dass ein kombiniertes internistisch-allergologisches Programm und eine physiotherapeutische Atemtherapie in Kombination mit einem psychodynamischen Gruppentherapie-Programm auch noch ein Jahr nach Abschluss der Behandlung zu einer objektiven Verbesserung der asthmatischen Symptomatik führt. *Rohrmeier* [26] konnte in einer Metaanalyse deutsch- und englischsprachiger Behandlungsstudien bei Asthma zeigen, dass sich der Zustand bei ca. 80 % der zusätzlich psychotherapeutisch Behandelten besserte, im Vergleich zu 36,8 % der nicht psychotherapeutisch Behandelten.

Auch der Nutzen von Asthma-Schulungsprogrammen ist vielfach nachgewiesen. „Eine strukturierte, verhaltensbezogene und bei Kindern und Jugendlichen die Familie einbeziehende Patientenschulung führt zu einer klinisch bedeutsamen Verbesserung der Selbstmanagement-Fähigkeit mit besserer Symptomkontrolle, Verringerung der Zahl der Asthmaanfälle und Notfallsituationen, Verbesserung der Lebensqualität sowie verschiedener weiterer Verlaufsparameter wie Krankenhaus-, Arbeitsunfähigkeits- bzw. Schulfehltage. Eine günstige Kosten-Nutzen-Relation ist nachgewiesen" [17].

Ähnlich sind die Ergebnisse im Hinblick auf die Neurodermitis. Hier wurden psychologische Schulungsmaßnahmen und psychotherapeutische Interventionen in mehreren randomisierten, prospektiven Studien evaluiert [9, 11, 18]. Die Wirksamkeit der Maßnahmen konnte darin belegt werden und dies führte inzwischen in Deutschland zur Anerkennung von seiten der Krankenkassen im Rahmen eines Modellprojektes, das eine Neurodermitis-Schulung bei Kindern, Jugendlichen und Eltern einführte. In einer repräsentativen Umfrage bei Neurodermitis-Patienten in Arztpraxen durch eine Krankenkasse konnte *Bitzer* [4] darstellen, dass Patienten, die sich einer Psychotherapie unterzogen hatten, diese genauso effektiv einschätzten wie die Effekte einer Kortisonbehandlung. Andere Therapieformen wurden von den Patienten selbst deutlich weniger effektiv eingeschätzt.

Die Indikation zu einer begleitenden Psychotherapie sollte insbesondere dann gestellt werden, wenn eine psychische Komorbidität vorliegt oder schwerwiegende Beziehungskonflikte diagnostiziert werden, unabhängig davon, ob diese als Bedingung oder Folge der allergischen Erkrankung angesehen werden.

Mängel und Erfolge

❱❱ Akzeptanz der Bedeutung psychosozialer Faktoren für die sekundäre Prävention (Erfolg)
❱❱ Fehlende Anerkennung der Bedeutung des gleichzeitigen Auftretens von allergischen Erkrankungen mit somatischen Erkrankungen und psychischen Störungen (Mangel)
❱❱ Stärkere Berücksichtigung der psychosozialen Folgen allergischer Erkrankun-

gen (auch als chronisch rezidivierende Erkrankungen) auf die verschiedenen Lebensbereiche (Partnerbeziehungen, Familie, Freizeit, Schule und Arbeit); Lebensqualität (Erfolg)

>> Verbesserung der Compliance (medizinische, Allergenkarenz und Verhaltensmodifikation; cave: Induktion von Schuldgefühlen) (Erfolg)

>> Verbesserungsbedarf bei der Arzt-Patient-Beziehung: Stärkung von Empathie, mehr Information, mehr Zeit (auch Konsequenzen für Kostenerstattung) (Mangel)

>> Patientenschulungen, Psychotherapie (Erfolg)

Forderungen

>> Forschungsbedarf: Kombinierte Behandlungen (Pharmako-, Physio-, Psychotherapie, Schulungen, Reha): Wirksamkeit im Verlauf; differenzielle Behandlungsindikation

>> Forschungsbedarf: Bedeutung psychosozialer Faktoren für die primäre Prävention

>> Kooperation der verschiedenen Facharztgruppen, Gesundheitsberufe (Schnittstellenproblematik) und Behandlungseinrichtungen; multidisziplinäres Behandlungskonzept

>> Psychosoziale Kompetenz des Arztes: vertrauensvolle und informierte gemeinsame Behandlungsplanung („der mündige Patient" vs. Patientenführung); Schulung und psychosomatische Grundversorgung auch in der allergologischen Praxis

>> Verbesserung der spezifischen Qualifikation von Psychotherapeuten (Strukturqualität)

>> Verbesserung bzw. Einführung der allergologischen Diagnostik und Behandlungsindikation in psychosomatischen Reha-Kliniken

Eine praktische Konsequenz wäre, dass Allergologen auch den Einfluss psychosomatischer Zusammenhänge besser erkennen und eine Weiterbildung in psychosomatischer Grundversorgung erwerben, damit Patienten mit psychischer Komorbidität früher erkannt und schneller in notwendige psychotherapeutische Behandlung überwiesen werden. Das gilt auch für die sogenannten Umwelt-Unverträglichkeiten. Es gibt einen nicht zu unterschätzenden Anteil von Patienten in jeder allergologischen wie auch umweltmedizinischen Sprechstunde, die neurotische bis wahnhafte Ängste vor allergischen Reaktionen haben und keine objektivierbaren allergologischen Symptome zeigen. Zugegebenermaßen sind auch die psychotherapeutischen Konzepte für diese Patientengruppe wenig entwickelt. Auch hier besteht ein großer Bedarf in der Zukunft, Patienten nach allergologischer Diagnostik schneller und effektiver (denn es hängt auch von der Motivation durch den Behandler ab) in eine fachkompetente psychotherapeutische Behandlung zu überweisen. Eine intensivere Zusammenarbeit zwischen Allergologen, Psychosomatikern und Psychotherapeuten wäre somit die wünschenswerte Perspektive in diesem Bereich. Im Rahmen der Weiterbildung zum Zusatztitel „Allergologie" sind auch Kenntnisse in psychosomatischer Grundversorgung zu fordern.

Literatur

1. Addolorato G, Ancona C, Capristo E, et al. State and trait anxiety in women affected by allergic and vasomotor rhinitis. J Psychosom Res 1999; 46: 283–289.
2. Ader R, Cohen N. Psychoneuroimmunology: conditioning and stress. Ann Rev Psychol 1993; 44: 53–85.
3. Ago Y, Ikemi Y, Sugita M, et al. A comparative study on somatic treatment and comprehensive treatment of bronchial asthma. J Asthma Res 1976; 14: 37–43.
4. Bitzer EM, Grobe TG, Dorning H. Die Bewertung therapeutischer Maßnahmen bei atopischer Dermatitis und Psoriasis aus der Perspektive der Patienten unter Berücksichtigung komplimentär medizinischer Verfahren. ISEG Studie, Endbericht, 1997.
5. Blank R, Remschmidt H. Subgruppen hyperkinetischer Störungen – explorative Untersuchungen unter Berücksichtigung von Fragebogenverfahren und immunologischen Parametern. Z Kinder Jugendpsychiatr 1992; 20: 34–45.
6. Chida Y, Hamer M, Steptow A. A bidirectional relationship between psychosocial factors and atopic disorders: A systematic review and meta-analysis. Psychosomatic Medicine 2008; 70, 102–116.
7. Deter HC. Cost-benefit analysis of psychosomatic therapy in asthma. J Psychosom Res 1986; 30: 173–182.
8. Devine EC. Meta-analysis of the effect of psychoeducational care in adults with asthma. Res Nurs Health 1976; 19: 367–376.
9. Ehlers A, Stangier U, Gieler U. Treatment of atopic dermatitis: A comparison of psychological and dermatological approaches to relapse prevention. J Consult Clin Psychol 1995; 63: 624–635.
10. Gauthier Y, Fortin C, Drapeau P, et al. Follow-up study of 35 asthmatic preschool children. J Am Acad Child Psychiatr 1978; 17: 679–694.
11. Hoare C, Li Wan Po A, Williams H. Systematic review of treatments of atopic eczema. Health Technol Assess 2000; 4 (37): 1–191.
12. Kodama A, Horikawa T, Suzuki T, et al. Effects of stress on atopic dermatitis: Investigations in patients after the great Hanshin earthquake. J Allergy Clin Immunol 1999; 104: 173–176.
13. Laidlaw TM, Booth RJ, Large RG. The variability of type I hypersensitivity reactions: the importance of mood. J Psychosom Res 1994; 38: 51-61.
14. Marshall GD, Roy SR. Stress and allergic disorders. In: Adler R (ed). Psychoneuroimmunology. Amsterdam: Academic Press, 2007: 799–824.
15. Marty P. La relation objectale allergique. Rev Franc Psychoanal 1958; 22: 5–35.
16. Meijer A. A controlled study on asthmatic children and their families. Synopsis of findings. Isr J Psychiatr Relat Sci 1981; 18: 97–208.
17. Nationale VersorgungsLeitlinie Asthma, 2008. http://www.asthma.versorgungsleitlinien.de
18. Niebel G.. Verhaltensmedizinisches Gruppentraining für Patienten mit atopischer Dermatitis in Ergänzung zur dermatologischen Behandlung; Pilotstudien zur Erprobung von Selbsthilfestrategien. Verhaltensmodifikation und Verhaltensmedizin 1990; 1: 24–44.
19. Niemeier V, Gieler U, Richter R. Psychosomatik allergischer Erkrankungen. In: Saloga J, Klimek L, Buhl R (Hrsg). Allergologie-Handbuch. Stuttgart: Schattauer, 2000.
20. Oppermann M, Dahme B, Leplow B, Richter R. Identifikation von Auslösebedingungen für einen unmittelbar zurückliegenden schweren Asthmaanfall. Praxis Psychother Psychosom 1991; 36: 148–159.
21. Pescara-Kovach LA, Alexander K. The link between food ingested and problem behavior: Fact or fallacy? Behavioral Disorders 1994; 19: 142–148.
22. Purcell K, Brady K, Chai H, et al. The effect on asthma in children of experimental separation from the family. Psychosom Med 1969; 31: 144–164.
23. Raison CL, Capuron L, Miller AH. Cytokines sing the blues: inflammation and the pathogenesis of depression. Trends Immunol 2006; 27: 24–31.
24. Richter R, Dahme B. Psychosomatische Aspekte des Asthma bronchiale. Praxis und Klinik der Pneumologie 1987; 60: 1–16.
25. Ring J, Palos E, Zimmermann F, et al. Psychosomatische Aspekte der Eltern-Kind-Beziehung bei atopischem Ekzem im Kindesalter. Hautarzt 1986; 37: 560–567.
26. Rohrmeier F. Langzeiterfolge psychosomatischer Therapien. Heidelberg: Springer, 1982.
27. Scheich G, Florin I, Rudolph R, et al. Personality characteristics and serum IgE level in patients with atopic dermatitis. J Psychosom Res 1993; 37: 637–642.
28. Schmidt-Traub S. Allergische Reaktion und Depression. Allergologie 1995; 18, 13–19.
29. Schneider A, Löwe B, Meyer FJ, Biessecker K, Joos S, Szecsenyi J. Depression and panic disorder

as predictors of health outcomes for patients with asthma in primary care. Respir Med 2008; 102, 359–366.

30. Stauder A, Kovacs M. Anxiety symptoms in allergic patients: Identification and risk factors. Psychosom Med 2003; 65: 816–823.

31. Wistuba F. Significance of allergy in asthma from a behavioral medicine viewpoint. Psychother Psychosom 1986; 45: 186–194.

32. Wright RJ. Stress and atopic disorders. J Allergy Clin Immunol 2005; 116: 1301–1306.

33. Wyler-Harper J, Bircher AJ, Langewitz W, et al. Hypnosis and the allergic response. Schweiz Med Wochenschr 1994; 124 (Suppl 62): 67–76.

34. Young E, Stoneham MD, Petruckevitch A, et al. A population study of food intolerance (see comments). Lancet 1994; 343: 1127–1130.

3.17 Besonderheiten allergischer Erkrankungen bei Kindern

Viele allergische Phänomene spielen sich bei Kindern durchaus ähnlich wie bei Erwachsenen ab und bedürfen keiner besonderen Erörterung. Vor allem atopische Erkrankungen sind insofern „Kinderkrankheiten", als sie sich meist früh im Säuglings- oder Kleinkindalter manifestieren und mitunter dann das ganze Leben betroffener Patienten bestimmen können [4, 6]. Pädiatrische Allergologen haben sich auf die Früherkennung und Frühbehandlung, aber auch auf die Prävention atopischer Erkrankungen spezialisiert. Sie übernehmen damit besondere Aufgaben, die von anderen Disziplinen in diesem Umfang und dieser Spezialisierung nicht geleistet werden können.

Fallbericht

Bei dem vier Monate alten Felix beobachteten die Eltern nach dem Abstillen einen juckenden Hautausschlag, zunächst im Gesicht, dann aber auch am Stamm und in den Beugen von Armen und Beinen. Der Kinder- und der Hautarzt sprachen von einem atopischen Ekzem. Zwei Monate später löste das Trinken von Kuhmilch nach etwa fünf Minuten eine zunehmende Lippen- und Gesichtsschwellung sowie heftige Kratzattacken aus. Kurze Zeit darauf bekam das Kind sogar Atembeschwerden. Der hinzugerufene Notarzt spritzte Medikamente und begleitete Felix ins Krankenhaus. Felix ist eines der vielen allergiekranken Kinder in Deutschland.

Klinischer Verlauf

In verschiedenen Längsschnittstudien wurden große Kohorten von Säuglingen und Kleinkindern über viele Jahre beobachtet, um das erste Auftreten der Krankheit zu beschreiben, den Krankheitsverlauf zu charakterisieren und mögliche Faktoren, die als krankheitsfördernd oder krankheitsverhindernd erkannt werden können, zu untersuchen. In Deutschland hat die multizentrische Atopiestudie (MAS) zur Vertiefung des Verständnisses der Allergieentwicklung bei Kindern ganz wesentlich beigetragen [6].

Das atopische Ekzem als oft erste Krankheitsmanifestation tritt in der Mehrzahl der Fälle bereits im ersten Lebenshalbjahr auf. Derzeit entwickeln gut 10 % aller Säuglinge bis zum ersten Geburtstag ein Ekzem, welches überwiegend in den ersten zwei Lebensjahren ausgeprägt weiterbesteht, bevor es sich dann in einem hohem Prozentsatz partiell oder vollständig zurückbildet. Etwa ein Drittel der Ekzemkinder ist gleichzeitig von einer Nahrungsmittelallergie betroffen, wobei in Deutschland unter den Nahrungsmitteln bei dieser Altersgruppe Hühnerei, Kuhmilch, Erdnüsse, Weizen, Meeresfrüchte und Baumnüsse die größte Rolle spielen. Ähnlich wie das Ekzem, so zeigt auch die Nahrungsmittelallergie, die im Säuglingsalter auftritt, glücklicherweise bei der Mehrzahl der Kinder langfristig einen günstigen Verlauf. So können Kinder oft Nahrungsmittel, gegen die sie noch im Säuglingsalter reagierten, als Schulkinder bereits vertragen.

Das Ekzem kann bei vielen Kindern als Vorstufe einer allergischen Atemwegserkrankung angesehen werden, die sich in der Regel zwischen dem 3. und 10. Lebensjahr manifestiert. Die meisten Patienten entwickeln eine saisonale allergische Rhinokonjunktivitis mit unterschiedlicher Krankheitsausprägung während der Frühjahrs- und Sommermonate. In anderen Fällen kommt es im Vorschulalter zur Manifestation eines Asthma bronchiale, welches entweder saisonal oder auch ganzjährig auftritt.

Verschiedene Langzeituntersuchungen in einigen europäischen Ländern haben eine *Zunahme allergischer Erkrankungen im Kindesalter* belegen können [6, 7]. Heute können wir davon ausgehen, dass Allergien zu den häufigsten chronischen Erkrankungen im Kinderalter zu rechnen sind. Von den rund 9 Millionen in Deutschland le-

benden Kindern und Jugendlichen im Alter von 5 bis 15 Jahren [5] leiden derzeit schätzungsweise 600.000 (6–7 %) unter Neurodermitis, 270.000 bis 630.000 unter Asthma (3–7 %) und 270.000 bis 990.000 (3–11 %) unter Heuschnupfen. Zur Zeit stehen etwa 460 Kinderärzte mit zusätzlicher Qualifikation in der Allergologie [5] zur Verfügung. Hieraus wird deutlich, dass hausärztlich tätige Kinderärzte eine besondere Rolle bei der Früherkennung allergischer Erkrankungsbilder übernehmen müssen und auch eine wichtige Aufgabe bei der Beratung wahrnehmen sollten (Abb. 1).

Genetische Grundlagen, Umweltfaktoren

Jüngere molekulargenetische Untersuchungen haben eindeutig ältere Beobach-

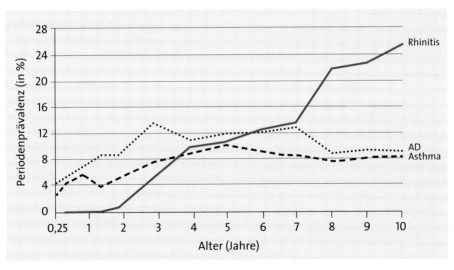

Abb. 1: Periodenprävalenz von atopischem Ekzem (atopischer Dermatitis, AD), Asthma bronchiale und saisonaler allergischer Rhinitis, wie sie aus einer Geburtskohorte der deutschen multizentrischen Allergiestudie [2] vom 1.–10. Lebensjahr registriert wurde.

217

tungen bestätigen können, nach denen die Anlage zur Allergie sowie zu einzelnen allergischen Manifestationen vererbt wird. Offensichtlich sind eine Vielzahl von Genen für die Manifestation der allergischen Sensibilisierung, des allergischen Asthma, der Neurodermitis und der Rhinokonjunktivitis verantwortlich. Am stärksten scheint die Entwicklung des atopischen Ekzems von genetischen Faktoren bestimmt zu sein [3], wobei die fehlerhafte Kodierung eines Eiweißmoleküls (Filaggrin) in der Haut besondere Bedeutung hat.

Neben den genetischen Faktoren scheinen eine Vielzahl von Einflüssen, die an westlichen Lebensstil und an besondere Umweltbedingungen gekoppelt sind, für die Krankheitsentstehung von Bedeutung zu sein (s. Kap. 1.4 „Epidemiologie" und 2.1 „Allergie und Umwelt"). Dabei ist nicht nur die frühere Allergenexposition, sondern offenbar auch eine Vielzahl nicht allergischer Einflüsse wie der Kontakt zu Infektionserregern viraler, bakterieller und mykobakterieller Herkunft relevant. So konnte gezeigt werden, dass der Kontakt zu Zellwandbestandteilen von Bakterien (Lipopolysaccharide), wie er im häuslichen Milieu bayerischer Bauernkinder zum Alltag gehört, offenbar mit Schutzeffekten hinsichtlich der Allergie verbunden ist [1].

Spezielle Probleme des atopischen Ekzems bei Kindern

Der von Anfang an quälende Juckreiz der betroffenen Hautareale ist nicht nur ein ständiger Anlass zum Kratzen und dadurch verbunden mit bakteriellen Superinfektion der Haut, er beeinflusst auch dramatisch die Lebensqualität der betroffenen Kinder und deren Familien. Bei der Betreuung der Patienten kommt es auf eine konsequente Hautpflege und eine den Krankheitsstadien angepasste antientzündliche Lokalbehandlung der Haut ebenso an wie auf die Aufklärung und Vermeidung von Risikofaktoren unter Berücksichtigung der familiären Situation (ein Drittel der Kinder benötigen über mehrere Jahre eine konsequente Eliminationsdiät, da sie unter einer Nahrungsmittelallergie leiden). Ausführlicher wird das atopische Ekzem im entsprechenden Kapitel (3.7) in diesem Buch behandelt.

Als besonders hilfreich hat sich die in Deutschland entwickelte strukturierte Schulung von Eltern neurodermitiskranker Kinder erwiesen (siehe auch Kap. 4.14). Das sorgfältig evaluierte Schulungskonzept der Arbeitsgemeinschaft Neurodermitisschulung (AGNES e.V.) wird in allen Bundesländern weitgehend flächendeckend angeboten und von den Krankenkassen finanziert. Es trägt nicht nur zu einer kompetenten häuslichen Versorgung und Pflege betroffener Kinder bei, sondern stabilisiert den langfristigen Krankheitsverlauf und wirkt sich positiv auf die Lebensqualität nicht nur der betroffenen Kinder, sondern der ganzen Familie aus.

Nahrungsmittelallergie

Bisher besteht eine erhebliche Diskrepanz zwischen der Annahme potenziell betroffener Bevölkerungsgruppen und wissenschaftlich fundierten Untersuchungen zur Häufigkeit von Nahrungsmittelallergien. Ganz sicher leiden Kinder in den ersten drei Jahren häufiger unter bestimmten Nahrungsmittelallergien gegen Grundnahrungsmittel (Hühnereiweiß, Kuhmilch, Soja, Weizen, Erdnuss) als höhere Altersgruppen. Die Periodenprävalenz in den ersten drei Lebensjahren wird auf 1–2 % der Population geschätzt. In der Folgezeit wird das Spektrum potenzieller Nahrungsmittelallergene deutlich erweitert, vor allem um die Reaktionen gegen Obst- und Gemüsesorten sowie Nüsse (siehe „pollenassoziierte Nahrungsmittelallergien" im Kapitel 3.13 „Nahrungsmittelallergie"). Im Einzelnen ist eine konsequente schrittweise Diagnostik bis zu gezielten Provokationstests notwendig. Konsequenz einer eindeutig diagnostizierten Nahrungsmittelallergie ist die diätetische Meidung der Krankheitsauslöser und deren Ersatz durch Nahrungsmittel, die nicht nur toleriert werden, sondern auch ein ausreichendes Gedeihen und Wachstum des betroffenen Kindes ermöglichen. Die zeitliche Dauer vieler kindlicher Nahrungsmittelallergien ist glücklicherweise begrenzt, so dass spätestens alle zwei Jahre die Notwendigkeit einer Weiterführung der Diät durch den Allergologen überprüft werden sollte.

Saisonale allergische Rhinokonjunktivitis

Das Erstauftreten des „klassischen" Heuschnupfens erfolgt fast nie vor dem dritten Sommer des Lebens. Bis zum zehnten Geburtstag leiden etwa 16–20 % der Kinder unter eindeutiger saisonaler Symptomatik im Frühjahr oder Frühsommer. In Deutschland sind die wichtigsten Krankheitsauslöser Gräser- und Getreidepollen sowie Pollen frühblühender Bäume (Birke, Erle, Hasel). Die Ausprägung der Krankheitsbeschwerden bei Kindern ist unterschiedlich und reicht von leichten rhinokonjunktivitischen Reizungen über wenige Wochen bis zum schweren Handicap und der Un-

möglichkeit, an Schulunterricht und Freizeitaktivitäten während des Frühsommers teilzunehmen. Die Behandlung basiert im Wesentlichen auf den gleichen therapeutischen Säulen wie bei Erwachsenen (siehe Kap. 3.3). Der Langzeitverlauf der saisonalen allergischen Rhinokonjunktivitis ist unterschiedlich. Ein gewisser Prozentsatz der Patienten kann eine vorübergehende oder dauerhafte Krankheitsremission erlangen. Das Maximum der Heuschnupfenprävalenz liegt bei jungen Erwachsenen nämlich zwischen 15 und 30 Jahren. Die Indikation zur spezifischen Hyposensibilisierungsbehandlung spielt im Kindesalter vor allem deshalb eine Rolle, weil der langfristige natürliche Krankheitsverlauf durch diese kausale therapeutische Intervention günstig beeinflusst werden kann: Das Auftreten neuer Sensibilisierung kann bei rechtzeitig eingeleiteter Hyposensibilisierung reduziert werden, der Übergang in ein Asthma wird erschwert (Abb. 2).

Asthma bronchiale

Insbesondere zwischen dem zweiten und fünften Lebensjahr, in dem häufig im Rahmen rekurrierender Atemwegsinfektionen Episoden mit offensichtlicher Obstruktion und auch für Laien erkennbarer pfeifender Atmung auftreten, ist die Unterscheidung zwischen einer altersspezifischen, aber längerfristig vorübergehenden obstruktiven Bronchitis und einem beginnenden Asthma bronchiale nicht immer leicht. Die Kenntnis der Familienanamnese (Atopie und Asthma in der Familie?), Hinweise auf ein zuvor abgelaufenes atopisches Ekzem als mögliche Vorläuferphase einer allergischen Atemwegserkrankung und die frühzeitig positiv ausfallenden Allergietests haben bei

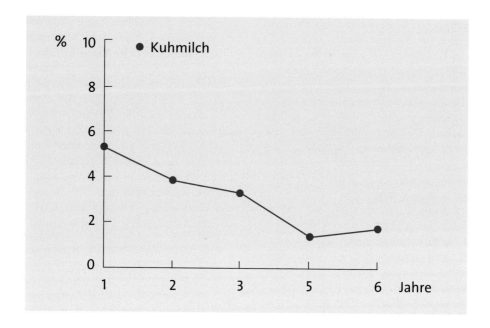

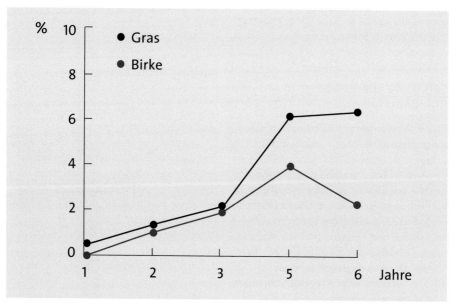

Abb. 2: Jährliche Inzidenz der allergischen Sensibilisierungen gegen Nahrungsmittel- und Pollen-allergene im Säuglings- und Kleinkindalter.

der langfristigen Risikoabschätzung eine besondere Bedeutung.

Die frühkindliche allergische Sensibilisierung gegen Innenraumallergene wie Hausstaubmilbe oder Tierhaare, verbunden mit einer starken häuslichen Allergenexposition, hat sich als Risikofaktor für ein bis in die Adoleszenz hinein persistierendes allergisches Asthma bronchiale herausgestellt.

Handlungsbedarf

)) Im Rahmen der pädiatrischen Vorsorge ist der Früherkennung allergischer Erkrankungen verstärkt Aufmerksamkeit zu schenken.

)) Die Lebensqualität allergischer Kinder hat sich dank der heute verfügbaren Behandlungsoptionen deutlich verbessert. Für strukturierte und wissenschaftlich evaluierte Schulungsmaßnahmen (Asthmaschulung, Neurodermitisschulung) ist die langfristige Kostenübernahme durch die Kostenträger auch künftig sicherzustellen.

)) Kindergärten und Schulen zeigen nicht selten ein hohes Maß an Unsicherheit im Umgang mit allergischen Erkrankungen und Asthma bronchiale. Hier besteht Informations- und Schulungsbedarf. Da die Anzahl der pädiatrischen Allergologen in Deutschland nicht für die Versorgung aller Patienten ausreicht, haben primärärztlich tätige Haus- und Kinderärzte eine besondere Verantwortung. Sie sollten auf die Aufgaben entsprechend vorbereitet werden.

)) Der Allergie-Frühdiagnostik kommt bereits im Säuglingsalter ein hoher Stellenwert für die prognostische Risikoabschätzung und die Frühtherapie zu.

Einfache, für Hausärzte zugängliche In-vitro-Testverfahren stehen als Screening-Tests zur Verfügung. Die Kostenübernahme durch die Kassen für diese Untersuchungen, die ein wichtiges Instrument der Frühdiagnostik darstellen, ist auch in Zukunft sicherzustellen.

)) Eltern, Lehrer und Erzieher sollten verstärkt über allergische Krankheitsbilder, insbesondere über bedrohliche Nahrungsmittelallergien und Asthma bronchiale aufgeklärt werden.

Literatur

1. Braun-Fahrländer C, Riedler J, et al. Environmental exposure to endotoxin and its relation to asthma in school-age children. N Engl J Med 2002; 347: 869–877.
2. Nickel R, Kulig M, Forster J, et al. Sensitisation to hen's egg at the age of twelve month is predictive for allergic sensitisation to common indoor and outdoor allergens at the age of three years. J Allergy Clin Immunol 1997; 99: 613–627.
3. Lee Y, Wahn U, Kehrt R, Tarani L, et al. A major susceptibility locus for atopic dermatitis maps to chromosome 3q21. Nature Genetics 2000; 26: 470–473.
4. UCB Institute. Epidemiology, Prevalence of Allergic Diseases. European Allergy White Paper 1997, 14–47.
5. Valovirta E. Studie zur präventiven Allergiebehandlung (PAT). Allergologie 1997; 20: 359.
6. Wahn U, Seger R, Wahn V, (Hrsg). Pädiatrische Allergologie und Immunologie, 4. Aufl., München: Urban & Fischer, 1999.
7. Williams H, Robertson C, Stewart A, et al. Worldwide variations in the prevalence of atopic eczema. In: The International Study of Asthma and Allergies in Childhood (ISAAC). J Allergy Clin Immunol 1999; 103: 125–138.
8. Statistisches Bundesamt, Wiesbaden (Hrsg). Spezialbericht Allergien: Gesundheitsberichterstattung des Bundes / Statistisches Bundesamt. Stuttgart: Metzler-Poeschel, 2000.

4 Versorgung allergiekranker Menschen

4.1 Management allergologischer Erkrankungen

Im Umgang mit allergischen Patienten ist wegen der Komplexität der Beschwerden einerseits und der individuellen Spezifität der Auslöser andererseits sehr viel mehr zu beachten als der einfache Weg von der Diagnostik zur Therapie.

Zur Diagnostik einer allergischen Erkrankung gehört wesentlich mehr als das zweifelsfreie Erkennen des Krankheitsbildes, was unter Berücksichtigung der Differenzialdiagnosen oft auch nicht einfach ist. Dann fängt aber die eigentliche Allergiediagnostik erst an, gilt es doch, den individuellen Auslöser für die unterschiedlichen Beschwerden für jeden einzelnen Patienten zu ermitteln. Und auch hier hört die Allergiediagnostik nicht auf; vielmehr müssen anstelle einer reinen Allergenkarenz, d. h. der Meidung des auslösenden Stoffes, oft auch verträgliche Alternativen angeboten werden, insbesondere wenn es sich um Nahrungsmittel- oder Arzneimittelallergien handelt. Es macht keinen Sinn, den Patienten einfach zu sagen: „Meiden Sie Schmerzmittel!". Vielmehr muss – oft mithilfe von Provokationstestungen – für den Patienten eine Alternative gefunden werden, die im Notfall – kaum ein Mensch wird lebenslang ohne Schmerzmittel leben – eingesetzt werden kann.

Aus der sorgfältigen Allergiediagnostik (siehe Kap. 4.2) ergeben sich dann die wichtigsten therapeutischen Empfehlungen, deren erste die Allergenkarenz ist. In vielen Fällen ist dies möglich, so dass dann zwar mit Einschränkungen im alltäglichen Leben zu rechnen ist, aber keine dauerhafte medikamentöse oder sonstige Therapie notwendig wird. Wenn möglich kommt zur Allergenkarenz als zweite kausale Therapiemöglichkeit die allergenspezifische Immuntherapie (Hyposensibilisierung), die es aber leider für viele auslösende Allergene und für viele Krankheitsbilder noch nicht gibt (siehe Kap. 4.5 „Immuntherapie").

Aus dem Gesagten wird klar, dass die Allergiediagnostik ganz entscheidend auch für den Umgang mit den allergischen Patienten ist, viel mehr als bei anderen klassischen Erkrankungen, wo lediglich die Krankheit als solche diagnostiziert werden muss.

Es gibt wenige Gebiete in der Medizin, in denen Diagnostik und Therapie so nahe beieinander liegen wie in der Allergologie. Das Gespräch mit dem Patienten über die Allergenkarenz kann sehr zeitraubend und schwierig sein, wenn es z. B. um Nahrungsmittel oder Innenraumallergene (wie z. B. Hausstaubmilben) geht. Mit Ratschlägen wie „meiden Sie Hausstaubmilben" ist es hier nicht getan. Vielmehr ist eine differenzierte Information und Motivierung für Verhaltens- und Wohnraumänderung notwendig. Dazu kommt selbstverständlich die klassische symptomatische und kausale Therapie mit antientzündlichen, juckreizstillenden, bronchialerweiterten oder abschwellenden Medikamenten, die ebenfalls beim einzelnen Individuum mit der bekannten Neigung zur Überempfindlichkeit sehr differenziert verordnet werden müssen.

Das hat dazu geführt, dass man bei einer allergischen Erkrankung besser von „Patienten-Management" als von „Behandlung" spricht. In das richtige Management geht auch automatisch die Empfehlung zur Prävention, d. h. zur Vermeidung der nächsten Schübe ein, welche allgemeine Maßnahmen (bei Neurodermitis z. B. Basistherapie der gestörten Barrierefunktion des Hautorgans), aber auch sehr spezifische Empfehlungen umfasst.

So komplex wie die allergischen Erkrankungen ist auch deren Management. Ist die richtige Diagnosestellung und Therapie oft schon schwierig genug, müssen in einem umfassenden Management viele Fachdisziplinen zusammenwirken. Die Schulungsprogramme machen deutlich, dass hier neben allergologisch ausgebildeten Ärzten u. a. Pädagogen und Psychologen, Pflegekräfte, Ernährungsfachkräfte und gelegentlich auch Arbeits- oder Sozialmediziner zu involvieren sind. Wichtig ist darüber hinaus die interdisziplinäre Zusammenarbeit der mit Allergiepatienten befassten medizinischen Fachdisziplinen (u. a. Dermatologie, HNO, Pädiatrie, Pneumologie) im Rahmen der täglichen Versorgung (interdisziplinäre Allergiesprechstunde) und in der Fort- und Weiterbildung (gemeinsame Allergiekongresse).

Dieses Gesamtkonzept des Patienten-Managements überschreitet bei weitem den normal üblichen Zeitbedarf einer ärztlichen Konsultation im ambulanten Bereich. Leider gibt es hierfür keinerlei Extra-Vergü-

tungssysteme. Für bestimmte Krankheitsbilder wurden jedoch Schulungsprogramme entwickelt, wie z. B. eine Asthma-Schulung und eine Neurodermitis-Schulung. Damit gelingt es, den Patienten die nötige und gewünschte Information zukommen zu lassen, zusammen mit praktischen Tipps (z. B. zum Umgang mit Inhalationsgeräten, Spacern, Hautpflegeprodukten etc.). Das Wichtigste ist aber, dem Patienten die Motivation zu vermitteln, selbstverantwortlich die weitere Entwicklung seiner Erkrankung zu steuern. Man geht hier auf dem Weg von der „Behandlung" einer Krankheit durch den Arzt, über das „Patienten-Management" zum „Selbst-Management". Hierfür hat sich auch der Begriff „Empowerment" eingeführt, der den Patienten als Partner des Arztes sieht, mit dem gemeinsam der Verlauf der Erkrankung besprochen und beeinflusst werden soll. Partner auf diesem Weg des selbstverantwortlichen Umgangs mit der Allergie sind kompetente Patientenorganisationen (s. Kap. 4.11).

Im Folgenden werden zunächst die Grundzüge der Allergiediagnostik dargestellt, dann die wichtigsten Therapiemaßnahmen von der Allergenvermeidung bis hin zur psychosomatischen Beratung. Schließlich werden die wesentlichen Möglichkeiten der Prävention auf den verschiedenen Ebenen vorgestellt.

4.2 Grundlagen der Allergiediagnostik

Die Diagnostik allergischer Erkrankungen hat zum Ziel, die Beschwerden einem klinischen Krankheitsbild (z. B. Heuschnupfen, Asthma, Ekzem, Anaphylaxie) zuzuordnen und den ursächlichen Auslöser (Allergen) zu ermitteln. Diese Ermittlung des Auslösers einer Erkrankung stellt einen grundsätzlichen Unterschied zu vielen anderen Bereichen der Medizin dar, in denen mit der Erfassung der Symptome die Diagnostik meist abgeschlossen und eine wirksame Behandlung durch Meidung einer Ursache gar nicht möglich ist.

Die Allergiediagnostik beinhaltet vier Schritte, die aufeinander aufbauen und sich gegenseitig ergänzen:

>> Vorgeschichte (Anamnese)
>> Hauttests
>> Labortests (In-vitro-Diagnostik)
>> Provokationstests

Eine sorgfältige Anamnese durch einen allergologisch qualifizierten Arzt ist unabdingbar notwendig. Aufgrund der Symptome werden eine Verdachtsdiagnose gestellt und mögliche Auslöser in Betracht gezogen. Daraus ergibt sich dann die Wahl der weiteren Testverfahren.

Bei der Interpretation von Hauttest- oder Laborbefunden ist die Abgrenzung krankheitsrelevanter von klinisch nicht (mehr) bedeutsamen Befunden wichtig. Vor allem „positive", hinsichtlich der Beschwerden aber nicht relevante Testergebnisse müssen von Reaktionen auf den oder die Auslöser abgegrenzt werden. Denn bei etwa einem Drittel der Bevölkerung lassen sich bei Allergietests Reaktionen gegen Pollen, Insektengifte, Tierallergene oder Nahrungsmittel nachweisen, ohne dass diese Krankheitswert hatten, haben oder jemals haben werden. Solche „falsch positiven" Testbefunde können bei fehlerhafter Interpretation erhebliche, ungerechtfertigte Konsequenzen haben, die beispielsweise von unnötigen Wohnungssanierungen über sinnlose Diäten bis hin zu einer nicht erforderlichen Berufsaufgabe reichen können. Daher macht auch ein blindes „Screening" („gründlich auf Allergien durchtesten") von nicht erkrankten Menschen wenig Sinn.

Hauttests

Bei Hauttests werden Allergene in die Haut eingebracht. Besteht eine allergische Sensibilisierung, so kommt es am Testort zu einer charakteristischen Reaktion, die vom jeweiligen allergischen Reaktionsmechanismus, dem Testverfahren und der Intensität der Sensibilisierung abhängt. Korrekt mit standardisierten Substanzen durchgeführt, kann ein Hauttest die immunologische Sensibilisierung gegen ein Allergen belegen. Ob diese Sensibilisierung auch von Bedeutung für das Krankheitsbild des Patienten ist, lässt sich nur unter Berücksichtigung von Krankengeschichte, Krankheitssymptomen und nicht selten nur mit Hilfe von Provokationstests klären. Irrelevant („falsch") positive Reaktionen von Hauttests sind nicht selten, aber auch „falsch" negative Ergebnisse kommen vor [2].

Nicht geeignet sind Hauttests zur Identifizierung von Auslösern pseudoallergischer

Reaktionen. Solchen Erkrankungen liegt keine immunologische Sensibilisierung zugrunde, d. h. die für eine Auslösung von Hauttest-Reaktionen verantwortlichen Mechanismen fehlen [30, 31].

Substanzen für Hauttests dürfen nicht giftig und müssen so konzentriert sein, dass sie nicht bereits ohne allergische Reaktion hautreizend wirken [8, 31]. Bei einer nicht allergischen Person darf unter üblichen Testbedingungen keine Reaktion auftreten. Nur am Testort, also an einer umschriebenen Stelle, sollen Symptome ausgelöst werden, die aber für den Patienten nicht belastend oder gar gefährlich sein dürfen. Mit kommerziell erhältlichen, standardisierten Testsubstanzen werden diese Ziele meist erreicht. Jedoch gibt es einzelne Patienten, bei denen eine veränderte Reaktionslage zu – dann oft zahlreichen – unspezifisch positiven Reaktionen führt. Der erfahrene Allergologe kann dies erkennen und bei der Interpretation der Ergebnisse berücksichtigen.

Bei ungewöhnlich hochgradiger Sensibilisierung sind trotz korrekter Testdurchführung verstärkte örtliche oder sogar manchmal bedrohliche systemische Reaktionen möglich. Notfallausrüstung und für den Notfall geschultes Personal sind daher Voraussetzungen für die Durchführung von Hauttests.

Hauttests sind in der Diagnostik von zwei unterschiedlichen allergischen Krankheitsformen wichtig. Dabei werden auch unterschiedliche Methoden angewandt:

» In der Diagnostik von Soforttyp-Reaktionen (z. B. Heuschnupfen, allergisches Asthma, Anaphylaxie) werden Tests angewandt, die nach kurzer Einwirkung des Allergens in der Haut – meist nach 15 bis 20 Minuten – abgelesen werden.

Am häufigsten werden Prick- und Intrakutantests (Intradermaltests) durchgeführt. Testorte sind die Unterarm-Innenseiten, manchmal der obere Rücken [31].

» Bei Spättyp-Reaktionen, die zum allergischen Kontaktekzem führen, kommt es einige Stunden bis Tage nach Allergenkontakt zu Beschwerden. Daher werden auch die Testsubstanzen mindestens einen, meist zwei Tage auf der Haut belassen und die entscheidende Ablesung des Tests erfolgt 2–3 Tage nach Aufbringen des Allergens (manchmal zusätzlich auch noch später). Das Standardverfahren bei der Diagnostik des allergischen Kontaktekzems ist der Epikutantest (Patch-Test), der am oberen Rücken vorgenommen wird [11, 32, 36, 37].

Indikationen

Besteht aufgrund der Anamnese oder des klinischen Bildes der Verdacht auf eine allergische Erkrankung vom Soforttyp oder auf ein allergisches Kontaktekzem, so sind zur Identifizierung des Auslösers Hauttests angezeigt [11, 31, 36]. Auch bei anderen Überempfindlichkeitsreaktionen wie Arzneimittel-Exanthem, atopischem Ekzem oder Vasculitis allergica können Hauttests wichtige diagnostische Informationen geben; sie sind hier allerdings weniger standardisiert und daher sehr kritisch, am besten durch den Allergologen, zu interpretieren.

Weiter kann es manchmal hilfreich sein, zur Einordnung bestimmter Krankheitsbilder oder bei der Planung von präventiven Maßnahmen die Hauttest-Reaktionen vom Soforttyp gegen verbreitete Allergenquellen (z. B. Katze, Gräserpollen, Hausstaubmilben) zu überprüfen. Reaktionen gegen solche Allergenextrakte zeigen das Vorliegen einer atopischen Veranlagung an, auch wenn manifeste Erkrankungen nicht bestehen oder bestanden.

Nicht nur bei Ekzemen, sondern auch bei anderen, vor allem chronischen Hautkrankheiten kann eine Kontaktallergie bestehen, die dann meist eine Komplikation, gelegentlich auch die Ursache der Erkrankung ist. Hier sind ebenfalls Epikutantests angezeigt.

Testvoraussetzungen

Der Patient sollte zum Zeitpunkt der Testung in gutem Allgemeinzustand sein. Die Haut am Testort muss frei von Krankheitserscheinungen sein. Werden äußerlich am Testort oder innerlich immunsupprimierende oder antiallergisch wirksame Arzneistoffe angewendet, kann es zu abgeschwächten Testreaktionen oder falsch negativen Ergebnissen kommen, so dass Tests erst nach Absetzen solcher Medikamente vorgenommen werden sollten.

Eine seltene, aber schwerwiegende Nebenwirkung von Hauttests ist die durch den Allergenkontakt ausgelöste Provokation von allergischen Krankheitserscheinungen außerhalb des Testortes, die bis zur Entwicklung bedrohlicher Allgemeinreaktionen gehen kann. Manche internistischen Vorerkrankungen, die Anwendung bestimmter Medikamente und sehr schwere allergische Reaktionen in der Vorgeschichte erhöhen das Risiko solcher Nebenwirkungen, so dass diese Faktoren sorgfältig berücksichtigt werden müssen. Modifikationen des üblichen Testvorgehens oder ein vollständiger Verzicht auf den Hauttest werden dann nötig.

Testverfahren bei allergischen Krankheiten vom Soforttyp

Allergene

Die wichtigsten Allergenträger bei IgE-vermittelten Reaktionen sind Pollen, Hausstaubmilben, Haus- und Labortiere, Nahrungsmittel, Insektengifte, Naturlatex, Schimmelpilze und einige Arzneimittel. Von vielen Allergenen sind standardisierte Testextrakte erhältlich, manchmal müssen die natürlichen Allergenträger (z. B. Nahrungsmittel) vom Testarzt erst selbst aufbereitet werden.

Testverfahren
Prick-Test

Standardmethode ist der Prick-Test, da er technisch gut reproduzierbar und für den Patienten wenig belastend ist. Beim Prick-Test wird ein Tropfen des Allergenextraktes auf die Haut aufgetragen, durch diesen hindurch wird mit einer Lanzette oberflächlich in die Haut gestochen. Der Test ist bei richtiger Durchführung kaum schmerzhaft. Nach 15 bis 20 Minuten zeigt sich eine positive Reaktion als leicht bis mäßig juckende Quaddel mit umgebender Rötung. Die Reaktion klingt meist innerhalb einiger Stunden ab. In manchen Fällen – häufiger bei Nahrungsmittelallergie – ist eine Pricktestung mit nativen Substanzen notwendig, da den im Handel erhältlichen Pricktestlösungen manchmal die notwendige Sensitivität fehlen kann oder aber Pricktestlösungen für seltene Allergenquellen gar nicht verfügbar sind. Es wird dann eine so genannte Prick-to-Prick-Testung durchgeführt. Dabei wird eine Pricklanzette zunächst in das frische Nahrungsmittel oder eine andere native Allergenquelle eingestochen, die in der Folge für die Pricktestung am Unterarm des Patienten direkt weiterverwendet wird. Das Ergebnis der Prick-to-Prick-Testung wird nach den Kriterien der Standardpricktestung kontrolliert und abgelesen.

Intrakutantest (Intradermaltest)

Hierbei wird steriler Allergenextrakt hoch verdünnt in kleiner Menge (0,02 bis 0,05 ml) oberflächlich in die Haut gespritzt. Die Injektion wird meist als schmerzhaft empfunden. Der weitere Ablauf ist wie beim Prick-Test. Der Intrakutantest ist empfindlicher als der Prick-Test. Wegen der höheren Belastung des Patienten, des erheblichen technischen Aufwands und des etwas größeren Risikos systemischer Nebenwirkungen wird der Intrakutantest vielfach nur dann vorgenommen, wenn eine eigentlich erwartete Sensibilisierung im Prick-Test nicht nachzuweisen ist. Ein Vorteil des Intrakutantests ist, dass die applizierte Allergenmenge exakt dosiert werden kann.

Weitere Tests

Beim Scratch-Test wird die Haut strichförmig eingeritzt und die Allergenlösung hier aufgebracht. Im Vergleich zum Prick-Test ist der Scratch-Test belastender und wegen unspezifischer Irritation der Haut sind seine Ergebnisse oft nicht eindeutig. Beim Reibtest wird mit dem natürlichen Allergenträger, z. B. einer Frucht oder Tierhaaren, einige Male über die intakte Haut gerieben. Vor allem bei höhergradiger Sensibilisierung kommt es dabei zu Quaddeln. Beide Testverfahren sind nur schwer standardisierbar und werden nur in begründeten Ausnahmefällen angewendet.

Testverfahren bei allergischem Kontaktekzem

Allergene

Die häufigsten Kontaktallergene sind Metalle (z. B. Nickel, Kobalt, Chrom), Duftstoffe, Naturstoffe (z. B. Perubalsam, Kolophonium, Terpentin), Gummihilfsstoffe (z. B. Thiurame) und Inhaltsstoffe von äußerlich angewandten Arzneizubereitungen oder Kosmetika (Grundlagenstoffe, Konservierungsmittel, Wirkstoffe) [35].

Von den wichtigsten Auslösern kontaktallergischer Reaktionen sind hinsichtlich Zubereitung und Konzentration standardisierte Testsubstanzen verfügbar. Gibt es diese nicht, so muss in manchen Fällen mit patienteneigenem Material getestet werden [10]; die Durchführung solcher Tests verlangt außerordentlich große Erfahrung, da die Aufbereitung des Materials oft schwierig ist, schwerwiegende Hautschäden durch toxische Testzubereitungen vermieden werden müssen und nicht selten unklare Testreaktionen auftreten.

Epikutantest (Läppchentest, Patchtest)

Kleine Mengen der Testsubstanzen werden, meist in Vaselin, selten in Wasser oder anderen Flüssigkeiten eingearbeitet, in flachen, münzgroßen Kammern mittels eines breiten Pflasters auf den oberen Rücken geklebt. Dort werden sie im Allgemeinen zwei Tage belassen, keineswegs länger! Nachdem die Testpflaster abgenommen wurden, werden die Testfelder zum ersten Mal abgelesen. Für die Diagnosestellung reicht das allerdings noch nicht aus. Weitere Ablesungen werden am Tag danach, manchmal auch zusätzlich noch später vorgenommen [36].

Eine Kontaktsensibilisierung liegt vor, wenn am dritten Testtag oder später im Kontaktfeld mit der Testsubstanz eine Ekzemreaktion auftritt, die von einer leichten, geröteten Schwellung über kleine Knötchen und Bläschen bis hin zu großen nässenden Blasen reichen kann. Stärkere Testreaktionen sind für den Patienten unangenehm und müssen behandelt werden.

Eine große Schwierigkeit des Epikutantests besteht darin, dass es neben allergischen Reaktionen im Testfeld auch manchmal Hautreizungen oder unklare Reaktionen gibt, die keineswegs mit einer Allergie verwechselt werden dürfen. Die korrekte Ablesung der Testreaktionen erfordert daher hoch spezialisiertes Wissen.

Selbst bei eindeutigem Nachweis einer Kontaktallergie ist in einem weiteren Schritt zu prüfen, ob diese tatsächlich für die aktuellen Beschwerden des Patienten verantwortlich ist – diese Relevanzprüfung ist für die diagnostische Wertigkeit der Testresultate entscheidend.

In-vitro-Diagnostik

In-vitro-Tests sind Labortests, bei denen Körpermaterial des Patienten (meist Blut) im Reagenzglas auf Antikörper oder sensibilisierte Zellen untersucht wird. Diese Tests sind ein unverzichtbarer Teil der allergologischen Diagnostik. Die klinische Relevanz der Testergebnisse kann nur unter Berücksichtigung der Anamnese, Hauttests oder Provokationstests beurteilt werden.

Spezifische IgE-Antikörper

Die klinisch wichtigste In-vitro-Untersuchung ist die Bestimmung von allergenspezifischen IgE-Antikörpern im Blut. IgE-Antikörper sind Immunglobuline, die gegen bestimmte Antigene gerichtet sind und vor allem bei der Auslösung von Soforttyp-Reaktionen, aber auch bei anderen Entzündungsreaktionen eine Rolle spielen. IgE-Antikörper heften sich über spezifische Rezeptoren (hochaffine IgE-Rezeptoren) an verschiedene Zellen wie Mastzellen, basophile Granulozyten oder Langerhans-Zellen so an die Oberfläche dieser Zellen an, dass sie dort ein in den Körper gelangtes Allergen erkennen und somit in der Folge die allergische Reaktion auslösen können.

Die gängigen Labortests zum Nachweis spezifischer IgE-Antikörper messen nur das freie, im Blut zirkulierende IgE; an Zellen gebundenes IgE wird nicht erfasst. Es werden zahlreiche unterschiedliche Testverfahren für den Nachweis spezifischer IgE-Antikörper gegen viele Allergenextrakte und zunehmend auch gegen einzelne Allergene (sogenannte Allergenkomponenten aus biotechnologischer Herstellung oder gereinigt aus nativen Allergenextrakten) angeboten. Entweder liegt das Allergen im Reagenzglas in einer Flüssigkeit vor oder es ist hier an eine Oberfläche (z. B. Papierscheibe, Schwämmchen) gebunden. Wird Patientenserum mit dem Allergen zusammengebracht, bindet im Serum vorhandenes spezifisches IgE an das Testallergen. Es erfolgen anschließend mehrere Bearbeitungsschritte, bei denen das an das Allergen gebundene IgE nachgewiesen und seine Konzentration gemessen wird [28].

Bei der Suche nach dem Auslöser von IgE-vermittelten allergischen Erkrankungen kann die Bestimmung der spezifischen IgE-Antikörper im Blut den Hauttest ergänzen, manchmal muss sie ihn ersetzen. Zu beachten ist, dass es auch hier – wie bei

231

allen Testverfahren – sowohl zu „falsch positiven" als auch zu „falsch negativen" Ergebnissen kommen kann.

Der Nachweis spezifischer IgE-Antikörper hat folgende Vorteile:

)) Die Untersuchung ist bis auf die Blutentnahme für den Patienten nicht belastend; vor allem bei der Untersuchung jüngerer Kinder ist das von Vorteil.

)) Sie kann auch durchgeführt werden, wenn Hauttests wegen entzündeter Haut oder aus anderen Gründen nicht möglich sind, beispielsweise bei schweren allergischen Reaktionen.

)) In-vitro-Tests werden im Gegensatz zu Hauttests durch Medikamente, die der Patient anwendet, kaum beeinflusst.

)) In-vitro-Tests erlauben ein höheres Maß an Standardisierung und Qualitätssicherung [5].

)) Die zunehmende Verwendung von In-vitro-Tests zum Nachweis spezifischer IgE-Antikörper gegen einzelne Allergenmoleküle eröffnet in den Händen des entsprechend ausgebildeten Allergologen ein völlig neues Spektrum in der Diagnostik allergischer Erkrankungen, welches durch den Hauttest nicht abgebildet werden kann.

Gegenüber dem Hauttest bestehen folgende Nachteile:

)) In-vitro-Tests sind im Erstattungssystem des Gesundheitswesens höher bewertet als Hauttests.

)) Das Ergebnis ist erst nach einigen Stunden bis Tagen verfügbar.

)) Es wird nur das frei zirkulierende IgE nachgewiesen, das für allergische Reaktionen eigentlich verantwortliche zellgebundene IgE wird nicht erfasst.

In den letzten 25 Jahren wurde eine Reihe von Tests zum Nachweis von zirkulie-

rendem spezifischen IgE entwickelt. Die Verfahren unterscheiden sich auch in ihrer Empfindlichkeit. Es sollten immer qualitativ hoch stehende, zuverlässige Tests angewendet werden [25].

Die Qualität der Tests ist für viele häufige Allergenquellen (z. B. Pollen, Tierhaare, Hausstaubmilben, Insektengifte, manche Nahrungsmittel) meist sehr gut [25]. Jedoch werden auch zahlreiche Tests auf IgE-Antikörper gegen Substanzen kommerziell angeboten, für die niemals eine IgE-vermittelte Auslösung von Überempfindlichkeitsreaktionen belegt werden konnte. Solche Tests sind natürlich unsinnig, ihre Ergebnisse wertlos.

Bei der Interpretation der Nachweises spezifischer IgE-Antikörper im Serum ist zu berücksichtigen, dass nur das frei zirkulierende IgE nachgewiesen und das eigentlich für allergische Reaktionen verantwortliche zellbundene IgE nicht erfasst wird.

Insbesondere allergologisch nicht erfahrene Ärzte überschätzen häufig die Wertigkeit der Bestimmung von zirkulierenden IgE-Antikörpern.

Gesamt-IgE

Die Bestimmung des Gesamt-IgE ist nicht nur bei allergischen Erkrankungen klinisch bedeutsam, sondern auch bei parasitären Infektionen und bei manchen seltenen Systemkrankheiten [23, 38]. Sie dient als Interpretationshilfe bei der Beurteilung der Konzentration an allergenspezifischem IgE im Serum von Patienten und gibt zusätzliche Hinweise auf das Vorliegen einer allergischen Disposition. Die Neigung zur Ausbildung von erhöhtem Gesamt-IgE im Blut scheint genetisch festgelegt zu sein [39]. Für sich allein schließt ein normaler Gesamt-IgE-Spiegel allerdings eine Allergie nicht aus. Größere Bedeutung erlangte die Bestimmung des Gesamt-IgE zuletzt für die Indikationsstellung und Dosierung vor Beginn einer Therapie mit dem Anti-IgE-Antikörper Omalizumab, der für die Behandlung bei mittelschwerem bis schwerem Asthma bronchiale zugelassen ist [17]. Unter Therapie mit Omalizumab sind Gesamt-IgE-Werte nicht mehr aussagekräftig, da sie sowohl an Omalizumab gebundenes IgE (biologisch inaktiv) wie auch freies IgE (biologisch aktiv) beinhalten. Entsprechende Labortests für das Monitoring von freiem Gesamt-IgE unter Anti-IgE-Therapie wären daher eine sinnvolle Ergänzung des diagnostischen Arsenals [6].

Die Bestimmung des Gesamt-IgE hat neben den genannten Indikationen eine wichtige Stellung in der Diagnostik und bei der Therapiekontrolle der allergischen bronchopulmonalen Mykosen. Auch bei bestimmten Gefäßentzündungen (z. B. Churg-Strauss-Syndrom), bei angeborenen oder erworbenen Immundefekten (T-Zell-Defekt, Hyper-IgE-Syndrom) kann seine Bestimmung für die Diagnosestellung richtungsweisend sein.

Untersuchung der Reaktion von Blutzellen

Für zelluläre Allergenstimulationstests wird dem Patienten Blut abgenommen und die weißen Blutkörperchen werden im Reagenzglas mit dem Allergen zusammengebracht. Sind sensibilisierte Zellen vorhanden, werden sie zu einer Reaktion stimuliert, die durch Messung unterschiedlicher Reaktionsprodukte erfasst werden kann. Beispiele für Tests, die bei Soforttyp-Reaktionen eingesetzt werden, sind der Histamin- oder der Leukotrien-Freisetzungstest sowie der Basophilen-Aktivierungstest

[9, 21]. Sie können bei offensichtlich „falsch negativem" Ausfall von Tests zur Messung zirkulierender spezifischer IgE-Antikörper unter Umständen eine Sensibilisierung belegen. Der Lymphozyten-Stimulationstest wird bei Reaktionen vom Spättyp eingesetzt und kann bei Ekzemen durch Kontaktallergene (z. B. durch Metalle) oder bei manchen Arzneireaktionen Zusatzinformationen geben [16, 27].

Diese Tests sind sehr aufwendig und erfordern große Erfahrung bei Durchführung und Interpretation. Sie sind daher spezialisierten Labors vorbehalten. Keinesfalls ersetzen solche Tests die Standarddiagnostik, sie können sie in bestimmten, diagnostisch unklaren Situationen aber ergänzen.

Nachweis spezifischer IgG-Antikörper

Es können im Blut nicht nur spezifische IgE-Antikörper, sondern auch Antikörper anderer Immunglobulin-Klassen (IgA, IgG, IgM) gegen Allergene nachgewiesen werden. Dabei ist die Bildung von IgG-Antikörpern Teil der normalen Immunantwort auf Fremdstoffe und lässt sich sowohl bei Gesunden als auch bei Allergiekranken nachweisen [3]. Die Bestimmung von IgG-Antikörpern im Blut zum Nachweis einer „Allergie" ist daher unsinnig, wird aber dennoch kommerziell angeboten. Es wurde auch vermutet, dass bestimmte IgG-Antikörper eine Schutzwirkung bei allergischen Erkrankungen haben; dies konnte allerdings nicht hinreichend belegt werden [4]. Nur bei bestimmten Indikationen und Fragestellungen, z. B. bei der Diagnose der exogen allergischen Alveolitis, ist der Nachweis spezifischer IgG-Antikörper ein sinnvoller Mosaikstein in der Gesamtdiagnostik.

233

Nachweis von Mediatoren oder Zellbotenstoffen

Zur Objektivierung einer ablaufenden allergischen Reaktion können Botenstoffe der beteiligten Zellen im Blut, aber auch in anderen Körperflüssigkeiten (z. B. Nasensekret) oder in Ausscheidungsprodukten (z. B. Urin) gemessen werden. Da allergische Reaktionen meist zu sichtbaren oder anderweitig feststellbaren Krankheitszeichen führen, sind in der klinischen Diagnostik solche Untersuchungen nur bei bestimmten Fragestellungen angezeigt.

Tryptase wird im Wesentlichen bei Mastzellaktivierung freigesetzt, ihr kurzfristiger Anstieg im Blut infolge einer Anaphylaxie kann bei klinisch unklaren Symptomen die Diagnose unterstützen. Vergleichbar ist der Anstieg von Histamin in Blut oder Urin zu werten, die Histaminbestimmung ist im Vergleich zur Tryptasemessung jedoch wesentlich aufwendiger und störanfälliger.

Die Bestimmung zahlreicher weiterer Zellbotenstoffe – wie Eosinophilen-kationisches-Protein (ECP), löslicher Interleukin-2-Rezeptor, „Thymus and activation regulated chemokine" (TARC), lösliches „Endothelial cell leukocyte adhesion molekule 1" (ELAM-1) oder Eosinophilen-Protein-X – wird bisher nahezu ausschließlich für wissenschaftliche Fragestellungen eingesetzt.

Falsche Testindikationen oder unbrauchbare Tests

Nicht selten werden In-vitro-Tests vorgenommen, obwohl mit ihnen keine über die mit Hauttests erzielbaren Ergebnisse hinausgehenden beziehungsweise überhaupt keine brauchbaren Informationen erhalten werden können. Einige häufige Beispiele:

» Die Standardmethode zum Nachweis einer Kontaktallergie vom Ekzemtyp ist der Epikutantest [7, 36, 37]. Es ist falsch, hier als primäre diagnostische Methode den Lymphozyten-Transformationstest einzusetzen, da er diesbezüglich nicht hinreichend evaluiert, kostenintensiv und störanfällig ist. Er kann lediglich in seltenen, ausgewählten Einzelfällen Zusatzinformationen geben.

» Spezifische IgG-Antikörper werden von Gesunden gegen zahlreiche Stoffe der allgemeinen Umwelt, so auch gegen Nahrungsmittel gebildet. Sie belegen, dass das Immunsystem mit diesen Stoffen in Kontakt gekommen ist [3]. Einen Aussagewert hinsichtlich einer allergischen Reaktionslage besitzen diese IgG-Antikörper nur in sehr speziellen Fällen. Dennoch werden zirkulierende spezifische IgG-Antikörper – insbesondere bei vermuteter Nahrungsmittelallergie – sehr häufig zu diagnostischen Zwecken bestimmt, was sinnlose Geldverschwendung ist.

» Auch die Bestimmung von zirkulierenden spezifischen IgE-Antikörpern ist sinnlos, wenn sie bei Erkrankungen vorgenommen wird, denen kein IgE-vermittelter Mechanismus zugrunde liegt. Weiter ist die routinemäßige Suche nach spezifischen IgE-Antikörpern nicht gerechtfertigt, wenn die vermuteten „Allergene" bislang kaum oder überhaupt nicht als Auslöser IgE-vermittelter Reaktionen charakterisiert sind und so die IgE-Bestimmung nicht standardisiert ist; so sind beispielsweise Tests auf IgE-Antikörper gegen bekannte „Pseudo-Allergene" wie Azetylsalizylsäure (Aspirin) oder bestimmte Konservierungsstoffe sinnlos.

» Auch mittels „Bioresonanz", „Bioresonanzbluttest", „Elektroakupunktur", „elektromagnetischem Bluttest", Auspendeln oder anderer „alternativer" Verfahren werden Proben von Patientenmaterial „untersucht". Hier ist der Bereich des rationalen Denkens verlassen worden, solche Methoden sind dem Schamanentum zuzuordnen.

Laboruntersuchungen in der Allergologie: Aktuelle Situation in Deutschland

Die Kosten für Laboruntersuchungen in der Allergologie stiegen in den 80er und frühen 90er Jahren stark an. Dieses führte bei den kassenärztlichen Vereinigungen zu dem Verdacht der Unwirtschaftlichkeit. Unberücksichtigt blieb allerdings dabei, dass der drastische Anstieg allergischer Erkrankungen in dieser Zeit zwangsläufig auch einen Anstieg diagnostischer und therapeutischer Maßnahmen verursachen musste.

Durch Mengenbegrenzungsmaßnahmen stagnierte der Anstieg der Laboruntersuchungen: Im Jahr 1990 betrug sie etwa 8 Millionen Tests pro Jahr, innerhalb eines Jahrzehnts stieg sie dann nur um etwa 10 Prozent auf 9 Millionen an. Da sich im gleichen Zeitraum die Krankheitsfälle erheblich stärker vermehrten, hat sich die durchschnittliche diagnostische Versorgung insgesamt deutlich verschlechtert.

Auch die Laborreform vom Juli 1999 beinhaltet Steuerungselemente, die diese Entwicklung verstärken. So wurde das Laborvolumen der Allergologen mit O-III-Zulassung auf die Gesamtgemeinschaft des jeweiligen Fachgebiets verteilt und zusätzlich noch um 30–60 % vermindert. Bereits vor dieser Vergütungsreform erhielten nur

etwa 5 % der Allergiekranken in Deutschland eine qualifizierte Laboruntersuchung; es liegt auf der Hand, dass die Situation nun noch schlechter ist.

Auch im europäischen Vergleich ist die deutsche Beschränkung der allergologischen Labordiagnostik unverständlich, da die entsprechenden Kosten in Deutschland eher das Schlusslicht darstellen. Darüber hinaus wurde die Höhe der Vergütung für die Bestimmung von spezifischen Antikörpern halbiert [40]. Erst kurzlich wurden in den Jahren 2008 [19] und 2009 [20] weitere Einschränkungen in der Vergütung für den Labornachweis von spezifischen IgE-Antikörpern beschlossen, die unter anderem eine Höchstwertbeschränkung für die Diagnostik bei erwachsenen Patienten und bei allergiekranken Kindern nach dem 6. Lebensjahr beinhalten. Gerade heute, wo sich im Bereich der Allergie-Labordiagnostik durch den zunehmenden Einsatz von molekularen Allergenen in Ergänzung zu den Allergenextrakten ein lange erwarteter und notwendiger Paradigmenwechsel vollzieht, ist mit solchen Einschränkungen eine adäquate und zeitgemäße Diagnostik kaum mehr möglich. Patienten mit allergischen Erkrankungen werden dadurch zum Teil erheblich schlechter gestellt als beispielsweise Patienten mit Infektionserkrankungen, mit Tumorerkrankungen oder mit Autoimmunerkrankungen, wo die bei Allergiepatienten geltende Höchstwert-Schallmauer problemlos durch die Kombination berechtigter Labortests überschritten werden kann.

Ein trauriges Zeichen der Verschwendung knapper Ressourcen durch profunde medizinische Ignoranz ist es, wenn Tests auf spezifische IgG-Antikörper, die nur ausnahmsweise indiziert sind, etwa 25 % des Umsatzes von Anbietern allergologischer Labortests ausmachen. Und ebenso ist es völlig inakzeptabel, dass manche kommerziellen Anbieter von IgE-Nachweistests diese für zahlreiche Stoffe verkaufen, gegen die noch nie klinisch relevante IgE-Antikörper nachgewiesen wurden.

Provokationstests

Beim Provokationstest wird der Patient mit dem vermuteten Auslöser einer Überempfindlichkeitsreaktion unter Nachahmung der natürlichen Exposition in Kontakt gebracht. Ziel ist es, kontrolliert möglichst milde, aber eindeutige Symptome hervorzurufen, um so die klinische Relevanz des Auslösers zu belegen.

Da Hauttests und In-vitro-Tests sowohl irrelevant („falsch") positive als auch falsch negative Ergebnisse haben können, sind zur eindeutigen Diagnose einer Überempfindlichkeit oft Provokationstests erforderlich. Bei „pseudoallergischen" Reaktionen, die ja nicht immunologisch ausgelöst und daher durch Haut- und In-vitro-Tests nicht fassbar sind, stellen Provokationstests die einzige über die Anamnese hinausreichende diagnostische Möglichkeit dar.

Die Planung und Durchführung von Provokationstests erfordern große allergologische Erfahrung. Die Auswahl der Testsubstanz(en) erfolgt anhand einer sorgfältigen Anamnese und der Ergebnisse von Haut- und In-vitro-Tests, soweit diese möglich sind. Zur Vermeidung schwererer Reaktionen wird, soweit möglich, die zugeführte Dosis der Testsubstanz schrittweise gesteigert. Stets müssen „Leerproben" als Kontrolle mitgeführt werden, um un-

spezifisch positive Reaktionen zu erkennen, die beispielsweise durch irritative Substanzen, aber auch psychovegetativ ausgelöst werden können. Als Goldstandard gilt die sehr aufwendige doppelblinde, plazebokontrollierte Provokation; in der klinischen Praxis ist meist ein etwas einfacheres Vorgehen möglich. Sorgfältige Dokumentation aller wichtigen Befunde während des Testablaufs ist notwendig.

Indikationen

Provokationstests sind immer dann nötig, wenn die klinische Relevanz eines vermuteten Auslösers sicher nachgewiesen werden muss. Insbesondere zu nennen sind:

» Unklarheit über die Übereinstimmung zwischen der Anamnese einer bedeutsamen Überempfindlichkeitsreaktion und den Parametern einer Sensibilisierung
» Nachweis einer „Pseudo-Allergie" vom Soforttyp (beispielsweise durch Schmerzmittel, Konservierungs- oder Farbstoffe, biogene Amine)
» Gutachterliche Fragestellungen, insbesondere Überprüfung der Reaktionslage gegenüber Berufsstoffen
» Geplante Hyposensibilisierung (spezifische Immuntherapie) mit Aeroallergenen
» Überprüfung der Wirksamkeit einer Hyposensibilisierung (spezifische Immuntherapie) mit Insektengiften
» „Ungewöhnliche" Überempfindlichkeitsreaktionen, beispielsweise mit unüblichen Organmanifestationen

In bestimmten Situationen sind Provokationstests auch dazu geeignet, die Verträglichkeit bestimmter Substanzen, vor allem von Arzneistoffen wie Schmerz- oder örtlichen Betäubungsmitteln, zu belegen.

Methoden

Bei allen Provokationstests können schwere, auch über die bisherigen Symptome hinausgehende Reaktionen auftreten. Dabei kann es auch zu systemischen Symptomen bis hin zur lebensbedrohlichen Anaphylaxie kommen. Provokationstests müssen daher sorgfältig geplant, durchgeführt und überwacht werden. Testarzt und medizinisches Assistenzpersonal müssen mit der Behandlung von Notfällen vertraut sein, eine geeignete Notfallausrüstung muss zur Verfügung stehen. Für Provokationstests mit höherem Risiko wird der Patient stationär aufgenommen.

Bei Provokationstests wird die „natürliche" Auslösesituation möglichst realistisch nachgestellt. Die wichtigsten Verfahren sind:

)) Konjunktivale, nasale oder bronchiale Provokation mit luftübertragenen Allergenen (Aeroallergenen)

)) Orale Provokation mit Arznei- oder Nahrungsmittel-Inhaltsstoffen

)) Subkutane Provokation mit Arzneistoffen

)) Stichprovokation mit einem lebenden Insekt zur Therapiekontrolle bei Bienen- oder Wespengiftallergie.

Bei der *nasalen* beziehungsweise *bronchialen Provokation* werden mit ausreichendem zeitlichem Intervall ansteigende Allergendosen in die Nase [15, 29] beziehungsweise in die Lunge [12, 13, 22] eingebracht. Mit Messgeräten wird die Reaktion der Atemwege vor und nach den Allergenkontakten überprüft. Eine messbare Einschränkung der Atemfunktion sowie das Auftreten klinischer Symptome einer Rhinitis, eines Asthma oder einer Alveolitis weisen auf eine Reaktion hin.

Bei der *konjunktivalen Provokation* wird die Allergenlösung auf die Augenbindehaut aufgebracht; eine positive Reaktion ist durch Rötung, Juckreiz und Augentränen (Konjunktivitis) gekennzeichnet, die nach einem Symptomscore bewertet wird [1, 14].

Mit *oralen Provokationstests* werden Überempfindlichkeitsreaktionen auf Arznei- oder Nahrungsmittel-Inhaltsstoffe diagnostiziert [18, 24, 26, 42]. Solche Tests werden vor allem zur Klärung von Anaphylaxie, Ekzemen oder Arzneiexanthemen vorgenommen. Die Beurteilung erfolgt durch sorgfältige Erfassung auftretender Symptome, die soweit als möglich auch quantitativ gemessen werden (beispielsweise Lungenfunktions- oder Blutdruckmessung bei Anaphylaxie). Weiter können bei manchen Reaktionen im Blut oder auch im Urin Botenstoffe allergischer Reaktionen bestimmt werden.

Beim *subkutanen Provokationstest* wird die Verträglichkeit von Medikamenten, beispielsweise bei Überempfindlichkeit gegen örtliche Betäubungsmittel, überprüft [33].

Der *Stichprovokationstest* mit einer lebenden Biene oder Wespe wird zur Kontrolle der Wirksamkeit einer Hyposensibilisierung bei Insektengiftallergie vorgenommen [34]. Kommt es hierbei erneut zu einer systemischen Reaktion, so kann durch Steigerung der Behandlungsdosis fast immer doch noch ein vollständiger Schutz erreicht werden.

In manchen Fällen kann es nötig sein, die Reaktion auf komplexe Auslösesituationen zu überprüfen. Beispielsweise werden zur Klärung der Frage, ob Kontakt im beruflichen Bereich ein bestimmtes Krankheitsbild auslöst, bestimmte Arbeitsplatzsituationen in einer Expositionskammer nachgestellt. Auch eine Beobachtung der Reaktion des Patienten auf eine Exposition am tatsächlichen Ort der vermuteten Auslösung seiner Symptome (Arbeitsplatz, Wohnbereich) kommt in Betracht.

Kontraindikationen

Vor Provokationstests sind Nutzen und Risiko für den individuellen Patienten kritisch gegeneinander abzuwägen. Die wichtigsten Kontraindikationen sind:

» Risiko der Auslösung einer therapeutisch nicht sicher beherrschbaren Testreaktion

» Fehlende Kooperationsfähigkeit oder -bereitschaft des Patienten

» Schwangerschaft

» Erkrankungen oder die Anwendung von Medikamenten, die das Testergebnis verfälschen können oder das Testrisiko bedeutsam erhöhen (beispielsweise deutliche Einschränkung der Lungenfunktion oder Anwendung von Betablockern bei Provokation von Soforttyp-Reaktionen)

Stellenwert

Eine eindeutige Reaktion im Provokationstest sichert die klinische Überempfindlichkeit gegenüber einem Auslöser. Demgegenüber ist bisher der Beweis der Verträglichkeit einer Substanz nicht sicher zu führen, da das Auftreten einer Reaktion von komplexen Einflusskombinationen abhängen kann, deren Komponenten über den vermuteten allergischen oder pseudoallergischen Auslöser hinaus oft nicht oder nur unzureichend bekannt sind.

Provokationstests sind aufwendig, mit einem gewissen Risiko behaftet und für den Patienten belastend. Aus diesem Grunde wird auf sie oft verzichtet, obwohl sie für eine sichere Diagnose nötig sind. Dies kann schwerwiegende Fehlschlüsse zur Folge haben: Werden beispielsweise klinisch nicht relevante Sensibilisierungen als Allergie gedeutet und behandelt, so ist der Patient durch unnötige Pharmakotherapie, Karenzmaßnahmen oder Hyposensibilisierung sinnlos belastet, und es entstehen nicht zu rechtfertigende Kosten.

Forderungen und Vorschläge zur Verbesserung der Allergiediagnostik

» Es gibt einen erheblichen Forschungsbedarf zur Weiterentwicklung von In-vitro-Tests, insbesondere eine allgemein gültige Standardisierung der Methoden ist überfällig. Die hierfür geeigneten Verfahren (z. B. biotechnologisch hergestellte allergenspezifische humane IgE-Antikörper sowie rekombinante „molekulare" Allergene) wurden in den letzten Jahren entwickelt und müssen nun im Konsens von Fachgesellschaften, Testherstellern und regulatorischen Instanzen zur Verbesserung der Qualität eingebracht werden. Für die Verbesserung der Qualität muss jedoch auch ein belastbares Budget geschaffen werden, das sich von der Vergütung bei traditionellen IgE-Tests mit Allergenextrakten abgrenzt.

» Aus einer Standardisierung ergibt sich vor allem die Möglichkeit, Ergebnisse unterschiedlicher Testverfahren oder verschiedener Labors vergleichbar zu machen; dies ist insbesondere für die Messung spezifischer IgE-Antikörper anzustreben. Bei gestiegenem Kostendruck gibt es eine Reihe von Entwicklungen mit dem Ziel,

Tests auf spezifische IgE-Antikörper technisch zu vereinfachen und damit kostengünstiger zu machen. Aber auch solche Tests müssen den Qualitätsanforderungen genügen. Ringversuche als wichtiges Mittel der Qualitätskontrolle sollten über eine Aufnahme in die Laborrichtlinie der Bundesärztekammer (RiliBÄK) bindend werden.

» Ein wichtiges Ziel ist die Entwicklung von Labortests, die sensibilisierte gesunde Menschen von Allergiekranken unterscheiden können. Die Validierung von Testergebnissen – die sowohl „falsch positiv" als auch „falsch negativ" sein können – erfolgt bisher immer am Patienten: Klinisches Bild, Haut- und gegebenenfalls Provokationstests müssen herangezogen werden, um die Relevanz zu beurteilen. Tests mit unmittelbar klinisch relevanten Aussagen sind wünschenswert.

» Ebenso wichtig ist das Ziel der Entwicklung von Labortests, die einen Behandlungserfolg der allergenspezifischen Immuntherapie (Hyposensibilisierung) vorhersagen lassen.

» Für allergische Erkrankungen, die nicht IgE-vermittelt sind, fehlen bisher einfache, zuverlässige Labortests vollständig. Hier besteht ein erhöhter Forschungsbedarf, insbesondere was die Entwicklung solcher Tests für allergische Spättyp-Reaktionen anbelangt.

» Eine kostendeckende Haut- und In-vitro-Diagnostik muss möglich werden! Der Allergiekranke muss die nötige Diagnostik erhalten können – wenn Indikationsstellung und Bewertung in der Hand von qualifizierten, allergologisch weitergebildeten Ärzten liegen, sollte dies auch zu realisieren sein. Insofern ist auch in Zeiten knapper Ressourcen und um sich greifender Höchstwertbeschränkungen in den medizinischen Vergütungs- und Honorarsystemen uneingeschränkt die Forderung aufzustellen, dass in diagnostisch schwierigen und somit begründeten Ausnahmefällen der allergologisch weitergebildete Arzt den pro Patient geltenden Höchstwertbetrag überschreiten kann.

» Eine Grundvoraussetzung für Fortschritte bei der Versorgung der Allergiekranken ist die Verbesserung der Aus- und Weiterbildung: Während des Studiums der Medizin kommt Allergologie praktisch nicht vor, in der Weiterbildung der Organfächer hat sie keinen hohen Stellenwert. Aber auch bei der Weiterbildung zum Allergologen gibt es Defizite: Besseres Wissen über die Pathophysiologie allergischer Erkrankungen sowie über sinnvolle oder sinnlose Labortests muss erreicht werden. Dies ist im „Curriculum Allergologie", das der Bundesärztekammer zur Beschlussfassung vorgelegt wurde, ausdrücklich berücksichtigt [41]. An der Schwelle zum Zeitalter der klinischen Anwendung von molekularer Allergiediagnostik und -Immuntherapie sollten alle allergologisch tätigen Ärzte die internationale Allergennomenklatur als gemeinsame Kommunikationsbasis erlernen und in der Folge sicher anwenden. Hierzu zählt auch das Wissen über klinisch relevante Struktur- und Funktionseigenschaften der wichtigsten Allergene und Allergengruppen. Hier muss die Allergologie anderen Bereichen der Medizin nachfolgen, in denen die „molekulare Revolution" bereits stattgefunden hat (z. B. Infektionsdiagnostik bei

Hepatitisverdacht) und die Patienten nachfolgend eine deutlich messbare Qualitätsverbesserung in Diagnostik und Therapie erfahren haben.

❱❱ Provokationstests müssen integraler Bestandteil der allergologischen Weiterbildung sein.

❱❱ Provokationstests sind nicht durchführbar, wenn sie nicht ausreichend vergütet werden. Neuere Vergütungsstrukturen (EBM 2000, DRG) wurden ohne vorherige Berücksichtigung qualifizierter allergologischer Diagnostik erstellt. Es erfolgten hier zum Teil zwar sachgerechte Anpassungen, die aber nur bedingt dafür sorgten, dass die adäquate Versorgung Allergiekranker in Deutschland kostendeckend möglich ist. Patienten mit Diagnosen im Allergiebereich sind daher gegenüber Patienten mit Diagnosen in anderen Bereichen, die wesentlich lukrativer in der Kostendeckung sind, häufig im Nachteil. Dies ist umso bedenklicher, da es sich bei den allergiekranken Patienten häufig um Kinder, Jugendliche oder junge Erwachsene im erwerbsfähigen Alter handelt, die im Sinne der Gesellschaft möglichst schnell durch adäquate Allergiediagnostik und -therapie in Schule, Ausbildung oder Beruf zurückgeführt werden sollten.

❱❱ Es müssen nebenwirkungsärmere diagnostische Verfahren entwickelt werden, durch die aufwendige Provokationstests teilweise oder ganz ersetzt werden können.

❱❱ Die Diagnose aus Labordiagnostik (z. B. die Bestimmung von allergenspezifischen IgE-Antikörpern) und den klinischen Befunden sollte nur durch allergologisch weitergebildete Ärzte erfolgen.

❱❱ Durch interdisziplinäre Zentren für Allergologie, die sowohl im ambulanten als auch im stationären Bereich angesiedelt sein müssen, kann die Qualität der Versorgung gesteigert und der Aufwand für Diagnostik und Therapie verringert werden.

❱❱ Trotz nachgewiesener Untauglichkeit werden obskure Testverfahren regelmäßig unter neuen Bezeichnungen für die Allergiediagnostik angeboten: ALCAT-Test (früher zytologischer Nahrungsmitteltest), Bioresonanzverfahren, Bioresonanzbluttest, elektromagnetischer Bluttest, Elektroakupunktur, IgG-Bestimmung auf Nahrungsmittelallergene, Kinesiologie u.v.a. Irreführende Berichterstattung durch die Medien, Bewerbung in medizinischen Zeitschriften und Kostenübernahme durch die Versicherungsträger (z.T. private Versicherer) sollten zukünftig unterbleiben.

Literatur

1. Bergmann KC, H Müsken. Durchführung und Bewertung des konjunktivalen Allergentests. Allergo J 1993; 3: 274–276.
2. Bergmann KC, Müsken H. Kutane Tests. In: Przybilla B, Bergmann HC, Ring J, eds: Praktische allergologische Diagnostik. Darmstadt: Steinkopf, 2000; 9–22.
3. Bjorksten B. Immunological outcome measures. Eur Respir J Suppl 1996; 21: 225–275.
4. Boluda L, Fernandez-Caldas E, Berrens L. The role of IgG in type-I allergy: an unsolved problem. J Investig Allergol Clin Immunol 1997; 7: 205–210.
5. Braren I, Blank S, Seismann H, et al. Generation of human monoclonal allergen-specific IgE and IgG antibodies from synthetic antibody libraries. Clin Chem 2007; 53: 837–844.
6. Braren I, Greunke K, Grunwald T, et al. Chimeras of human IgE receptor a-chain and avian constant immunoglobulin domains for the determination of serum IgE. Allergy 2009; 64 (Suppl. 90): 81–82.

7. Brehler R, Becker D, Merk H. MELISA – In-vitro Test zum Nachweis einer Kontaktallergie? Eine Stellungnahme der Deutschen Kontaktallergie-Gruppe. Hautarzt 1998; 49: 418–419.

8. de Groot AC. Patch testing. Test concentrations and vehicles for 3700 chemicals, Second edition. Amsterdam London New York Tokyo: Elsevier, 1994.

9. de Weck AL. Zellulärer Antigen-Stimulierungs-Test (CAST) Allergologie 1997; 20: 487–502.

10. Frosch PJ, Pilz B, Peiler D, Dreier B, Rabenhorst S. Die Epikutantestung mit patienteneigenen Produkten. In: Plewig G, Przybilla B, eds. Fort-schritte der praktischen Dermatologie und Ve-nerologie. Berlin Heidelberg: Springer Verlag, 1997; 166–181.

11. Fuchs Th, Gutgesell C. Epikutantest. In: Przy-billa B, Bergmann K-C, Ring J, eds. Praktische allergologische Diagnostik. Darmstadt: Steinkopff, 2000; 23–39.

12. Gonsior E, Henzgen M, Jörres RA, et al. Leitli-nie für die Durchführung bronchialer Provoka-tionstests mit Allergenen. Teil I. Deutsche Ge-sellschaft für Allergologie und klinische Immunologie. Allergo J 2001; 10: 193–199.

13. Gonsior E, Henzgen M, Jörres RA, et al. Leitli-nie für die Durchführung bronchialer Provoka-tionstests mit Allergenen. Teil II. Deutsche Ge-sellschaft für Allergologie und klinische Immunologie. Allergo J 2001; 10: 257–264.

14. Gronemeyer U. Konjunktivale Provokation. In: Heppt W, Bachert C, eds. Praktische Allergolo-gie. Stuttgart: Thieme, 1998; 67–68.

15. Hauswald B. Der nasale Provokationstest. In: Heppt W, Bachert C, eds. Praktische Allergolo-gie. Stuttgart: Thieme, 1998; 55–59.

16. Hertl M, Merk HF. Lymphocyte activation in cutaneous drug reactions. J Invest Dermatol 1995; 105: 95S–98S.

17. Holgate S, Buhl R, Bousquet J, Smith N, Pa-nahloo Z, Jimenez P. The use of omalizumab in the treatment of severe allergic asthma: A clinical experience update. Respir Med 2009; 103: 1098–1113.

18. Jäger L, Wüthrich B. Nahrungsmittelallergien und -intoleranzen. Ulm: Fischer, 1998.

19. Kassenärztliche Bundesvereinigung. Bekanntga-ben der Herausgeber. Dtsch Arztebl 2008; 105: A1682–1698.

20. Kassenärztliche Bundesvereinigung. Bekanntga-ben der Herausgeber. Dtsch Arztebl 2009; 106: A1267.

21. Kleine-Tebbe J. Basophil histamine release by freshly prepared food extracts. Allergy Proc 1993; 14: 255–258.

22. Kroidl RF, Nowak D, Seysen U. Bewertung und Begutachtung in der Pneumologie. Empfehlungen der Atemwegsliga und der Deutschen Gesellschaft für Pneumologie. Stuttgart New York: Thieme, 2000.

23. Meyaard L, Schuitemaker H, Miedema F. T-cell dysfunction in HIV infection: anergy due to de-fective antigen-presenting cell function? Immunol Today 1993; 14: 161–164.

24. Niggemann B, Kleine-Tebbe J, Saloga J, et al. Standardisierung von oralen Provokationstests bei IgE-vermittelten Nahrungsmittelallergien. Posi-tionspapier der Arbeitsgemeinschaft Nahrungs-mittelallergie der DGAI. Allergo J 1998; 7: 45–50.

25. Ollert M, Weissenbacher S, Rakoski J, Ring J. Allergen-specific IgE measured by a continuous random-access immunoanalyzer: interassay com-parison and agreement with skin testing. Clin Chem 2005; 51: 1241–1249.

26. Przybilla B, Ruëff F. Orale Provokation. In: Przybilla B, Bergmann K-C, Ring J (Hrsg). Prak-tische allergologische Diagnostik. Darmstadt: Steinkopff, 2000; 87–99.

27. Rasanen L, Tuomi ML. Diagnostic value of the lymphocyte proliferation test in nickel contact allergy and provocation in occupational coin dermatitis. Contact Dermatitis 1991; 27: 250–254.

28. Renz H, Becker W-M, Bufe A, et al. In-vitro-Allergiediagnostik. Positionspapier der Deutschen Gesellschaft für Allergologie und klinische Im-munologie. Allergo J 2002; 11: 492–506.

29. Riechelmann H, Bacher C, Goldschmidt O, et al. Durchführung des nasalen Provokationstests bei Erkrankungen der oberen Atemwege. Posi-tionspapier der Deutschen Gesellschaft für Aller-gologie und klinische Immunologie (Sektion HNO) gemeinsam mit der Arbeitsgemeinschaft Klinische Immunologie, Allergologie und Um-weltmedizin der Deutschen Gesellschaft für Hals-Nasen-Ohrenheilkunde, Kopf- und Hals-Chir-urgie. Allergo J 2002; 11: 29–36.

30. Ring J. Angewandte Allergologie, 3. Auflage. München: Urban & Vogel, 2004.

31. Ruëff F, Przybilla B. Hauttests bei Soforttyp-Allergie. In: Korting HC, Sterry W (Hrsg). Diag-nostische Verfahren in der Dermatologie. Berlin-Wien: Blackwell. 1997; 87–98.

241

32. Ruëff F. Epikutantest bei Patienten. In: Braun-Falco O, Gloor M, Korting HC (Hrsg). Nutzen und Risiko von Kosmetika. Berlin: Springer; 2000; 55–68.

33. Ruëff F, Kick G, Przybilla B. Besondere Provokationstests mit Arzneistoffen. In: Przybilla B, Bergmann K-C, Ring J (Hrsg). Praktische allergologische Diagnostik. Darmstadt: Steinkopff, 2000; 148–154.

34. Ruëff F, Przybilla B. Der Stichprovokationstest. In: Przybilla B, Bergmann K-C, Ring J (Hrsg). Praktische allergologische Diagnostik. Darmstadt: Steinkopff, 2000; 155–158.

35. Schnuch A, Geier J, Uter W, et al. National rates and regional differences in sensitization to allergens of the standard series. Contact Dermatitis 1997; 37: 200–209.

36. Schnuch A, Aberer W, Agathos M, et al. Leitlinie der Deutschen Dermatologischen Gesellschaft (DDG) und der Deutschen Gesellschaft für Allergologie und klinische Immunologie (DGAI). Allergo J 2002; 11: 242–245.

37. Schulz KH, Fuchs Th. Der Epikutantest. In: Fuchs T, Schulz H (Hrsg). Manuale allergologicum. Deisenhofen: Dustri, 1993.

38. Wahn V. Differentialdiagnose kindlicher Immundefekte. Pädiatr Prax 1998; 55: 79–100.

39. Weidinger S, Gieger C, Rodriguez E, et al. Genome-wide scan on total serum IgE levels identifies FCER1A as novel susceptibility locus. PLoS Genet 2008; 4: e1000166.

40. Wenning J, Kersten W, Ring J. Kommentar des Ärzteverbandes Deutscher Allergologen (ÄDA) zur Neufassung des Einheitlichen Bewertungsmaßstabs (EBM) für die ärztlichen Leistungen gemäß §87 Abs. 2 SGB V mit Unterstützung der Deutschen Gesellschaft für Allergie und Immunitätsforschung (DGAI). Allergo J 1995; 4: 414–418.

41. Werfel T, Kapp A, Bachert K, Wenning J, Schmidt-Ott G. Curriculum Allergologie – Texte und Materialien der Bundesärztekammer zur Fortbildung und Weiterbildung. Allergo J 2000; 4: 202–214.

42. Werfel T, Fuchs Th, Reese I, et al. Vorgehen bei vermuteter Nahrungsmittelallergie bei atopischer Dermatitis. Positionspapier der Arbeitsgruppe Nahrungsmittelallergie der Deutschen Gesellschaft für Allergologie und klinische Immunologie. Allergo J 2002; 11: 386–393.

4.3 Allgemeines Behandlungskonzept von Allergien

Aus der Kenntnis des klinischen Krankheitsbildes, der Pathophysiologie der allergischen Reaktion und den Ergebnissen der verschiedenen diagnostischen Verfahren ergibt sich ein individuelles Behandlungskonzept für den Patienten. Dabei wird zwischen kausalen (ursächlichen) und symptomatischen (Beschwerden lindernden) Therapieverfahren unterschieden. Daneben kommt der Mitbehandlung von Begleiterkrankungen (z. B. Infektionen) eine wichtige Rolle zu.

Die einzelnen Schritte im Behandlungskonzept von Allergien schließen einander nicht aus. So kann und muss durchaus während einer spezifischen Hyposensibilisierung auch symptomatisch behandelt werden, wenn der Patient Beschwerden verspürt. Man unterscheidet auch zwischen Immuntherapie (z. B. spezifische Hyposensibilisierung) und Pharmakotherapie (Behandlung mit Medikamenten). Auch Phytopharmaka (pflanzliche Stoffe) haben Eingang in die Allergiebehandlung gefunden. Daneben werden von verschiedener Seite immer neue Verfahren der sogenannten „alternativen" oder „komplementären" Medizin vorgeschlagen, die größtenteils einer wissenschaftlichen Überprüfung nicht standgehalten haben. Das Weißbuch konzentriert sich auf wissenschaftlich bewiesene und allgemein akzeptierte Behandlungsverfahren (s. Kap. 4.7 „Alternative Methoden").

Die wirksamste kausale Behandlung von Allergien besteht in der Meidung des auslösenden Allergens, der sogenannten Allergenkarenz. Dies macht unmittelbar klar, wie wichtig eine sachgerechte Allergiediagnostik für die Therapie des Betroffenen ist. Es gibt wenige Disziplinen in der Medizin, bei denen Diagnostik und Therapie ähnlich nahe beieinander liegen wie in der Allergologie. Merke: „Nicht jeder Schnupfen im Sommer ist ein Heuschnupfen, nicht jeder Schnupfen im Winter ist eine Erkältung!"

Zur Allergenkarenz gehören die Wohnraumsanierung (z. B. Hausstaubmilbenallergie) ebenso wie die Ausschaltung der unspezifischen Reize, bei berufsbedingten Allergien unter Umständen eine Intervention am Arbeitsplatz unter Beteiligung des Betriebsarztes oder der Berufsgenossenschaft, ggf. ein Tätigkeits- oder Berufswechsel, Rehabilitationsaufenthalte (Kap. 4.10) in allergenfreiem Milieu (Seeklima, Hochgebirge) sowie gezielte diätetische Verfahren bei Nahrungsmittelallergien (Kap. 3.13).

Besteht keine Möglichkeit der Allergenkarenz (wie z. B. bei Pollen in Mitteleuropa), erfolgt die kausale Therapie der fehlgeleiteten Immunreaktion, die durch eine allergenspezifische Immuntherapie (Hyposensibilisierung) erfolgreich umgestimmt werden kann (Kap. 4.5).

Auch die Therapie mit Medikamenten (Kap. 4.4) bietet unterschiedliche Ansatzpunkte (Tab. 1).

Das Behandlungskonzept setzt eine von Vertrauen getragene Zusammenarbeit zwischen Arzt und informiertem Patienten voraus und schließt auch die Beachtung möglicher psychosomatischer Interaktionen mit ein (Kap. 3.16).

Tab. 1: Verschiedene Ansatzpunkte im Gesamt-Behandlungskonzept von Allergien.

Allergenzufuhr	Karenz (z.B. Wohnraumsanierung, Diät, Rehabilitation, Arbeitsplatz-Intervention)
krankmachende Immunreaktion	allergenspezifische Immuntherapie (Hyposensibilisierung)
Hemmer der Mediatorenfreisetzung	Mastzellstabilisatoren
Entzündungshemmung	Glukokortikosteroide, Kalzineurin-Inhibitoren

Rezeptor-Antagonisten
    Histamin
    Leukotriene
	
	Antihistaminika
	Leukotrien-Antagonisten

spezifische Therapie am Endorgan	Bronchien erweiternde Stoffe, physikalische Therapie, Hautpflege, Wiederherstellung gestörter Barriere
Psyche	Psychopharmaka, Psychotherapie

4.4 Medikamentöse Behandlung (Pharmakotherapie)

Einleitung

Grundsätzlich versucht man mit der antiallergischen medikamentösen Behandlung die durch unterschiedliche allergische Reaktionen ausgelösten geweblichen Veränderungen (Entzündungsreaktionen) und dadurch ausgelöste Beschwerden zu unterdrücken. Zahlreiche Organe können von allergischen Erkrankungen betroffen sein. In Abhängigkeit von dem erkrankten Organ kommen mehrere Wirkstoffgruppen zum Einsatz, die sich in Wirkungsweise und Angriffspunkt unterscheiden. Bei gezielter und unter Umständen kombinierter Anwendung können durch die Langzeittherapie mit diesen Arzneimitteln bei vielen Patienten die Beschwerden deutlich reduziert oder sogar völlig zum Verschwinden gebracht werden. Zumindest kann aber dauerhaften Schäden vorgebeugt werden. Besonders erfolgreich ist die Therapie allergischer Erkrankungen im Kindesalter, da hier meist noch keine Folgeschäden vorliegen.

Indikation

Eine medikamentöse antiallergische Behandlung kommt in erster Linie dann in Frage, wenn eine Allergenkarenz nicht zur Beschwerdefreiheit führt oder nicht durchführbar ist, z. B. bei Pollenallergie.

Konkret ist eine antiallergische medikamentöse Behandlung indiziert

» wenn trotz Allergenkarenz akute/chronische Beschwerden bestehen,

» wenn eine Allergenmeidung schwierig oder nicht möglich ist,

» wenn die Zeit bis zur endgültigen diagnostischen Klärung überbrückt werden muss,

» wenn andere Therapieformen noch nicht greifen oder kontraindiziert sind bzw. das Behandlungsergebnis unbefriedigend ist (z. B. spezifische Immuntherapie),

» wenn anaphylaktische Reaktionen aufgetreten sind.

Eine medikamentöse Behandlung ist oft auch in der Anfangsphase der Therapie erforderlich – auch wenn eine Allergenvermeidung möglich ist, zunächst aber nur eine Abschwächung der Krankheitszeichen (Symptome) erreicht wird.

Einteilung der Antiallergika

Antiallergika in engerem Sinn sind Substanzen, die die Freisetzung von Entzündungsmediatoren aus Basophilen und Mastzellen hemmen. In diesem Kapitel sollen darüber hinaus aber weitere, wichtige Medikamente zur Behandlung von allergischen Erkrankungen berücksichtigt werden.

Seit die chronische Entzündung in der Pathogenese der allergischen Erkrankungen als herausragendes Charakteristikum erkannt wurde, hat sich die Pharmakotherapie zugunsten der antientzündlichen Therapie als Mittel der ersten Wahl in der Basistherapie verändert. Antiallergika werden nach ihrer Wirkungsweise eingeteilt in Entzündungshemmer, die bei regelmäßigem Einsatz den chronischen Veränderungen entgegenwirken, und in Medikamente, die im Falle von akuten Beschwerden bedarfsweise gegeben werden.

Zu den Entzündungshemmern gehören die Glukokortikoide, Antihistaminika, Leukotrien-Rezeptor-Antagonisten, Immunmodulatoren (z. B. die topischen Kalzineurin-Inhibitoren), Cromone und indirekt auch die monoklonalen, gegen IgE und Interleukin 5 gerichteten Antikörper.

Einige Entzündungshemmer, wie die Antihistaminika, können gleichzeitig zu einer relativ raschen Linderung akuter Beschwerden, z. B. bei Heuschnupfen, führen.

Die Medikamente, die bei akuten Beschwerden ausschließlich bedarfsweise eingesetzt werden, zeichnen sich durch einen raschen Wirkungseintritt aus. Beim allergischen Schnupfen – der allergischen Rhinitis – sind es die Xylometazolinpräparate, die die Nasenschleimhaut zur Abschwellung bringen. Beim Asthma bronchiale sind es die antiobstruktiv wirkenden Bronchodilatatoren. Dazu zählen die Beta-2-Sympathomimetika und die Anticholinergika, die überwiegend inhaliert werden, sowie Theophyllin, das oral und intravenös verabreicht wird. Ihr Effekt beruht im Wesentlichen darauf, dass sie das Kalzium im Zytoplasma der glatten Muskelzelle vermindern und dadurch eine Relaxation der spastischen Muskulatur herbeiführen.

Während die bedarfsweise eingesetzten Medikamente in erster Linie symptomatisch wirken, d. h. keinen wesentlichen Einfluss auf die der Krankheit zugrunde liegenden Gewebeveränderungen haben, verändern die antientzündlichen Medikamente die verschiedenen allergischen geweblichen Reaktionen maßgeblich.

Generell muss sich der Einsatz all dieser Medikamente, seien sie eher antientzündlich oder abschwellend bzw. antiobstruktiv wirksam, nach der Reaktionsstärke sowie vor allem nach dem erkrankten Organ richten.

Zahlreiche Zellen sind an den o. g. geweblichen Veränderungen beteiligt, wie T-Lymphozyten, Mastzellen, Basophile, Eosinophile und ihre Mediatoren wie Histamin, Leukotriene, Prostaglandine usw. Daher ist es nicht erstaunlich, dass die o. g. Medikamente mit unterschiedlichem Erfolg bei den verschiedenen allergischen Erkrankungen angewendet werden können.

Einzelne Medikamente oder Medikamentengruppen werden nur bei bestimmten Organmanifestationen eingesetzt. So werden z. B. die topischen Immunmodulatoren (TIM) Pimecrolimus und Tacrolimus ausschließlich beim atopischen Ekzem verwendet. Der monoklonale IgE-Antikörper (Omalizumab) ist nur für das allergische Asthma bronchiale in seiner schweren Verlaufsform zugelassen, wenngleich einzelne klinische Beobachtungen – entsprechend den pharmakologischen Eigenschaften monoklonaler IgE-Antikörper – auch Indikationen bei Nahrungsmittelallergie, allergischer Rhinitis oder atopischem Ekzem andeuten.

Glukokortikoide dagegen werden bei den unterschiedlichsten Manifestationsformen allergischer Erkrankungen wegen ihrer komplexen Wirkung verordnet. Sie werden lokal in verschiedenen Formen (Nasen-Spray, Dosieraerosole, Pulverinhalation, Inhalationslösung, Salben etc.) sowie systemisch in Form von Tabletten, Zäpfchen und intravenösen Injektionslösungen verwendet.

Wie bei jeder Pharmakotherapie sind auch bei der antiallergischen Behandlung neben den erwünschten auch immer die unerwünschten Arzneimittelwirkungen (Nebenwirkungen) zu berücksichtigen. Auf die Nebenwirkungen wird im Folgenden bei jedem besprochenen Medikament im Einzelnen eingegangen.

Entzündungshemmer (Glukokortikoide)

Die Glukokortikoide sind unsere effektivsten antientzündlich wirkenden Pharmaka. Dies gilt für allergische Erkrankungen sowohl der Haut als auch der Atemwege.

Wirkungsmechanismen

Auf molekularer Ebene wirken Glukokortikoide nach Bindung an spezifische Glukokortikoid-Rezeptoren im Zellkern und haben daher Auswirkungen auf die Synthese verschiedener Proteine. Außerdem können sich Glukokortikoid-Rezeptor-Komplexe an andere Faktoren binden und diese hemmen. Diese Komplexität der Wirkungsweise erklärt die vielfältigen pharmakologischen Effekte (Tab. 1).

Klinische Anwendung

Allergische Erkrankungen können interindividuell unterschiedlich stark ausgeprägt sein, aber auch intraindividuell in ihrer Ausprägung einen wechselnden Verlauf zeigen und den Patienten entsprechend mehr oder weniger stark beeinträchtigen.

Ein Beispiel ist das atopische Ekzem. Zur Optimierung des gewünschten Effektes und zur Minimierung des unerwünschten Effektes der Glukokortikoide sollte ihre Anwendung beim atopischen Ekzem in ein stadiumabhängiges Konzept eingeordnet werden, bei dem sowohl die galenische

Tab. 1: Antientzündliche Wirkung der Glukokortikoide

> ❱❱ Hemmung der Zytokin-Expression

> ❱❱ Hemmung proinflammatorischer Moleküle (Prostaglandine, Leukotriene, eosinophiles basisches Protein)

> ❱❱ Hemmung der Eosinophilenbildung und Begünstigung ihres Abbaus

> ❱❱ Hemmung des Gewebeeinstroms von Entzündungsmediatoren

> ❱❱ Ödemrückbildung durch Gefäßabdichtung

> ❱❱ verstärkte Expression von betaadrenergen Rezeptoren

Form der Grundlage (Lösung, Creme, Salbe) wie auch die unterschiedliche Potenz der verschiedenen Glukokortikosteroid-Präparate berücksichtigt werden muss.

Bei einem allergischen Kontaktekzem müssen Ausdehnung des Hautbefundes, kurze Behandlungsdauer bei möglicher Allergenkarenz oder längere Dauer bei schwierig zu realisierender Allergenkarenz oder gleichzeitig bestehender atopischer Diathese Berücksichtigung finden. Bei chronisch-irritativem Kontaktekzem sind Glukokortikoide eher kontraindiziert.

Bei allergischen Atemwegserkrankungen hat die Möglichkeit der topischen Anwendung ihren Einsatz und ihre Akzeptanz wesentlich erleichtert. Durch die lokale Behandlung der Nasenschleimhaut mittels Pumpspray und verschiedenen Inhalationsmöglichkeiten für die Bronchien – in Form von Dosieraerosolen, Pulverapplikatoren und mittels Inhalationslösung – ist es möglich geworden, unerwünschte Arzneimittelwirkungen deutlich zu reduzieren.

Die systemische Therapie, z. B. mittels Tabletten, wird daher immer seltener nötig. Inhalative Glukokortikoide sind heute als die wichtigsten Medikamente für die Langzeitbehandlung des Asthma bronchiale anzusehen. Sie verbessern die Lungenfunktion und die bronchiale Überempfindlichkeit durch Unterdrückung des entzündlichen Prozesses in den Atemwegen und verhelfen zu einer besseren Symptomkontrolle.

Die genannten Effekte gelten für die Zeit der Behandlung. Werden Glukokortikoide abgesetzt, kommt es innerhalb weniger Wochen zum Status quo ante, d. h. wieder zu einer gesteigerten bronchialen Reagibilität und schlechterer Symptomkontrolle.

Unerwünschte Arzneimittelwirkungen

Zu den Nebenwirkungen systemischer Kortisongaben gehören z. B. Ödemneigung (aufgedunsen sein), vermehrter Haarwuchs, Osteoporose, Fettansatz, Periodenunregelmäßigkeiten, Hautblutungen und andere Veränderungen an der Haut wie Hautatrophie, Dehnungsstreifen, Purpura etc. Kurzfristige Anwendung von oralen Kortikosteroiden führen seltener zu unerwünschten Arzneimittelwirkungen. Trotzdem sollten systemische Glukokortikoide, ob intermittierend oder dauerhaft verabreicht, in der niedrigsten noch effektiven Dosis gegeben werden. Eine systemische Therapie sollte stets bei einem Hautbefall von mehr als 25 % erwogen werden. Generell gilt die Devise: So viel wie nötig, so wenig wie möglich!

Eine wesentliche unerwünschte Arzneimittelwirkung bei Kindern und Jugendlichen ist der Einfluss auf das Wachstum.

Während bei noch wachsenden Asthmatikern mit schwerem Verlauf der Einsatz von inhalativen Glukokortikoiden durch die Verbesserung des Krankheitsbildes auch in höheren Dosen zunächst zu einem Aufholwachstum führt, kommt es bei Asthmatikern mit leichterem Verlauf unter den höheren Dosen sehr viel eher zu einer Wachstumsverzögerung. Da die Dosis, bei der Kinder und Jugendliche mit Wachstumsverzögerung reagieren, in Abhängigkeit der Glukokortikosteroid-Empfindlichkeit sehr unterschiedlich ist, muss sie individuell angepasst und gesteuert werden. Dosierungen bis zu 400 µg Budesonid und 200 µg Fluticason pro Tag (bzw. äquivalenter Dosierung der anderen inhalativen Glukokortikoide wie Mometason und Ciclesonid) gelten im Regelfall als nebenwirkungsfrei. Regelmäßige Wachstumskontrollen sind dennoch unerlässlich.

Bei einigen Patienten tritt unter Therapie Heiserkeit, bei einigen auch eine Soorinfektion des Mundes, seltener der Speiseröhre auf. Durch den Einsatz von Inhalationshilfen und durch regelmäßiges Spülen des Mundes nach Applikation können diese unerwünschten Arzneimittelwirkungen weitgehend vermieden werden. Bewährt hat sich in diesem Zusammenhang, die Inhalation vor dem Zähneputzen vorzunehmen, da bekanntermaßen durch die Zahnpflege der Spüleffekt im Mund am intensivsten ist.

Antihistaminika
Wirkungsmechanismen

Während Glukokortikoide ihren zentralen Angriffsort im Zellkern besitzen, binden Antihistaminika als Rezeptor-Antagonisten klassischerweise an die Strukturen der Zellmembran.

Klinische Anwendung

Einer der wichtigsten endogenen Mediatoren der allergischen Sofortreaktion ist das Histamin. Es ist daher nicht erstaunlich, dass die pharmakologischen Antagonisten dieses Entzündungsvermittlers (Mediators) bei allergischen Reaktionen, die H_1-Antihistaminika, zu den vier größten Arzneimittelgruppen des globalen Pharmakamarktes gehören.

Die wichtigsten Indikationen der Antihistaminika sind Urtikaria und Rhinitis allergica. Dabei sind in der Regel zur Behandlung der Urtikaria höhere Dosierungen notwendig als in der Therapie der Rhinitis allergica. Auch zur Behandlung des Juckreizes bei atopischem Ekzem werden Antihistaminika verwendet, müssen dabei aber im Rahmen eines therapeutischen Gesamtmanagements stehen.

Unerwünschte Arzneimittelwirkungen

Die unerwünschten Arzneimittelwirkungen der Antihistaminika sind in erster Linie zentralnervöser Art. Dazu zählt vor allem Müdigkeit, was aber in der Regel nur für die älteren Antihistaminika gilt. In seltenen Fällen wird auch das Auftreten von Epilepsien begünstigt. Weitere Nebenwirkungen sind Gewichtszunahme, Mundtrockenheit, lokalanästhetische Effekte wie z. B. Rhythmusstörungen des Herzens, Wechselwirkungen mit anderen Pharmaka und Alkohol. Besondere Aufmerksamkeit erregt hat eine mögliche Kumulation einzelner Antihistaminika mit nachfolgender kardialer Gefährdung aufgrund einer Beeinflussung der Kaliumkanäle des Herzreizleitungssystems. Durch genaue Kenntnis der beteiligten arzneimittelmetabolisierenden Enzyme, vor allem aber durch

die Neuentwicklung von Antihistaminika, bei denen solche Kumulationen nicht auftreten und die Beeinflussung des Herzreizleitungssystems geringer ist, wird auch diesem Risiko begegnet. Sicherheitsüberlegungen sind besonders wesentlich, wenn man sich die Häufigkeit der Anwendung von Antihistaminika und ihre Verwendung bei älteren Patienten, die diverse weitere Medikamente einnehmen, vor Augen führt.

Leukotrien-Rezeptorantagonisten (Antileukotriene, Leukotrienantagonisten)
Wirkungsmechanismen

Leukotriene sind potente Mediatoren, die Entzündungen durch den Einstrom bestimmter Zellen in unterschiedliche Gewebe fördern. Zudem führen Leukotriene auch zur Bronchialverengung. Bei asthmatischen Patienten kommt es während eines Asthmaanfalls zur vermehrten Bildung von Leukotrienen, die nicht durch Glukokortikoide blockiert werden können. Die primäre Wirkung der Leukotrien-Rezeptorantagonisten ist einerseits die Entzündungshemmung, andererseits auch eine – wenn auch geringe – Erweiterung der Bronchien.

Da Leukotriene Produkte des Arachidonsäure-Stoffwechsels sind, finden sich die wichtigsten Angriffspunkte der Leukotrien-Rezeptorantagonisten und anderer Antimediatoren in der Arachidonsäure-Kaskade. Man unterscheidet Leukotrien-Synthesehemmer sowie Leukotrien-Rezeptorantagonisten.

Die Rezeptorantagonisten richten sich gegen verschiedene Rezeptoren. Derzeit ist in Deutschland nur ein Vertreter dieser

Medikamentengruppe, Montelukast, auf dem Markt.

Klinische Anwendung

Die bronchodilatatorische Wirkung von Montelukast erreicht nicht die von Beta-2-Sympathomimetika. Es hat vor allem eine antiallergische Wirkung, die durch die Abnahme von Eosinophilen und die Senkung von NO in der Ausatemluft nachgewiesen werden konnte. Auch beim anstrengungsinduzierten Asthma ist ein protektiver Effekt von Montelukast belegt, der in der Langzeittherapie unverändert erhalten bleibt.

Unter Langzeittherapie mit Montelukast konnte eine deutliche Reduktion der Glukokortikosteroid-Dosis erreicht werden. Es konnte auch ein additiver Effekt von Leukotrien-Rezeptorantagonisten und Glukokortikoiden gezeigt werden. Besonders im Kleinkindesalter, in dem das infektinduzierte Asthma im Vordergrund steht, haben mehrere Studien gezeigt, dass die Zahl der durch Infekte ausgelösten Asthma-Episoden reduziert werden konnte.

Wegen der komplexen Wirkung von Montelukast und unter dem Gesichtspunkt der unbedingt anzustrebenden gemeinsamen Behandlung der gesamten Atemwege ist Montelukast auch zur Therapie der allergischen Rhinitis indiziert. Einige Untersuchungen haben einen günstigen Effekt der Kombination von Antihistaminika und Antileukotrienen bei der allergischen Rhinopathie belegt. Auch liegen einzelne Berichte über die Wirksamkeit von Montelukast bei Urtikaria vor, – insbesondere chronischer Urtikaria mit Analgetika-Intoleranz und Urtikaria mit physikalischen Auslösemechanismen.

Unerwünschte Arzneimittelwirkungen

Unerwünschte Arzneimittelwirkungen konnten bisher nicht belegt werden. Die Tatsache, dass das Churg-Strauss-Syndrom unabhängig von der Behandlung mit Leukotrien-Rezeptorantagonisten gleichermaßen häufig auftritt, lässt vermuten, dass es sich nicht um einen Substanzeffekt, sondern eher um ein Demaskierungsphänomen handelt, bei der durch die Leukotrien-Rezeptorantagonisten ermöglichten Reduktion der Glukokortikosteroid-Dosis. Das bei vielen Antiasthmatika beobachtete Phänomen der Non-Responder und Responder ist auch von Leukotrien-Rezeptorantagonisten bekannt. Ohne Wirkung bleiben Leukotrien-Rezeptorantagonisten bei etwa 40 % der Erwachsenen und damit deutlich öfter als bei Kindern, bei denen es etwa 20–30 % Non-Responder geben soll.

Anti-IgE-Antikörper
Wirkungsmechanismen

Ein neuer Therapieansatz mit einem rekombinanten humanen monoklonalen Antikörper (Omalizumab) gegen das Immunglobulin E (IgE) erlaubt es, das IgE als Schlüsselmolekül der allergischen Reaktionskaskade direkt zu blockieren. Omalizumab bindet nach subkutaner Applikation an das Fc-Fragment von zirkulierendem IgE und verändert so die IgE-Bindung an hoch- bzw. niedrigaffine IgE-Rezeptoren auf allergischen Effektorzellen.

Klinische Anwendung

Klinische Prüfungen bei Patienten mit allergischem Asthma und allergischer Rhinokonjunktivitis belegen die Wirksamkeit von Omalizumab bei allergischen Erkrankungen. Diese Anti-IgE-Antikörper werden bisher überwiegend als Zusatztherapie zur verbesserten Kontrolle des persistierenden, schweren, allergischen Asthma bronchiale ab dem 6. Lebensjahr eingesetzt und sind auch nur dafür zugelassen. Interessante Befunde liegen bei anderen IgE-vermittelten Erkrankungen wie Nahrungsmittelallergien, Urtikaria, Rhinitis und atopischem Ekzem vor.

Anti-Interleukin-5

Gegen Interleukin-5 gerichtete monoklonale Antikörper haben dagegen, trotz der großen Bedeutung eosinophiler Granulozyten in der Pathogenese allergischer Erkrankungen, zumindest in der Asthmatherapie bislang enttäuscht. Der Anti-IL5-Antikörper Mepolizumab zeigte in der Therapie des Hypereosinophilie-Syndroms einen glukokortikoidsparenden Effekt.

Topische Immunmodulatoren (Kalzineurin-Inhibitoren, Makrolactame)

Wirkungsmechanismus

Einen wichtigen Fortschritt der topischen Therapie des atopischen Ekzems stellt die Einführung der Kalzineurin-Antagonisten wie Tacrolimus (als Salbe 0,03 %ig oder 0,1 %ig) und Pimecrolimus (Creme 1 %ig) dar. Die Entzündungshemmung durch diese beiden Immunmodulatoren erfolgt über einen Eingriff in die Signalkaskade des Kalzineurins, wodurch spezifisch die Aktivierung von T-Lymphozyten gehemmt wird.

Das ähnlich wirkende Cyclosporin steht nur für die systemische Anwendung zur Verfügung.

Klinische Anwendung

Für beide Pharmaka konnte in Studien eine gute dosisabhängige Wirksamkeit nachgewiesen werden. Pimecrolimus entspricht dabei etwa einem Klasse-1-Glukokortikosteroid, während Tacrolimus mit einem Klasse-2-Glukokortikosteroid vergleichbar ist. Bei besonders schweren Fällen von atopischem Ekzem ist auch die systemische Anwendung von Cyclosporin möglich.

Unerwünschte Arzneimittelwirkung

Es fehlen die unerwünschten Wirkungen der Glukokortikoide wie vor allem die Atrophisierung der Haut bei der topischen Anwendung. In Einzelfällen wurde ein vorübergehendes Brennen nach dem Auftragen beobachtet. Eine sichere Beurteilung der immunmodulatorischen Effekte bei UV-Licht-Exposition ist erst in Zukunft möglich. Daher sollte eine vermehrte Sonnenlichtexposition bei regelmäßiger Anwendung der Präparate möglichst vermieden werden.

Cromone (Dinatriumcromoglicicum, Nedocromil)

Dinatriumcromoglicicum (DNCG)

Wirkungsmechanismen

Obwohl die letzten schlüssigen Beweise für den wahrscheinlich komplexen Wirkmechanismus von DNCG noch nicht vorliegen, kann festgehalten werden, dass diese Substanz ihre präventive Wirkung entfaltet:

➤➤ Durch eine Hemmung der IgE-vermittelten Mediatorenfreisetzung aus den Mastzellen, wobei allerdings die Mastzellen der Haut nicht beeinflusst werden

» Durch eine Modulation der reflexinduzierten Bronchokonstriktion

» Durch eine Reduktion der bronchialen Hyperreagibilität

Klinische Anwendung

DNCG kann bei den verschiedenen Manifestationsformen der IgE-vermittelten Allergie – vor allem im Kindesalter – über Jahre hinaus angewendet werden. Langzeitstudien konnten zeigen, dass auch nach 10 Jahren ein protektiver Effekt anhält und dass es unter dem Einfluss von DNCG zu einer progressiven Einsparung von Beta-2-Sympathomimetika und Glukokortikoiden kommt. DNCG wurde auch erfolgreich bei der Nahrungsmittelallergie eingesetzt. Das Problem der DNCG-Behandlung liegt in der im Vergleich zu Glukokortikoiden schwachen antientzündlichen Wirkung und in der Compliance: Bei einem relativ leichten Krankheitsbild viermal täglich inhalieren müssen: Das geht nur selten gut! DNCG-haltige Präparate werden daher heute nur noch in begründeten Fällen eingesetzt.

Unerwünschte Arzneimittelwirkungen

Die Inzidenz der unerwünschten Arzneimittelwirkungen von DNCG ist extrem niedrig und liegt wahrscheinlich unter 2 %. In erster Linie wird von der irritativen Wirkung auf die Bronchialschleimhaut bei Inhalation des Pulvers berichtet. Daneben kann es selten zu einem leichten Puritius und papulösen Dermatitiden kommen.

Nedocromil
Wirkungsmechanismen

In zahlreichen Untersuchungen wurde eine hemmende Wirkung von Nedocromil auf den eosinophilen und neutrophilen Einstrom in die Schleimhaut, die Histaminfreisetzung aus Mastzellen und auf die zytotoxische Wirkung von Monozyten und Thrombozyten nachgewiesen.

Klinische Anwendung

Die antiinflammatorische Wirkung von Nedocromil wird der des DNCG gleichgesetzt. Wegen dieser eingeschränkten Wirksamkeit findet auch Nedocromil heute kaum mehr Anwendung.

Unerwünschte Arzneimittelwirkungen

Die Nebenwirkungsrate ist äußerst gering und beschränkt sich im Wesentlichen auf den unangenehmen Geschmack bei 10–15 % der Patienten.

Bedarfsmedikation

Beta–2-Sympathomimetika
Wirkungsmechanismen

Durch die Beta-2-Sympathomimetika wird der Kontraktionsmechanismus der glatten Muskulatur bei Asthma gehemmt, d. h. es tritt eine Relaxation der glatten Muskulatur ein. Beta-2-Sympathomimetika hemmen darüber hinaus die Mediatorenfreisetzung aus den Mastzellen und steigern über eine Aktivierung des Zilienapparates die mukoziliäre Clearance.

Klinische Anwendung

Die meisten Substanzen liegen als Dosieraerosol, in Pulverform und als Vernebler-lösung zur Inhalation vor, einige in Tablettenform und als Saft. Nur wenige Substanzen stehen auch zur intravenösen Applikation zur Verfügung. Im Vergleich zur oralen Gabe ist die inhalative Verabreichung mit einer größeren Effizienz und Selektivität der Wirkung am Bronchialsystem verbunden. Die inhalativen Beta-2-Sympathomimetika werden unterschieden in kurz, rasch und lang wirksame Therapeutika. Die Wirkdauer der kurz wirksamen Präparate beträgt 4 (bis 6) Stunden, der lang wirksamen Substanzen Formoterol und Salmeterol 10 (bis 12) Stunden. Dabei haben die inhalativen kurz wirksamen und rasch wirksamen Sympathomimetika einen raschen Wirkungseintritt. Bei den inhalativen lang wirksamen Sympathomimetika ist nur Formoterol rasch wirksam und kann in begründeten Fällen als Bedarfsmedikation eingesetzt werden.

Unerwünschte Arzneimittelwirkungen

Die häufigste unerwünschte Arzneimittelwirkung der Beta-2-Sympathomimetika ist ein feinschlägiger Tremor (8–12 Hertz) der Skelettmuskulatur, insbesondere der Hände. Der Tremor lässt in den meisten Fällen innerhalb von ca. 4 Wochen unter gleichbleibender Therapie nach. Daneben werden häufiger beobachtet: „Herzklopfen", selten auch leichte Tachykardie und Agitiertheit („Kaffeeschwips"). Das Auftreten von unerwünschten Arzneimittelwirkungen ist individuell sehr unterschiedlich. Auch bestehen Unterschiede zwischen den einzelnen Substanzen. Zu den unerwünschten Wirkungen bei einer Dauertherapie mit Beta-2-Sympathomimetika, seien sie kurz oder lang wirksam, zählt ein Wirkungsverlust unter Therapie und die Zunahme der bronchialen Reagibilität nach Therapie. Im klinischen Alltag stellt sich jedoch die Frage nach der klinischen Relevanz dieser Nebenwirkungen, da eine erhebliche Diskrepanz besteht zwischen subjektiver Symptomfreiheit und Verminderung des mittels Lungenfunktion messbaren Effektes. Aufgrund dieser Diskussion sollen langwirksame Beta-2-Sympathomimetika in der Dauertherapie nur in Kombination mit antiinflammatorischen Substanzen, vorzugsweise topischen Glukokortikoiden, verabreicht werden.

Anticholinergika
Wirkungsmechanismen

Es wird angenommen, dass Cholinergika durch Wirkung an unterschiedlichen Effektorsystemen den transmembralen Kalziumeinstrom in die Zellen der Atemwege, sowohl in die glatten Muskelzellen als auch in die Schleimhautzellen, erhöhen und dadurch Mechanismen der Bronchuskonstriktion hervorrufen. Unter Zugrundelegung dieses Konzepts muss in der Blockade dieses Effektorsystems ein pharmakologisches Prinzip für die Therapie der Bronchialobstruktion liegen. Ein Derivat des Atropins, das Ipratropiumbromid, verursacht die Nebenwirkungen seiner Muttersubstanz nur in hohen supratherapeutischen Konzentrationen und hat zudem auch vornehmlich eine periphere Wirkung, so dass es in der Asthmatherapie zur Bronchialerweiterung Anwendung gefunden hat.

Klinische Anwendung

Obwohl der Wirkungseintritt der Anticholinergika langsamer erfolgt als der Beta-2-Sympathomimetika, können sie wegen ihrer langen Wirkdauer (ca. 6 Stunden) und wegen ihrer gleichzeitigen spasmolytischen und bronchoprotektiven Wirkung sowohl als bronchialerweiterndes Medikament wie auch als Medikament in der

Dauertherapie eingesetzt werden. Die bronchodilatative Wirkung ist allerdings schwächer als die der Beta-2-Sympathomimetika. Insbesondere bei Toleranzentwicklung gegenüber Beta-2-Sympathomimetika, aber auch bei Patienten mit Unverträglichkeit gegenüber diesen Substanzen, werden sie bevorzugt angewandt. Außerdem dienen sie als Kombinationstherapeutika.

Unerwünschte Arzneimittelwirkungen

Systemische unerwünschte Arzneimittelwirkungen treten nur selten auf. Zuweilen werden von den Patienten als lokale Reaktion Mundtrockenheit und schlechter Geschmack im Mund angegeben.

Theophyllin

Da Theophyllinpräparate heute nur noch ausnahmsweise in der Therapie allergischer Erkrankungen eingesetzt werden, werden sie hier nicht ausführlich besprochen. Das Problem der Behandlung mit Theophyllinpräparaten – sei es in der Akut – oder Dauertherapie – liegt in dem schlechten Wirkungs-Nebenwirkungs-Verhältnis und in der geringen therapeutischen Breite mit der Notwendigkeit, den Serum-Theophyllin-Spiegel regelmäßig zu überwachen (Drug-Monitoring).

Behandlung des anaphylaktischen Schocks (s. Kap. 3.2)

Trotz einer sorgfältigen Prävention können anaphylaktische (akute allergische) Reaktionen sehr rasch und unerwartet auftreten. Die optimale Therapie richtet sich nach dem Schweregrad der Reaktion. Ein Konsenskonzept zur Behandlung des anaphylaktischen Schocks wurde kürzlich erst erarbeitet. Wenn die Zeichen der anaphylaktischen Reaktion nur auf die Haut beschränkt bleiben (Schweregrad I), kann die Anlage eines intravenösen Zugangs und die Gabe eines systemischen Antihistaminikums und ggf. eines Glukokortikosteroids ausreichend sein. Der Patient sollte nach einer solchen Reaktion für mehrere Stunden unter ärztlicher Beobachtung bleiben, um biphasische Verläufe, d. h. später einsetzende Verschlimmerungen der Reaktion, rechtzeitig zu behandeln, womit man in etwa 5 % der Fälle rechnen muss.

Der Schweregrad II der anaphylaktischen Reaktionen ist gekennzeichnet durch leichte Reaktionen des Kreislaufsystems wie geringgradiger Blutdruckabfall und Tachykardie, des Gastrointastinaltraktes wie Übelkeit und Bauchkrämpfe, sowie der Atemwege in Form von Heiserkeit, Fließschnupfen und/oder geringgradiger Luftnot. Bei einer beginnenden Kreislaufreaktion mit Blutdruckabfall muss zusätzlich zu den o.g. Medikamenten auch Adrenalin intramuskulär verabreicht werden. Falls vorwiegend die Atemwege betroffen sind, kann zunächst eine zusätzliche Inhalation mit einem Beta-2-Mimetikum oder alternativ mit einem Adrenalinpräparat erfolgen.

Der Schweregrad III ist durch Schock, Erbrechen, Stuhlabgang und schwere Luftnot, u. a. in Form eines zunehmenden Schwellungsgefühls im Halsbereich und eines Bronchospasmus gekennzeichnet. Bei dieser Symptomatik steht die sofortige i.m.-Adrenalingabe im Vordergrund. Sauerstoffzufuhr, z. B. über eine Maske oder eine Nasenbrille, sowie eine intravenöse Flüssigkeitsgabe sollten bei anaphylaktischen Reaktionen frühzeitig erfolgen. In schweren Fällen ist eine maschinelle Beatmung nach Intubation notwendig.

Trotz rechtzeitiger adäquater Behandlung gibt es Therapieversager. Bei diesen Patienten kann dann ein Kreislauf- und Atemstillstand eintreten. In diesen seltenen, aber schweren Fällen, die dem Schweregrad IV nach *Ring* und *Messmer* entsprechen, muss die kardiopulmonale Reanimation nach der ABC-Regel durchgeführt werden.

Perspektiven

Mehrere Perspektiven in der zukünftigen Pharmakotherapie allergischer Erkrankungen zeichnen sich ab, was den Fortschritt aktueller klinisch-immunologischer Forschung widerspiegelt. Zum einen versucht man, bei traditionellen eingeführten Pharmaka weitere Indikationen zu finden. So werden z. B. die Leukotrien-Rezeptorantagonisten nicht nur bei Asthma, sondern auch bei allergischer Rhinitis und eventuell auch bei chronischer Urtikaria eingesetzt. Ein weiteres Ziel ist es, Pharmaka wie z. B. die Antihistaminika durch das Erzielen zusätzlicher, antiallergischer Eigenschaften fortzuentwickeln. Besonders interessante Entwicklungen zeichnen sich bei dem Bestreben ab, unser besseres Verständnis der entzündlichen Reaktionen bei allergischen Erkrankungen dazu zu nutzen, anstelle von sehr breit wirkenden Pharmaka, wie z. B. den Glukokortikoiden, hochspezifische Pharmaka einzusetzen. Gerade diese Entwicklung belegt, dass eine hohe Professionalität gefordert ist, um die verschiedenen Pharmaka bei den unterschiedlichen allergischen Erkrankungen richtig indiziert und dem Krankheitsstadium angepasst einzusetzen. Vielfältige neue Ansätze sind in der Tabelle 2 zusammengefasst.

Eine weitere wichtige Erkenntnis ist die zentrale Rolle der Barriere sowohl in der Pathophysiologie des atopischen Ekzems wie in der des allergischen Asthma bronchiale, eine Beobachtung, die aus genetischen Untersuchungen des für die Bildung einer regelrechten Hornschicht (Stratum corneum) wichtigen Proteins Filaggrin hervorgegangen ist. Dadurch ergab sich auch gleich eine Zielstruktur für mögliche pharmakologische Interventionen. Diese Beispiele zeigen die Notwendigkeit – aber auch die großen Chancen – einer entsprechend großzügig unterstützen allergologischen und klinisch-immunologischen Forschungsförderung. Die große medizinische Bedeutung neuer Entwicklungen in der Pharmakotherapie allergischer Erkrankungen wird nicht zuletzt dadurch unterstrichen, dass bereits die Entdeckung der Antihistaminika ebenso wie die Beschreibung der Leukotriene mit dem Nobelpreis ausgezeichnet wurden.

Weiterführende Literatur

Gould HJ, Sutton BJ: IgE in allergy and asthma today. Nat Rev Immunol 8 (2008) 205–217.

Holgate ST, Polosa R: Treatment strategies for allergy and asthma. Nat Rev Immunol 8 (2008) 218–230.

Klimek L, Schlegel J, Beeth KM, Saloga J, Becker D: Symptomatische Therapie allergischer Krankheiten. In: Saloga J, Klimek L, Buhl R, Mann W, Knop J (Herausg.): Allergologie-Handbuch. Schattauer-Verlag, Stuttgart, 2006, pp. 417–432.

Merk HF., Schmutzler W. (Herausg.) Antiallergica und antiallergische Therapie Wissenschaftliche Verlagsanstalt mbH, Stuttgart, 2003.

Merk HF: Symptomatische Therapie in: Merk HF, Ott H: Allergie-Taschenbuch, ABW-Verlag, Berlin, 2008; pp. 175–205.

Tab. 2: Mögliche zukünftige therapeutische Strategien bei allergischen Erkrankungen.

Zielstruktur	Zellulärer Ursprung (Zytokine)	Wirkungen	Pharmakologische Beeinflussung
IL-15	Leukozyten (Phagozyten), Neurone, Muskelzellen	TH2-Zellen-Vermehrung, Raktionen auf B-Zellen, NK-Zellen, Makrophagen und Monozyten	Blockierende Antikörper und lösliches IL-15Ra
IL-17A	CD4+-T-Zellen	Neutrophilen-Einwanderung	Blockierende Antikörper
IL-17-f	CD4+-T-Zellen	IL-17A-Antagonismus	Rezeptor-Agonist
IL-17E (IL-25)	CD4+-T-Zellen	Verstärkte TH2-Zellen-Aktivierung, verstärkte bronchiale Reizung	Blockierende Antikörper
IL-33 (IL-1F11) (IL-1/TLR-Superfamilie)	Epithel	Erhöhte Mastzellaktivität, vermehrte TH2-Zell-Zytokine	Lösliche Rezeptoren, ST2R
IL-31	TH2-Zellen	Verstärkte TH2-Reaktion und Verstärkung der Dermatitis und des Juckreizes	? Hemmung von Rezeptor-abhängigen Signalkaskaden
IL-21 (Homo-logie mit IL-2, IL-4 und IL-15)	CD4+-T-Zellen	Verstärkte CD4+-T-Zellen, CD8+-T-Zellen, NK-Zellen, B-Zellen	?
TSLP (IL-7-Su-perfamilie)	Epithel und Mastzelle	Verstärkt Co-Stimulation durch dendritische Zellen, T2-Zell-Reaktion und Mast-zellen aktiviert	Blockierende Antikörper
IL-18 (IL-1-Super-familie)	Makrophagen und aktivierte T-Lymphozyten	Verstärkt Interferon-g Bildung durch T-Zellen, weitere Ziele sind Makro-phagen, Neutrophile, dendritische Zellen und Endothelzellen	IL-18

(nach Holgate ST, Polosa R. Nat Rev Immunol 2008; 8: 218–230)

4.5 Spezifische Immuntherapie (Hyposensibilisierung)

Für die Behandlung mit Allergenen werden die Begriffe *Hyposensibilisierung* (früher Desensibilisierung), *spezifische Immuntherapie* (SIT) und manchmal auch der Begriff *Impfung mit Allergenen* gleichbedeutend verwendet. Das Verfahren wird seit Jahrzehnten weltweit zur Behandlung allergischer Krankheiten praktiziert. Wie kein anderes Verfahren ist die spezifische Immuntherapie in der Lage, das Immunsystem des Allergikers gezielt und nachhaltig zu beeinflussen. Die spezifische Immuntherapie gewinnt durch neue Entwicklungen im Behandlungskonzept allergischer Erkrankungen weiter an Bedeutung. Fortschritte wurden in der Identifikation der relevanten Allergene erzielt. Heutige Allergenextrakte sind besser standardisiert. Gut dokumentierte Studien belegen die Wirksamkeit und Verträglichkeit der Therapie, die unter Beachtung der klinischen Indikationen und Kontraindikationen entsprechend aktueller Leitlinien erfolgt.

Die spezifische Immuntherapie greift als einzige Behandlungsform kausal an den Ursachen allergischer Krankheiten an. Sie verbessert lang anhaltend den Gesundheitszustand und die Lebensqualität der betroffenen Menschen und beugt einer weiteren Ausbreitung des allergischen Geschehens vor (Abb. 1) [2, 10, 12, 26, 28].

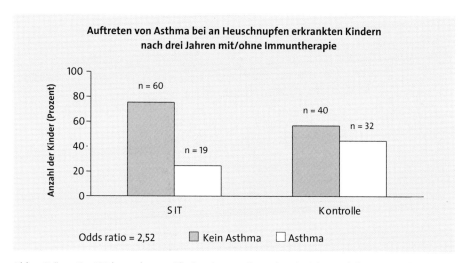

Abb. 1: Präventive Wirkung der spezifischen Immuntherapie mit nicht modifizierten Pollenextrakten zur subkutanen Injektion (PAT-Studie) [25]. Der Prozentsatz von Kindern nach drei Jahren Immuntherapie mit bzw. ohne Asthma unter denjenigen, die vor der Behandlung noch nicht an Asthma erkrankt waren (n = 151). Die absolute Anzahl der Kinder ist über den Säulen gezeigt. Die Asthma-Häufigkeit ist bei den immuntherapierten Kindern (19/79) im Vergleich zur Kontrollgruppe (32/72) um 45 % geringer (Odds ratio 2,52).

Zusätzlich spart sie Medikamentenkosten ein und reduziert die Krankenhausaufenthalte, Arbeitsausfälle und andere soziale Folgekosten (Abb. 2) [5, 14, 22].

Wirkmechanismus

Damit eine Allergie entsteht, müssen einerseits eine genetische Veranlagung und andererseits die Exposition gegenüber Allergenen gegeben sein. Andere Umweltfaktoren beeinflussen ebenfalls die individuelle Immunantwort. Derzeit kann weder die genetische Veranlagung therapeutisch gezielt verändert noch die Allergen-Exposition, z. B. gegenüber Pollen, erfolgreich verhindert werden. Mit Hilfe der SIT lässt sich aber eine Toleranz des Organismus gegen die jeweiligen Allergene erzielen [20]. Dies wird in der Regel durch die Verabreichung ansteigender bis hin zu hohen Allergenmengen erreicht. Dabei werden insbesondere die allergiesteuernden T-Lymphozyten durch funktionelle Ausschaltung (Anergie) und durch Induktion gegenregulatorischer T-Zellen gehemmt. Die regulatorischen T-Zellen produzieren Faktoren, die die allergische Immunantwort und in gewissem Maße auch IgE-Produktion blockieren, und sie erzeugen „immunologische Toleranz". Damit verbunden sind ein starker Rückgang der allergischen Entzündungsreaktion in den betroffenen Organen [13] und eine in Studien gut dokumentierte Besserung der klinischen Beschwerden [1, 7].

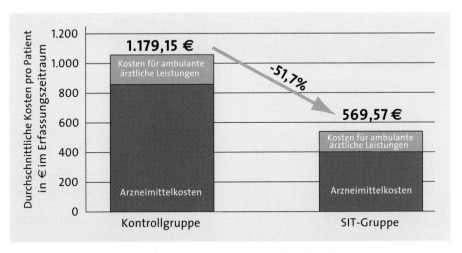

Abb. 2: Reduktion der nachfolgenden Behandlungskosten bei Pollenallergiepatienten durch eine spezifische Immuntherapie [14]. Durch eine spezifische Immuntherapie können die nachfolgenden Behandlungskosten bei Patienten mit Pollenasthma und Rhinitis halbiert werden. Der Beobachtungszeitraum betrug drei Jahre und begann, nachdem die SIT-Gruppe gerade eine dreijährige spezifische Immuntherapie abgeschlossen hatte. Die Patienten in der Kontrollgruppe (n = 75) waren zu Beginn des Beobachtungszeitraumes tendenziell weniger stark erkrankt als in der SIT-Gruppe (n = 102).

Indikationen

Früher galt eine Hyposensibilisierung nur dann als angezeigt, wenn andere Behandlungsmaßnahmen versagt hatten bzw. sich als unzureichend erwiesen hatten.

Durch Fortschritte bei der Identifikation der relevanten Allergene und der Herstellung besser standardisierter Extrakte konnte die Sicherheit und Wirksamkeit der spezifischen Immuntherapie deutlich gesteigert werden. Die spezifische Immuntherapie ist primär indiziert bei Insektengiftallergie, allergischer Rhinokonjunktivitis und geeigneten Fällen von allergischem Asthma bronchiale [1] in Ergänzung zur Allergenkarenz und pharmakologischen Therapie.

Besonders effektiv ist die SIT aufgrund ihres präventiven Nutzens bei jungen Allergikern und bei Betroffenen mit einer beginnenden allergischen Rhinitis oder einem beginnenden allergischen Asthma bronchiale. Aber auch bei längerem Bestehen der genannten Krankheiten kann die SIT erheblich zu einer Besserung beitragen. Bei einer Insektengiftallergie ist sie das einzige Behandlungsverfahren, das den Patienten sicher vor weiteren schwerwiegenden, manchmal sogar tödlichen allergischen Stichreaktionen schützen kann.

Wichtig ist bei allen genannten Indikationen, dass das Sensibilisierungsspektrum des Patienten durch geeignete Testverfahren umfassend ermittelt wurde und die *aktuelle klinische Relevanz der Allergene*, die zur Hyposensibilisierung verwendet werden sollen, außer Frage steht. In bestimmten Fällen sind dafür Provokationstests unerlässlich.

Die Durchführung und Bewertung der allergologischen Diagnostik, die Beurteilung der Krankengeschichte sowie die Indikationsstellung zur spezifischen Immuntherapie verlangt allergologische Fachkompetenz.

Verwendet werden sollten qualitativ hochwertige Allergenextrakte mit dokumentierter *klinischer Wirksamkeit* [18]. Die gesetzlichen Grundlagen zur Zulassung der Allergenextrakte wurden kürzlich neu formuliert. Für die wichtigsten Allergengruppen (Gräser, Baumpollen, Hausstaubmilben, u. a.) wird es in wenigen Jahren nur noch durch das Paul-Ehrlich-Institut zugelassene Fertigarzneimittel geben. Seltener verwendete Allergene werden weiterhin als individuelle Rezeptur verordnungsfähig bleiben [32].

Die Wirksamkeit der spezifischen Immuntherapie wurde wissenschaftlich nachgewiesen für Insektengifte, Pollen, Hausstaubmilben und mit Einschränkungen auch für einige Schimmelpilze und Tierepithelien [3, 4, 7, 15].

Durchführung

Die SIT wird als subkutane Injektionsbehandlung (SCIT) bei saisonal auftretenden Allergenen wie Pollen in der Regel nach Ende der Saison in der beschwerdefreien Zeit begonnen. In der Einleitungstherapie werden ansteigende Allergenmengen in das Unterhautfettgewebe (subkutan) des Oberarmes injiziert, bis die maximale Erhaltungsdosis erreicht ist (die individuelle Maximaldosis kann unter der empfohlenen Dosis liegen). In der Erhaltungstherapie wird die Behandlung mit der individuellen, vom Patienten tolerierten Maximaldosis fortgesetzt. Einige Hersteller empfehlen eine Reduktion der Allergendosis während der Pollenflugsaison, was bei aktuellen allergischen Beschwerden auf jeden Fall erforderlich ist. Bei präsaisonalen Therapieprotokollen wird bis zum Ende der Pollenflugsaison pausiert mit anschließendem erneutem Therapiezyklus in der Winterperiode.

Bei ganzjährig vorkommenden Allergenen kann zu jeder Jahreszeit mit der Behandlung begonnen werden. Dies trifft auch für die Insektengiftallergie zu. Die injizierten Allergenmengen sind der jeweiligen zusätzlichen natürlichen Allergenexposition und einer veränderten Reaktionslage des Allergikers anzupassen.

Bereits nach einem Jahr kann eine Reduktion der Beschwerden eintreten, die in den folgenden Jahren zunimmt. In der Regel sollte die SIT aber *drei Jahre lang* durchgeführt werden, um einen nachhaltigen Effekt zu erzielen. *Bei schweren allergischen Reaktionen auf Bienen- oder Wespengift sollte mindestens fünf Jahre behandelt werden.* Wegen der Komplexität der SIT muss der behandelnde Arzt allergologisch erfahren sein. Zur Vermeidung von unerwünschten Wirkungen, z. B. schweren allergischen Reaktionen, muss der Arzt die Injektionen selbst verabreichen. Die Patienten werden mindestens 30 Minuten nach der Injektion überwacht und bei möglichen allergischen Reaktionen sofort behandelt. Insbesondere bei Insektengiftallergien ist zur besseren Überwachung und schnelleren Herstellung der Toleranz eine stationäre Einleitung in Form einer Schnellhyposensibilisierung (Rush- oder Ultra-Rush) zu empfehlen.

Neue Darreichungsformen

Neben Immuntherapeutika zur Injektion wurden Präparate zur sublingualen Applikation (SLIT) entwickelt. Sie werden täglich oder mehrfach wöchentlich unter der Zunge platziert und gestatten die häusliche Anwendung. Der Wirkungsmechanismus ist wahrscheinlich ähnlich wie bei der Injektionsbehandlung, sofern ausreichend hohe Allergendosen verabreicht werden. Anfangs waren die klinischen Studienergebnisse recht heterogen und beruhten auf kleineren Fallzahlen [31]. Für die sublinguale Therapieform (als flüssige Lösung oder in Tablettenform) liegen für einige Präparate mittlerweile überzeugende Daten zur Sicherheit und Wirksamkeit vor [8, 11, 29]. Für die Behandlung der Gräserpollenallergie wurden potente Präparate entwickelt, die umfangreich auf ihre Sicherheit [19, 21], Verträglichkeit und Wirksamkeit [8, 11, 23, 24, 27] überprüft wurden und deutschland- bzw. europaweit zur Behandlung der allergischen Rhinokonjunktivitis zugelassen sind. Dabei wurden im Vergleich zur Plazebobehandlung weniger Symptome und ein verringerter Medikamentenverbrauch während der Pollenflugsaison festgestellt. Die Langzeiteffekte nach Beendigung einer dreijährigen Behandlung werden derzeit untersucht [9]. Die SLIT mit diesen hoch dosierten Präparaten zeigte bei Kindern eine vergleichbare Wirksamkeit [6, 30] und ein ebenso gutes Sicherheitsprofil wie bei den Erwachsenen und ist in der Altersgruppe ab sechs Jahren zur Behandlung der Gräserpollenallergie zugelassen.

Potenziell vorbeugende Effekte auf die Asthmaentwicklung [25, 26] und Neusensibilisierungen konnten für die Immuntherapie mit Injektionen [28] bisher überzeugender gezeigt werden als für die SLIT [10]. Bei Hausstaubmilben-Allergie und Bronchialasthma stellt die SLIT bisher keinen

Ersatz für die Injektionsbehandlung dar [18].

Die SLIT wird, abgesehen von häufig vorkommenden, vorübergehend lokal auftretenden allergischen Symptomen im Mund-Rachen-Raum, ansonsten meist gut vertragen. Das Risiko für akute allergische Reaktionen an anderen Organen (systemische Reaktionen) ist wesentlich geringer als bei der Immuntherapie mit Injektionen. Da kaum direkte Vergleichsstudien existieren, ist eine Bewertung der Injektionsbehandlung im Vergleich mit der SLIT erschwert [17]. Möglicherweise werden zukünftig mehr Allergiker von einer Immuntherapie profitieren können, besonders wenn für die SLIT ebenfalls vorbeugende Effekte, Langzeitwirkung und Eigenschaften einer kausalen Allergiebehandlung bestätigt werden können.

Neue Entwicklungen

Biotechnologisch hergestellte rekombinante Allergene und modifizierte rekombinante Proteine befinden sich in der Erprobung, erste klinische Studien waren erfolgreich. Des Weiteren befinden sich Peptide in der Erprobung, ebenso wie andere Therapiemodalitäten mit einfacheren Darreichungsformen und zusätzlichen Adjuvantien, wie sie auch Impfstoffen zugesetzt werden.

Defizite, Verbesserungs- und Forschungsbedarf

» Die Indikationsstellung zur spezifischen Immuntherapie und die Auswahl der Therapielösungen müssen durch allergologisch weitergebildete Ärzte erfolgen.

Auch die Durchführung der Therapie setzt allergologische Grundkenntnisse voraus.

» Weder die allergologische Diagnostik noch die Durchführung der spezifischen Immuntherapie dürfen durch politische Vorgaben eingeschränkt werden. Hierzu ist z. B. die Integration der spezifischen Immuntherapie in das Disease-Management-Programm Asthma unerlässlich. Eine schlechtere Versorgung der Patienten hätte nicht nur eine Verschlechterung des Gesundheitszustandes und eine geringere Lebensqualität der Patienten, sondern auch höhere Kosten zur Folge. Die Regelungen in der ärztlichen Gebührenordnung (EBM) müssen dem medizinischen Fortschritt angepasst werden (z. B. Erlaubnis zur Abrechnung mehrfacher Allergeninjektionen an einem Tag).

» Gefordert werden muss die bundesweite Anerkennung der Verordnung von Allergenextrakten zur spezifischen Immuntherapie als Praxisbesonderheit bei Richtgrößenprüfungen.

» Die Standardisierung und Qualität der Allergenextrakte sollte weiter verbessert und an einheitlichen, vergleichbaren Standards ausgerichtet werden.

» Das zur Verfügung stehende Spektrum der Allergenextrakte für Diagnostik und Therapie sollte unter den genannten Qualitätsansprüchen erweitert werden.

» Im wissenschaftlichen Bereich sollte die Erforschung relevanter Allergene und die detaillierte Analyse der immunologischen Pathomechanismen, die allergischen Krankheiten zugrunde liegen, weiter vorangetrieben werden, um neue kausale Therapieansätze zu entwickeln.

》 Die Optimierung bestehender Therapieverfahren und ihrer Modifikationen sollten in prospektiven, plazebokontrollierten, doppelblind durchgeführten Studien dokumentiert werden. Die Wirksamkeit sollte auch für Patienten in verschiedenen Altersgruppen nachgewiesen werden. Dabei sollten vor allem auch langfristige Effekte auf den Krankheitsverlauf, die Lebensqualität und die mit dem Krankheitsbild verbundenen medizinischen und gesellschaftlichen Kosten erfasst werden.

Literatur

1. Abramson MJ, Puy RM, Weiner JM. Allergen immunotherapy for asthma. Cochrane Database Syst Rev 2003; (4): CD001186. Review.
2. Bergmann, K-C, Wolf H, Schnitker, J, Petermann, F und die LQC-Studiengruppe. Lebensqualität und Compliance von Patienten bei der spezifischen Immuntherapie mit Gräser- und Roggenallergenen (LQC-Studie). Allergo J 2000; 8: 480–488.
3. Bousquet J, Calvayrac P, Guerin B, et al. Immunotherapy with a standardized Dermatophagoides pteronyssinus extract. I. In vivo and in vitro parameters after a short course of treatment. J Allergy Clin Immunol 1985; 76: 734–744.
4. Bousquet J, Hejjaoui A, Skassa-Brociek W, et al. Double-blind, placebo-controlled immunotherapy with mixed grass-pollen allergoids. I. Rush immunotherapy with allergoids and standardized orchard grass-pollen extract. J Allergy Clin Immunol 1987; 80: 591–598.
5. Büchner K, Siepe, M. Nutzen der Hyposensibilisierung unter wirtschaftlichen Aspekten. Allergo J 1995; 4: 156–163.
6. Bufe A, et al. Safety and efficacy in children of an SQ-standardized grass allergen tablet for sublingual immunotherapy. J Allergy Clin Immunol 2009; 123: 167–173.
7. Calderon MA, Alves B, Jacobson M, Hurwitz B, Sheikh A, Durham S. Allergen injection immunotherapy for seasonal allergic rhinitis. Cochrane Database Syst Rev. 2007 Jan 24; (1): CD001936.
8. Dahl R, Kapp A, Colombo G, et al. Efficacy and safety of sublingual immunotherapy with grass allergen tablets for seasonal allergic rhinoconjunctivitis. J Allergy Clin Immunol. 2006; 118: 434–440.
9. Dahl R, Kapp A, Colombo G, et al. Sublingual grass allergen tablet immunotherapy provides sustained clinical benefit with progressive immunologic changes over 2 years. J Allergy Clin Immunol. 2008; 121: 512–518.
10. Des Roches A, Paradis L, Ménardo J-L, Bouges S, Daurés J-P, Bousquet J. Immunotherapy with a standardized Dermatophagoides pteronyssinus extract. VI. Specific immunotherapy prevents the onset of new sensitizations in children. J Allergy Clin Immunol 1997; 99: 450–453.
11. Didier A, Malling HJ, Worm M, et al. Optimal dose, efficacy, and safety of once-daily sublingual immunotherapy with a 5-grass pollen tablet for seasonal allergic rhinitis. J Allergy Clin Immunol. 2007; 120: 1338–1345.
12. Durham SR, Walker SM, Varga EM, et al. Long-term clinical efficacy of grass-pollen immunotherapy. N Engl J Med 1999; 341: 468–475.
13. Francis JN, James LK, Paraskevopoulos G, et al. Grass pollen immunotherapy: IL-10 induction and suppression of late responses precedes IgG4 inhibitory antibody activity. J Allergy Clin Immunol 2008; 121: 1120–1125.
14. Greiner W, Schulenburg JM, Gillissen A. Kosten und Nutzen der Hyposensibilisierung bei allergischem Asthma und Rhinitis. Gesundh ökon Qual manag 2002; 179–186.
15. Haugaard L, Dahl R. Immunotherapy in patients allergic to cat and dog dander. I. Clinical results. Allergy 1992; 47: 249–254.
16. Jacobsen L, Niggemann B, Dreborg S, et al; PAT Investigator Group. Specific immunotherapy has long-term preventive effect of seasonal and perennial asthma: 10-year follow-up on the PAT study. Allergy 2007; 62: 943–948.
17. Kleine-Tebbe J, Bachert C, Bergmann K-C, et al. Aktueller Stellenwert der sublingualen Immuntherapie bei allergischen Krankheiten. Allergo J 2007; 16: 492–500.
18. Kleine-Tebbe J, Bufe A, Ebner C, et al. Die spezifische Immuntherapie (Hyposensibilisierung) bei IgE-vermittelten allergischen Erkrankungen. Allergo J 2009; 18: 508–537.
19. Kleine-Tebbe J, Ribel M, Herold DA. Safety of a SQ-standardised grass allergen tablet for sublingual immunotherapy: a randomized, placebo-controlled trial. Allergy 2006; 61: 181–184.
20. Larché M, Akdis CA, Valenta R. Immunological mechanisms of allergen-specific immunotherapy. Nat Rev Immunol 2006; 6: 761–771.

21. Larsen TH, Poulsen LK, Melac M, Combebias A, Andre C, Malling HJ. Safety and tolerability of grass pollen tablets in sublingual immunotherapy – a phase-1 study. Allergy 2006; 61: 1173–1176.
22. Märtens P, Lobermeyer K. Krankenkosten-Studie und Kosten-Nutzen-Analyse der spezifischen Immuntherapie bei Asthma. Allergo J 2001; 10: 341–347.
23. Malling HJ, Montagut A, Melac M, et al. Efficacy and safety of 5-grass pollen sublingual immunotherapy tablets in patients with different clinical profiles of allergic rhinoconjunctivitis. Clin Exp Allergy 2009; 39: 387–389.
24. Möhrenschlager M, Kapp A, Kleine-Tebbe J, Bachert C, Ring J, Wüstenberg E. Lyophylisierte Graspollentablette zur sublingualen Immuntherapie bei Graspollenallergie: aktueller Wissensstand und Ergebnisse des Entwicklungsprogramms eines neuen Präparats. Allergologie 2008; 1: 23–35.
25. Möller Ch, Dreborg S, Ferdousi HA, et al.: Pollen immunotherapy reduces the development of asthma in children with seasonal rhinoconjunctivitis (the PAT-Study). J Allergy Clin Immunol 2002; 109: 251–256.
26. Niggemann B, Jacobsen L, Dreborg S, et al; PAT Investigator Group. Five-year follow-up on the PAT study: specific immunotherapy and long-term prevention of asthma in children. Allergy 2006; 61: 855–859.
27. Ott H, Sieber J, Brehler R, et al. Efficacy of grass pollen sublingual immunotherapy for three consecutive seasons and after cessation of treatment: the ECRIT study. Allergy 2009; 64: 179–186.
28. Pajno, GB, Barberio G, De Luca F, Morabito L, Parmiani S. Prevention of new sensitizations in asthmatic children monosensitized to house dust mite by specific immunotherapy. A six-year follow-up study. Clin Exp Allergy 2001; 31: 1392–1397.
29. Pfaar O, Klimek L. Efficacy and safety of specific immunotherapy with a high-dose sublingual grass pollen preparation: a double-blind, placebo-controlled trial. Ann Allergy Asthma Immunol 2008; 100: 256–263.
30. Wahn U, Tabar A, Kuna P, et al; SLIT Study Group. Efficacy and safety of 5-grass-pollen sublingual immunotherapy tablets in pediatric allergic rhinoconjunctivitis. J Allergy Clin Immunol 2009; 123: 160–166.
31. Wilson DR, Torres LI, Durham SR. Sublingual immunotherapy for allergic rhinitis. Cochrane Database Syst Rev 2003; 2: CD002893.
32. Verordnung über die Ausdehnung der Vorschriften über die Zulassung der Arzneimittel auf Therapieallergene, die für einzelne Personen auf Grund einer Rezeptur hergestellt werden, sowie über Verfahrensregelungen der staatlichen Chargenprüfung (Therapieallergene-Verordnung). Vom 7. November 2008. Bundesgesetzblatt Jahrgang 2008, Teil I, Nr. 51, Bonn: 13. November 2008.

Positionspapiere und Leitlinien

Leitliniendatenbank: http://www.awmf-online.de
Passalacqua G, Durham SR; Global Allergy and Asthma European Network. Allergic rhinitis and its impact on asthma (ARIA) update: allergen immunotherapy J Allergy Clin Immunol 2007; 119; 881–891.
Bousquet J, Khaltaev N, Cruz AA, et al; in collaboration with World Health Organization; GA(2)LEN; AllerGen. Allergic Rhinitis and its Impact on Asthma (ARIA) 2008 update. Allergy 2008; 63 (Suppl 86): 8–160.
Deutsche Gesellschaft für Allergologie und klinische Immunologie (DGAKI), Ärzteverband Deutscher Allergologen (ÄDA), Gesellschaft für Pädiatrische Allergologie (GPA), Österreichische Gesellschaft für Allergologie und Immunologie (ÖGAI), Schweizerische Gesellschaft für Allergologie und Immunologie (SGAI). Kleine-Tebbe J, Bufe A, Ebner C, et al. Die spezifische Immuntherapie (Hyposensibilisierung) bei IgE-vermittelten Erkrankungen. Allergo J 2009; 18: 508–537.
Deutsche Gesellschaft für Allergologie und klinische Immunologie (DGAKI): Przybilla B, et al. Insektengiftallergie. Allergo J 2004; 13: 186–190.
European Academy of Allergy and Clinical Immunology (EAACI): Alvarez-Cuesta E, Bousquet J, Canonica GW, Durham SR, Malling HJ, Valovirta E; Immunotherapy Task Force. Standards for practical allergen-specific immunotherapy. Allergy 2006; 61 (Suppl 82): 1–20.
European Academy of Allergy and Clinical Immunology (EAACI): Bonifazi F, Jutel M, Biló BM, Birnbaum J, Muller J; EAACI Interest Group on Insect Venom Hypersensitivity. Prevention and treatment of hymenoptera venom allergy: guidelines for clinical practice. Allergy 2005; 60: 1459–1470.
World Health Organization (WHO): Bousquet J, Lockey RF, Malling HJ, et al. WHO Position Paper. Allergen immunotherapy: therapeutic vaccines for allergic diseases. Allergy 1998; 53 (Suppl. 44): 1–42.

4.6 Ernährungstherapie bei Allergien und anderen Unverträglichkeiten

Eine enge Kooperation zwischen Allergologen und allergologisch erfahrener Ernährungsfachkraft ist ein wichtiger Bestandteil einer erfolgreichen Therapie bei Nahrungsmittelallergien und anderen Unverträglichkeiten.

Nach einer gesicherten Diagnose einer Nahrungsmittelallergie oder -unverträglichkeit muss eine Ernährungstherapie eingeleitet werden, deren häufigste und wichtigste Maßnahme die Meidung des Auslösers (Karenz) ist. Doch zu einer effizienten Ernährungstherapie gehören außerdem die Vermeidung möglicher Nährstoffdefizite und eine individuelle Aufklärung des Patienten, so dass eine hohe Lebensqualität durch ein erfolgreiches Allergenmanagement im Alltag erreicht werden kann [10].

Diätetische Diagnostik

Eine ausführliche Ernährungsanamnese und die Auswertung eines detaillierten Ernährungs- und Symptomtagebuchs erleichtert das Stellen der Verdachtsdiagnose „Nahrungsmittelunverträglichkeit", vor allem dann, wenn es sich um chronische oder verzögert auftretende Beschwerden handelt. Auch bei allergischen Erkrankungen, insbesondere bei den pollenassoziierten Kreuzreaktionen auf Nahrungsmittel, können so wertvolle Hinweise gewonnen werden. Häufig sehen Patienten nur einen Zusammenhang zwischen Verzehr und auftretenden Symptomen, wenn diese zeitnah nach Nahrungsaufnahme auftreten. Durch die Führung eines solchen Tage-

buchs können mögliche Auslöser – insbesondere in versteckter Form vorliegende – aufgespürt werden, es dient aber auch dazu, individuelle Verzehrsgewohnheiten, Vorlieben und Abneigungen abzubilden.

Die Dauer des zu führenden Protokolls ist abhängig von der Häufigkeit auftretender klinischer Symptome. Handelt es sich um chronische Beschwerden mit täglich oder fast täglich auftretenden Symptomen (z. B. Blähungen und Durchfälle bei Kohlenhydrat-Verwertungsstörungen) ist eine Dokumentation von etwa sieben Tagen in der Regel ausreichend, um dem oder den Auslöser(n) auf die Spur zu kommen. Sind die Symptome, wie z. B. eine Hautverschlechterung beim atopischen Ekzem (Neurodermitis), aber auch unregelmäßig wiederkehrende Darmbeschwerden, zwar chronisch, aber durch eine Vielzahl von Faktoren auslösbar, kann eine Protokollführung für vier Wochen oder länger sinnvoll sein. Im Fall der Neurodermitis und der pollenassoziierten Kreuzallergien empfiehlt es sich, neben der Ernährung auch andere mögliche Einflussfaktoren wie Wetter (Pollenflug), Tierkontakt, Schlaf, Psyche (Wohlbefinden, Stress etc.) und die Beurteilung der Haut (Zustand, Juckreiz, betroffene Hautareale) sowie die Hautpflege und die Anwendung von Medikamenten dokumentieren zu lassen.

So lassen sich Hinweise auf eine Nahrungsmittelunverträglichkeit finden, die dann durch Abgleichen mit dem restlichen Tagebuch bzw. durch gezieltes Nachfragen im Patientengespräch die Verdachtsdiagnose untermauern bzw. andere Ursachen aufdecken können. Mit Hilfe eines solchen Ernährungs- und Symptomtagebuchs kann die geschulte und geübte allergologische Ernährungsfachkraft auch differenzialdiagnostisch Hinweise auf nicht allergische Unverträglichkeitsreaktionen wie Laktoseintoleranz, Fruktosemalabsorption, glutensensitive Enteropathie etc. herausarbeiten.

Allgemeine Diätempfehlungen bei *Nahrungsmittelallergien*, die nur aufgrund einer nachgewiesenen Sensibilisierung (positiver Haut- oder Bluttest) gegeben werden, sind abzulehnen! Denn sie berücksichtigen nicht, ob die vorhandenen Antikörper auch wirklich klinische Symptome hervorrufen. Deshalb sollte sich im Regelfall an ein positives Ergebnis der durchgeführten allergologischen Tests eine zeitlich begrenzte diagnostische Diät anschließen [3, 11, 13]. Diese wird als spezifische Eliminationsdiät bezeichnet, wenn der verdächtige Auslöser gezielt gemieden wird (Beispiele: kuhmilch- und hühnereifreie Diät im Kleinkindalter oder Diät ohne birkenpollenassoziierte Nahrungsmittel). Lediglich in sehr komplexen Fällen oder zum Ausschluss einer Nahrungsmittelallergie kommt die oligoallergene Basisdiät zur Anwendung, die für jeden Patienten individuell zusammengestellt werden muss. Sie beinhaltet etwa 10 gut verträgliche Lebensmittel, die möglichst aus jeder Lebensmittelgruppe (Obst, Gemüse, tierische Produkte, Getreide, Fette und Getränke) ein bis zwei Vertreter enthalten sollte. Diagnostische Diäten sollten im Regelfall für sieben Tage durchgeführt werden. Die Dauer kann sich aber bei chronischen Erkrankungen wie dem atopischen Ekzem oder bei anderen Erkrankungen mit mehreren Einflussfaktoren auf bis zu vier Wochen verlängern. Abschließen sollte die diagnostische Diät mit einer oralen Provo-

kation, die idealerweise doppelblind und plazebokontrolliert durchgeführt wird. Die Provokation dient dazu, eindeutig zu bestätigen, dass der Verzehr des oder der verdächtigten Nahrungsmittel bei dem Patienten auch tatsächlich zu Symptomen führt und er deshalb von der Durchführung einer therapeutischen Diät profitieren wird. [11].

Diagnostisch unterscheiden sich Nahrungsmittelallergien von anderen Unverträglichkeitsreaktionen (s. auch Kapitel 3.11 „Urtikaria", 3.13 „Nahrungsmittelallergie" und 3.14 „Allergisch bedingte Magen- und Darmerkrankungen und Nahrungsmittel-Intoleranzen").

Der Verdacht auf *Pseudo-Allergie* kann sich über die Anamnese, häufiger aber durch das zugrunde liegende Krankheitsbild ergeben (z. B. bei einer chronischen Urtikaria). Da objektivierbare Parameter wie Haut- und Bluttest zur Diagnosestellung fehlen, ist die diagnostische Diät (pseudoallergenarme Diät) mit anschließender Provokation (pseudoallergenreiche Kost) bei diesem Krankheitsbild der bedeutsamste Diagnostikbaustein.

Ein Verdacht auf eine *Kohlenhydrat-Verwertungsstörung* (Laktoseintoleranz, Fruktosemalabsorption, Sorbit-Unverträglichkeit) sollte durch einen H_2-Atemtest bestätigt werden. Fällt dieser positiv aus, schließt sich eine zwei- bis vierwöchige Karenzzeit einschließlich eines individuellen Kostaufbaus an. Diese hat allerdings weniger diagnostische Funktion sondern dient Therapiezwecken und ist Basis der individuellen Ernährungstherapie.

Der Verdacht einer *glutensensitiven Enteropathie* (Zöliakie) wird durch spezifische Bluttests (Anti-tTG-IgA, Anti-Endomysium-IgA) und durch eine Biopsie bestätigt.

265

Anders als bei Nahrungsmittelallergien findet bei einer nachgewiesenen Zöliakie nach Diagnose keine Provokation mit Gluten mehr statt, sondern es schließt sich zwingend und zeitnah eine lebenslange Umstellung auf eine glutenfreie Kost im Rahmen einer individuellen Ernährungstherapie an [6].

Allergologische Ernährungstherapie

Erst eine eindeutige Diagnose bildet die Grundlage für die sogenannte therapeutische Diät [4, 5, 7]. Diese unterscheidet sich von der diagnostischen Diät darin, dass sie eine längerfristige Ernährungsumstellung erfordert und vor allem die individuellen Verträglichkeiten und Verzehrsgewohnheiten des Betroffenen viel stärker in den Vordergrund stellt, als es bei der diagnostischen Diät der Fall ist. Während diese der Identifikation des oder der Auslöser(s) dient, ist das Ziel einer therapeutischen Ernährungsumstellung – neben der Meidung des auslösenden Lebensmittels – die ausreichende Versorgung mit allen Nährstoffen und die Beibehaltung bzw. Wiederherstellung einer hohen Lebensqualität durch ein erfolgreiches Krankheitsmanagement im Alltag.

Relevante Auslöser meiden bzw. bis zur Toleranzgrenze reduzieren

Unter dem Aspekt der Sicherheit vor zukünftigen Reaktionen ist die detaillierte Beratung zur vollständigen Meidung des Auslösers bei Allergien und glutensensitiver Enteropathie von großer Bedeutung. Bei Nahrungsmittelallergien müssen Faktoren, die die individuelle Verträglichkeit des Be-

troffenen beeinflussen, und ggf. relevante Kreuzreaktionen zwingend mitberücksichtigt werden. Dabei bedarf es auch der Berücksichtigung bestimmter Kofaktoren (Anstrengung, Infekt, Medikamenteneinnahme, hormonelle Faktoren etc.), die die individuelle Reaktionsschwelle und damit die Auslösung der Symptome beeinflussen. Dies ist insbesondere bei pollenassoziierten Nahrungsmitteln, aber auch bei Kohlenhydrat-Verwertungsstörungen zu beachten. So müssen bei der pollenassoziierten Nahrungsmittelallergie allgemeine Kofaktoren wie z. B. die Pollensaison im Rahmen der allergologischen Ernährungstherapie individuell herausgearbeitet und besprochen werden.

Ebenso wichtig ist es, die individuelle Verträglichkeit zu berücksichtigen. Um den Patienten nicht unnötig einzuschränken, sollte über den Einfluss der Verarbeitung auf die Allergenität des verursachenden Lebensmittels informiert werden [4, 5].

Bei nicht allergischen (pseudoallergischen) Reaktionen auf Nahrungsmittel und bei Kohlenhydrat-Verwertungsstörungen geht es selten um eine vollständige Meidung des Auslösers. Da bei diesen Erkrankungen die Symptome in Abhängigkeit von der verzehrten Menge auftreten, ist der individuelle Schwellenwert entscheidend für das Ausmaß der Karenzmaßnahmen. Ernährungstherapeutisch geht es bei diesen Krankheitsbildern vorrangig darum, den individuellen Schwellenwert für den jeweiligen Patienten herauszuarbeiten und mögliche Einflussfaktoren zu identifizieren.

Information über die Kennzeichnung nach EU-Richtlinie

Hilfreich für die Meidung bzw. Reduzierung der Auslöser ist die Änderung der

EU-Richtlinie zur Kennzeichnung, die im Kapitel 4.13 (Verbraucherschutz) ausführlich beschrieben wird, zumindest was die wichtigsten Auslöser von Nahrungsmittelunverträglichkeiten angeht. Problematisch ist allerdings, dass keine Höchstmengen für produktionsbedingte Kontaminationen festgelegt worden sind, eine Kritik, die auch von der Arbeitsgruppe Nahrungsmittelallergie der DGAKI mehrfach geäußert wurde [12].

Die neue Deklarationspflicht gilt allerdings nur für verpackte Produkte, nicht aber für lose Ware. So ist der Allergiker beim Einkauf in der Bäckerei oder beim Metzger nach wie vor auf sein Wissen zum (versteckten) Vorkommen seines Auslösers und auf die Informationen des Herstellers/Verkäufers angewiesen. Auch der Außer-Haus-Verzehr bleibt von den Änderungen der Deklarationspflicht unberührt: ob im Restaurant, in der Kantine, am Imbiss oder bei einer privaten Einladung zum Essen, er ist angewiesen auf die Informationen seines Gegenübers. Da andere Personen den Schweregrad möglicher Reaktionen nicht (immer) einschätzen können, ist das eigene Wissen zum möglichen Vorkommen des Auslösers entscheidend für die Sicherheit des Betroffenen.

Allerdings beschränkt sich die Kennzeichnungspflicht auf 13 Hauptallergene (einschl. Gluten), Laktose, Schwefeldioxid und Sulfite. Patienten mit Unverträglichkeiten, die auf andere Auslöser reagieren, müssen auch hinsichtlich verpackter Ware lernen, ihre(n) individuellen Auslöser sicher zu identifizieren und zu meiden bzw. zu reduzieren. So finden Pollenallergiker mit Kreuzreaktionen gegenüber Nahrungsmitteln zwar einige potenzielle Auslöser (wie z. B. Sellerie, Nüsse und Soja) auf der Zutatenliste, wenn die entsprechenden Lebensmittel Bestandteil des Produktes sind, doch gerade Kräuter und Gewürze werden selten detailliert aufgelistet sein. Diese können sich hinter der 2 %-Grenze, oberhalb derer erst eine detaillierte Kennzeichnung erforderlich ist, „verstecken".

Zudem ist leider für viele Verbraucher das Ursprungslebensmittel nicht immer klar ersichtlich. Eine Deklaration von Molke erfordert keinen Verweis auf Milch, eine Kennzeichnung von Couscous oder Bulgur keinen Hinweis auf Weizen. Diese Lücken müssen im Rahmen einer Ernährungstherapie geschlossen werden, um weitestgehende Sicherheit für den Betroffenen zu schaffen.

Personen mit Zöliakie hilft die veränderte Kennzeichnungsverordnung insofern, dass auch glutenhaltige Getreide zu den deklarierungspflichtigen Nahrungsmitteln im Rahmen der Allergenkennzeichnung gehören. Da die Höhe möglicher produktionsbedingter Kontaminationen auch bei Vorliegen eines Warnhinweises nicht abzuschätzen sind, ist es für Personen mit glutensensitiver Enteropathie riskant, Produkte zu verzehren, die mit Gluten kontaminiert sein könnten. Hilfreicher als die Deklaration in Form von Zutatenlisten bleiben daher die Lebensmittellisten der Zöliakiegesellschaften und die Orientierung an dem internationalen Symbol für definitiv glutenfreie Produkte (durchgestrichene Ähre). Die Kennzeichnungsvorschriften für glutenfreie Produkte unterscheiden sich in einem maßgeblichen Punkt von den Kennzeichnungsvorschriften für Allergene: Für den Begriff „glutenfrei" existieren klare Vorgaben von Grenzwerten. Da ein Abweichen von einer streng glutenfreien Ernährung nicht zwangsläufig sichtbare Symptome hervorrufen muss, aber langfristig das Risiko für maligne Lymphome erhöht, sollte bei dieser Erkrankung auf strengste Meidung des Auslösers geachtet werden.

Personen, die pseudoallergisch auf natürliche Nahrungsmittel(-bestandteile) und Zusatzstoffe reagieren, profitieren bedingt von der Änderung der Kennzeichnungspflicht. Schwefeldioxid und Sulfite werden nun nicht erst ab 50 mg/kg, sondern bereits ab einer Menge von 10 mg/kg bzw. Liter deklariert. Da viele pseudoallergische Reaktionen stark dosisabhängig sind, ist die 2 %-Grenze eine deutliche Verbesserung im Vergleich zur bisherigen 25 %-Regelung. So lassen sich viele aromatische natürliche Lebensmittel (die Hauptauslöser pseudoallergischer Reaktionen) auf der Zutatenliste wiederfinden, zumindest, wenn sie in größeren Mengen eingesetzt wurden. Zusatzstoffe, deren technologische Wirksamkeit keine Relevanz mehr für das Endprodukt hat (z. B. Farb- und Konservierungsstoffe, die bei zusammengesetzten Zutaten eingesetzt werden), sind für Betroffene allerdings immer noch problematisch, da sie keiner Kennzeichnungspflicht unterliegen.

Personen mit Laktoseintoleranz profitieren zwar von der verbesserten Deklaration. Allerdings kann es ohne ernährungstherapeutische Beratung leicht zu unnötig strengen Auslassdiäten kommen. Dies ist bei einer Kohlenhydrat-Verwertungsstörung aber keinesfalls notwendig oder sinnvoll.

Fruktosemalabsorbierer haben kaum Vorteile durch die veränderte Kennzeichnung. Sie müssen das Wissen über den Gehalt von verschiedenen Zuckern in verarbeiteten, aber vor allem in natürlichen Nahrungsmitteln in erster Linie aus der Ernährungstherapie beziehen. Bezüglich der Kennzeichnung von Sorbit und anderen Zuckeralkoholen, die den Fructosetransport aus dem Darm beeinflussen können, haben sich keine Neuerungen ergeben.

Ersatz von kritischen Nährstoffen

Neben der Sicherheit durch notwendige Meidung des individuellen Auslösers muss auch die Sicherheit im Sinne der Verhinderung eines Nährstoffdefizits berücksichtigt werden. Durch die Verunsicherung von Patienten hinsichtlich geeigneter Lebensmittel, vor allem aber bei Unverträglichkeiten gegenüber Grundnahrungsmitteln bzw. weit verbreiteten Nahrungsmitteln kann es bei ungenügender Aufklärung aufgrund der therapeutisch notwendigen Meidung zu einer unzureichenden Bedarfsdeckung, Wachstumsbeeinträchtigungen und in schwerwiegenden Fällen zu einer Mangelernährung kommen [2, 7–9]. Die Bedarfsberechnung und -kontrolle erfolgt über eine computergestützte Nährwertberechnung auf Basis eines mehrtägigen Ernährungsprotokolls. Eine solche Analyse bietet die Basis für Optimierungen und stellt sicher, dass die Umsetzung der therapeutischen Empfehlungen zu einer bedarfsdeckenden Ernährung führt [4, 5, 10].

Management

Die erfolgreiche Übertragung der notwendigen ernährungstherapeutischen Empfehlungen zur Meidung bzw. Reduzierung des Auslösers und zum Ersatz durch geeignete andere Lebensmittel in den Alltag des Betroffenen ist die Grundlage für ein gelungenes Krankheitsmanagement [4, 5, 10].

Nur wenn der Betroffene seine Unverträglichkeit durch ein breites sicheres Wissen zum Vorkommen seines Auslösers „im Griff" hat, die notwendigen Einschränkungen als akzeptabel empfindet und ausreichend attraktive Alternativen zur Verfügung stehen, wird er seine Lebensqualität als hoch einschätzen.

Dauer therapeutischer Diäten

Da Allergien gegenüber Grundnahrungsmitteln, die in der frühen Kindheit auftreten, in vielen Fällen noch bis zum Vorschulalter wieder verschwinden, ist es notwendig, die therapeutische Diät in dieser Altersgruppe in Abständen von ein bis zwei Jahren regelmäßig zu überprüfen [4, 5, 7]. Der regelmäßige Patientenkontakt bietet aber auch die Möglichkeit, die therapeutischen Empfehlungen an die wachstumsbedingten Veränderungen des täglichen Bedarfs anzugleichen und mögliche zusätzliche allergische Symptome anderer Organe (z. B. ein beginnendes Asthma) frühzeitig zu erkennen.

Bei pollenassoziierten Nahrungsmittelallergien beobachtet man nach Karenz von auslösenden Lebensmitteln, dass die Empfindlichkeit gegenüber kreuzreaktiven Nahrungsmitteln in Abhängigkeit von saisonalen Einflüssen sinkt. Ein Verschwinden der Symptomatik ist jedoch eher unwahrscheinlich. Die Ausprägung der allergischen Symptome, z. B. von asthmatischen Beschwerden, kann deutlich beeinflusst werden [1].

Fazit

Eine enge Kooperation zwischen Allergologen und allergologisch erfahrener Ernährungsfachkraft ist ein wichtiger Bestandteil für eine erfolgreiche Therapie bei Nahrungsmittelallergien und anderen Unverträglichkeiten. Auch diagnostisch kann sich eine solche Zusammenarbeit als sehr vorteilhaft erweisen. Die Veröffentlichung und regelmäßige Aktualisierung standardisierter Diätvorschläge zu Nahrungsmittelallergien und anderen Unverträglichkeiten liefert eine sinnvolle Grundlage für eine effektive Ernährungstherapie [14]. Leider sind funktionierende Kooperationen dieser Art noch selten, was für den Patienten in einigen Fällen einen langen Leidensweg bis zur sicheren Diagnose seiner Beschwerden bedeutet. Schließt sich an die gesicherte Diagnose einer Nahrungsmittelunverträglichkeit keine allergologische Ernährungstherapie an, kann die wesentliche Säule einer erfolgreichen Therapie nicht greifen und der Leidensdruck der Patienten bleibt meist hoch. Ein lediglich begrenztes Wissen zur Meidung des Auslösers bedingt entweder eine zu starke Einschränkung bezüglich der täglichen Lebensmittelauswahl, oder dass Symptome nicht sicher vermieden werden können. Eine fehlende Kontrolle der ausreichenden Bedarfsdeckung kann zu einem Nährstoffdefizit führen. Durch die fachkundige Beratung einer allergologisch versierten Ernährungsfachkraft und ernährungstherapeutische Begleitung bei der Umsetzung der Empfehlungen im Alltag kann der Leidensdruck des Allergikers abgebaut und ein Grundstein für eine hohe Lebensqualität gelegt werden.

Forderungen und Vorschläge

Die Situation von Patienten mit Nahrungsmittelallergien oder Unverträglichkeiten ließe sich durch folgende Maßnahmen deutlich verbessern:

» Für die Betreuung von Nahrungsmittelallergikern – und anderen Betroffenen mit Nahrungsmittelunverträglichkeiten – ist eine engere interdisziplinäre Kooperation zwischen Allergologen und allergologisch erfahrener Ernährungsfachkraft anzustreben.

» Die Kosten für die allergologische Ernährungstherapie sollten zumindest anteilig gesichert über die Regelversorgung (GKV und Private) abgedeckt werden.

» Eine vollständige Kennzeichnung – zumindest der Hauptallergene – ist aus Sicht von Allergikern auch für lose Ware zu fordern.

» Eine Festlegung zulässiger Höchstmengen für produktionsbedingte Kontaminationen würde der weiterhin starken Einschränkung der Lebensmittelauswahl für Allergiker, die durch den Aufdruck von Warnhinweisen entsteht, entgegenwirken.

» Verbesserte Spezialisierung und Förderung von Ernährungsfachkräften im Bereich der Allergologie sollten durch verbesserte Ausbildungsangebote, z. B. durch die entsprechenden Berufsverbände und Fachgesellschaften, erreicht werden.

Literatur

1. Buhl R, Berdel D, Criée C-P, et al.; Deutsche Altemwegsliga e.V. und Deutsche Gesellschaft für Pneumologie. Leitlinie zur Diagnostik und Therapie von Patienten mit Asthma. Pneumologie 2006; 60: 139–183.

2. Christie L, Hine RJ, Parker JG, Burks W. Food allergies in children affect nutrient intake and growth. J Am Diet Assoc 2002; 102: 1648–1651.

3. DGE Arbeitsgruppe Diätetik in der Allergologie. Stellenwert von Diäten in der allergologischen Diagnostik. DGE info 2007; S09: 9–11.

4. DGE Arbeitsgruppe Diätetik in der Allergologie. Ernährungstherapie bei Lebensmittel-Unverträglichkeiten Teil I. DGE info 06/2004, 83–87.

5. DGE Arbeitsgruppe Diätetik in der Allergologie. Ernährungstherapie bei Lebensmittel-Unverträglichkeiten Teil II. DGE info 06/2004: 99–101.

6. DZG (Ärztlich-wissenschaftlicher Beirat): Hinweise zu Kontrolluntersuchungen, Empfehlungen der DZG für die Diagnostik der Zöliakie und deren Langzeitbetreuung. DZG aktuell 4/2007. 18f.

7. Lepp U, Reese I, Erdmann S, et al. Therapiemöglichkeiten bei der IgE-vermittelten Nahrungsmittelallergie. Allergo J 2002; 11: 158–162.

8. Liu T, Howard RM, Mancini AJ, et al. Kwashiorkor in the United States. Arch Dermatol 2001; 137: 630–636.

9. Matlik L, Savalano D, McCabe G, VanLoan M, Blue CL, Boushey CJ. Perceived milk intolerance is related to bone mineral content in 10- to 13-year old female adolescents. Pediatrics 2007; 120: e669–e677.

10. Mofidi S. Nutritional management of pediatric food hypersensitivity. Pediatrics 2003; 111: 1645–1653.

11. Niggemann B, Erdmann S, Fuchs T, et al. Standardisierung von oralen Provokationstests bei Nahrungsmittelallergien. Allergo J 2006; 15: 262–270.

12. Vieths S, Holzhauser T, Erdmann S, et al. Neue Deklarationspflicht für Nahrungsmittelallergene in Lebensmitteln. Allergo J 2006; 15: 114–122.

13. Werfel T, Fuchs T, Reese I, et al. Vorgehen bei vermuteter Nahrungsmittelallergie bei atopischer Dermatitis. Allergo J 2002; 11: 386–393.

14. Werfel T, Reese I: Diätetik in der Allergologie. Diätvorschläge, Positionspapiere und Leitlinien zu Nahrungsmittelallergie und anderen Unverträglichkeiten. München: Dustri-Verlag, 2006.

4.7 „Alternative" Heilmethoden in der Allergologie

Auch heute noch werden Patienten und Ärzten viele unkonventionelle oder alternative Heilmethoden zur Behandlung allergischer Erkrankungen angeboten. Nationalen und internationalen Erhebungen zufolge [31, 37, 60, 101, 102] benutzen etwa die Hälfte aller Patienten zusätzlich oder ausschließlich sogenannte Alternativmethoden.

Es steht außer Zweifel, dass manche sogenannte Komplementärmethoden wie beispielsweise Kneipp'sche Verfahren oder die Therapie mit pflanzlichen Wirkstoffen (Phytotherapie) eine wertvolle Ergänzung zur Schulmedizin darstellen können. Andererseits werden unter dem Deckmantel „Naturheilverfahren" oder „Alternativmethode" an Betrug grenzende Verfahren angeboten, mit denen die Leichtgläubigkeit Betroffener ausgenutzt wird [1]. Die Aufklärungsarbeit der vergangenen Jahre scheint nur langsam Früchte zu tragen.

Der Arbeitskreis Komplementärmedizin der Deutschen Gesellschaft für Allergologie und Klinische Immunologie legt Wert auf die Feststellung [31], dass einige der im Folgenden besprochenen Heilmethoden allenfalls als Ergänzung zu wissenschaftlich belegten Methoden akzeptiert werden, keinesfalls als echte Alternativen, die ein solides allergologisches Wissen und Handeln ersetzen könnten.

Die Bewertung sogenannter alternativer Heilverfahren ist schwierig, weil

» nicht rasch genug erschöpfend über sämtliche Verfahren berichtet und eine kritische Einschätzung vorgenommen werden kann;

» innerhalb der diversen Verfahren Differenzierungen vorzunehmen sind: Es gibt beispielsweise sehr unterschiedliche Denkweisen innerhalb der Phytotherapie, der Akupunktur, der Ernährungstherapie, der Homöopathie und anderer Verfahren;

» manche medizinische Verfahren (z. B. die anthroposophische Medizin) in ein weltanschauliches System eingebunden sind, das eine Bewertung „von außen" erschwert;

» kein allgemeiner Konsens darüber besteht, was als wissenschaftlich eindeutig erwiesen anzusehen ist;

» als nicht wirksam erkannte Verfahren verschiedenste Neuauflagen erleben (Bioresonanz-, Biocom-, Mora-Therapie etc.).

Die Flut der „Alternativmethoden" ist kaum überschaubar. Das Bundesministerium für Forschung und Technologie hat 1995 eine umfassende Erhebung vorgenommen [16]. Nach einer 1999 durchgeführten und inzwischen aktualisierten Erhebung des Deutschen Allergie- und Asthma-Bundes (DAAB) werden vor allem die in Tabelle 1 genannten Methoden sehr stark auch in den Medien propagiert. Diesen Methoden gegenüber muss differenziert Stellung bezogen werden. Da es u. U. Jahre dauern wird, bis detaillierte Stellungnahmen erarbeitet sind, kann an dieser Stelle nur eine kurze, zum Teil vorläufige Einschätzung gegeben werden. Interessierte Fachleute, auch Verfechter der einen oder anderen Methode, sind aufgerufen, wissenschaftliche Daten vorzulegen und somit die

Tab. 1: Die derzeit gebräuchlichsten sogenannten „Alternativmethoden" in der Allergologie (modifiziert nach einer Umfrage des Deutschen Allergie- und Asthma-Bundes; die letzte umfassende Erhebung erfolgte 1992).

» Akupunktur

» autohomologe Immuntherapie

» Bachblütentherapie

» Bioresonanz

» Diäten/Heilfasten

» Eigenblutbehandlungen

» Elektroakupunktur

» Haarmineralstoffanalyse

» Homöopathie

» Kinesiologie

» Neuraltherapie

» Pendeln

» Phytotherapie (wird teilweise nicht als alternative Methode wahrgenommen)

» traditionelle Chinesische Medizin

Einschätzung der Verfahren in Positionspapieren der Allergologenverbände zu beeinflussen. Auf eine Reihe von Übersichten zum Thema sei verwiesen [3, 9, 11, 15, 16, 20, 29, 31, 35, 37, 38, 40, 46, 60, 75, 85–89, 94, 95, 96, 104, 107, 113, 114, 122, 128].

Sinnvolle Komplementärverfahren

Eine Reihe von Verfahren können aufgrund der derzeitigen Datenlage als sinnvolle Ergänzung zu üblichen allergologischen Methoden angewandt werden (Tab. 2). Keine dieser Methoden ist als

Tab. 2: Sinnvolle ergänzende Methoden.

» Atemtherapie

» Akupunktur (begrenzte Indikation!)

» autogenes Training

» Balneotherapie

» funktionelle Entspannung

» Klimatherapie

» Kneipp'sche Verfahren

» Ernährungstherapie/seriöse Diätetik

» Phytotherapie

» Physiotherapie

» Psychotherapie

„Alternativmethode" in dem Sinne anzusehen, dass sie eine fundierte klassische Therapie ersetzen könnte.

Atemtherapie und Physiotherapie sind als wirkungsvolle Techniken zur Behandlung von Atemwegserkrankungen, u. a. obstruktiven Atemwegserkrankungen, unumstritten [4, 43, 73].

Kneipp'sche Verfahren und Badetherapie sind als ergänzende Methoden mit erprobter Effektivität anerkannt. Sauna, Wechselduschen und andere Kneipp'sche Verfahren können Frequenz und Schwere von Infektionen der oberen Luftwege vermindern [14, 40, 49, 54, 65, 68, 105, 108].

Entspannungsmethoden (z. B. die progressive Muskelrelaxation nach Jacobsen oder das autogene Training) sind hilfreich in der Behandlung ekzemkranker und asthmakranker Kinder [38, 73, 79, 80, 120]. Beispielsweise ist bei asthmakranken Kindern eine atemwegserweiternde Wirkung nachgewiesen worden – wenn auch eine schwächere als die von bronchialerweiternden Medikamenten [79].

Die moderne *Phytotherapie*, d. h. die Behandlung mit pflanzlichen Wirkstoffen, versteht sich als integraler Bestandteil einer rational betriebenen Pharmakotherapie [6, 9, 28, 33, 36, 38, 42, 104, 107]). Medikamente mit pflanzlichen Wirkstoffen unterliegen grundsätzlich den gleichen Qualitäts- und Sicherheitskriterien wie synthetisch hergestellte Arzneimittel. Die vier klassischen Asthmamedikamente (Betamimetika, Anticholinergika, Cromoglycinsäure-Derivate und Theophyllin) leiten sich pharmakologisch und historisch aus der Pflanzenheilkunde ab [28], in der Ekzemtherapie sind manche pflanzliche Arzneimittel synthetischen gleichwertig bzw. überlegen [6, 33]. Gerbstoffe spielen eine wichtige Rolle als juckreizstillende, antiexsudative und antimikrobielle Wirkstoffe. Kamillenextrakte mit spezieller Galenik [u. a. 91] und Johanniskrautöl zeigen positive Effekte. Die orale Behandlung mit gammalinolenhaltigen pflanzlichen Ölen wie dem Borretschsamenöl, dem Nachtkerzenöl und z. T. auch dem Schwarzkümmelöl hat sich nicht durchgesetzt [17], wohl weil eindeutige pharmakologische Effekte erst mit sehr hohen Dosen (1g/kg/die) erzielbar sind [34]. Der Effekt einer topischen Behandlung ist (noch) nicht ausreichend belegt.

Diätetische Maßnahmen: Sinn und Unsinn liegen hier nahe beieinander. Allergenvermeidung ist für Allergiepatienten essenziell, dies gilt natürlich auch für Nahrungsmittelallergiker. Eine *Ernährungstherapie*, die den Aufbau der Schleimhautbarriere und das lokale Immunsystem des Darmes fördert (Stichwort: Milchsäurebakterien), kann hilfreich sein. Eine seriöse Diätetik ist abzugrenzen von unsinnigen, fahrlässigen und z. T. gefährlichen Diät-empfehlungen [20, 24–26, 48, 61, 74, 86, 87, 97, 100, 104, 117, 127]. Verschiedene Nahrungsergänzungsmittel wie essenzielle Fettsäuren, Vitamin E, Vitamine B_2 und B_6, Multivitaminpräparate, Mineralstoffe wie Selen und Zink wurden untersucht, haben aber nicht überzeugt.

Psychotherapie ist – sofern indiziert – effektiv und kann Krankheitskosten vermindern [5, 101]. Die familiäre Situation während der Behandlung von Kindern, die an Asthma bronchiale oder atopischem Ekzem leiden, sollte nicht vernachlässigt werden. Es gibt Hinweise darauf, dass ein Großteil der Verhaltensauffälligkeiten, die in Familien asthma- oder ekzemkranker Kinder auftreten, als Krankheitsfolge angesehen werden können [37].

Klimatherapie: Ihren Wert einzuschätzen, ist – obwohl grundsätzlich unbestritten – nicht leicht, da eine Fülle von Faktoren zum Erfolg beitragen: Allergenarmut, Licht, Salzwasser (Meersalz), intensive Schulung, Pflegeanleitung. So zeigte sich in einer klinischen Beobachtung von 1408 Patienten mit atopischem Ekzem, die vier bis sechs Wochen in Davos oder am Toten Meer behandelt wurden, bei 90 % der Patienten eine komplette Abheilung der Läsionen (siehe auch Kapitel 4.9 „Rehabilitation").

Akupunktur: Ihre Effektivität bei allergischem Schnupfen konnte in zwei prospektiven, klinisch kontrollierten, einfach blinden Studien an 65 Patienten bzw. 174 Patienten belegt werden. Die Symptome besserten sich bei den Patienten nach einer Akupunktur mit Nadeln und nach einer Laser-Akupunktur jeweils um rund 80 %. Die Nadel- und die Laser-Akupunktur waren signifikant effektiver als eine Plazebo-Akupunktur [51, 52, 71]. Nachuntersuchungen zeigten, dass eine dreijährige Akupunkturbehandlung auch 18 Jahre nach Behandlungsende einen Therapieerfolg von 70 % erreicht [51]. Bei Patienten mit einer Allergie auf Hausstaubmilben stieg nach einer Akupunktur Interleukin-10 signifikant an [53].

Die schwache adjuvante Wirkung der Akupunktur in der Behandlung asthmakranker Patienten wurde in kontrollierten wissenschaftlichen Studien belegt [7, 45, 72, 78, 84, 1113, 116, 118, 119, 128]. Bei mildem Asthma bronchiale können schwache bronchialerweiternde Effekte und eine positive Veränderung subjektiver Parameter beobachtet werden, jedoch keine Dauerwirkung [58, 59].

So genannte Alternativmethoden, die nach derzeitigem Wissenstand nicht zu empfehlen sind

Über einige Verfahren liegen genug objektive Informationen vor, um sie als nicht sinnvoll, unseriös bzw. potenziell gefährlich einzustufen und von ihrer Anwendung abzuraten (Tab. 3).

Tab. 3: Nicht zu empfehlende sogenannte alternative Methoden.

)) Autohomologe Immuntherapie
)) Bachblütentherapie
)) Bioresonanz
)) Eigenblutbehandlungen
)) Elektroakupunktur
)) Haarmineralstoffanalyse
)) Kinesiologie
)) Pendeln

Kinesiologie: Sie beruht auf der Vorstellung, Allergien und andere spezifische Unverträglichkeiten dadurch zu erkennen, dass die Berührung eines Allergens, auch wenn es umhüllt oder in einer Phiole eingeschmolzen ist, zu Änderungen der Muskelspannung führt, die ein erfahrener Kinesiologe erfassen kann. Eine Hamburger Doppelblindstudie, an der erfahrene Kinesiologen beteiligt waren, hat diesen Anspruch widerlegt [69]. Auch zur Diagnostik einer Nahrungsmittelallergie oder -unverträglichkeit ist diese Technik nicht geeignet [45].

Pendeln: Das „Auspendeln" von Allergien gehört zu den Suggestivtechniken, für die keine Wirkung belegt werden konnte und die in der Allergiediagnostik nichts verloren haben.

Bioresonanz: Diese Technik, vermutlich auch Weiter- bzw. Tarnentwicklungen wie die Biocom-Technik, sind diagnostisch und therapeutisch wertlos [13]. Jede Aktivität lebender Organismen und lebender Zellen ist verbunden mit elektrischen Begleitphänomenen. Bioresonanzgeräte registrieren das elektrische Rauschen, das ein lebender Organismus verursacht. Es wird eine Änderung der Bioresonanz beim bloßen Kontakt mit einem Allergen (auch in Glasampullen) postuliert. Allergiediagnostik mittels Bioresonanz besitzt eine Reproduzierbarkeit von weniger als 20 % bzw. eine Fehlerquote von etwa 80 % (!) und ist somit in der Wirkung nicht vergleichbar mit allergologischen Methoden [18, 29, 32, 66, 91, 126]. Allergiediagnostik mittels Bioresonanz entspricht einer Diagnostik durch Würfeln [28]. Auf der Bioresonanzdiagnostik basiert die Bioresonanztherapie: Dem Anwender wird suggeriert, er könne mit einer speziellen Technik negative elektrische Impulse, welche durch Allergien oder andere Krankheiten verursacht werden, durch positive neutralisieren; Allergien würden „gelöscht". Diese Behauptung ist physikalisch nicht nachvollziehbar [18] und klinisch falsch. Das Vertrauen in eine unwirksame Therapie kann lebensgefährlich sein, beispielsweise für Insektengiftallergiker, die auf wirksame Schutzmaßnahmen verzichten [126]. Die mit der Durchführung der Therapie verbundenen Allmachtsphantasien [10] stimmen ebenso bedenklich wie die Entwicklungsgeschichte der Bioresonanz.

Elektroakupunktur nach Dr. Voll misst Artefakte [8, 65, 68, 120]: Bereits im Jahre 1976 wurde die Methode unter dem Beisein von Dr. Voll und anderen führenden Vertretern dieser Methode untersucht. Das Ergebnis war enttäuschend [12, 74]. Alle beobachteten elektrischen Veränderungen waren Artefakte (Originaltext: „Die Apparatur misst zwar präzise das Potenzial am jeweiligen Akupunkturpunkt, eine in den Messkreislauf eingeführte Substanz, sei es ein Medikament, sei es ein sonstiger physiologisch wirksamer Stoff, gleichgültig ob in einer Ampulle eingeschmolzen oder direkt auf den zwischengeschalteten Metallblock oder auf eine Metallschale gelegt, verändert den Potenzialmesswert jedoch in keiner Weise, ohne Rücksicht darauf, ob das Potenzial erst ohne Substanz und dann mit ihr oder zuerst mit Substanz und dann ohne sie gemessen wird. Nach diesen Ergebnissen muss der Medikamententest der Elektroakupunktur als Artefakt bezeichnet werden.").

Klassische Eigenblutbehandlungen verursachen durch die Injektion von venös entnommenem Blut in einen Muskel durchaus schmerzhafte Entzündungsprozesse, die später auch eine antientzündliche Wirkung haben können. Kontrollierte Studien in der Allergologie fehlen, auch wenn bei einer Studie trotz gleich bleibendem Hauterscheinungsbild über die Besserung einzelner Parameter berichtet wurde [92]. Bei einer *homöopathischen Variante der Eigenblutbehandlung* werden in Alkohol bzw. Wasser aufgeschüttelte („potenzierte") Blutstropfen schluckweise getrunken. Der Nachweis der Wirksamkeit fehlt, etwa im Rahmen einer Studie, die den Effekt dieser Therapie mit dem von Zahnfleischbluten vergleicht.

Autohomologe Immuntherapie nach Dr. Kief: Obwohl für die Effektivität dieses Verfahrens [2] bisher keine kontrollierte Studie vorgelegt wurde, haben sich angeblich Tausende von Patienten (Allergiepatienten, HIV-Patienten, Tumorpatienten etc.) dieser Behandlung unterzogen. Krankenkassen wurden zum Teil durch Gerichtsbeschluss gezwungen, die extrem hohen Kosten zu erstatten. Ausgangsmaterial ist Patientenblut, bzw. Patientenurin. In einer patentierten Technik, die der hyperbaren Ozontherapie ähnelt, wird dies biochemisch verändert und anschließend vom Patienten eingenommen, in die Nase getropft, inhaliert und/oder eingeführt. Patientenblut und Patientenurin enthalten zwar vielerlei Zellen und auf das Immunsystem wirkende Botenstoffe, jedoch ein nachvollziehbarer Wirknachweis für die autohomologe Immuntherapie ist bisher nicht erbracht worden.

Aromatherapie, Farbtherapie, Dr. Bach's Blütentherapie: Hier handelt es sich um eine schöne Art der Autosuggestion. Jede Pflanze, jede Blume, jeder Geruch kann unser Befinden in einer bestimmten Art und Weise beeinflussen [21]. Ähnliches gilt auch für frische Blüten ausgewählter Pflanzen („Bach-Blüten") Sie werden über Nacht in frisches Quellwasser gelegt; das Wasser am nächsten Morgen weiterverarbeitet, potenziert und getrunken. Es ist schwer vorstellbar, dass das tropfenweise Trinken von Blumenwasser Wirkungen zeigen soll. Allerdings schildern manche Anhänger der Blütentherapie nach Dr. Bach (1886–1936) eine unglaubliche Beeinflussung ihres subjektiven Befindens. Nachvollziehbare Studien zur Wirksamkeit dieser und anderer esoterischer Techniken in der Allergologie fehlen; s. aber: [3, 22, 29, 54, 60, 75].

Homöopathie: Hier gibt es verschiedene Denkrichtungen, wie z. B. die sogenannte Hochpotenz-, Niederpotenz-, organotrope und personotrope Homöopathie. Homöopathische Mischungen von „niedriger Potenz" (bis zu einer Verdünnung D2/D4) sind oft Verdünnungen bzw. Potenzierungen von Pflanzenextrakten mit definierten pharmakologischen Eigenschaften. Angesichts der Heterogenität der Homöopathie ist eine globale Einschätzung der Wirksamkeit schwierig. Erfreulicherweise bemühen sich zunehmend auch Vertreter der Homöopathie um die wissenschaftliche Überprüfung ihrer Methode [11, 62, 76, 89, 94, 95], es muss allerdings festgehalten werden, dass ein sicherer Wirknachweis homöopathischer Präparate in der Allergologie bzw. Pneumologie immer noch fehlt. Im Jahre 1991 wurde eine Metaanalyse von 107 Studien über homöopathische Behandlungsmethoden publiziert. Der Bewertung der Studien lagen folgende Kriterien zugrunde [62]:

)) Beschreibung von Patienten und ihren Symptomen,

)) Anzahl der Patienten,

)) Beschreibung der Behandlung,

)) Auswahl von Patienten,

)) Doppelblindstudien-Design,

)) Relevanz von Parametern,

)) Präsentation von Ergebnissen.

Unter den 12 relativ besten Studien betrafen zwei randomisierte Doppelblindstudien die Allergologie: *Galphimia glauca* in der „Potenz" D4/D6 scheint positive Effekte bei Pollinosis zu besitzen [124, 125]. Von besonderer Bedeutung ist, dass die Pflanze *Galphimia glauca* in der traditionellen Medizin einiger Stämme im Regenwald von Brasilien gegen Allergien verwendet wurde. Pharmakologische Untersuchungen von Extrakten aus *Galphimia glauca* zeigten eine deutliche asthmaprotektive Wirksamkeit. Als Wirkstoffe wurden Gallussäurederivate ermittelt, die ihre Wirkung allerdings nur in pharmakologischer Dosierung zeigen [30]. Eine Studie [124] beschreibt die Gleichwertigkeit eines lokal angewendeten Cromoglicinsäurederivats und einer homöopathischen Zubereitung in der Behandlung von Heuschnupfen-Patienten, bleibt allerdings den Beweis schuldig, dass diese Feststellung nicht nur in der pollenflugfreien Zeit gilt und fand deshalb keinen Zugang zu allergologischen Fachzeitschriften. Eine klassische plazebokontrollierte, randomisierte Studie bei 60 Patienten wurde in 1995 Deutschland initiiert [89], eine Überlegenheit gegenüber Plazebo bisher nicht dokumentiert.

Neuraltherapie nach Dr. Huneke [55], mit der durch Lokalanästhesie „Störfelder" mit Fernwirkungen ausgeschaltet werden, ist bekannt geworden durch das so genannte Sekundenphänomen. Allergologische Krankheitsbilder gehören nicht zum engeren Indikationsfeld dieser Behandlungsmethode [34, 55].

Traditionelle Chinesische Medizin (TCM): Ihre Jahrtausende alte Erfahrung ist interessant und hilfreich. In China ist ein kritisches Nebeneinander traditioneller und moderner Verfahren durchaus möglich. Oft wird vergessen, dass die TCM aus einer Zeit stammt, in der die Heilkunde oft mit einfachen Mitteln auskommen musste. Die moderne Medizin hat Erfahrungen der verschiedenen traditionellen medizinischen Richtungen immer zu nutzen gewusst. Manche Mischungen von Heilpflanzen, die auch im Westen Aufsehen erregt haben, sind komplex und enthalten oft Dutzende von z. T. miteinander in Wechselwirkungen tretende Wirkstoffe, so dass eine wissenschaftliche Bearbeitung sehr schwer ist. Es muss selbstverständlich auch mit toxischen Wirkungen gerechnet werden! In einigen kontrollierten Studien wurden positive Wirkungen einer Kräutertee-Mischung bei atopischem Ekzem nachgewiesen, ohne dass die Wirksubstanzen definiert wurden. Auch schwere Nebenwirkungen (Leberschäden, Nierenversagen) sind beobachtet worden [80, 84, 109–111]. Qualität und Reinheit der manchmal auf obskurem Weg zu uns kommenden Arzneimittel entsprechen nicht immer europäischem Standard, s. a. [61].

Zusammenfassung

Aus der Vielzahl sogenannter Alternativ- oder Komplementärmethoden sind nach dem derzeitigen Stand des Wissens nur Atemtherapie, Akupunktur (begrenzte Indikation!), autogenes Training, Balneologie, funktionelle Entspannung, Klimatherapie, Kneipp'sche Verfahren, Ernährungstherapie bzw. seriöse Diätetik, Phytotherapie, Physiotherapie und Psychotherapie als wissenschaftlich gesicherte sinnvolle ergänzende Maßnahmen anzuerkennen.

Literatur

1. Anonymous. Alphaderm („Creme aus dem Jenseits"). Erhältlich bei: Commings, POB 1143, D-33748 Schloss Holte-Stukenbrok. 1992.
2. Anonymous. Information über die Autohomologe Immuntherapie. Verteilt durch: Arbeitskreis für immunbiologische Forschung und Therapie e.V., Londoner Ring 105, D-67069 Ludwigshafen. Jetzt: FBM Pharma. 2002.
3. Artik S, Ruzicka T. Complementary therapy for atopic eczema and other allergic skin diseases. Dermatol Ther. 2003; 16: 150–163.
4. Bachofen H, Gerber NJ. Respiratory physical therapy. In: Schlapbach P, Gerber NJ (Hrsg.). Physiotherapy: Controlled Trials and Facts. Rheumatology. The interdisciplinary concept, Vol. 14. Basel, München, Paris, London: Karger, 1991: 130–140.
5. Bachrach HM, Galatzer-Levy R, Skolnikoff A, Sherwood W. On the efficacy of psychoanalysis. J Am Psychoanal Assoc 1991; 39: 871–916.
6. Bedi M, Shenefelt P. Herbal therapy in dermatology. Arch Dermatol 2002; 138: 232–242.
7. Berger D, Nolte D. Acupuncture in bronchial asthma: body plethysmographic measurements of acute bronchospasmolytic effects. Comp Med East West 1977; 5: 265–269.
8. Bergold D. Elektroakupunktur Dr. Voll. Z Allg Med 1976; 6: 312–322.
9. Bielory L, Lupoh K. Herbal interventions in asthma and allergy. J Asthma 1999; 36: 1–65.
10. Bleuler E. Das autistisch undisziplinierte Denken in der Medizin und seine Überwindung. 5. Aufl. Berlin, Heidelberg, New York: Springer, 1995.
11. Boiron J, Belon P. Contributions of fundamental research in homeopathy. Berl J Res Homeopath 1990; 1: 34–45.
12. Bresser H. Allergietestung mit der Elektro-Akupunktur nach Voll. Allergologie 1992; 14: 364.
13. Brügemann H. Bioresonanz und Multiresonanztherapie. Bd. 1, 2. Aufl. Heidelberg: Haugg, 1992.
14. Bühring M, Saller R (Hrsg.). Wirkprinzipien in der physikalischen Therapie. Heidelberg: Verlag für Medizin, 1986.

15. Bundesärztekammer. Memorandum: Arzneibehandlung im Rahmen besonderer Therapierichtlinien. 2. Aufl. Köln: Deutscher Ärzteverlag, 1993.

16. Bundesministerium für Forschung und Technologie: Materialien zur Gesundheitsforschung, Band 21: Sapper H (Hrsg.), Matthiesen PF, Roßlenbroich B, Schmidt S. Unkonventionelle medizinische Richtungen. Bremerhaven: Wirtschaftsverlag NW, 1995.

17. Buslau M, Thaci D. Atopic dermatitis: Borage oil for systemic therapy. Z Dermatol 1996; 182: 131–136.

18. Cap F. Bemerkungen eines Physikers zur Bioresonanz. Allergologie 1995; 18: 235–237.

19. David TJ, Waddington E, Stanton RHJ. Nutritional hazards of elimination diets in children with atopic eczema. Arch Dis Child 1984; 59: 323–325.

20. De Craen AJM, Kaptchuk TJ, Tijssen JGP, Keijnen J. Placebos and placebo effects in medicine: historical overview. J R Soc Med 1999; 92: 511–515.

21. Deininger R. Duft und Psyche. Z Phytother 1993; 14: 193–205.

22. Deutsche Atemwegsliga. Alternative Methoden: Naturheilverfahren – Schulmedizin; Behandlungsmöglichkeiten von Asthma; Patientenbroschüre. Bad Lippspringe: Deutsche Atemwegsliga, 1997.

23. Deutsche Gesellschaft für Ernährung (Hrsg). Ernährungsbericht 1984. Frankfurt am Main: Deutsche Gesellschaft für Ernährung, 1984.

24. Deutsche Gesellschaft für Ernährung (Hrsg.). „Vollwert-Ernährung" – Eine Stellungnahme der Deutschen Gesellschaft für Ernährung. Ernährungsumschau 1987; 34: 308–310.

25. Deviln J, Stanton RHJ, David TJ. Calcium intake and cow's milk free diets. Arch Dis Child 1989; 64: 1183–1193.

26. Dittmar H, Pflieger D, Schempp C, Schöpf E, Simon J. Vergleichsstudie Solebäder plus UVA/B versus UVA/B-Monotherapie bei Patienten mit subakuter atopischer Dermatitis. Hautarzt 1999; 50: 649–653.

27. Dorsch W. Forschung in der Naturheilkunde: Forderungen und praktikable Vorschläge. Z Phytother 1993; 14: 181–184.

28. Dorsch W. Zufallsgesteuerte Allergie-Diagnostik und Therapie (eine Glosse). Allergologie 1995; 9: 416–417.

29. Dorsch W. Alternative Heilmethoden in der Allergologie? Allergo J 1996; 5: 388–393.

30. Dorsch W, Bittinger M, Kaas A, Müller A, Kreher B, Wagner H. Antiasthmatic effects of galphimia glauca: Gallic acid and related compounds prevent allergen- and platelet activating factor induced bronchial obstruction as well as bronchial hyperreactivity in guinea pigs. Int Archs Allergy Appl Immunol 1992; 97: 1–7.

31. Dorsch W, Ring J, für die Arbeitsgruppe Komplementärmedizin der Deutschen Gesellschaft für Allergologie und Klinische Immunologie: Komplementärverfahren oder so genannte Alternativmethoden in der Allergologie. Allergo J 2002; 11: 163–170.

32. Dorsch W, FC Sitzmann (Hrsg). Naturheilkunde in der Kinderheilkunde. 2. Auflg. Stuttgart: Hippokrates, 2001.

33. Dorsch W, Schmidt O. Antiasthmatic effects of gammalinolenic acid: high dose evening primrose oil and borage oil stimulates allergen tachyphylaxis of guinea pigs in vivo and prevents allergen sensitation. Phytomedicine 1995; 4: 271–275.

34. Dosch P. Lehrbuch der Neuraltherapie nach Huneke. Heidelberg: Haug, 1998.

35. Duke JA. CRC Handbook of Medicinal Herbs. Boca Raton: CRC Press, 1986.

36. Egle UT, König U, Dorsch W. Zur pathogenetischen Bedeutung früher psychosozialer Einflussfaktoren bei atopischer Dermatitis. Allergologie 2002; 25: 291–299.

37. Eisenberg DM, Kessier RC, Foster C, Norlock FE, Calkins DR, Delbanco TL. Unconventional medicine in the United States. N Engl J Med 1993; 328: 246–252.

38. Ernst E. Prevalence of complementary/alternative medicine for children: a systematic review. Eur J Pediatr 1999; 158: 7–11.

39. Ernst E, Wirz P, Pecho L. Wechselduschen und Sauna schützen vor Erkältung. Z Allg Med 1990; 66: 56–60.

40. Federspiel K, Herbst V. Die andere Medizin, Nutzen und Risiken sanfter Heilmethoden. Stuttgart: Stiftung Warentest, 1991.

41. Fintelmann V, Menßen HG, Siegers CP. Phytotherapie Manual: Pharmazeutischer, pharmakologischer und therapeutischer Standard. Stuttgart: Hippokrates, 1989.

42. Fluge T, Richter J, Fabel H, Zysno E, Weller E, Wagner TO. Langzeiteffekte von Atemgymnastik und Yoga bei Patienten mit Asthma bronchiale. Pneumologie 1994; 48: 484–490.

43. Fulder SJ, Munro RE. Complementary medicine in the United Kingdom: Patients, practi-

tioners, and consultations. Lancet 1985; II (No. 8454): 542–545.

44. Fung KP. Acupunctur and Asthma. Lancet 1987; I (No. 8537): 857.

45. Garron JS. Kinesiology and food allergy. Br Med J 1988; 296: 1573–1574.

46. Gruber W, Eber E, Zach M. Alternativmedizin und Asthma bronchiale. Monatsschr Kinderheilkd 1997; 145: 786–796.

47. Grüttner R. Mangelzustände bei Fehlernährung durch alternative Kost im Säuglings- und Kindesalter. Dtsch Ärztebl 1992; 89: B462–B466.

48. Haggenmüller F. 100 Jahre Kneipp-Therapie bei Kindern. Therapeutikon 1993; 7: 138–144.

49. Hausen BM. Allergiepflanzen-Pflanzenallergene. Landsberg, München: Ecomed, 1988.

50. Hauswald B. Der heutige Stellenwert der Akupunktur in der HNO-Heilkunde. HNO Information 2000; Nr.3.

51. Hauswald B, Langer H. Akupunktur und Laserakupunktur bei Rhinopathia pollinosa – Ergebnisse einer kontrollierten Studie. Akupunktur – Theorie und Praxis 1989; 1: 14–21.

52. Hauswald B, Schmidt C, Pfaar O, Knothe J, Hüttenbrink KB. Effects of Acupuncture in treatment of perennial allergic rhinitis in comparison to antihistaminic medication (Loratadin). Posterpräsentation: 10. Weltkongress ICMART (International Council of Medical Acupuncture and Related Techniques), 2002.

53. Hentschel HD. Naturheilverfahren – Grundlagen, Möglichkeiten, Grenzen. Dtsch Ärztebl 1995; 92: A635–A646.

54. Hentschel HD. Entscheidung zur Komplementärmedizin: sachorientiert oder irrational? Dtsch Med Wschr 1996; 121: 1553–1560.

55. Huneke H. Neuraltherapie nach Huneke: Bisher gesicherte Grundlagen. Phys Ther Rehabil 1979; 20.

56. Hurst DS. Allergy management of refractory serous otitis media. Otolanryngol Head Neck Surg 1990; 102: 664–669.

57. Jobst K, Chen JH, McPherson K, et al. Controlled trial of acupuncture for disabling breathlessness. Lancet 1986; II: 1416–1419.

58. Joos S, Schott C, Zou H, Daniel V, Martin E. Akupunktur – Immunologische Effekte bei Behandlung des Asthma bronchiale. Allergologie 1997; 20: 63–68.

59. Joyce DP, Jackevicius C, Chapman KR, Mclvor RA, Kesten S. The placebo effect in asthma drug therapy trials: A meta-analysis. J Asthma 2000; 37: 303–318.

60. Kay AB, Lessof MH. Allergy: conventional and alternative concepts. Clin Exp Allergy 1992; 22: Suppl3: 1–44.

61. Keane FM, Munn SE, du Vivier AW, Taylor NF, Higgins, EM. Analysis of herbal creams prescribed for dermatological conditions. Br Med J 1999; 318: 563.

62. Kleijnen J, Kniepschild P, ter Riet G. Clinical trials in homoepathy. Br Med J 1991; 302: 316–323.

63. Klinger L. Meridianpunkt-Messungen bei Lungenkarzinom und Lungentuberkulose. Z Allg Med 1987; 63: 563–567.

64. Kneipp S. Meine Wasser-Kur. 50. Aufl. Kempten: Verlag der Jos. Kösel`schen Buchhandlung, 1984.

65. Koenig L, Kullmer RM, Die Entstehung von Krankheit aus der Sicht der Elektroakupunktur nach Voll. Ärztez für Naturheilverf 1988; 5: 363–370.

66. Kofler H, Ulmer H, Mechter E, Falk M, Fritsch PO. Bioresonanz bei Pollinose: Eine vergleichende Untersuchung zur diagnostischen und therapeutischen Wertigkeit. Allergologie 1996; 19: 114–122.

67. Krauß H. Die Sauna. In: Schimmel KC (Hrsg). Lehrbuch der Naturheilverfahren I. Stuttgart: Hippokrates, 1986.

68. Kukutsch NA. Darstellung und Diskussion alternativer/komplementärer diagnostischer und/ oder therapeutischer Konzepte im Hinblick auf atopische Erkrankungen. Universität Hamburg: Dissertation, 1997.

69. Kunz B, Lüdtke R, Leeber N, Ring J. Testretest-reliability and validity of the kinesiology muscle test. Complement Ther Med 2001; 9: 141–145.

70. Langer H, Hauswald B: Langzeitstudie über die Therapie der Rhinopathia pollinosa mittels Akupunktur bzw. Laserakupunktur. Erfahrungsheilkunde 1992; 4: 262–267.

71. Lehmann V. Wirksamkeit der Akupunktur und Elektroakupunktur bei Rhinopathia allergica – Eine prospektive, randomisierte Vergleichsstudie. Akupunktur – Theorie und Praxis 1989: 98–109.

72. Lehrer PM, Hochron SM, McCann B, Swartzman L, Reba P. Relaxation decreases large-airway but not small-airway asthma. J Psychosom Res 1986; 30: 13–25.

73. Lentze MJ. Vegetarische Ernährung und Außenseiterdiäten im Kindesalter. Monatsschr Kinderheilkd 2001; 149: 19–24.

279

74. Lewith GT, Kenyoin JN, Broomfield J, Prescott P, Goddard J, Holgate ST. Is electrodermal testing as effective as skin prick tests for diagnosing allergies? A double blind, randomised block design study. Br Med J 2001; 322: 131–134.

75. Lewith GT, Watkins AD. Unconventional therapies in asthma: an overview. Allergy 1996: 51: 761–769.

76. Linde K, Clausius N, Ramirez G, et al. Are the clinical effects of homeopathy placebo effects? A meta-analysis of placebo-controlled trials. Lancet 1997; 350: 834–843.

77. Linde K, Jobst K, Panton J. Acupuncture for chronic asthma. Cochrane Database Syst Rev 2000.

78. Loew TH, Martus P, Rosner F, Zimmermann T. Wirkung von funktioneller Entspannung im Vergleich zu Salbutamol und einem Placebo-Entspannungsverfahren bei akutem Asthma bronchiale. Prospektive randomisierte Studie mit Kindern und Jugendlichen. Monatsschr Kinderheilkd 1996; 144: 1357–1363.

79. Loew TH, Siegfried W, Martus P, Tritt K, Hahn EG. Functional relaxation reduces acute airway obstruction in asthmatics as effectively as inhaled terbutaline. Psychother Psychosom 1996; 65: 124–128.

80. Lord GM. Nephropathy caused by chinese herbs in the UK. Lancet 1999; 354: 481–482.

81. Mayser P, Mayer K, Mahloudjian M, et al. A double-blind, randomized, placebo-controlled trial of n-3 versus n-6 fatty acid-based lipid infusion in atopic dermatitis. J Parenter Enteral Nutr 2002; 26: 151–158.

82. Morse P, Horrobin D, Manku M, Stewart J, Allen R, Littlewood S. Meta-analysis of placebo-controlled studies on the efficacy of epogam in the treatment of atopic eczema. Br J Dermatol 1989; 121: 75–90.

83. Morton AR, Fazio SM, Miller D. Efficacy of laser-acupuncture in the prevention of exercice-induced asthma. Ann Allergy 1993; 70: 295–298.

84. Mostafa-Kara N, Pauwels A, Pinus E, Biuor M, Levy VG. Fatal hepatitis after herbal tea. Lancet 1992; 340: 674.

85. Niggemann B, Grüber C. Side effects of complementary and alternative medicine. Allergy 2003; 58: 707–716.

86. Niggemann B, Grüber C. Unproven diagnostic procedures in IgE-mediated allergic diseases. Allergy 2004; 59: 806–808.

87. Niggemann B, Grüber C. Does unconventional medicine work through conventional modes of action? J Allergy Clin Immunol 2006; 118: 569–573.

88. Oepen I. Unkonventionelle diagnostische und therapeutische Methoden in der Umweltmedizin. Gesundheitswesen 1998; 60: 420–430.

89. Oepen I, Schaffrath B. Kritische Argumente zur Homöopathie. In: Oepen I (Hrsg). Unkonventionelle medizinische Verfahren. Stuttgart: Gustav Fischer, 1993.

90. Patzelt-Wenczler R, Ponce-Pöschl E. Proof of efficacy of Kamillosan Cream in atopic eczema. Eur J Med Res 2000; 5: 171–175.

91. Pichler W, Bircher AA, Wüthrich B, Spezialistenkommission der Schweizer Gesellschaft für Allergologie und Immunologie. Allergologie und Alternativmedizin. Stellungnahme zu paramedizinischen Verfahren, speziell Bioresonanz. Schweiz Ärztezeitung, nachgedruckt in: Allergologie 1996; 19: 158–161.

92. Pittler M, Armstrong N, Cox A, Collier P, Hart A, Ernst E. Randomized, double-blind, placebo-controlled trial of autologous blood therapy for atopic dermatitis. Br J Dermatol 2003; 148: 307–313.

93. Reilly D, Taylor MA, Beattie NG, et al. Is evidence for homoeopathy reproducible? Lancet 1994; 344: 1601–1606.

94. Reilly DT, Taylor MA, McSharry C, Aitchison T. Is homeopathie a placebo response? Controlled trial of homeopathic potency, with pollen in hayfever as model. Lancet 1986; II: 881–886.

95. Remy W, Rakoski J, Siebenwirth J, Ulm K, Wiesenauer M. Classical homoeopathic treatment in atopic dermatitis. Study protocol. Allergologie 1995; 18: 246–252.

96. Ring J (Hrsg). Neurodermitis. Expertise zur gesundheitlichen Versorgung und Vorsorge bei Kindern mit atopischem Ekzem. Landsberg: Ecomed, 1998.

97. Ring J, Kunz B. Unsaturated fatty acids in the treatment of atopic eczema. In: Ruzicka T, Ring J, Przybilla B (eds). Handbook of atopic eczema. Berlin: Springer, 1991: 429–434.

98. Ring J, Teichmann W. Immunologische Veränderungen unter hydrotherapeutischer Kurbehandlung. Sonderheft 3. Bad Wörishofen: Sebastian Kneipp Institut, Bad Wörishofen Forschungsanstalt e. V., 1975: 75–79.

99. Roberts IF, West M, Ogilvie D, Dillon MJ. Malnutrition in infants receiving cult diets: a form of child abuse. Br Med J 1979; I: 296–298.

100. Rudolf G, Manz R, Ori C. Ergebnisse psycho-analytischer Therapie. Z Psychosom Med Psychoanal 1994; 40: 25–40.

101. Schäfer T, Riehle A, Wichmann HE, Ring J. Alternative medicine in allergies – prevalence, patterns of use, and costs. Allergy 2002; 57: 694–700.

102. Schäfer T, Riehle A, Wichmann HE, Ring J. Alternative medicine and allergies – Life satisfaction, Health locus of control, and Quality of Life. J Psychosom Res 2003; 55: 543–546.

103. Schilcher H, Dorsch W. Phytotherapie in der Kinderheilkunde, 4. Auflg. Stuttgart: Wissenschaftliche Verlagsgesellschaft 2006.

104. Schimmel KC (Hrsg). Lehrbuch der Naturheilkunde. 2.Aufl. Stuttgart: Hippokrates, 1990.

105. Schöni MH, Nikolaizik WH, Schöni-Afolter F. Efficacy trial of bioresonance in children with atopic dermatitis. Int Arch Allergy Immunol 1997; 112: 238–246.

106. Schulz V: Zukunft der Phytotherapie Zschr f Phytotherapie 2007; 28: 282–284.

107. Senn E. Die Ideen von Kneipp: Veraltet oder aktuell? Swiss Med 1981; 3: 35–46.

108. Shani J, Seidl V, Hristakieva E, Stanimirovic A, Burdo A, Harari M. Indications, contraindications and possible side-effects of climatotherapy at the Dead-Sea. Int J Dermatol 1997; 36: 481–492.

109. Sheehan MP, Atherton DJ. A controlled trial of traditional chinese medicinal plants in widespread non-exudative atopic eczema. Br J Dermatol 1992; 126: 179–184.

110. Sheehan MP, Rustin MHA, Atherton DJ, et al. Efficacy of traditional Chinese herbal therapy in adult atopic dermatitis. Lancet 1992; 340: 13–17.

111. Sheehan MP, Stevens H, Ostlere LS, Atherton DJ, Brostoff J, Rustin MH. Follow-up of adult patients with atopic eczema treated with chinese herbal therapy for 1 year. Clin Exp Dermatol 1995; 20: 136–140.

112. Skrabanek P. Acupunture and asthma. 1987; I (No. 8541): 1082–1083.

113. Spigelblatt L, Laine-Ammarn G, Pless B, Guyver A. The use of alternative medicine by children. Pediatrics 1994; 94: 811–814.

114. Stiftung Warentest (Hrsg). Handbuch Die andere Medizin. Nutzen und Risiken sanfter Heilmethoden. Berlin: Stiftung Warentest, 1994.

115. Tandon MK, Soh PF, Wood AT. Acupuncture for bronchial asthma? A double-blind crossover study. Med J Aust 1991; 154: 409–412.

116. Tarnow-Mordi WO, Moss C, Ross K. Fallure to thrive owing to inappropriate diet free of gluten and cow's milk. Br Med J 1984; 289: 1113–1114.

117. Tashkin DP, Bresler DE, Kroening RJ, Kerschner H, Katz RL, Coulson A. Comparison of real and simulated acupuncture and isoproterenol in methacholine-induced asthma. Ann Allergy 1977; 39: 379–387.

118. Tashkin DP, Kroening RJ, Bresler DE, Simmons M, Coulson AH, Kerschnar H. A controlled trial of real and simulated acupuncture in the management of chronic asthma. J Allergy Clin Immunol 1985; 76: 855–864.

119. Vazquez L, Buceta J. Relaxation therapy in the treatment of bronchial asthma: effects on basal spirometric values. Psychother Psychosom 1993; 60: 106–112.

120. Voll R. EAV – Electro-Acupuncture according to Voll. Bioenergetic diagnostics and therapy on the basis of acupuncture. In: Jayasuriya A (ed). Medicina Alternativa. Colombo, Sri Lanka: Institute of Acupuncture, 1983: 1–36.

121. Wandtke F, Stanek KW, Götz M, Jarisch R. Bioresonanz – Allergietest versus Pricktest und RAST. Allergologie 1993; 16: 144–145.

122. Watkins AD. The role of alternative therapies in the treatment of allergic disease. Clin Exp Allergy 1994; 24: 813–825.

123. Weiser M, Gegenheimer LH, Klein P. Randomisierte Äquivalenzstudie zum Vergleich der Wirksamkeit und Verträglichkeit des Luffa comp.-Heel-Nasensprays mit einem Cromoglicinsäure-Nasenspray bei der Behandlung der saisonalen allergischen Rhinitis. Forsch Komplementärmed 1999; 6: 142–148.

124. Wiesenauer M, Gaus W. Double-blind trial comparing the effectiveness of the homeopathic preparation Galphimia potentiation D6, Galphimia dilution 10(-6) and placebo on pollinosis. Arzneimittelforschung 1985; 35: 1745–1747.

125. Wiesenauer M, Gaus W, Häussler S. Behandlung der Pollinosis mit Galphimia glauca. Allergologie 1990; 13: 359–363.

126. Wüthrich B. Frei PC, Bircher A,et al. Bioresonanz – diagnostischer und therapeutischer Unsinn. Allergologie 2006; 29: 244–249

127. Zang J. Immediate antiasthmatic effect of acupuncture in 192 cases of bronchial asthma. J Tradit Chin Med 1990; 10: 89–93.

128. Ziment I, Tashkin DP. Alternative medicine for allergy and asthma. J Allergy Clin Immunol 2000; 106: 603–614.

4.8 Prävention atopischer Erkrankungen

Einleitung

Allergische Erkrankungen wie allergisches Asthma, Heuschnupfen und das atopische Ekzem haben auch in den letzten Jahren in den westlichen Industrienationen weiter zugenommen [1]. Die Ursachen für die Entwicklung und Zunahme sind nach wie vor weitgehend ungeklärt. Da die kausalen Therapieansätze beschränkt sind, kommt der Prävention besondere Bedeutung zu, wenn man dem ansteigenden Trend begegnen will [5]. Mit Unterstützung des Bundesministeriums für Gesundheit und soziale Sicherung wurde im Rahmen des Aktionsbündnisses Allergieprävention (abap) im Jahr 2004 die erste S3-Leitlinie zur Allergieprävention veröffentlicht [8]. Diese wurde nun, der Methodik für evidenzbasierte und konsentierte Leitlinien folgend, überarbeitet. Die überarbeitete Leitlinie und die zugrunde liegende Methodik werden im Folgenden dargestellt.

Methodik

Auch die Methodik der Überarbeitung dieser Leitlinie folgte nationalen und internationalen Standards zur Entwicklung evidenzbasierter und konsentierter Leitlinien [2, 4, 7].

Zielsetzung und Zielgruppe

Die primären Zielgrößen der Leitlinie sind die wesentlichen atopischen Erkrankungen: das atopische Ekzem, die allergische Rhinokonjunktivitis und das allergische Asthma.

Die Leitlinie bezieht sich ausschließlich auf Maßnahmen der Primärprävention und lehnt sich dabei an diese für den Bereich der Allergien in abap modifizierten Definitionen an:

*Die **Primärprävention** umfasst einerseits die Beseitigung bzw. die Verminderung von (Teil-) Ursachen, die für die Krankheitsentstehung von Bedeutung sind, einschließlich der Veränderungen ursächlicher oder prädisponierender Umwelt- und Arbeitsplatzfaktoren, andererseits die Erhöhung der Toleranz der Individuen. Primärprävention wird insbesondere bei Risikogruppen (genetische Vorbelastung) wirksam, richtet sich aber in eingeschränkter Form auch an die Gesamtbevölkerung und schließt eine allergiespezifische Gesundheitsförderung ein.*

*Die Zielgruppen der **Sekundärprävention** sind Personen mit frühen Krankheitszeichen (z. B. bronchiale oder nasale Hyperreagibilität bei nachgewiesener Sensibilisierung) und sensibilisierte, noch symptomlose Personen. Ziele der Sekundärprävention sind die Verhinderung einer manifesten Erkrankung sowie eines Symptomwechsels. Zu ihren Maßnahmen zählen die Vermeidung klinisch relevanter Allergene und toxisch-irritativer Substanzen, Beratungen und im Falle von Personen mit frühen Krankheitszeichen gegebenenfalls auch Pharmakoprophylaxe und spezifische Immuntherapie (Hyposensibilisierung).*

Während im Algorithmus der ersten Fassung der Leitlinie bei Maßnahmen bezüglich Risikokindern von Sekundärprävention gesprochen wurde, wird nun, der obigen Definition folgend, nur mehr von

Primärprävention gesprochen und diese in Maßnahmen bezüglich genetisch vorbelasteter und nicht vorbelasteter Personen unterteilt. Studien an bereits erkrankten Personen, auch solche, die die Verhinderung einer Zweiterkrankung zum Ziel hatten, wurden dementsprechend nicht mehr berücksichtigt.

Die *Zielpopulation* sind Personen, insbesondere Kinder, mit und ohne genetische Vorbelastung für atopische Erkrankungen. Kinder mit genetischer Vorbelastung (sog. Risikokinder) sind dadurch definiert, dass mindestens ein Elternteil oder Geschwister unter einer der genannten atopischen Erkrankungen leidet.

Anwender der Leitlinie sind alle mit Präventionsmaßnahmen und insbesondere mit der Allergieprävention befassten medizinischen und nicht medizinischen Verbände und Personengruppen.

Der *Leitliniensteuergruppe* gehören an: C. Muche-Borowski, M. Kopp (DGKJ), I. Reese (AK Diätetik in der Allergologie), H. Sitter (AWMF), T. Werfel (DGAKI) und T. Schäfer (Koordinator, DDG)

Evidenzsuche

Die elektronische Literaturrecherche wurde in den Datenbanken MEDLINE und COCHRANE für den Zeitraum Februar 2003 bis Mai 2008 durchgeführt.

Für die Suchstrategie wurden drei Kategorien von Schlüsselbegriffen definiert, die Gruppe der Erkrankungen (Asthma, Allergy, allergic, atopic, hay fever, dermatitis, eczema, rhinitis), die der Maßnahmen (prevention, risk factor, epidemiology) und der Block der Studientypen (randomized controlled trials, clinical trials, controlled study, case control study, cohort study, systematic review, meta-analysis). Die Ver-

knüpfung erfolgte innerhalb der Gruppen mit *„oder"* und zwischen den Gruppen mit *„und"*.

Eingeschlossen wurden Studien am Menschen, die in deutscher oder englischer Sprache publiziert wurden. Ausgeschlossen wurden Studien, die nichtallergische Erkrankungen als Zielgröße hatten sowie Therapie- und Medikamentenstudien.

Darüber hinaus wurden die Referenzlisten aktueller Übersichtsarbeiten auf relevante Literatur durchgesehen und alle Mitglieder der Konsensusgruppe um Nennung relevanter Zitate gebeten.

In einem ersten Screening-Schritt wurden von allen aufgefundenen Zitaten Titel und Zusammenfassung durchgesehen. Studien, die nicht eine der definierten atopischen Erkrankungen als primäre Zielgröße hatten sowie Therapie- und Medikamentenstudien wurden ausgeschlossen. Die verbliebenen Arbeiten wurden im Volltext beschafft und in einem zweiten Screening-Schritt in gleicher Weise auf ihre inhaltliche Eignung überprüft.

Evidenzbewertung

Neben der Vergabe formaler Evidenzlevel (1a bis 4), fand die Bewertung der Studien durch methodenkritisches Lesen nach vordefinierten Kriterien (u. a. Fallzahl, zeitliche Abfolge zwischen Exposition und Erkrankung, Berücksichtigung weiterer Einflussfaktoren) und das Ausfüllen entsprechender Extraktionstabellen statt. Die methodenkritische Bewertung führte zur dichotomen Einschätzung des Verzerrungspozentials für jede einzelne Studie als entweder hoch (−) oder niedrig (+).

Die gesamte Evidenzlage wurde nach Themengebieten anhand der Studienanzahl, der Studientypen, der Evidenzgrade und Empfehlungsklassen tabellarisch aufbereitet. Für jedes Themengebiet wurden darüber hinaus Evidenztabellen, in denen die Zahl aufgefundener und bewerteter Studien nach Studientyp, Hauptergebnis (protektiv, kein Effekt, Risikofaktor) und methodischer Qualität (+ hoch, – gering) aufgeführt wurde, erstellt (hier nicht gezeigt).

Leitlinienentwurf

Auf der Grundlage der aufgefundenen und bewerteten Arbeiten wurde ein Vorschlag für die überarbeiteten Präventionsempfehlungen erarbeitet und in der Leitlinien- und Konsensusgruppe zirkuliert. Vorschläge zur Ergänzung und Überarbeitung wurden diskutiert und ggf. eingearbeitet.

Konsensus

In die Konsensusgruppe wurden zunächst wiederum alle Personen eingeladen, die an der Erarbeitung und Konsentierung der ersten Leitlinienfassung mitgewirkt hatten. Darüber hinaus wurden auf Vorschlag Vertreter weiterer Fachgesellschaften benannt.

Die Empfehlungen wurden durch die so gebildete Konsensusgruppe verabschiedet. Als formales Konsentierungsverfahren wurde der nominale Gruppenprozess durchgeführt, was ein Treffen der Beteiligten voraussetzt. Das Konsensustreffen fand im Januar 2009 in Hannover statt und wurde von Herrn Privatdozent Dr. H. Sitter (Universität Marburg und AWMF) moderiert. Bei den konsentierten Empfehlungen wird aufgrund der Evidenzgrundlage von Belegen oder Hinweisen gesprochen. Diese Begrifflichkeit lehnt sich an die vom IQWIG formulierten „Allgemeinen Methoden 3.0" an. Die einzelnen

Empfehlungen wurden von der Konsensusgruppe mit Empfehlungsklassen (A, B, C) verabschiedet, die in Klammern an die jeweilige Empfehlung angefügt sind. Themenbereiche, zu denen sich keine Präventionsempfehlungen ableiten ließen, wurden lediglich mit den Evidenzgraden versehen.

Ergebnisse

Mit der o.g. Suchstrategie konnten insgesamt in der Medline-Datenbank 4.556 Treffer für den Zeitraum von 2003 bis 2008 gefunden werden. Im ersten Selektionsprozess nach Titel und Zusammenfassung konnten 4.228 Arbeiten aus- und 328 in den zweiten Selektionsprozess eingeschlossen werden. Für den zweiten Selektionsprozess wurde der Volltext herangezogen. Zusätzlich wurden Arbeiten aufgenommen, die von Mitgliedern der Konsensusgruppe benannt wurden. Letztendlich wurden 217 Originalarbeiten in der Auswertung berücksichtig. Diese setzen sich aus vier Cochrane Reviews (CR), 14 Metaanalysen (MA), 19 randomisierten kontrollierten Studien (RCT), 135 Kohortenstudien (KS) und 45 Fall-Kontroll-Studien (FK) zusammen.

Die konsentierten Empfehlungen zur Primärprävention von Asthma, Heuschnupfen und atopischem Ekzem gelten für Risiko- und Nicht-Risiko-Personen, sofern nicht explizit unterschieden bzw. darauf hingewiesen wird.

Empfehlungen
Ernährung

Zum Thema Ernährung unterstützt die Konsensusgruppe einstimmig die Empfehlungen der Fachgesellschaften und Organisationen (www.fke-do.de, www.dge.de) bezüglich einer ausgewogenen und nährstoffdeckenden Ernährung von Säuglingen, Kleinkindern, Schwangeren und Stillenden.

Stillen

Die vorliegenden Daten unterstützen überwiegend die Empfehlung zum ausschließlichen Stillen über 4 Monate zur Prävention atopischer Erkrankungen. (A)

Mütterliche Ernährung in der Schwangerschaft und/oder Stillzeit

Eine ausgewogene und nährstoffdeckende Ernährung in der Schwangerschaft und Stillzeit wird empfohlen.

Für eine Empfehlung zu diätetischen Restriktionen (Meidung potenter Nahrungsmittelallergene) während der Schwangerschaft oder Stillzeit gibt es keine Belege. (A)

Es gibt Hinweise, dass Fisch in der mütterlichen Ernährung während der Schwangerschaft oder Stillzeit einen protektiven Effekt auf die Entwicklung atopischer Erkrankungen beim Kind hat. (B)

Muttermilchersatznahrung bei Risikokindern

Wenn Stillen nicht oder nicht ausreichend möglich ist, ist die Gabe von partiell oder extensiv hydrolysierter Säuglingsnahrung[1] bei Risikokindern bis zum vollendeten 4. Lebensmonat zu empfehlen. (A)

Eine Empfehlung zur Gabe von hypoallergener Säuglingsnahrung bei Risikokindern ist vertretbar, sofern Stillen nicht möglich ist. In einzelnen Studien hat sich

zur primären Prävention des atopischen Ekzems extensiv hydrolysierte Säuglingsnahrung auf Kaseinbasis gegenüber partiell hydrolysierter Formula überlegen gezeigt. Die Asthmainzidenz konnte durch hydrolysierte Säuglingsnahrung nicht beeinflusst werden. Sojahydrolysate sind bisher nur in der Sekundärprävention eingesetzt worden.

Einführung von Beikost und Ernährung des Kindes im 1. Lebensjahr

Für einen präventiven Effekt durch eine Verzögerung der Beikosteinführung über den vollendeten 4. Lebensmonat hinaus gibt es keine gesicherten Belege. Sie kann deshalb nicht empfohlen werden. (A)

Für einen präventiven Effekt einer diätetischen Restriktion durch Meidung potenter Nahrungsmittelallergene im ersten Lebensjahr gibt es keine Belege. Sie kann deshalb nicht empfohlen werden. (B)

Es gibt Hinweise darauf, dass Fischkonsum des Kindes im 1. Lebensjahr einen protektiven Effekt auf die Entwicklung atopischer Erkrankungen hat. (B)

Die zu der Zeit in Deutschland existierende Empfehlung, Beikost nicht vor dem vollendeten 4. Lebensmonat einzuführen, ist aus ernährungswissenschaftlicher Sicht sinnvoll.

Ernährung nach dem 1. Lebensjahr

Eine allgemeine Diät zur Allergieprävention kann nicht empfohlen werden (A).

Körpergewicht

Es gibt Belege, dass ein erhöhter Body Mass Index (BMI) insbesondere mit Asthma positiv assoziiert ist.

Die Verhinderung von Übergewicht, insbesondere bei Kindern, wird auch aus Gründen der Allergieprävention empfohlen. (A)

---

[1] Es ist zu beachten, dass nicht mehr alle in den berücksichtigten Studien getesteten Säuglingsnahrungen in Deutschland erhältlich sind.

Weitere Faktoren

Haustierhaltung

Für Personen ohne erhöhtes Allergierisiko besteht kein Grund, die Haustierhaltung aus Präventionsgründen einzuschränken.

Bei Risikokindern gilt:

Die Auswirkungen der Haustierhaltung auf die Allergieentwicklung bei Risikokindern sind derzeit nicht eindeutig abzuschätzen. Die Anschaffung von Felltieren als Präventionsmaßnahme ist nicht zu empfehlen.

Bei der Katzenhaltung überwiegen die Studien, die in der Haltung einen Risikofaktor sehen, deshalb sollte bei Risikokindern die Katzenhaltung vermieden werden.

Hundehaltung ist wahrscheinlich nicht mit einem höheren Allergierisiko verbunden. (B)

Hausstaubmilben

Als Maßnahme der Primärprävention[2] kann die Reduktion der Exposition gegenüber Hausstaubmilbenallergenen nicht empfohlen werden. (B)

Schimmel und Feuchtigkeit

Ein Innenraumklima, das Schimmelpilzwachstum begünstigt (hohe Luftfeuchtigkeit, mangelnde Ventilation) sollte zur Allergieprävention vermieden werden. (B)

Exposition gegenüber Tabakrauch

Aktive und passive Exposition gegenüber Tabakrauch erhöht das Allergierisiko (insbesondere das Asthmarisiko) und ist zu vermeiden. Dies gilt besonders während der Schwangerschaft. (A)

Innenraumluftschadstoffe

Es gibt Hinweise darauf, dass Innenraumluftschadstoffe das Risiko für atopische Erkrankungen und insbesondere Asthma erhöhen können (flüchtige organische Verbindungen, z. B. Formaldehyd, wie sie u. a. durch neue Möbel und bei Maler- und Renovierungsarbeiten freigesetzt werden können). Es wird empfohlen, die Exposition gegenüber Innenraumluftschadstoffen gering zu halten. (B)

Kfz-Emission

Die Exposition gegenüber Stickoxiden und kleinen Partikeln ($PM_{2,5}$), insbesondere durch das Wohnen an einer viel befahrenen Straße, ist mit einem erhöhten Risiko, besonders für Asthma, verbunden.

Es wird empfohlen, die Exposition gegenüber kraftfahrzeugbedingten Emissionen gering zu halten. (B)

Impfungen

Es gibt keine Belege, dass Impfungen das Allergierisiko erhöhen, aber Hinweise, dass Impfungen das Allergierisiko senken können.

Es wird empfohlen, dass alle Kinder, auch Risikokinder, nach den STIKO-Empfehlungen geimpft werden sollen. (A)

Stellungnahmen

Zu den folgenden Themen wurden Stellungnahmen (Evidenzlevel in Klammern), jedoch keine Empfehlungen verabschiedet.

Einfluss von Probiotika

Die Datenlage zum Einfluss von Probiotika auf die Allergieentwicklung ist widersprüchlich. Es gibt derzeit nur aus skandinavischen

---

[2] Dies betrifft nicht Maßnahmen zur Sekundär- und Tertiärprävention.

Studien und nur bezüglich der Entwicklung eines atopischen Ekzems Hinweise, dass die Gabe von Probiotika präventive Effekte hat. Daher kann keine Empfehlung ausgesprochen werden. (1a–2b)

Unspezifische Immunmodulation

Es gibt Hinweise darauf, dass eine frühzeitige unspezifische Immunstimulation vor der Entwicklung atopischer Erkrankungen schützen kann. Zur unspezifischen Immunstimulation werden u. a. das Aufwachsen auf einem Bauernhof, der Besuch einer Kindertagesstätte in den ersten 2 Lebensjahren und eine höhere Anzahl älterer Geschwister gerechnet. Wurminfektionen und hier insbesondere Hakenwurminfektionen sind negativ mit Asthma assoziiert. (2b–3b)

Antibiotika

Es fehlt der Nachweis eines ursächlichen Zusammenhangs zwischen Antibiotikagabe und der Entwicklung von Asthma, allergischer Rhinitis und atopischem Ekzem. (2a–3b)

Diskussion

Im Rahmen der Überarbeitung der S3-Leitlinie „Allergieprävention" wurden bestehende Empfehlungen weiter gestützt, bisherige Empfehlungen revidiert und neue Empfehlungen verabschiedet.

Die Empfehlungen zum Stillen, zur Haustierhaltung, zum Thema Schimmel und Feuchtigkeit, und zur Tabakrauchexposition konnten durch die aktuellen Studien weiter gestützt werden. Geänderte bzw. neu aufgenommene Empfehlungen werden im Folgenden diskutiert.

Änderungen ergaben sich in Bezug auf die mütterliche Ernährung und die Ernährung des Kindes in der Art, dass zahlreiche Studien einen präventiven Effekt durch Fischkonsum zeigen und entsprechende Empfehlungen neu aufgenommen wurden.

Bei den Säuglingsnahrungen ergaben sich ebenfalls Veränderungen. So muss beachtet werden, dass die in den Studien getesteten hydrolysierten Säuglingsnahrungen auf dem deutschen Markt zum Teil nicht mehr erhältlich sind. Für sojabasierte Säuglingsnahrungen fehlt nicht nur der Hinweis auf einen präventiven Effekt, es gibt auch gesundheitliche Bedenken.

Die Beikosteinführung aus präventiven Gründen über den vollendeten 4. Lebensmonat hinaus zu verzögern, wird nicht empfohlen. Tatsächlich zeigen die aktuellen deutschen Kohortenstudien keinen Effekt einer verzögerten Beikosteinführung mehr.

Soweit Maßnahmen zur Reduktion von Hausstaubmilben-Allergenen als primärpräventive Einzelmaßnahme untersucht wurde, konnte kein Effekt gezeigt werden. Entsprechend wurde diese Empfehlung gestrichen, wobei dies Maßnahmen zur Sekundär- und Tertiärprävention nicht betrifft, wo durchaus Belege der Wirksamkeit existieren.

Durch die aktuelle Recherche konnten zum Thema Innenraumluftschadstoffe Hinweise gefunden werden, dass insbesondere das Risiko für die Entwicklung von Asthma durch flüchtige organische Verbindungen erhöht ist.

Eine Weiterentwicklung fand auch im Hinblick auf Luftschadstoffe des Außenraums (KFZ-Emissionen) statt. Insbesondere das Risiko für die Entwicklung von Asthma ist erhöht, wenn man z. B. an einer viel befahrenen Straße wohnt.

Die Empfehlung, alle Kinder nach den STIKO-Empfehlungen zu impfen, wurde beibehalten und dadurch ergänzt, dass Hinweise vorliegen, dass Impfen sogar das Allergierisiko senken kann.

Gab es 2004 noch einzelne Hinweise, dass ein erhöhter Body-Mass-Index mit Asthma positiv assoziiert ist, geben neuere Studien nun den Beleg dafür. Die Verhinderung von Übergewicht wird daher aus primärpräventiven Gründen empfohlen.

Die verabschiedete Empfehlung zur diätetischen Restriktion in der Ernährung der Mutter während der Schwangerschaft und/oder Stillzeit und des Kindes in den ersten Lebensjahren wurde so nicht mehr übernommen, sondern in das Kapitel Beikost eingefügt. Die Aussagen zur spezifischen Immuntherapie wurden aufgrund der Beschränkung auf Maßnahmen der Primärprävention nicht mehr aufgenommen.

Die Evidenzgrundlage für die Überarbeitung der Leitlinie kann mit 217 berücksichtigten und bewerteten Einzelstudien als umfangreich angesehen werden. Dabei birgt eine Präventionsleitlinie methodische Besonderheiten, die sie insbesondere von Therapieleitlinien unterscheidet. Zum einen werden multiple Zielgrößen wie Asthma, allergische Rhinitis und atopisches Ekzem untersucht. Zum anderen werden multiple Einflussgrößen betrachtet. Eine Beschränkung auf einen bestimmten Studientyp (z. B. RCT) ist nicht möglich, da viele der zu untersuchenden Präventionsmaßnahmen sich nicht in einem randomisierten Design untersuchen lassen (z. B. Stillen, Rauchen). Daher mussten auch Kohorten- und Fall-Kontroll-Studien herangezogen werden und aus beschriebenen Assoziationen indirekt Präventionsempfehlungen abgeleitet werden. Die Empfeh-

lungen sind in Abbildung 1 zusammengefasst.

Tertiärprävention

Atopische Erkrankungen der Haut und der Atemwege chronifizieren zu einem hohen Prozentsatz. Die Entwicklung psychosozialer Probleme ist dabei ein ernst zu nehmendes Risiko. Neben der medizinischen Versorgung ist zur Aufrechterhaltung der Lebensqualität betroffener Patienten eine darüber hinausgehende, umfassende Qualifikation der Betroffenen und ihrer Familien im Sinne eines Co-Managements erforderlich und hilfreich. Verschiedene Untersuchungen der letzten Jahre haben zeigen können, dass strukturierte Schulungsmaßnahmen für asthmakranke Kinder sowie für die Eltern von an atopischem Ekzem erkrankten Säuglingen und Kindern nicht nur die Kommunikation zwischen Arzt und Patient nachhaltig verbessern, sondern auch zu einer besseren Bewältigung der chronischen Krankheit beitragen können.

Erfolgs- und Mängelanalyse

Mit der evidenzbasierten und konsentierten S3-Leitlinie zur Allergieprävention ist es gelungen, den Sachstand zur Allergieprävention umfassend und systematisch darzustellen und zu bewerten. Auf dieser Basis konnten Empfehlungen abgeleitet und breit konsentiert werden. Naturgemäß können verschiedene Bereiche wie Stillen, Tabakrauchexposition oder Haustierhaltung nicht auf dem Boden hochwertiger, d. h. doppelblinder und randomisierter Studien beurteilt werden. Für nur wenige Studien war daher die Vermeidung allergischer Erkrankungen der tatsächliche primäre Endpunkt.

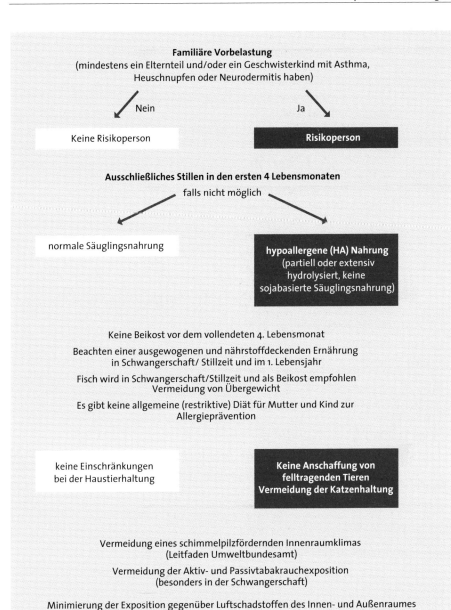

Familiäre Vorbelastung
(mindestens ein Elternteil und/oder ein Geschwisterkind mit Asthma,
Heuschnupfen oder Neurodermitis haben)

Nein   Ja

Keine Risikoperson   **Risikoperson**

Ausschließliches Stillen in den ersten 4 Lebensmonaten
falls nicht möglich

normale Säuglingsnahrung

hypoallergene (HA) Nahrung
(partiell oder extensiv
hydrolysiert, keine
sojabasierte Säuglingsnahrung)

Keine Beikost vor dem vollendeten 4. Lebensmonat
Beachten einer ausgewogenen und nährstoffdeckenden Ernährung
in Schwangerschaft/ Stillzeit und im 1. Lebensjahr
Fisch wird in Schwangerschaft/Stillzeit und als Beikost empfohlen
Vermeidung von Übergewicht
Es gibt keine allgemeine (restriktive) Diät für Mutter und Kind zur
Allergieprävention

keine Einschränkungen
bei der Haustierhaltung

**Keine Anschaffung von
felltragenden Tieren
Vermeidung der Katzenhaltung**

Vermeidung eines schimmelpilzfördernden Innenraumklimas
(Leitfaden Umweltbundesamt)
Vermeidung der Aktiv- und Passivtabakrauchexposition
(besonders in der Schwangerschaft)

Minimierung der Exposition gegenüber Luftschadstoffen des Innen- und Außenraumes
Impfung nach STIKO-Empfehlungen

Abb. 1: Algorithmus zur Primärprävention von Asthma, Heuschnupfen und atopischem Ekzem bei
Risiko- und Nicht Risiko-Personen.

In den letzten Jahren hat sich in einer Reihe von Studien herausgestellt, dass reine Allergen-Vermeidungsstrategien zur Primärprävention begrenzt praktikabel und von limitierter Wirkung sind. Neuerdings sind jedoch Ansätze zur Toleranzinduktion bei Risikokindern mit durchaus ermutigenden Ergebnissen durchgeführt worden. Dabei werden mikrobielle Produkte oder Probiotika mit oder ohne Allergene in einem sehr frühen Entwicklungsstadium – vor manifest gewordener Allergie – den Schleimhäuten angeboten. Es darf erwartet werden, dass derartige neue Ansätze zur Primärprävention allergischer Erkrankungen in den nächsten Jahren weiterhin zu interessanten Ergebnissen führen.

Literatur

1. Asher M, Montefort S, Björkstén B, et al.; Group IPTS. Worldwide time trends in the prevalence of symptoms of asthma, allergic rhinoconjunctivitis, and eczema in childhood: ISAAC phases one and three repeat multicountry cross-sectional surveys. Lancet 2006; 368: 733–743.
2. AWMF, ÄZQ. (The guideline manual, in German). ZaeFQ 2001; 95 (Supp 1).
3. Black C, Peterson S, Mansfield J, Thliveris M. Using population-based data to enhance clinical practice guideline development. Med Care 1999; 37 (6 Suppl): 254–263.
4. Grimshaw J, Eccles M, Russell I. Developing clinically valid practice guidelines. J Eval Clin Pract 1995; 1: 37–48.
5. Hamelmann E, Beyer K, Gruber C, et al. Primary prevention of allergy: avoiding risk or providing protection? Clin Exp Allergy 2008; 38: 233–245.
6. Lorenz W, Troidl H, Solomkin J, et al. Second step: testing-outcome measurements. World J Surg 1999; 23: 768–780.
7. Sackett D, Rosenberg W, Gray J, Haynes R. Evidence-Based Medicine. How to Practice and Teach EbM. New York: Churchill Livingstone, 1997.
8. Schäfer T, Borowski C, Diepgen T, et al. Allergieprävention KdA. Evidenz-basierte und konsentierte Leitlinie „Allergieprävention". Allergo J 2004; 13: 252–260.
9. Schoenbaum S, Gottlieb L. Algorithm based improvement of clinical quality. Br Med J 1990; 301: 1374–1376.
10. Von Berg A, Koletzko S, Grübl A, et al. The effect of hydrolyzed cow's milk formula for allergy prevention in the first year of life: The German Infant Nutritional Intervention Study, a randomized double-blind trial. J Allergy Clin Immunol 2003; 112: 533–540.
11. Von Berg A, Filipiak-Pittroff B, Krämer U, et al. Preventive effect of hydrolyzed infant formulas persists until age 6 years: Long-term results from the German Infant Nutritional Intervention Study (GINI). J Allergy Clin Immuno 2008; 121: 1442–1447.
12 Von Berg A, Koletzko S, Filipiak-Pittroff B, al. Certain hydrolyzed formulas reduce the incidence of atopic dermatitis but not that of asthma: Three-year results of the German Infant Nutritional Intervention Study. J Allergy Clin Immunol 2007; 119: 718–725.

4.9 Hypoallergene Säuglingsnahrung

Aufgrund des Anstiegs kindlicher Allergien ist die Vorbeugung durch sogenannte Präventionsmaßnahmen in der kinderärztlichen allergologischen Tätigkeit besonders wichtig. Da nach dem heutigen Stand des Wissens neben der genetischen Veranlagung der frühe Allergenkontakt eine entscheidende Rolle bei der Entstehung von Allergien spielt, nimmt unter den möglichen Maßnahmen zur primären Prävention die Allergieprävention durch eine spezielle Ernährung insofern eine Vorrangstellung ein, als die „Allergiekarriere" sehr häufig mit einer Nahrungsmittelallergie beginnt. Wenn die ausschließliche Ernährung mit Muttermilch in den ersten vier bis sechs Monaten nicht möglich ist, werden heute bei Kindern mit Veranlagung zur Allergie sogenannte hypoallergene Säuglingsnahrungen (HA-Nahrungen) – besser als Hydrolysatnahrungen bezeichnet – empfohlen.

Hydrolysatnahrungen zur Atopieprävention

Unter einer Hydrolysatnahrung wird eine Säuglingsnahrung – auch Formula genannt – verstanden, deren Antigengehalt durch Bearbeitung der Nahrungseiweiße mit Hilfe lebensmitteltechnologischer Verfahren (enzymatische Spaltung, Ultraerhitzung, Ultrafiltration) in unterschiedlichem Ausmaß reduziert wurde. Die Vielfalt der verfügbaren Hydrolysatnahrungen ist groß und verwirrend. Grundsätzlich lassen sie sich jedoch relativ einfach in schwach und stark (partiell und extensiv) hydrolysierte Nahrungen sowie – entsprechend den beiden Hauptbestandteilen der Kuhmilch – in Molke- und Kaseinhydrolysate einteilen.

Die erste Unterscheidung beruht auf der Art der Bearbeitung und dem resultierenden Restgehalt an intaktem Eiweiß (Rest-Antigengehalt), gekennzeichnet durch das Molekulargewicht. Die zweite ist zurückzuführen auf das Eiweiß (Molke bzw. Kasein), aus welchem die Formula aufgebaut ist. Früher wurden zur Prävention hauptsächlich schwache Hydrolysate eingesetzt, starke Hydrolysate wurden der Therapie einer bereits bestehenden Nahrungsmittelallergie vorbehalten. Heute haben sich die Empfehlungen dahingehend geändert, dass auch einige starke (extensive) Hydrolysate zur Prävention eingesetzt werden. Schwache (partielle) Hydrolysate dürfen bei Kindern mit Kuhmilcheiweiß-Allergie nicht therapeutisch gegeben werden, weil sie aufgrund ihres hohen Rest-Antigengehaltes ein Risiko zur Auslösung einer akuten, schweren, allergischen Allgemeinreaktion (anaphylaktischer Schock) darstellen können.

In zahlreichen Studien der letzten Jahre konnte ein allergiepräventiver Effekt sowohl mit extensiv als auch mit partiell hydrolysierten Säuglingsnahrungen gezeigt werden. Dieser Effekt bezieht sich im Wesentlichen auf die Verringerung der Häufigkeit von Nahrungsmittelallergien und atopischem Ekzem.

Da insbesondere die früheren Studien häufig nicht den Anforderungen, die heute an Untersuchungen gestellt werden (prospektiv, doppelblind, randomisiert) entsprachen, werden nur einige wenige in die vorliegende Beurteilung mit eingeschlossen. Trotzdem ist es kaum möglich, aus Studien, die nur einen Typ von Hydrolysatnahrungen eingesetzt haben, eine Beurteilung darüber abzugeben, welcher Art von Hydrolysatnahrungen zur Allergieprävention der Vorzug zu geben ist, zumal der Untersuchungsaufbau und insbesondere die Bewertung der Symptome in den einzelnen Studien sehr unterschiedlich ist.

Darstellung ausgewählter Studien

Studien von Chandra RK et al. werden aus Gründen der unklaren wissenschaftlichen Glaubwürdigkeit nicht mehr dargestellt (vergl. Br Med J 2006; 332: 369).

Studien mit extensiven Hydrolysaten

In einer Studie von *Zeiger* und *Heller* ernährten sich die Mütter der Präventionsgruppe im letzten Drittel der Schwangerschaft und während des Stillens allergenreduziert und ergänzten die Muttermilch bei Bedarf mit einem starken Kaseinhydrolysat, während sich die Mütter der Kontrollgruppe normal ernährten und bei Bedarf herkömmliche Kuhmilchformula zufütterten. Bei den Kindern der Präventionsgruppe konnte im Vergleich zu denen der Kontrollgruppe in den ersten zwei Lebensjahren eine signifikante Reduktion der Inzidenz von Nahrungsmittelallergien und atopischer Dermatitis beobachtet werden. Der Effekt war im Alter von sieben Jahren allerdings nicht mehr nachweisbar [1].

Studien mit partiellen Hydrolysaten

Studien, in denen der Effekt der ausschließlichen Gabe eines schwachen Molkenhydrolysates für die ersten vier bis sechs Lebensmonate kontrolliert und randomisiert untersucht wurde, ohne dass gleichzeitig weitere allergenreduzierende Präventionsmaßnahmen getroffen wurden, konnten eine signifikante Abnahme der Allergiehäufigkeit bis zum fünften Lebensjahr belegen. In einer Untersuchung ist die Rate der neu hinzugekommenen Fälle jenseits der Zeit, in der die Studiennahrungen gegeben wurden (Interventionsperiode), in beiden Gruppen gleich. Der noch im Alter von fünf Jahren bestehende signifikante Unterschied wird daher als die Fortleitung eines in der Interventionsperiode entstandenen Kurzzeiteffektes interpretiert [2].

Vergleichsstudien mit partiellen und extensiven Hydrolysaten

Zwei Studien setzen doppelblind und randomisiert schwache und starke Hydrolysate ein. *Oldæus* vergleicht ein starkes Kaseinhydrolysat mit einem speziell für diese Studie hergestellten (nicht auf dem Markt befindlichen) schwachem Hydrolysat aus Molke und Kasein mit einer herkömmlichen Kuhmilchformel und Muttermilch, während *Halken* und Mitarbeiter in ihrer Studie ein starkes Kasein- und ein starkes Molkenhydrolysat mit einem schwachen Molkenhydrolysat, aber ohne Kontrollgruppe vergleichen. In beiden Studien wird von den Autoren in der Zusammenfassung dem bzw. den starken Hydrolysaten der Vorrang zur Allergieprävention gegeben, obwohl eine kritische Analyse der Daten diesen Schluss so eindeutig nicht zulässt. Unterschiedliche Verwendung von zusätzlichen Präventionsmaßnahmen sowie zum Teil zu kleine Gruppengrößen lassen die eindeutige Analyse und den Vergleich hinterfragen [3, 4].

In der GINI-Studie (German Infant Nutritional Intervention Program) wurde prospektiv, randomisiert und doppelblind bei 2.252 Neugeborenen mit mindestens einem allergischen Familienmitglied ersten Grades der allergiepräventive Effekt von drei unterschiedlichen Hydrolysatnahrungen mit einer herkömmlichen Kuhmilchformel verglichen, es waren dies ein schwaches Molkenhydrolysat, ein starkes Molkenhydrolysat und ein starkes Kaseinhydrolysat. Da Stillen aus ethischen Gründen nicht randomisierbar ist, wurden in dieser Studie die ausschließlich Gestillten als eine Sondergruppe analysiert und nicht im Vergleich mit den Studiennahrungen ausgewertet. Am Ende des ersten Lebensjahres wurden die Häufigkeit der atopischen Dermatitis, der Nahrungsmittelallergie mit Manifestation am Gastrointestinaltrakt sowie der allergischen Urtikaria ausgewertet. Dabei zeigte sich, dass die so definierte Häufigkeit einer allergischen Manifestation um mehr als die Hälfte unter den in anderen Studien erhobenen Daten liegt, was am ehesten durch sehr strenge Kriterien der Definition einer Erkrankung (strikte Endpunktdefinition) bedingt ist. Im Alter von zwölf Monaten waren atopische Erkrankungen (atopisches Ekzem und/oder allergischer Urtikaria und/oder Nahrungsmittelallergie am Gastrointestinaltrakt) nur durch das starke Kaseinhydrolysat signifikant im Vergleich zur herkömmlichen Kuhmilchformula vermindert (9,1 % vs 15,6 %). Die atopische Dermatitis als häufigste Allergiemanifestation wurde durch die Ernährung mit einem schwachen Molkenhydrolysat und einem starken Kaseinhydrolysat im ersten Lebensjahr im Vergleich zur Kuhmilchformula um 35 % bzw. 50 % reduziert. Erstmals wurde in dieser Studie gezeigt, dass der Effekt einer primären Allergieprävention mittels nutritiver Maßnahmen durch das genetische Risiko eines Kindes beeinflusst wird. Eine atopische Dermatitis bei einem Angehörigen ersten Grades erhöhte nicht nur die Häufigkeit der atopischen Dermatitis bei den Kindern im Alter von zwölf Monaten in allen Ernährungsgruppen, sondern beeinflusste wesentlich den präventiven Effekt der einzelnen Nahrungsformulierungen. Bei den Kindern mit familiärer Allergiebelastung, aber ohne atopische Dermatitis bei einem Verwandten ersten Grades (2/3 der Probanden), konnte mit allen drei Hydrolysatnahrungen das relative Risiko einer atopischen Dermatitis um 45–58 % im Vergleich zur Kuhmilchformula gesenkt werden. Wenn dagegen eine atopische Dermatitis in der Familie vorhanden war (1/3 der Probanden), hatten das schwache und starke Molkenhydrolysat im Vergleich zur Kuhmilchformula keinen Effekt, während das relative Risiko in der mit starkem Kaseinhydrolysat ernährten Gruppe um mehr als 50 % gesenkt werden konnte.

Aus diesen Ergebnissen ist zu schließen, dass die präventive Wirkung hypoallergener Säuglingsnahrungen nicht allein vom Hydrolysegrad und der Proteinquelle, sondern eher vom Gesamtprodukt abhängt. Darüber hinaus wurde in dieser Studie die Hypothese generiert, dass der genetische Hintergrund eines Kindes den Effekt einer diätetischen Präventionsmaßnahme modifizieren kann. Die Bestätigung dieser Hypothese in prospektiven, speziell zur Beantwortung dieser Fragestellung ausgelegten Studien, wäre von weitreichender Bedeutung für zukünftige nutritive Allergieprävention [5].

Das aktuelle Cochrane-Review folgert ebenfalls, dass bei Risikokindern die Hydrolysatnahrung kindliche Allergien eher verhindern kann als kuhmilchbasierte Zubereitungen [6].

Die derzeitigen Ernährungsempfehlungen zur primären Allergieprävention sind dem vorangehenden Kapitel 4.8 zu entnehmen.

Erfolgs- und Mängelanalyse

Die Datenlage zur Beurteilung der präventiven Wirksamkeit von hypoallergener Säuglingsnahrung hat sich deutlich verbessert. Ergebnisse größerer, randomisierter Geburtskohortenstudien mit längerer Nachbeobachtungszeit, wie z. B. die der GINI Studie, liegen vor. Bisweilen wirft die Interpretation der Ergebnisse neue Fragen auf. Weitere Studien müssen zeigen, ob die Art der Allergiebelastung in der Familie (Atemwegsallergien oder atopische Dermatitis) bei der Ernährung des Kindes berücksichtigt werden muss.

Offen ist die Frage, ob eine Ernährung mit Hydrolysatnahrung nach dem sechsten Lebensmonat (HA-Folgenahrung) aus präventiven Gründen sinnvoll ist. Zu dieser Fragestellung liegen bisher keine Studien vor [8]. Ebenfalls muss berücksichtigt werden, dass die Langzeiteffekte dieser diätetischen Maßnahmen größtenteils unklar sind.

Literatur

Studien mit eHF:

1. Zeiger RS and Heller RS. The development and prediction of atopy in high-risk children: Follow-up at age seven years in a prospective randomized study of combined maternal and infant food allergen avoidance. J Allergy Clin Immunol 1995; 95: 1179–1190.

Studien mit pHF:

2. Vandenplas Y, Hauser B, Van den Borre C, et al. The long-term effect of a partial whey hydrolysate formula on the prophylaxis of atopic disease. Eur J Pediatr 1995; 154: 488–494.

Studien mit pHF und eHF:

3. Oldæus G, Anjou K, Björksten B, Moran JR, Kjellman N-IM. Extensively and partially hydrolysed infant formulas for allergy prophylaxis. Arch Dis Child 1997; 77: 4–10.

4. Halken S, Hansen KS Skamstrup K, et al. Comparison of a partially hydrolyzed infant formula with two extensively hydrolyzed formulas for allergy prevention: A prospective, randomized study. Pediatr Allergy Immunol 2000; 11: 149–161.

5. von Berg A, Koletzko S, Gruebl A, et al. The effect of hydrolysed cow's milk formula for allergy prevention in the first year of life: The German Infant Nutritional Intervention Study, a randomised double-blind trial. J Allergy Clin Immunol 2003; 111: 533–540.

Reviews:

6. Osborn DA, Sinn J. Formulas containing hydrolysed protein for prevention of allergy and food intolerance in infants. Cochrane Database Syst Rev. 2006; 18; (4): CD003664.

7. Høst A, Halken S, Muraro A, et al. Dietary prevention of allergic diseases in infants and small children. Pediatr Allergy Immunol. 2008; 19: 1–4.

4.10 Rehabilitation

Die medizinische Rehabilitation hat sich in der Bundesrepublik Deutschland als eigenständiger Versorgungsbereich neben der stationären und ambulanten Akutversorgung entwickelt. Medizinischen Rehabilitationsmaßnahmen, die den Erhalt bzw. eine Verbesserung der Teilhabe des Patienten am Berufsleben und am Leben in der Gemeinschaft zum Ziel haben, kommt in der Allergologie aufgrund des chronischen Verlaufes atopischer bzw. allergischer Erkrankungen und der damit verbundenen – teils erheblichen – Einschränkungen der Leistungsfähigkeit und der Lebensqualität eine wachsende Bedeutung zu.

Epidemiologie

Nach einer Statistik der Deutschen Rentenversicherung (DRV) wurden im Jahr 2006 im Auftrag der DRV 7.415 Leistungen zur medizinischen Rehabilitation bei erwachsenen Versicherten mit nicht malignen Hauterkrankungen und 16.459 Leistungen bei Versicherten mit nicht malignen Atemwegserkrankungen erbracht, was ca. 1 % bzw. 2,3 % der in diesem Zeitraum insgesamt erbrachten stationären Rehabilitationsleistungen (n = 704.004) entspricht.

Dabei entfielen 2.375 (32 %) der Leistungen zur stationären Rehabilitation nicht maligner Hauterkrankungen auf das atopische Ekzem, 7.659 (47 %) der Leistungen zur stationären Rehabilitation nicht maligner Atemwegserkrankungen auf das Asthma bronchiale.

Im Jahre 2006 wurden bundesweit bei 702 Versicherten mit berufsbedingten Hauterkrankungen im Sinne der Ziffer 5101 stationäre Rehabilitationsverfahren zu Lasten der gewerblichen Berufsgenossenschaften durchgeführt, dies entspricht rund 4,5 % der im gleichen Zeitraum den gewerblichen Berufsgenossenschaften gemeldeten Verdachtsfälle im Sinne der Ziffer 5101 (n = 15.470). Im Jahr 2006 wurden 1.859 berufsbedingte allergische Atemwegserkrankungen im Sinne der Ziffer 4301 (allergische Rhinitis, allergisches Asthma bronchiale) an die gewerblichen Berufsgenossenschaften gemeldet; insgesamt wurde eine stationäre Rehabilitationsmaßnahme bei 462 Versicherten mit diesen Erkrankungen durchgeführt (Quelle: Dr. M. Butz, Referat Berufskrankheitenstatistik/ZIGUV der Deutschen Gesetzlichen Unfallversicherung).

Diese Zahlen spiegeln die hohe Prävalenz und sozialmedizinische Bedeutung der genannten Krankheitsbilder wider.

Grundlagen der Rehabilitation

Die medizinische Rehabilitation ergänzt die kurative Versorgung, welche primär symptomorientiert am biomedizinischen Krankheitsmodell und der entsprechende Klassifikation der ICD ausgerichtet ist. Die Rehabilitation versteht Gesundheit und Krankheit als Ergebnis des Ineinandergreifens physiologischer, psychologischer und sozialer Prozesse, Grundlage hierfür ist das biopsychosoziale Modell von funktionaler

Gesundheit, das sich nach der internationalen WHO-Klassifikation der Funktionsfähigkeit, Behinderung und Gesundheit (ICF-Klassifikation) richtet [8].

Für die folgenden allergologischen Krankheitsbilder ist eine medizinische Rehabilitationsmaßnahme bei Vorliegen von Rehabilitationsbedürftigkeit, -fähigkeit und günstiger Rehabilitationsprognose in Betracht zu ziehen:

» atopisches Ekzem
» allergisches Kontaktekzem
» chronische Urtikaria
» allergisches Asthma bronchiale
» allergische Rhinokonjunktivitis (im allgemeinen als Nebendiagnose)
» allergische Alveolitis
» Nahrungsmittelallergien / -unverträglichkeiten (im allgemeinen als Nebendiagnose)
» beruflich bedingte Erkrankungen der Haut und der Atemwege

Rehabilitationsbedürftigkeit liegt insbesondere bei folgenden Konstellationen vor [6, 11, 15]:

» Es besteht eine gesundheitlich bedingte erhebliche Gefährdung oder Minderung der Erwerbsfähigkeit.
» Es droht oder besteht eine nicht nur vorübergehende Beeinträchtigung alltagsrelevanter Aktivitäten und der Teilhabe an bedeutenden Lebensbereichen.
» Die bisherigen kurativen Versorgungsmaßnahmen sind ausgeschöpft.
» Ein langfristig rezidivfreies Intervall ist nur durch den interdisziplinären und multimodalen Behandlungsansatz der Rehabilitation zu erzielen.

Die patientenbezogenen Rehabilitationsziele werden an den Erwartungen der Patienten, des Arztes und den Vorgaben der Leistungsträger ausgerichtet und umfassen im Allgemeinen:

» Bewältigung der Beeinträchtigungen von Körperstruktur und -funktion (z. B. Abheilung eines Ekzems, Wiederherstellung der Greiffähigkeit der Hände beim Handekzem, Verbesserung des FEV1)
» Umstellung von Lebensgewohnheiten und Erlernen eines gesundheitsfördernden Verhaltens (z. B. Anwendung von Hautschutzmaßnahmen am Arbeitsplatz, Nikotinkarenz)
» Stärkung der Selbstwirksamkeit („Empowerment")
» Verbesserung der Krankheitsbewältigung (Compliance)
» Stärken der psychosozialen Kompetenzen
» Verbesserung alltagsrelevanter Aktivitäten sowie der Teilhabe am Berufsleben und am sozialen Leben

Maßnahmen in der medizinischen Rehabilitation bei allergologischen Krankheitsbildern umfassen gemäß einem mehrdimensionalen, interdisziplinären Behandlungsansatz [3, 4, 7, 9, 12]:

» Externe und interne medizinische Therapie (Externatherapie, Systemtherapie, UV-Therapie, Inhalationstherapie u. a.)
» Funktionsdiagnostik
» Sozialmedizinische Leistungsbeurteilung des Rehabilitanden
» Patientenschulungen
» Beratung und Anleitung von Bezugspersonen
» Psychologische Betreuung (Gesprächstherapie, themenzentrierte Gruppenschulungen z. B. zu Juckreiz- und Stressbewältigung, Nikotinentwöhnung)
» Gesundheitspädagogik (z. B. Schulung und Motivation zum Hautschutz)

» Physiotherapie (Bewegungstherapie, Atemwegstherapie, Erlernen von Atemtechniken)
» Ergotherapie (z. B. Erprobung von Arbeitsschutzprodukten)
» Diätetik (z. B. Beratung bei Vorliegen von Nahrungsmittelallergien oder -unverträglichkeiten, Behandlung der Komorbiditäten Adipositas oder Stoffwechselerkrankungen)
» Rehabilitationssport
» Sozialarbeit, Berufshilfe (sozialrechtliche Beratung, Beratung zur beruflichen Rehabilitation)

In schweren Fällen gelingt eine dauerhafte Rehabilitation nur unter Einsatz von klimatherapeutischen Maßnahmen (z. B. Nordseeinseln, Hochgebirge) [10, 15].

Hieraus ergibt sich, dass die medizinische Rehabilitation einen wichtigen Beitrag auch zur Prävention leistet. Bei der Auswahl und Durchführung der medizinischen Maßnahmen sind die publizierten Leitlinien der Fachgesellschaften zu berücksichtigen [1, 2, 12, 16].

Patientenschulungen mit interaktivem Ansatz haben in der medizinischen Rehabilitation einen hohen Stellenwert und tragen zur Erarbeitung einer dem Alltagsleben angemessenen Behandlung und Bewältigung der chronischen Erkrankung bei. Die in den Rehabilitationseinrichtungen durchgeführten Patientenschulungen für Patienten mit Haut- und Atemwegserkrankungen sollten die Curricula bereits etablierter Schulungsprogramme der Fachgesellschaften (z. B. Arbeitsgemeinschaft Neurodermitisschulung e.V. [AGNES], Arbeitsgemeinschaft Asthmaschulung im Kindes- und Jugendalter e.V. [AGAS], Arbeitsgemeinschaft Dermatologische Prävention in der Deutschen Dermatolo-

gischen Gesellschaft [ADP]), etablierte gesundheitspädagogische Standards, Erfahrungen der Selbsthilfegruppen sowie die Vorgaben der Kostenträger berücksichtigen. Die Effektivität und Effizienz von Patientenschulungen bei Patienten mit chronischen Hauterkrankungen wie der Neurodermitis ist in kontrollierten Studien belegt worden [14].

Hervorzuheben sind in diesem Zusammenhang auch Ausrichtung und Inhalte einer spezifischen *Kinderrehabilitation* in Abgrenzung zur Eltern- (Mutter /Vater-) Kind-Maßnahme. Nach einer Statistik der DRV wurden im Jahr 2006 im Auftrag der DRV 12.007 Leistungen zur medizinischen Kinderrehabilitation in den Indikationsbereichen Asthma bronchiale und atopisches Ekzem erbracht. Während Eltern-Kind-Maßnahmen auf die spezifischen Bedürfnisse von Eltern in Erziehungsverantwortung fokussieren, ist die Kinder-Rehabilitationsmaßnahme konsequent auf die Bedürfnisse des Kindes ausgerichtet und berücksichtigt hierbei die Besonderheiten des Kindesalters, dazu gehören auch eine kindgerechte Gestaltung der Rehabilitationseinrichtung und der Therapie sowie schulische Angebote. Ziel der Kinderrehabilitation ist es, chronisch kranken Kindern und Jugendlichen eine bestmögliche Teilhabe am Sozial- und Berufsleben zu ermöglichen. In diesem Zusammenhang hat die Berufsberatung im Rahmen der Rehabilitation bei den entsprechenden Altersgruppen eine besondere Bedeutung. Neben der Behandlung nach den speziellen Leitlinien für die Rehabilitation von Kindern und Jugendlichen gehören auch eine kind- und jugendgerechte Gestaltung der Rehabilitationseinrichtung sowie entsprechende schulische Angebote zum Standard dieser Rehabilitation.

Bei Kindern unter acht Jahren wird in der Regel ein Elternteil oder Angehöriger als Begleitperson mit in die Rehabilitationseinrichtung aufgenommen; der Begleitperson kommt hier die wichtige Funktion eines Co-Therapeuten zu und sie wird in die entsprechenden Therapieschulungen mit einbezogen.

Medizinische Rehabilitationsleistungen bei Patienten mit berufsbedingten Hauterkrankungen erfolgen im Rahmen von § 3 Berufskrankheiten-Verordnung (BKV) zu Lasten der gesetzlichen Unfallversicherung. Im Rahmen des 2006 eingeführten optimierten Hautarztverfahrens haben Dermatologen und Betriebsärzte die Möglichkeit, eine medizinische Rehabilitationsmaßnahme (modifiziertes stationäres Heilverfahren nach dem Osnabrücker Modell [13]) anzuregen. Das parallel zum optimierten Hautarztverfahren implementierte berufsgenossenschaftliche Stufenverfahren Haut hat zum Ziel, verwaltungsseitig für eine rasche Umsetzung der indizierten Maßnahmen zu sorgen (diesbezüglich wird auf das Kapitel 3.9 „Berufsdermatosen" verwiesen).

Ambulante Rehabilitation und Nachsorge

Die Zuweisung zur ambulanten und stationären Rehabilitation erfolgt gestuft, dem Grundsatz „ambulant vor stationär" ist Rechnung zu tragen. Eine stationäre medizinische Rehabilitationsmaßnahme ist indiziert, wenn die Erkrankung durch eine ambulante Rehabilitationsmaßnahme nicht ausreichend behandelt werden kann, eine stark ausgeprägte Multimorbidität oder mangelnde psychische Belastbarkeit beste-

hen, die Notwendigkeit pflegerischer Betreuung und ständiger ärztlicher Überwachung gegeben ist oder eine zeitliche Entlastung und Distanzierung vom sozialen Umfeld, auch aus allergologischen Gründen, als notwendig erachtet wird [5]. Die ambulante Rehabilitation kann anstelle einer stationären Rehabilitationsmaßnahme oder bei ambulanter Fortsetzung eines stationär begonnenen Rehabilitationsprogrammes in Betracht kommen. Die Schaffung interdisziplinärer Rehabilitationsangebote in Wohnortnähe in Ergänzung zur stationären medizinischen Rehabilitation ist vor dem Hintergrund des zunehmenden Bedarfes an Rehabilitationsmaßnahmen und des Wandels individueller Lebens- und Arbeitsbedingungen angezeigt. Darüber hinaus können die während der ambulanten Rehabilitation erlernten gesundheitsbezogenen Verhaltensänderungen im Alltag unmittelbar umgesetzt werden.

Eine regelmäßige fachärztliche Betreuung nach Entlassung aus der Rehabilitation ist wünschenswert, um den Rehabilitationserfolg langfristig zu sichern, die während der Rehabilitation erreichten Änderungen bezüglich gesundheitsfördernden Verhaltens zu festigen (z. B. mittels Teilnahme an Nachschulungen und Gesprächsgruppen) und die Therapie im Falle einer erneuten Verschlechterung des Gesundheitszustandes zeitnah zu intensivieren.

Qualitätssicherung

Die gesetzliche Grundlage der Qualitätssicherung bei der ambulanten und stationären Rehabilitation formuliert §137d SGB V. Rehabilitationseinrichtungen in der Bundesrepublik unterstehen unterschiedlicher Trägerschaft. In der gemeinsamen Empfehlung Qualitätssicherung der Bundesarbeitsgemeinschaft für Rehabilitation nach § 20 Abs. 1 SGB IX vom 27.3. 2003 wurden durch die Rehabilitationsträger Grundsätze für die Sicherung und Weiterentwicklung der Qualität der Rehabilitationsleistungen sowie für die Durchführung vergleichender Qualitätsanalysen als Grundlage für ein effektives Qualitätsmanagement der Leistungserbringer vereinbart. Derzeit existiert in der Bundesrepublik kein einheitliches Qualitätsmanagement-System für Rehabilitationseinrichtungen. Die Kostenträger (DRV, GKV) haben Qualitätssicherungsprogramme eingerichtet, welche Merkmale der Struktur-, Prozess- und Ergebnisqualität bewerten, aber dringend an allergiespezifische Fragestellungen adaptiert werden müssen. Hierfür setzt sich unter anderem die Arbeitsgemeinschaft Rehabilitation in der Dermatologie (AReD) ein. Die Anforderungen an deutsche Rehabilitationseinrichtungen bezüglich personeller, apparativ-technischer und räumlicher Ausstattung für die Behandlung allergologischer Krankheitsbilder sind Gegenstand entsprechender Leitlinien [4, 7] und richten sich nach den Empfehlungen der Bundesarbeitsgemeinschaft für Rehabilitation [5]. Im Rahmen des multizentrischen Projektes „Medizinisch-berufliches Rehabilitationsverfahren Haut – Optimierung und Qualitätssicherung des Heilverfahrens (ROQ)" unter Beteiligung aller Unfallversicherungsträger werden zur Zeit Standards für die Rehabilitation von Patienten mit Berufsdermatosen unter Gesichtspunkten der Qualitätssicherung, Gesundheitsökonomie und evidenzbasierten Methodik evaluiert, diesbezüglich wird auf das Kapitel 3.9 (Berufsdermatosen) verwiesen.

Neuerungen im Gesundheitswesen mit Einfluss auf die medizinische Rehabilitation

Es darf nicht verkannt werden, dass derzeit zahlreiche Rehabilitationseinrichtungen an der Grenze der finanziellen Belastbarkeit stehen. Die Zahl der Leistungen zu Lasten der Rentenversicherung war in den vergangenen Jahren rückläufig, parallel wurden mit Einführung der diagnosebezogenen Fallpauschalen auch im Bereich der Allergologie Leistungen aus dem Akutsektor in den Reha-Bereich verlagert, wobei praktisch keine Pflegesatzsteigerungen zu verzeichnen waren. Gemäß Rehabilitationsrichtlinie des Gemeinsamen Bundesausschusses vom 16.03.2004 sollten ab dem 01.04.2005 nur noch speziell qualifizierte Ärzte die Verordnung zu Lasten der gesetzlichen Krankenversicherung ausstellen dürfen [11]. Dieses Datum wurde schrittweise auf den 01.04.2007 verschoben. Ein Rückgang der Antragszahlen als Folge wird im Zuge dieser Neuerung befürchtet. Auf der anderen Seite hatte das Inkrafttreten des GKV-Wettbewerbsstärkungsgesetzes im April 2007 zahlreiche Änderungen zur Folge, die einen Bürokratieabbau und eine Erleichterung des Zuganges zu Maßnahmen der medizinischen Rehabilitation zum Ziel haben: Sämtliche Rehabilitationsleistungen zu Lasten der gesetzlichen Krankenversicherung wurden als Pflichtleistungen definiert und werden nunmehr im Risikostrukturausgleich berücksichtigt, gleiches gilt für Mutter-/Vater-Kind-Vorsorgeleistungen. Gleichzeitig wurden die Prüfungen durch den Medizinischen Dienst der Krankenkassen (MDK) eingeschränkt und sind bei Erstanträgen nur noch stichprobenartig vorgesehen. Darüber hinaus sind die Krankenkassen verpflichtet, eine Statistik über Anträge und Bewilligungen zu führen, wie es bei der Deutschen Rentenversicherung bereits üblich ist. Die angestrebte Steigerung erfolgt allerdings nur zögerlich. Parallel wurde eine Zertifizierungspflicht für Rehabilitationseinrichtungen eingeführt, die GKV-Patienten behandeln. Eine Behandlung ist künftig in zertifizierten Einrichtungen möglich, auch wenn kein Versorgungsvertrag nach § 111 SGB V mit den Kassen besteht; etwaige entstehende Mehrkosten sind allerdings vom Patienten zu tragen. Hiermit soll das Angebot und die Konkurrenz unter den Kliniken erhöht werden, nicht zuletzt mit Blick auf die Tagespflegesätze.

Forderungen und Vorschläge, Forschungsbedarf

» Standardisierte ambulante und stationäre Rehabilitationskonzepte für allergologische Erkrankungen müssen entwickelt und evaluiert werden.

» Ambulante, wohnortnahe Rehabilitationszentren für die Rehabilitation allergologischer Erkrankungen sollten insbesondere in Ballungsgebieten eingerichtet werden.

» Es sollten bevorzugt evaluierte, standardisierte Schulungscurricula in der ambulanten und stationären Rehabilitation allergischer Haut- und Atemwegserkrankungen umgesetzt werden.

» Nachsorgeprogramme für Patienten nach stationärer oder ambulanter Rehabilitation müssen entwickelt und evaluiert werden.

» Etablierte und künftige Qualitätssicherungsprogramme müssen an die Spezi-fika der allergologischen Rehabilitation adaptiert werden.

» Eine Verbesserung der Qualifikation an der allergologischen Rehabilitation beteiligter Berufsgruppen und eine stärkere Integration der Rehabilitationsmedizin in die ärztliche Weiterbildung sowie die Aufnahme von Kenntnissen in der Rehabilitation allergologischer Krankheitsbilder in den Weiterbildungskatalog für die Zusatzbezeichnung „Allergologie" ist zu fordern.

» Die Rehabilitationsforschung an den Hochschulen sowie eine Kooperationen zwischen Rehabilitationseinrichtungen und universitären Abteilungen muss dringend gefördert werden. Insbesondere die Ergebnisforschung (Outcome Research) unter Berücksichtigung klinischer, patientenbezogener und ökonomischer Aspekte – gerade auch in Form von Langzeitstudien zur Nachhaltigkeit von Rehabilitationsmaßnahmen – wird Auswirkungen auf die Weiterentwicklung von Rehabilitationskonzepten haben.

» Mittel- bis langfristig sollten regionale und überregionale Kompetenzzentren für die Diagnostik, Therapie, Prävention und Rehabilitation allergischer Erkrankungen eingerichtet und übergreifende Konzepte für die stadiengerechte ambulante und stationäre medizinische Versorgung in Kooperation mit Akutkliniken und niedergelassenen Allergologen entwickelt werden.

Literatur

1. Bachert C, Borchard U, Wedi B, et al. Allergische Rhinokonjunktivitis. Leitlinien der Deutschen Gesellschaft für Allergologie und klinischen Immunologie (DGAKI). AWMF-Leitlinien-Register Nr. 061/014. Letzte Überarbeitung 08/2003.

Arbeitsgemeinschaft der Wissenschaftlichen Medizinischen Fachgesellschaften. AWMF online. http://www.uni-duesseldorf.de/AWMF/awmf-fr2.htm

2. Bauer CP. Asthma bronchiale. Leitlinie der Deutschen Gesellschaft für pädiatrische Rehabilitation und Prävention. AWMF-Leitlinie - Register Nr. 070/002, Entwicklungsstufe 2, letzte Überarbeitung 10/2007. Arbeitsgemeinschaft der Wissenschaftlichen Medizinischen Fachgesellschaften. AWMF online. http://www.uni-duesseldorf.de/AWMF/awmf-fr2.htm

3. Berdel D, Buhl R, Dierkesmann R, et al. Nationale Versorgungsleitlinie Asthma. AWMF-Leitlinien-Register Nvl/002. Letzte Überarbeitung 05/2007. Arbeitsgemeinschaft der Wissenschaftlichen Medizinischen Fachgesellschaften. AWMF online. http://www.uni-duesseldorf.de/AWMF/awmf-fr2.htm

4. Breuer K, Kapp A. Stationäre medizinische Rehabilitation bei erwachsenen Patienten mit atopischer Dermatitis. Hautarzt 2006; 57: 592–602

5. Buhles N, Wehrmann J, Amon U. Dermatologische stationäre Rehabilitation bei atopischer Dermatitis Erwachsener. Leitlinien der Deutschen Dermatologischen Gesellschaft (DDG). AWMF-Leitlinien-Register Nr. 013/026. Letzte Überarbeitung 11/2006. Arbeitsgemeinschaft der Wissenschaftlichen Medizinischen Fachgesellschaften. AWMF online. http://www.uni-duesseldorf.de/AWMF/awmf-fr2.htm

6. Bundesarbeitsgemeinschaft für Rehabilitation (BAR). Rahmenempfehlungen zur ambulanten dermatologischen Rehabilitation vom 22. Januar 2004. http://www.bar-frankfurt.de/Empfehlungen.bar

7. Bundesarbeitsgemeinschaft für Rehabilitation (BAR): Gemeinsames Rahmenkonzept für die Durchführung stationärer medizinischer Leistungen der Vorsorge und Rehabilitation für Kinder und Jugendliche 2008. http://www.bar-frankfurt.de/Empfehlungen.bar

8. Deutsche Rentenversicherung Bund (2005). Leitlinien zur Rehabilitationsbedürftigkeit bei Krankheiten der Haut. http://www.deutsche-rentenversicherung-bund.de

9. Elsner J, Nürnberg W, Wehrmann J, Eisenmann A, Breuer K, Buhles N. Stationäre dermatologische Rehabilitation. Leitlinien der Deutschen Dermatologischen Gesellschaft. http//awmf.org/qs/qs_list.htm

10. Engst R, Vocks E. Hochgebirgsklimatherapie bei Dermatosen und Allergien. Wirkmechanismen, Ergebnisse und Einflüsse auf immunologische Parameter. Rehabilitaiton 2000; 39: 215–222.

11. ICF (2001) Internationale Klassifikation der Funktionsfähigkeit, Behinderung und Gesundheit. http://www.dimdi.de/static/de/klassi/icf/index.htm

12. Menz G, Kronenberger H, Lecheler J, Schulz K. Rehabilitation bei Asthma bronchiale. Pneumologie 2007; 61: 710–720.

13. Nürnberg W. Stationäre Rehabilitation von Hauterkrankungen am Beispiel des atopischen Ekzems. Hautarzt 2005; 56: 644–648.

14. Rehabilitations-Richtlinie. Richtlinien des Gemeinsamen Bundesausschusses über Leistungen zur medizinischen Rehabilitation, zuletzt geändert am 20. Dezember 2007, veröffentlicht im Bundesanzeiger 2008, S. 999–1000. http://www.g-ba.de/informationen/richtlinien/23/

15. Schultze-Werninghaus G. Should asthma management include sojourns at high mountain altitude? Chem Immunol Allergy 2006; 91: 16–29.

16. Skudlik C, Weisshaar E, Wulfhorst B, et al. Multi-Center-Studie „Medizinisch-Berufliches Rehabilitationsverfahren Haut – Optimierung und Qualitätssicherung des Heilverfahrens (ROQ)" – Konzeption und Einbindung in das Stufenverfahren Haut. J Dtsch Dermatol Ges 2009; 7: 122–126.

17. Staab D, Diepgen TL, Fartasch M, et al. Age related, structured educational programme for the management of atopic dermatitis in children and adolescents: multicentre, randomised, controlled trial. Br Med J 2006; 332: 933–938.

18. Stachow R. Neurodermitis (atopische Dermatitis) Leitlinie der Fachgesellschaft Rehabilitation in der Kinder- und Jugendmedizin. AWMF-Leitlinie - Register Nr. 070/005, letzte Überarbeitung 2002.

19. Arbeitsgemeinschaft der Wissenschaftlichen Medizinischen Fachgesellschaften. AWMF online. http://www.uni-duesseldorf.de/AWMF/awmf-fr2.htm

20. Werfel T, Aberer W, Augustin M, et al. Neurodermitis. Leitlinien der Deutschen Dermatologischen Gesellschaft (DDG). AWMF-Leitlinien-Register Nr. 013/027. Letzte Überarbeitung 04/2008. Arbeitsgemeinschaft der Wissenschaftlichen Medizinischen Fachgesellschaften. AWMF online. http://www.uni-duesseldorf.de/AWMF/awmf-fr2.htm

4.11 Patientenarbeit – von der Selbsthilfe zur Patientenorganisation

Die klassische Selbsthilfe mit Unterstützung durch Erfahrungsaustausch hat in den letzten Jahren hinsichtlich Aufgaben und Anforderungen einen Wandel hin zu breiter angelegten Strukturen moderner Patientenorganisationen vollzogen. Neben den traditionellen Aufgaben wie der Unterstützung durch Austausch mit Gleichgesinnten kommt Patientenorganisationen heute eine zentrale Stellung bei der Vernetzung verschiedener Gruppen aus Politik, Wirtschaft, Medizin, Öffentlichkeit und sozialem Umfeld der betroffenen Patienten zu. Im Rahmen dieser Netzwerkarbeit nehmen Patientenorganisationen vier wesentliche Aufgaben wahr:

» *Bewusstsein zu schaffen* für die Krankheitsbilder in der Bevölkerung

» *Beratung und Schulung,* zum einen von Patienten und Angehörigen hinsichtlich Strategien zur Alltagsbewältigung, als auch zum anderen von Berufsgruppen, die in die Versorgung der Patienten integriert sind

» *Interessenvertretung* der Betroffenen gegenüber Politik, Wirtschaft, sozialem Umfeld

» Patientenmeinung und Verbraucherbefragung als *Forschung*sgegenstand zu fördern und Daten zu gewinnen.

Patientenarbeit im Wandel

Allergien, Asthma und Neurodermitis sind heute als sogenannte „Volkskrankheiten" in aller Munde. Vielfach wird in den Medien von den „neuen Zivilisationserkrankungen" gesprochen. So verwundert es manchen, dass der Deutsche Allergie- und Asthmabund e.V. (DAAB) bereits 1897 als „Heufieberbund zu Helgoland" als erste Selbsthilfegruppe Deutschlands gegründet wurde und sich seither den Themen Allergien, Asthma und in den letzten Jahren auch der Neurodermitis widmet, wie auch der 1986 gegründete Deutsche Neurodermitis Bund e.V. (DNB).

Gegenwärtig gibt es in Deutschland rund 70.000 Selbsthilfegruppen mit rund 3 Millionen darin engagierten Mitgliedern. Eine Vielzahl der Selbsthilfegruppen in Deutschland startete ihre Arbeit zu den Blütezeiten der Bürgerinitiativbewegung, also in den 70er und 80er Jahren. Seither jedoch hat sich die Positionierung von Selbsthilfe ebenso verändert wie die Bedürfnisse der betroffenen Patienten als Zielgruppe.

Auf der einen Seite loben Politik und Industrie das ehrenamtliche Engagement und fordern den „mündigen Patienten", postulieren gar „Die neue Macht im Gesundheitswesen", auf der anderen Seite kämpfen zahlreiche Selbsthilfegruppen um ihre Existenz in Zeiten rückläufiger Förderung und Spendenfreudigkeit. Die weit verbreitete Vereinsmüdigkeit tut hier ein Übriges, so dass viele Selbsthilfegruppen über rückläufige oder stagnierende Mitgliederzahlen klagen, bei gleichzeitig stark gestiegenen Anforderungen und Ansprüchen in Bezug auf Information.

Der eigentliche Gedanke der Hilfe zur Selbsthilfe hat in den vergangenen 30 Jahren viel Hilfreiches hervorgebracht, aber auch teilweise Entwicklungen genommen, die von Seiten der Ärzteschaft mit Skepsis betrachtet wurden. Denn nicht jede individuelle Erfahrung im Umgang mit einem Krankheitsbild respektive mit dem eigenen Betroffensein kann als Weg und Empfehlung auf andere Erkrankte übertragen werden.

Bewährt hat sich für die Patientenarbeit das Modell der Dachverbandstruktur, bei dem sich kleinere Gruppen und Initiativen unter dem Dach eines größeren Verbandes engagieren und so vor Ort logistische, organisatorische und finanzielle Hilfestellungen durch den Dachverband erhalten.

Neben den zahlreichen Kleinstgruppen mit einigen hundert Mitgliedern gibt es daher auch Patientenverbände wie den Deutschen Diabetikerbund e.V. mit knapp 40.000 Mitgliedern oder die Deutsche Rheumaliga e.V. mit über 200.000 Mitgliedern. Absplitterungen immer neuer Gruppen lassen sich jedoch auch durch dieses Hilfsprinzip nicht vermeiden, so dass es auch für den Allergiebereich über 100 Vereine gibt, die allerdings oft nur lokale Bedeutung erlangen und meist kurzlebig sind.

Selbsthilfe

Mit Diagnosen wie „Allergie" oder „chronische Hauterkrankung" sind meist langfristige Umstellungen im persönlichen und familiären Umfeld verbunden, die den Alltag beeinflussen – sei es in punkto Ernährung, Wohnraumgestaltung, Urlaubsplanung, Körperpflege oder ähnlichem. Dies setzt auch Geduld und Konsequenz sowie im familiären und beruflichen Umfeld Verständnis voraus. Gerade bei betroffenen

Kindern oder Jugendlichen sehen Eltern häufig Schwierigkeiten, hier entsprechende Entscheidungen – z. B. Verzicht auf bestimmte Nahrungsmittel, auf ein Haustier – zu vermitteln. Dem betreuenden Arzt als eigentlichem Ansprechpartner fehlt häufig die Zeit, um ausreichend auf diese Alltagsprobleme eingehen zu können. Auch die Selbsthilfe, die Patientengruppen, haben kein Patentrezept gegen Allergien, Asthma oder Neurodermitis. Aber sie ermöglichen Information und Austausch, sammeln Erfahrungswissen und erhalten oftmals sehr dezidierte Einblicke in die Probleme der Patienten hinsichtlich Krankheitsakzeptanz und -bewältigung.

Moderne Patientenarbeit

Selbsthilfe sollte sich heute nicht mehr auf die reine Hilfe von Betroffenen für Betroffene beschränken, sondern muss den Ansprüchen der betroffenen Zielgruppe genügen und sich daher stetig neu gestalten.

Bewusstsein schaffen für die Krankheitsbilder

Allergien, Asthma und Neurodermitis sind zum einen – wie es scheint – allgegenwärtig, werden aber im Alltag der Betroffenen häufig bagatellisiert. Daher ist es notwendig, sowohl in der Bevölkerung allgemein, als auch im sozialen Umfeld der Betroffenen, bei Vertretern des Gesundheitswesens, aber auch in Politik und Wirtschaft das Bewusstsein für Schwierigkeiten und sinnvolle Ansatzpunkte zu schaffen. Die hierfür notwendigen Informationen werden einerseits durch Öffentlichkeitsarbeit für die allgemein zugänglichen Medien, anderseits über eigene Publikationen und Newsletter, Internetseiten oder spezielle Veranstaltungen transportiert.

Beratung und Schulung

Der Patient erwartet heute vor allem eine Dienstleistung, die u. a. im Angebot neutraler Informationen und konkreter Hilfestellungen für den Alltag besteht. Dies geht beispielsweise von der Beratung zur Ernährung bei Nahrungsmittelallergien über Sanierungsempfehlungen bei Innenraumallergien bis hin zu Wahl der hautverträglichen Kosmetik- und Pflegemittel und setzt eine adäquate Kompetenz in diesen Sachthemen voraus. So werden z. B. beim Deutschen Allergie- und Asthmabund e. V. (DAAB) die Diätempfehlungen von einem Team aus Ökotrophologen (Ernährungswissenschaftlern) erarbeitet und vermittelt, die Sanierungshinweise zur Innenraumproblematik werden durch eine Biologin und die Hinweise zur Hautpflege bzw. zu Kosmetika und Pflegemitteln etc. durch eine Chemikerin erteilt. Die konkrete Beratung hilft, die verordnete Therapie bzw. Medikation zu verstehen, Ängste abzubauen und damit die Compliance zu erhöhen.

Zusammen mit allen Teilnehmern des Gesundheitssystems haben die Patientenorganisationen der chronisch Hautkranken (u. a. DNB, DRH, DPB) die Neurodermitis- und Psoriasis-Schulungen im Konsens erarbeitet und eingeführt. Der DAAB ist mit einem interdisziplinären Team aus Allergologen, Notärzten, Ernährungswissenschaftlern und Psychologen an der Erarbeitung und Evaluierung eines Schulungsprogrammes für Anaphylaxie-gefährdete Patienten beteiligt.

Jährlich beantworten die Beratungsstellen der Patientenorganisationen viele tausend Anfragen aus der Bevölkerung. Diese Erfahrungen mit Empfehlungen, Medikamenten und Produkten fließen in die Beratung mit ein. Primär steht der Alltag des Einzelnen im Vordergrund. Die Hilfen setzen hierbei nach der ärztlichen Diagnose ein, um die Fragen zu klären, die nach dem Arztbesuch offen bleiben. Die Beratung versucht nicht, die ärztliche Diagnose zu ersetzen oder zu hinterfragen – es sei denn die „Diagnose" erfolgte durch Verfahren wie Haar- oder Irisanalyse, Pendeln o. ä. In die Beratungsarbeit sind Wissenschaftler unterschiedlicher Disziplinen mit eingebunden, sei es als hauptamtliche Mitarbeiter der Patientenorganisationen, als Vertreter medizinischer Berufe, die als ehrenamtliche Mitglieder die Arbeit vor Ort unterstützen, oder beratend in Form eines wissenschaftlichen Beirates.

Die Ortsgruppen werden von selbst oder familiär Betroffenen geleitet. Diese Gruppen bieten Gespräche an und führen Elterngruppen, Asthma- und Neurodermitis-Schulungen, Arztvorträge und vieles mehr als lokale Angebote durch.

Interessenvertretung

Moderne Patientenorganisationen engagieren sich heute auch gesellschaftspolitisch als Verbraucherschutzverband, um die Wünsche und Anliegen der Betroffenen an relevanter Stelle einzubringen. So nehmen Patientenorganisationen Stellung zu Gesetzen, Verordnungen und Empfehlungen. Themen im Fokus sind beispielsweise Nichtraucherschutz oder die Optimierung der Deklaration von Lebensmitteln und Kosmetika aus Sicht des allergischen Verbrauchers. Darüber hinaus arbeiten Patientenorganisationen in nationalen Arbeitsgruppen mit, z. B. zur Bekämpfung von Traubenkraut (Ambrosia artemisiifolia) oder zur Regelung von ungewollten Kontaminationen in Lebensmitteln, sind Gutachter und Berater des Verbraucherschutzministeriums im Rahmen des Aktionsplans gegen Allergien und versuchen durch eigene wissenschaftliche Round-Tables das Bewusstsein für relevante Themen zu schaffen. In der Gesundheitspolitik sind Patientenorganisationen als Patientenvertreter in verschiedenen Unterausschüssen des gemeinsamen Bundesausschusses integriert. Das Engagement in den verschiedenen Bereichen ist dabei im Einzelnen von den verantwortlichen Personen der Organisationen abhängig.

Forschungsförderung durch Verbraucherbefragung

Grundlage für die Interessenvertretung ist ein intensiver Dialog mit den betroffenen Patienten, sei es über Ortsverbände, diverse Beratungsangebote oder direkte Verbraucher-/Patientenbefragungen. So haben beispielsweise Untersuchungen zu Erfahrungen und Wünschen von Lebensmittelallergikern hinsichtlich der Allergenkennzeichnung eindeutige Daten zu Schwierigkeiten und Ansätze für patientenfreundlichere Lösungen geliefert, die als konkrete Forderungen bei Politik und Industrie vorgetragen werden.

Auch die Durchführung von klinischen Studien wird von Patientenorganisationen unterstützt.

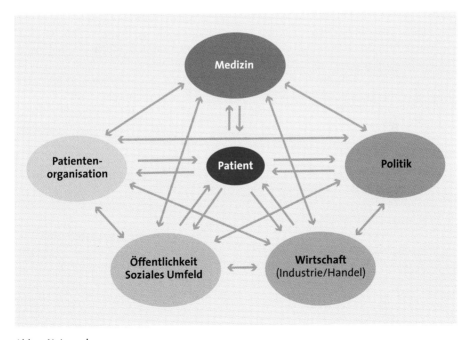

Abb. 1: Netzwerke

Netzwerke

Patientenorganisationen stehen als Bindeglied zwischen unterschiedlichen Professionen, die für die Lebenssituation von betroffenen Allergikern von Bedeutung sind.

Besonders intensiviert hat sich in den letzten Jahren die Kooperation mit den ärztlichen Standesorganisationen. Viele Patientenorganisationen sind korporative Mitglieder in den Fachgesellschaften und helfen dort, das gegenseitige Verständnis zu fördern. Bei der Erstellung medizinischer Leitlinien tragen Patientenorganisationen ihr Wissen über das Verhalten und die Wünsche der Betroffenen bei.

Auch dort, wo für Betroffene ein Defizit in der Versorgung deutlich wird, werden Patientenorganisationen aktiv. So hat beispielsweise das Defizit für Lebensmittel-Allergiker in der Versorgung mit Ernährungsfachkräften dazu geführt, dass beim Deutschen Allergie- und Asthmabund ein Netzwerk mit allergologisch geschulten Fachkräften eingerichtet wurde. Diese werden fortgebildet und können wohnortnah, als Ansprechpartner sowohl für Betroffene, als auch für den behandelnden Mediziner, vermittelt werden.

Vernetzungen werden auch mit anderen Patientenorganisationen im In- und Ausland gepflegt. Neben dem Austausch von Maßnahmen zur besseren Versorgung der Patienten steht hier eine gemeinsame Interessenvertretung im Fokus, z. B. gegenüber der EU-Kommission oder der WHO.

Zum Zielgruppen-Engagement gehört nicht nur der Dialog mit den betroffenen Patienten und Vertretern medizinischer Berufe, sondern auch der ständige Austausch mit Unternehmen. Patientenorganisationen bringen hier beispielsweise Ideen ein, um neue Produkte zu initiieren, wie beispielsweise im Bereich Kosmetika in Form von Produkten, die frei von Duftstoffen, Konservierungsmitteln und/oder Farbstoffen sind. Des weiteren gehört hierzu die Testung von angebotenen Produkten, um die Zweckmäßigkeit solcher Angebote zu validieren.

Moderne Patientenarbeit ist Netzwerkarbeit, die durch sinnvolle Synergien mehr Effektivität erzielen soll und kann. Die moderne Patientenorganisation führt im Namen der Patienten den Dialog mit Vertretern aus Medizin, Gesundheitswesen, Politik, Wirtschaft und Öffentlichkeit. Themenspezifische Arbeitsgruppen mit Partnern unterschiedlicher Hintergründe schaffen so ein engmaschiges Netz, das dem betroffenen Patienten die bestmögliche Voraussetzung schafft, mit seiner Erkrankung gut leben zu können.

Kontakt

Patientenorganisationen:
» Deutscher Allergie- und Asthmabund e.V.: www.daab.de
» Deutscher Neurodermitis Bund e.V.: www.dnb-ev.de
Adressen im Anhang, S. 351

Dachverbände/allgemeine Organisationen der Selbsthilfe:
» BAG-Selbsthilfe www.bag-selbsthilfe.de
» Deutsche Arbeitsgemeinschaft Selbsthilfegruppen e.V.: www.dag-shg.de
» NAKOS: www.nakos.de

4.12 Versorgungsstrukturen

Das Vertragsarztrechtsänderungsgesetz (VÄndG) und das Gesetz zur Stärkung des Wettbewerbs in der gesetzlichen Krankenversicherung (GKV-Wettbewerbsstärkungsgesetz, GKV-WSG) haben die politischen Weichen für wesentliche Umstrukturierungen im deutschen Gesundheitswesen gestellt. Ziel der Politik ist, unter dem Begriff Wettbewerb die bestehenden Strukturen des Gesundheitssystems zu verändern. Im Bereich der ambulanten medizinischen Versorgung sind neue Kooperationsformen möglich, die neben der örtlichen Berufsausübungsgemeinschaft auch überörtliche Berufsausübungsgemeinschaften und Teilberufsausübungsgemeinschaften, die Tätigkeit an weiteren Orten (Zweitpraxis/Filialpraxis), die Teilzulassung von Vertragsärzten und medizinische Versorgungszentren implizieren. Politisch werden große ambulante Strukturen als zukünftige Grundpfeiler der Versorgung angesehen, Einzelpraxen werden dem zukünftig verstärkten politischen und Wettbewerbsdruck nur in unzureichendem Maße standhalten können. Schon heute ist es schwierig, die Inhalte der Weiterbildungsordnung vollständig umsetzen zu können, insbesondere im Hinblick auf die gesetzlichen Bestimmungen und Verordnungen (z. B. Qualitätsmanagement, Hygieneverordnung, Medizinproduktegesetz etc.). Schwerpunktpraxen werden umfassende Anforderungen schneller und besser umsetzen können, insbesondere im Hinblick auf die sektorenübergreifenden Versorgungsebenen (Schnittstelle ambulante und stationäre Versorgung) und die Ansprüche der fachübergreifenden allergologischen Diagnostik und Therapie durch Dermatologen, Pneumologen, HNO-Ärzte, Gastroenterologen und Kinder- und Jugendärzte.

In den Jahren 2008/2009 haben im deutschen Gesundheitswesen derartig viele und profunde Änderungen stattgefunden, die auch den Bereich der Allergologie betreffen, sich weiter fortsetzen und in den Auswirkungen zum Teil erst langsam spürbar werden. Deshalb sollen im Folgenden die grundlegenden Probleme der Versorgung allergiekranker Menschen, die seit Jahren bestehen und von den Verantwortlichen keiner Lösung nähergeführt wurden, abgehandelt werden.

Ein entscheidender Mangel des Systems ist die Verlagerung des Morbiditätsrisikos auf die Ärzte. Dieses soll nach den neuen Gesetzen wieder auf die gesetzlichen Krankenkassen übertragen werden. Der Zeitplan sieht hierfür einen Rahmen von 2009 bis 2012 vor. Dabei muss die Allergologie als Querschnittsfach mit ihren Volkskrankheiten (allergische Atemwegserkrankungen, atopisches Ekzem, Nahrungsmittel- und Arzneimittelunverträglichkeiten, Kontaktallergien etc.) Berücksichtigung in der Bewertung der Morbiditätsrisiken finden. Ob sich hierdurch auch die finanzielle Situation der Ärzte zum Positiven hin ändern wird, bleibt offen. Wesentlichen Einfluss auf die zukünftige Stellung der Ärzte im System wird auch der drohende Ärztemangel haben, der sich bereits jetzt in vielen Bereichen nicht nur im Osten der Bundesrepublik zeigt. Auch sind die Auswirkungen des EBM 2008 zunehmend spürbar, da der

Anreiz für das Erkennen von Allergien und für eine notwendige allergologische Basisdiagnostik sehr gering ist.

Für das Querschnittsfach Allergologie bedeutet dies eine weitere Verschärfung der Situation, da bereits seit langer Zeit eine Unterversorgung der Bevölkerung besteht. Im Gutachten des Sachverständigenrats der Bundesregierung für die Konzertierte Aktion im Gesundheitswesen wurde hierauf bereits 2001 hingewiesen. Die Zahl der Anerkennungen für die Zusatzbezeichnung Allergologie nimmt seit mehreren Jahren stetig ab. Dies ist auf die ungenügende Zahl von Weiterbildungsplätzen in den Kliniken zurückzuführen. Weiterbildungen in Praxen niedergelassener Allergologen sind aufgrund der Budgetzwänge kaum realisierbar. Dementsprechend nehmen die erteilten Zusatzbezeichnungen drastisch ab.

Allerdings sind die Probleme der allergologischen ärztlichen Versorgung auch auf strukturelle Mängel des Berufs- und Sozialrechts zurückzuführen. Der Ärzteverband Deutscher Allergologen (ÄDA) hat in den vergangenen Jahren immer wieder auf die bestehenden Mängel hingewiesen und vorausschauend und intensiv an einem Qualitätskonzept für die Allergologie mitgearbeitet, um eine weitere Verschlechterung der Versorgungssituation allergiekranker Patienten verhindern zu können.

Allergologie: Gebiets- oder Zusatzbezeichnung?

Die Zusatzbezeichnung Allergologie wurde im Jahre 1970 geschaffen und mit einer einjährigen Weiterbildungszeit ausgestat-

tet. Sie sollte dem wachsenden Bedarf in der Bevölkerung und der zunehmenden Spezialisierung in der Allergologie Rechnung tragen. Da es sich inhaltlich um einen fachübergreifenden Bereich handelte, waren mehrere Arztgebiete an dieser Zusatzbezeichnung beteiligt: Dermatologie, Innere Medizin, HNO, Kinderheilkunde, Pneumologie und Allgemeinmedizin.

Die intensiven Bemühungen der ärztlichen Allergologieverbände – des Ärzteverbandes Deutscher Allergologen (ÄDA), der Deutschen Gesellschaft für Allergologie und klinische Immunologie (DGAKI) und der Gesellschaft für Pädiatrische Allergologie und Umweltmedizin (GPA) – wurden nicht angenommen. Kostendruck und innerärztliche Konkurrenz sowie Konzeptionsfehler der Bundesärztekammer haben im Rahmen der jüngsten Novellierungen des Weiterbildungsrechts dazu geführt, dass die Inhalte der Zusatzbezeichnung Allergologie – nicht immer unter Beachtung der Gebietsgrenzen – weitgehend in die jeweiligen fachärztlichen Gebietsweiterbildungen integriert wurden. Daher bleiben Ungereimtheiten. Der Unterschied zwischen der bereits im Fachgebiet eingehend vermittelten Kenntnis in der Allergologie und dem Abschluss einer inzwischen 18-monatigen Weiterbildung für die Zusatzbezeichnung Allergologie besteht heute lediglich in der „Ankündbarkeit der Spezialisierung auf dem Arztschild".

Diese Entwicklung ist unglücklich und muss geändert werden. Die These „Allergologie den Allergologen" wurde immer wieder unabsichtlich oder absichtlich als Lobbyismus fehlgedeutet oder diskriminiert, obwohl sie die notwendige Quintessenz eines Qualitätskonzeptes darstellt: Nur derjenige Arzt, der eine Weiterbildung in der Allergologie absolviert und Erfahrung gesammelt hat, sollte auch allergologisch tätig sein dürfen, jedenfalls in den Bereichen, die dieser Weiterbildungskompetenz grundsätzlich bedürfen. Andernfalls resultiert auch keine Qualitätsverbesserung durch die Nutzung der neuen Kooperationsformen, die auch einen interdisziplinären Ansatz verfolgen.

Der gravierendste strukturelle Mangel im ärztlichen Berufsrecht ergibt sich aus der Tatsache, dass ein dem Inhalt nach fachübergreifender Bereich wie die Allergologie in die Zwangsjacke einer Zusatzbezeichnung gesperrt ist. Nach der Musterweiterbildungsordnung kann eine Zusatzbezeichnung zwar den Erwerb sonstiger Kenntnisse (aus anderen Gebieten) vorschreiben, ausgeübt werden darf die ärztliche Tätigkeit allerdings nur in dem anerkannten Gebiet. „Der Nachweis sonstiger Kenntnisse in anderen Gebieten soll die Fähigkeit zur Zusammenarbeit mit anderen Fachärzten vertiefen" [1].

Ist die Allergologie daher mit der Qualität einer Zusatzbezeichnung tatsächlich angemessen ausgestattet?

Betrachten wir die Auswirkungen dieser Zwangsjacke an einem praktischen Beispiel: Ein erwachsener Patient, der an einer so häufigen Allergie wie der Birkenpollenallergie leidet, die sich bei ihm mit einer Rhinokonjunktivitis allergica, einem Asthma bronchiale und einer Nahrungmittel-Kreuzsensibilisierung bemerkbar macht – ca. 80 % der Birkenpollenallergiker weisen Nahrungsmittelsensibilisierungen auf, die sich im Verlaufe der Zeit bei bis zu 60 %

der Betroffenen als Nahrungsmittelallergie manifestieren (s. Kapitel 3.13) –, kann in kaum einem der an der Allergologie beteiligten Fachgebiete umfassend betreut werden. Diese Möglichkeit besteht tatsächlich heute nur für den pädiatrischen Allergologen, wobei hier die Altergrenzen zu beachten sind.

Nach vierjähriger fachärztlicher Weiterbildungszeit und zusätzlicher zweijähriger Weiterbildung für die Zusatzbezeichnung Allergologie wird ein dermatologischer Allergologe nach sorgfältiger Anamnese mit Hilfe von Hauttests und Blutuntersuchungen zur diagnostischen Klärung beitragen können. Aber bereits bei der nasalen Provokation als Möglichkeit, die klinische Bedeutsamkeit und Behandlungsnotwendigkeit einer nachgewiesenen Sensibilisierung einzuschätzen, ergeben sich in Bezug auf die Abrechnungsfähigkeit Probleme, da sie von verschiedenen Landesärztekammern als fachfremd beurteilt werden. Nach Auffassung der allergologischen Ärzteverbände ist die nasale Provokation in der Dermatologie aufgrund der Formulierungen in der Weiterbildungsordnung absolut gerechtfertigt [3], wenn der Arzt die Zusatzbezeichnung Allergologie führt. Aber obwohl sie zur korrekten Versorgung des Patienten in vielen Fällen unverzichtbar ist, wird de facto bereits hier die Widersprüchlichkeit des ärztlichen Berufsrechtes deutlich.

Fakt ist, dass der beachtliche allergologische Standard aus berufsrechtlichen Gründen derzeit nur unzureichend für die qualitative Versorgung der Bevölkerung genutzt werden kann.

Ein weiterer berufsrechtlicher Mangel besteht darin, dass die Weiterbildungsinhalte und das Niveau von Fachgebiet zu

Fachgebiet und von Klinik zu Klinik außerordentlich stark schwanken. Ein Weiterbildungscurriculum im Sinne eines Gegenstandskatalogs könnte für ein gleichmäßigeres Ergebnis sorgen und außerdem fachübergreifende Inhalte vermitteln. Der Entwurf eines solchen Curriculums liegt der Bundesärztekammer seit dem Jahr 1998 vor [4, 5].

Europäische Facharztgremien wie die Section Allergology der Union Européenne des Médecins Specialistes (UEMS) favorisieren einen Facharzt für Allergologie, der einerseits eine gründliche Weiterbildung in Innerer Medizin oder Pädiatrie aufweisen muss, andererseits aber nicht zuletzt aufgrund eines Einspruchs der deutschen allergologischen Fachgesellschaften auch nach dermatologischer Weiterbildung angestrebt werden kann [6]. Es handelt sich hier tatsächlich nur um eine Empfehlung, da auch im vereinten Europa die Gesundheitspolitik in nationaler Hoheit verbleiben wird. Über mittel- und langfristige Auswirkungen lässt sich zurzeit nur spekulieren. Dennoch ist ernsthaft zu diskutieren, ob nicht der „Gebietsarzt Allergologie" auf lange Sicht die einzige Möglichkeit für eine fachübergreifende allergologische Tätigkeit darstellt.

Eine Variante könnte eine Regelung nach dem Vorbild der Schweiz sein: Die Weiterbildung Allergologie ist als zweite Gebietsarzt-Weiterbildung möglich, wobei ein erheblicher Teil der vorher absolvierten ersten Gebietsweiterbildung für den zweiten Facharzttitel anerkannt wird. Beispielsweise würde einem Dermatologen ein Zeitraum von zwei Jahren für die vierjährige Weiterbildung Allergologie anerkannt, so dass er für den zweiten Facharzttitel nur zwei zusätzliche Jahre zu investieren hätte.

Anschließend wäre er zum Führen beider Facharzttitel und zu deren Ankündigung auf dem Arztschild berechtigt.

Sozialrechtliche Mängel

Es ist in der Fachwelt unstrittig, dass allergische Krankheiten in Deutschland in den letzten Jahrzehnten exponentiell zugenommen haben. Die Bedingungen der kassenärztlichen Versorgung haben sich dagegen stetig verschlechtert. Wissenschaftliche Untersuchungen, Erhebungen staatlicher Institutionen sowie Umfrageergebnisse führender Meinungsforschungsinstitute belegen, dass viele Patienten nicht wissen, dass die Symptome, an denen sie leiden, durch eine Allergie bedingt sind [7]. Viele, die sich selbst als allergisch einschätzen, suchen nie einen Arzt auf. Bei denjenigen, die zum Arzt gehen, wird häufig die Allergie als Ursache der Krankheit nicht erkannt. Die Patienten suchen – einerseits wohl durch die Chronizität der Symptome, andererseits durch die mangelhafte Kompetenzverteilung in der Allergologie bedingt – mehrere Ärzte auf, bis sie Hilfe finden.

Im Rahmen der kassenärztlichen Versorgung wurde aufgrund der Leistungsausweitung dringend eine Mengenbegrenzung erforderlich. Das logarithmische Ansteigen der In-vivo- und In-vitro-Allergiediagnostik begründete bei der Kassenärztlichen Bundesvereinigung den Verdacht der Unwirtschaftlichkeit. Unberücksichtigt blieb dabei die Tatsache, dass ein logarithmisches Ansteigen der Erkrankungen zwangsläufig auch zu einem entsprechenden Anstieg diagnostischer und therapeutischer Maßnahmen führen muss. Leistungssteigernd wirkte sich außerdem der diagnostische und therapeutische Nachholbedarf der neuen Bundesländer aus.

Qualitätssicherung

In dem jungen, fachübergreifenden Bereich der Allergologie gingen Qualitätsbestrebungen zur Umsetzung der wissenschaftlichen Erkenntnisse in die Praxis kaum von den ärztlichen Selbstverwaltungsinstitutionen wie der Bundesärztekammer (BÄ) oder der Kassenärztlichen Bundesvereinigung (KBV), sondern nahezu ausschließlich von den ärztlichen allergologischen Fachverbänden aus, besonders von der Deutschen Gesellschaft für Allergologie und Immunologie (DGAKI) sowie dem Ärzteverband Deutscher Allergologen (ÄDA).

Durch die Gründung eines Dachverbandes für die allergologischen Fachgesellschaften, der Deutschen Akademie für Allergologie und Umweltmedizin (DAAU), wurde bereits 1995 eine Zertifizierung der allergologischen Fortbildung eingeführt, die die Qualität von Fortbildungsveranstaltungen garantieren und bewirken sollte, dass das gesamte Wissensgebiet der Allergologie von den Allergologen jeweils innerhalb von vier Jahren rekapituliert wurde.

Das Paul-Ehrlich-Institut verfügte auf Bestreben des ÄDA gegen erhebliche Widerstände, auch der Industrie, den ehemals von *Siefert* [8] angeregten Warnhinweis für die Hyposensibilisierung, der beinhaltete, dass die spezifische Immuntherapie (SIT) nur „von allergologisch weitergebildeten oder allergologisch erfahrenen Ärzten" durchgeführt werden darf. Dieser Warnhinweis war notwendig geworden, weil durch mangelnde Umsetzung des Weiterbildungsrechtes in die kassenärztliche Tätigkeit und durch fehlende Beaufsichtigung von Seiten der KBV Ärzte ohne ausreichende Kenntnisse und Fähigkeiten in der Allergologie in erheblichem Umfang Allergietests und Hyposensibilisierungsinjektionen durchführten, die in zahlreichen Fällen zu bedrohlichen Nebenwirkungen geführt hatten. Die positive Auswirkung dieses Warnhinweises ist durch den unmittelbaren signifikanten Rückgang der Nebenwirkungsmitteilungen um mehr als 50 % dokumentiert.

Ebenso wurde auf Drängen des ÄDA 1997 vom Instand-Institut der erste Ringversuch der allergologischen In-vitro-Diagnostik durchgeführt. Die Ergebnisse waren, ähnlich wie bei den ersten amerikanischen Ringversuchen in der klinischen Chemie, zum Teil grob fehlerhaft und variierten auch bei starken Allergenen in der Größenordnung der gesamten Messskala. Auch in diesem Bereich kam es innerhalb von kurzer Zeit durch eine verbesserte Ergebnisauswertung, durch Wartung und Eichung der Laborgeräte, durch verbesserte Laborkits, Quality-Clubs und Fortbildung der beteiligten Ärzte usw. zu einem deutlichen Qualitätssprung.

2005 wurde vom Bewertungsausschuss zum Thema Allergiediagnostik und -therapie wie folgt beschieden: „Basisdiagnostik und Behandlung werden durch den Hausarzt sichergestellt, komplizierte oder protrahierte Fälle sind dem Spezialisten zu überweisen." Und weiter: „Die Basisdiagnostik umfasst nur den Test für häufige Typ-I-Allergien. Die spezielle allergologische Diagnostik und Behandlung ... darf nur von den entsprechend qualifizierten Ärzten durchgeführt werden" [9].

Qualitätssicherung schafft selbst aber keine neue Qualität, sondern trägt im

Idealfall zur gleichmäßigeren Verbreitung der Qualität bei, wobei immer die Gefahr besteht, dass durch zu eng gefasste Rahmenbedingungen die individuelle ärztliche Erfahrung und die Einführung neuer Verfahrensweisen behindert werden könnten. Auch eine gewisse Körperschaftsstarre der beteiligten Institutionen könnte sich negativ auswirken. Die Gründung allergologischer Netzwerke zur Optimierung der Versorgungskette für allergische Patienten zwischen Hausärzten, einem Netz aus allergologisch tätigen Fachärzten und einer interdisziplinär ausgerichteten stationären Fachabteilung wird häufig durch nicht harmonisierte Gesetzlichkeiten und Vorschriften in den einzelnen Bundesländern wenn nicht behindert, so doch erheblich erschwert.

Im Rahmen der Gesundheitsreform wurde die Qualitätssicherung in der gesellschaftspolitischen Auseinandersetzung um die Finanzierung des Gesundheitswesens zu einer Maxime erhoben, die ärztliches Handeln kostensparend, effektiv und kontrollierbar machen, Diagnostik und Therapie in eine durch Richtlinien und Leitlinien vorgegebene Richtung zwingen sollte. Der Schwerpunkt der Qualitätssicherung verlagerte sich infolge der Finanzierungsschwierigkeiten immer mehr in die Richtung der Qualitätskontrolle. Bei einer planwirtschaftlichen Gestaltung des Gesundheitswesens mit Globalbudget soll der gläserne Arzt rechtsverbindlich zur Beachtung von selbst erarbeiteten Qualitätsrichtlinien und Leitlinien der Fachgesellschaften gezwungen werden, um die Effizienz der eingesetzten Mittel überprüfbar zu machen. Dieses Verlangen ist wohl legitim.

Erst nachdem die Zögerlichkeit von KBV und BÄK zu einer erheblichen Ausuferung von Alternativ- und Außenseiter-Heilmethoden geführt hatte und immer größere Geldsummen durch unqualifizierte Allergiediagnostik und -therapie verloren gegangen waren, wurde – unterstützt von der Verfügung des Warnhinweises zur Immuntherapie und nach wiederholten Beschwerden der Fachverbände – ein Expertengremium bei der Zentralstelle für Qualitätssicherung der Deutschen Ärzteschaft in Köln eingesetzt, das ein Konzept zur Qualitätssicherung in der Allergologie erarbeiten sollte.

Acht wissenschaftliche Fachgesellschaften der beteiligten Gebiete einschließlich der Allgemeinmedizin waren in diesem Gremium vertreten und erarbeiteten über einen Zeitraum von nahezu drei Jahren Richtlinien zur Qualitätssicherung in der Allergologie, die im Konsens aller Beteiligten am 28.01.1998 in endgültiger Fassung verabschiedet wurden [5].

Vorausgegangen war eine eingehende Defizitanalyse, die die Mängel in der Struktur-, Prozess- und Ergebnisqualität detailliert beschrieb und Verbesserungen einforderte. Die Hauptforderungen sind demnach:

» Beschränkung der allergologischen Tätigkeit auf den Kreis der tatsächlich weitergebildeten Ärzte
» Verbesserung der Qualität, besonders der Labordiagnostika
» Einführung der häufig fehlenden Stufendiagnostik
» Mengenausweitung der Testungen
» Beseitigung der Qualitätsmängel bei der Indikationsstellung, Rezeptur und Durchführung der SIT

Ein detailliertes Curriculum sollte im Sinne eines Gegenstandskatalogs die Inhalte der Weiterbildung für die Zusatzbezeichnung

Allergologie regeln. Im Zentrum stand ein Stufenkonzept, das die Kompetenz der allergologischen Diagnostik und Therapie je nach dem gegeben Weiterbildungsstand unter den verschiedenen Gebieten aufteilte. Die Vorstände von BÄK und KBV begrüßten das Richtlinienkonzept ausdrücklich, aber umgesetzt wurde es bis heute nicht.

Leitlinien zur Allergiediagnostik und Therapie (spezifische Immuntherapie mit Allergenen, Hauttestungen), die von den Fachgesellschaften trotz fehlender Unterstützung von Seiten der Selbstverwaltungsinstitutionen fertiggestellt wurden, schweben daher ohne rechtsverbindliche Richtlinien noch im freien Raum.

Bei aller Begeisterung für die Qualität sollten aber auch einige kritische Bemerkungen nicht fehlen.

Im Rahmen der Strukturreform des Gesundheitswesens wird der Eindruck erweckt, dass die gesamte ärztliche Tätigkeit durch Qualitätskontrolle überprüfbar gemacht werden könnte. Diese Illusion [10] bedarf einer nachdrücklichen Korrektur. Besonders alle Bereiche, in denen ärztliche Erfahrung und Interaktion von ausschlaggebender Bedeutung sind – und damit ein sehr großer und bedeutender Teil der ärztlichen Tätigkeit, z. B. Beratungsleistungen – werden sich der Kontrolle auch in Zukunft entziehen.

Die ärztliche Versorgung der Bevölkerung wird daher im Großen weiterhin nicht durch Qualitätskriterien, sondern ausschließlich durch den Lobbyismus der Fachgebiete reguliert. Dem differenzierten Qualitätsmanagement der unmittelbaren ärztlichen Tätigkeit steht also ein fehlendes Qualitätskonzept für der Versorgung der Bevölkerung im Großen entgegen, welches,

wie oben bemerkt, seit 1998 vorliegt, aber bisher keine Beachtung und Anerkennung findet.

Grundsätzlich wird ein ernst gemeintes Qualitätskonzept in der Medizin die Grundgegebenheit einer Mangelversorgung in einem leistungsfähigen Gesundheitswesen nicht beheben, sondern eher verstärken. Alles andere wäre eine Illusion.

Auswirkungen der dargestellten Mängel bei der Versorgung allergiekranker Menschen (VAM-Studie)

Die negativen Auswirkungen der oben geschilderten Mängel werden exemplarisch durch eine praxisnahe und brillante Studie von *Hans-Dieter Nolting* und *Guido Schiffhorst* vom Institut für Gesundheits- und Sozialforschung GmbH (IGES) belegt [11].

In einem Abschlussbericht vom Dezember 2002 hat diese Studie – hier überwiegend im Wortlaut zitiert – im Hinblick auf zentrale Fragestellungen folgende Ergebnisse erbracht:

)) Knapp die Hälfte der Patienten der teilnehmenden Allergologen war zuvor in der Behandlung eines oder mehrerer anderer Ärzte.

)) Etwa zwei Drittel dieser Patienten mit Vorbehandlungen beurteilten den Erfolg ihrer früheren Behandlungen negativ.

)) Eine Ausnahme bilden nur die Patienten, die zuvor bereits einmal eine erfolgreiche SIT erhalten haben.

)) Unzufriedenheit mit dem bisherigen Behandlungserfolg ist der wichtigste Grund für einen Arztwechsel.

313

» Die laufende SIT führt nach Aussagen der Patienten bei 40 % zu einer starken und bei weiteren 32 % zu einer nennenswerten Beschwerdeminderung.

» Bei zwei Drittel der Patienten hat der Bedarf an symptomatisch wirksamen Medikamenten abgenommen.

» Die Beeinträchtigungen im Alltagsleben gehen im Vergleich zum Zeitpunkt der Diagnosestellung deutlich zurück.

» Der Zeitpunkt der SIT wird von den Ärzten nur bei gut der Hälfte der Patienten als optimal beurteilt.

» Insbesondere bei Patienten mit Vorbehandlungen sowie mit Lungenbeteiligung wird ein früherer Beginn der SIT für erforderlich oder wünschenswert gehalten.

» Die Rechtzeitigkeit des Behandlungsbeginns hat einen signifikanten Einfluss auf den Behandlungserfolg.

Damit belegt diese Untersuchung deutlich, dass zahlreiche Allergiker

» zunächst eine „Patientenkarriere" ohne Verminderung ihrer Beschwerden durchmachen,

» erst nach Aufnahme einer SIT eine deutliche Verbesserung ihres Krankheitsbildes erfahren.

Ferner zeigen die Ergebnisse,

» dass die meisten Patienten, die schließlich in allergologische Behandlung gelangen, auf eigene Initiative den Arzt gewechselt haben,

» dass sich viele Patienten durch ihre früheren Ärzte nicht ausreichend über die therapeutischen Möglichkeiten, auch einer SIT, informiert und beraten fühlen.

Die Ergebnisse stützen daher die Schlussfolgerungen,

» dass viele Allergiker zu lange nur symptomatisch oder gar nicht behandelt werden,

» dass Patienten trotz unbefriedigender Besserung gar nicht oder zu spät an einen Allergologen überwiesen werden,

» dass es offenbar in starkem Maße von der Eigeninitiative bzw. der Fähigkeit des Patienten zur Eigeninitiative abhängt, ob jemand schließlich eine wirksame Therapie erhält.

Insbesondere der letzte Punkt lässt vermuten, dass es sich bei den Arztwechslern in dieser Untersuchung um eine Positiv-Auswahl von besonders kompetenten Patienten handelt.

Daraus lässt sich folgern: Es gibt eine gravierende Unterversorgung der Allergiker mit SIT – insbesondere bei Patienten, die weniger informiert, weniger gewandt und weniger unabhängig in ihrer Nutzung des Versorgungssystems sind.

Akute Gefährdung der Versorgung

Akut hat die Einführung der Regelleistungsvolumina (RLV), in welche zahlreiche wichtige Leistungen der Allergiediagnostik aus dem Einheitlichen Bewertungsmaßstab (EBM) pauschal eingebracht wurden, zu einer drastischen Verschlechterung der Bedingungen der Allergiediagnostik und -therapie in Deutschland geführt. Tabelle 1 zeigt die aktuellen Vergütungen pro Patient, die allergologisch tätige Fachärzte für alle Sonderleistungen ihres Fachgebietes erhalten, zu denen die allergologischen Leistungen gehören. Die Fallwerte sind unabhängig davon, wie oft ein Patient die Hilfe des Facharztes in Anspruch nimmt.

Allergologisch tätige Hautärzte in Mecklenburg-Vorpommern erhalten darüber hinaus auf Antrag für ihre Allergiepatienten ein Extrabudget von 2,20 Euro pro Quartal, und Hautärzte aus Baden-Württemberg erhalten im Quartal ein Extrabudget von 1,48 Euro.

Es ist evident, dass mit diesen Beträgen kein Allergiepatient in Deutschland auch nur annähernd adäquat diagnostiziert, geschweige denn behandelt werden kann. So erhielt z. B. ein als Allergologe und Hautarzt tätiger Vertragsarzt in Bayern im 1. Quartal 15,19 Euro für Regelleistungen (Regelleistungsvolumen). Darin sind alle hautärztlichen und alle zusätzlichen Leistungen im Bereich der Allergiediagnostik und -therapie enthalten. Bei diesem Ansatz bleiben für die speziellen Leistungen der Allergologie ca. 0,45 Euro pro Monat übrig.

Dies führt dazu, dass viele Vertragsärzte die aufwendigen Allergietests und -behandlungen aus betriebswirtschaftlichen Gründen nicht mehr durchführen. Sollte dieser Trend anhalten, wird die schon bisher nicht ausreichende Versorgung allergiekranker Menschen in Deutschland vollends zusammenbrechen. Es wird dazu führen, dass unkritisch und ohne geeignete Diagnostik symptomatische Therapien mit entsprechenden Nebenwirkungen und Langzeitfolgen planlos eingesetzt werden.

Es erscheint dringend erforderlich, allergologische Leistungen im Einheitlichen Bewertungsmaßstab (EBM) außerhalb des Regelleistungsvolumens zu stellen, um eine qualifizierte Allergiediagnostik und -therapie zu ermöglichen.

Tab. 1: Honorare allergologisch tätiger Vertragsärzte pro Patient im 3. Quartal 2009 (in Euro, eigene Recherchen).

Kassenärztliche Vereinigung	Haut-ärzte	HNO-Ärzte
Baden-Württemberg	14,41	26,16
Bayern	15,19	29,29
Berlin	18,63	35,45
Brandenburg	15,63	24,94
Bremen	18,95	31,10
Hamburg	22,56	41,74
Hessen	13,50	23,71
Mecklenburg-Vorpommern*	22,55	keine Angabe
Niedersachsen	18,09	31,13
Nordrhein	15,69	28,40
Rheinland-Pfalz	13,27	24,42
Saarland	16,63	33,92
Sachsen-Anhalt	16,42	29,07
Sachsen	16,61	29,39
Schleswig-Holstein	16,30	25,61
Thüringen	18,66	32,60
Westfalen-Lippe	17,00	26,11

Ausblick in die Zukunft

Die überwiegende Zahl der Allergien wie Heuschnupfen, Asthma, atopisches Ekzem, Nahrungsmittel- und Kontaktallergien zeigen einen chronischen Verlauf, der ein langfristig ausgerichtetes Behandlungskonzept erfordert. Grundsätzliche Überlegungen zur mittel- und langfristigen ärztlichen Versorgung der Allergiepatienten

315

fehlen bis heute. Der Einheitliche Bewertungsmaßstab (EBM), Honorarbudgets und Arzneimittelrichtgrößen werden der Versorgungsnotwendigkeit von Allergien nicht gerecht. Ein langfristig auf den Krankheitsverlauf ausgerichtetes Konzept könnte durchaus zwischen erscheinungsfreien, akuten und chronischen allergischen Krankheitsgeschehen unterscheiden; das neue Honorarkonzept der Kassenärztlichen Bundesvereinigung (KBV) könnte dabei ein Schritt in die richtige Richtung sein.

Literatur

1. Bundesärztekammer. (Muster-)Weiterbildungsordnung. Nach den Beschlüssen des 95. Deutschen Ärztetages 1992 in Köln, in Kraft seit dem 01.05.1995, §1: Ziel, Qualifikationsinhalt und Struktur der Weiterbildung, Abschnitt 3. Köln: Deutscher Ärzte-Verlag.
2. Leitlinie der DGAKI und des ÄDA: Nahrungsmittelallergien durch immunologische Kreuzreaktionen. Allergo J 2005, 14: 48–59.
3. ÄDA (Ärzteverband Deutscher Allergologen), DGAI (Deutsche Gesellschaft für Allergologie und klinische Immunologie. Stellungnahme zur nasalen Provokation im Fachgebiet Dermatologie vom 18.12.1993.
4. Werfel T, Kapp A, Bachert C, Wenning J, Schmitt-Ott E. Curriculum Allergologie. Allergo J 2000; 4: 202–214.
5. Zentralstelle der Deutschen Ärzteschaft zur Qualitätssicherung in der Medizin, Entwurf für die Richtlinie der Bundesärztekammer zur Qualitätssicherung in der Allergologie. Endgültige Fassung der Planungsgruppe vom 28.01.1998, Köln, Bundesärztekammer, 1998.
6. UEMS (Union Européenne des Médecins Specialistes). Allergology. Chapter 6, Charter on training of medical specialists in the EU, requirements for the specialty allergology, Lisbon meeting, Dec. 1994. (www.uems.be/allergol.htm).
7. EMNID. Repräsentativumfrage zur Allergie in Gesamtdeutschland bei Bundesbürgern über 14 Jahren im Auftrag der Betriebskrankenkassen (BKK), 1997.
8. Siefert G. Allergologische Probleme aus der Sicht des Paul-Ehrlich-Instituts. In: Forck, G. (ed) 20 Jahre ÄDA, Vorträge der Jubiläumsveranstaltung Practicum Allergologicum CVII, Frankfurt a. M., Team PR, 1990.
9. Geschäftsführung des Bewertungsausschusses, Schreiben an den ÄDA vom 12.07.2005
10. Gigerenzer G. Adaptive Thinking, Rationality in the Real World. New York: Oxford University Press, 2000.
11. Nolting H-D, Schiffhorst G. Versorgung allergiekranker Menschen, VAM-Studie des Instituts für Gesundheits- und Sozialforschung GmbH (IGES), AllergoJ 2003; 8: 14–17.

4.13 Verbraucherschutz und Regulationsaspekte

Zusammenfassung

Die Prävention von Kontaktallergien im verbrauchernahen Bereich steht auf mehreren Säulen. An erster Stelle ist die Testung von Substanzen zu nennen, die in entsprechenden Produkten verwendet werden. Die etablierten Tests erlauben eine Identifizierung von Allergenen; mit dem Lymphknotentest steht eine Methode zur Verfügung, die eine Klassifizierung der Substanzen nach ihrer Wirkungsstärke (Potenz) erlaubt. Die Erfahrung lehrt, dass expositionsvermindernde Maßnahmen (Anwendungsbeschränkungen, Konzentrationsbeschränkungen, Warnhinweise für Risikogruppen) das Allergiegeschehen im Bereich Kontaktallergien effektiv beeinflussen. Im Fall von Nickel haben die regulatorischen Maßnahmen zu einer Trendumkehr geführt. Bei allergenen Duftstoffen ist für kosmetische Mittel sowie für Wasch- und Reinigungsmittel eine Kennzeichnungsregelung erfolgt. Für Chromat in Lederbekleidung und Tätowierungen ist eine Regulation in Vorbereitung. Für sensibilisierende Farbstoffe in Bekleidung wird seit langem eine Regelung für erforderlich gehalten. Weitere Problemfelder im Hinblick auf Kontaktallergien sind Gummiprodukte, Haarfarben und Duftstoffe. Generell wäre die Verwendung von allergenen Substanzen in verbrauchernahen Produkten mit Hautkontakt einzuschränken, insbesondere auch in Spielzeug. Essenziell ist die Testung von Substanzen in verbrauchernahen Produkten mit Hautkontakt im Hinblick auf ein allergenes Potenzial.

Zum Schutz von Verbrauchern, bei denen bestimmte Lebensmittel oder Lebensmittelzutaten Allergien oder Intoleranzen hervorrufen, existieren Vorschriften zur Kennzeichnung verarbeiteter, abgepackter Lebensmittel. Zu kennzeichnen sind die sogenannten 14 Hauptallergene und daraus gewonnene Erzeugnisse: Glutenhaltiges Getreide, Krebstiere, Eier, Fisch, Erdnüsse, Sojabohnen, Milch (einschließlich Laktose), Schalenfrüchte, Sellerie, Senf, Sesamsamen, Lupinen (Süßlupinen) und Weichtiere (Mollusken, z. B. Schnecken, Muscheln), sowie Schwefeldioxid und Sulfite in Konzentrationen von mehr als 10 mg pro Kilogramm oder Liter (als SO_2 angegeben). Dennoch müssen betroffene Verbraucher beim Lebensmitteleinkauf genau hinsehen, denn es gibt eine Reihe weiterer Bestimmungen und Ausnahmen. So gelten die Kennzeichnungsregelungen z. B. bislang noch nicht für sogenannte „lose Ware", also lose angebotene Lebensmittel ohne Verzeichnis der Zutaten wie z. B. Brot vom Bäcker, Wurst vom Fleischer, Salat von der SB-Theke im Supermarkt oder Gerichte in Kantine und Restaurant. In wenigen Ausnahmefällen ist eine Allergenkennzeichnung auch in fertig verpackten Lebensmitteln nicht vorgeschrieben, beispielsweise, wenn die größte Einzelfläche der Verpackung kleiner als 10 qcm ist. Darüber hinaus müssen allergene Bestandteile nicht gekennzeichnet werden, wenn sie unbeabsichtigt, zum Beispiel im Herstellungsprozess, in ein Lebensmittel gelangen („Cross contact"). Schließlich bestehen einzelne, genau definierte Ausnahmen für bestimmte, aus Hauptallergenen hergestellte Erzeugnisse, wenn aufgrund wissenschaftlicher Belege allergene Wirkungen nicht mehr zu erwarten sind.

Verbraucherschutz und Regulation – allgemeine Aspekte

Allergien können ein breites Spektrum an Beschwerden und Krankheitsbildern auslösen. Sie beeinträchtigen die Gesundheit und die Lebensqualität eines großen Teils der Bevölkerung, insbesondere auch von Kindern, abgesehen von den volkswirtschaftlichen Auswirkungen durch Behandlungskosten und Arbeitsausfall. Der Schutz des Verbrauchers vor dem Kontakt mit Stoffen, die in der Allergieauslösung eine Rolle spielen, ist daher dringend geboten. Es ist auch sicherzustellen, dass die bereits erkrankten Verbraucher in besonderer Weise geschützt werden. Ihnen muss die Möglichkeit gegeben werden, den Kontakt mit den für sie gefährlichen Stoffen (z. B. Lebensmitteln) oder diese Stoffe enthaltenden Produkten individuell zu meiden. Eine Vermeidungsstrategie erfordert, kritische Stoffe frühzeitig zu erkennen. Das Erkennen erfordert entsprechende Untersuchungsverfahren, mittels derer sich allergene Stoffeigenschaften nachweisen lassen. Eine Vermeidungsstrategie kann jedoch nur dann zum Tragen kommen, wenn die entsprechenden Tests auch tatsächlich angewendet werden. Der Schutz des empfindlichen Verbrauchers vor dem Kontakt mit Stoffen, gegen die er allergisch reagiert, und auch vor anderen Stoffen, die an einer Allergieauslösung beteiligt sein können, kann durch eine Informationspflicht über Allergene und problematische Inhaltsstoffe in verbrauchernahen Produkten (z. B. Textilien) und Lebensmitteln wesentlich verbessert werden. Information bildet die Grundlage für die gezielte Auswahl und das gezielte Vermeiden. Hiermit kann sich der einzelne Allergiekranke individuell vor dem Kontakt schützen.

Allergie und verbrauchernahe Produkte

Substanzen in Produkten, die in Kontakt mit der Haut kommen, spielen als exogene Faktoren bei der Auslösung von allergischen Kontaktekzemen (Typ-IV-Allergien) im privaten Bereich, aber auch bei Berufsdermatosen eine wichtige Rolle. So stehen seit vielen Jahren in Deutschland sowie in anderen europäischen Ländern berufsbedingte Hauterkrankungen mit etwa 25 % an der Spitze aller angezeigten Berufserkrankungen.

Für Verbraucher sind die wichtigsten Produkte in diesem Zusammenhang kosmetische Mittel und Bekleidungstextilien, aber auch andere Produkte mit intensivem Hautkontakt wie Schuhe, Handschuhe und Spielzeug. Von besonderer Relevanz sind Tätowierungen, bei denen die Hautbarriere ausgeschaltet ist. Effektive Prävention ist durch Identifizierung und Eliminierung bzw. Limitierung der Allergene möglich. So führte beispielsweise die Begrenzung der Nickel-Exposition durch Modeschmuck in Dänemark und Deutschland bereits zu einer deutlichen Verminderung der Nickel-Allergie bei jungen Frauen und Männern [1]. Neben den Substanzen, die ausschließlich in Kontakt mit der Haut kommen, sind insbesondere auch Duftstoffe zu beachten, die in vielfältiger Weise bei kosmetischen Mitteln und Bedarfsgegenständen inklusive Wasch- und Reinigungsmitteln eingesetzt werden und zusätzlich zu inhalativen Expositionen führen.

Epidemiologische Erkenntnisse

Der Informationsverbund Dermatologischer Kliniken (IVDK, Göttingen) wertet Daten aus, die von 40 Hautkliniken aus Deutschland, Österreich und der Schweiz stammen, und erstellt in regelmäßigen Abständen Listen mit Allergenen, geordnet nach deren Häufigkeit [2]. Auf der Basis von Daten z. B. aus dem Jahre 1999 wurde bei 1.648 von 9.266 getesteten Patienten dermatologischer Kliniken aufgrund einer positiven Epikutantest-Reaktion ein manifestes allergisches Kontaktekzem diagnostiziert. Dies entspricht, je nach Modell der Extrapolation von dem getesteten Patientenkollektiv auf die Normalbevölkerung, einer Inzidenz (Neuerkrankungsrate) von 3 („medium case scenario") bis 7 („worst case scenario") Fällen pro 1000 und Jahr. Die bei ausgewählten Berufen ermittelten Inzidenzen liegen allerdings deutlich höher.

Studien zur Inzidenz des allergischen Kontaktekzems in der Allgemeinbevölkerung wurden nur selten durchgeführt [2, 3]. Im Gesundheitssurvey 2000 wurden nicht vorselektierte Patienten vom Hautarzt nach dem Auftreten eines allergischen Kontaktekzems befragt und daraufhin eine Lebenszeitprävalenz von etwa 15 % und eine Jahresprävalenz von etwa 7 % ermittelt [3]. Dagegen kam der IVDK auf Basis von Epikutantests, die zwischen 1992 und 2000 an insgesamt 78.067 Patienten durchgeführt wurden, in Abhängigkeit des gewählten Extrapolationsmodells zu einer 9-Jahres-Prävalenz von 7 % („medium case

scenario") bzw. 16,6 % („worst case scenario") für die Gesamtbevölkerung der Bundesrepublik [2]. In einer Analyse der Sensibilisierungen in diesem Patientenkollektiv, extrapoliert auf die Gesamtbevölkerung, waren die häufigsten sensibilisierenden Stoffe: Nickel (2,3 %), Duftstoffmix (1,8 %), Perubalsam (1,3 %) p-Phenylendiamin (0,7 %) und Kaliumdichromat (0,6 %). Im Jahr 2004 waren die 10 häufigsten Auslöser positiver Testreaktionen bei den Patienten mit allergischem Kontaktekzem („Hitliste"): Nickelsulfat, Duftstoff-Mix, Perubalsam, Kobaltchlorid, Kaliumdichromat, Kolophonium, Amerchol L 101 (Wollwachsalkohol), p-Phenylendiamin, Quecksilberamidchlorid und Methyldibromglutarnitril/ Phenoxyethanol [4].

Relevante Produkte bzw. Materialien im Bereich der verbrauchernahen Produkte

Bekleidungstextilien: In deutschen Hautkliniken werden etwa 1–2 % der Kontaktallergien Textilien zugeordnet. Der Textilhilfsmittelkatalog enthält etwa 7.000 Zubereitungen von Hilfs- und Ausrüstungsmitteln für Textilien. Dazu kommen noch Farbmittel (Pigmente oder Farbstoffe). Von den 4.000 verschiedenen Farbstoffen sind etwa die Hälfte Azofarbstoffe, aus denen im Stoffwechsel, möglicherweise auch auf und in der Haut, z. T. kanzerogene und allergene Amine freigesetzt werden können. Im Hinblick auf Allergieauslösung sind insbesondere die stark sensibilisierenden Dispersionsfarbstoffe bedeutsam, z. B. Dispersionsblau 106 und 124, die gemeinsam vorkommen. Dispersionsblau 106 und 124 können nach Azospaltung überdies die ebenfalls stark allergenen Stoffe p-Pheny-

lendiamin oder p-Aminoazobenzol freisetzen. Etwa zwei Drittel aller textilbedingten
Allergiefälle werden auf Dispersionsfarbstoffe zurückgeführt [5]. Weitere wichtige,
in Kleidung vorkommende Allergene sind
Kaliumdichromat (Lederbekleidung),
Formaldehyd freisetzende Kunstharze (in
Bügelfrei-Ausrüstung) und Gummichemi-
kalien wie Thiurame, Dithiocarbamate
oder Benzothiazole [2].

Kosmetische Mittel: Sowohl bei sogenannten „leave-on" (auf der Haut verblei-
benden) Produkten als auch bei Kosmetika,
die abgespült werden („rinse-off") fanden
sich signifikant erhöhte Sensibilisierungsraten gegen folgende Inhaltsstoffe: Duftstoff-Mix, Perubalsam, MDBGN, Wollwachsalkohole, CMI/MI u. a. [2]. Bei
„Haarkosmetika", deren Inhaltsstoffe bei
Verbrauchern zu Ekzemen an Hals, Kopf
und Gesicht führen können, fallen neben
den Duftstoffen und Konservierungsmitteln (MDBGN, CMI/MI) v. a. typische
„Friseurstoffe" wie Ammoniumpersulfat,
aber auch p-Phenylendiamin und p-Ami-
nophenol als Vorstufen bzw. Abbaupro-
dukte von Haarfärbemitteln und Thiurame
als Gummi-Inhaltsstoffe auf [2].

Haarfarben werden derzeit auf europä-
ischer Ebene im SCCP-Gremium bewertet.
Dabei zeigt sich, dass einige der verwendeten Substanzen stark sensibilisierende Eigenschaften aufweisen. Das führt allerdings
derzeit nur zu einer entsprechenden Kennzeichnung. Darüber hinaus sollten schrittweise die potenten Allergene durch weniger
potente Ersatzstoffe ausgetauscht werden.
Der Lymphknotentest bietet das methodische Rüstzeug, die Substanzen entsprechend ihrer Potenz zu klassifizieren [6].

Tätowierungen und Permanent-Make-up:
Nach Aussagen des IVDK sind Hautreaktionen zwar selten, aber im Falle des Auftretens schwerwiegend. Dabei spielen allergische Reaktionen die größte Rolle.
Neben metallhaltigen Stoffen in den Farb-
mischungen kommt p-Phenylendiamin als
Bestandteil von Henna-Tattoos diesbezüglich eine zentrale Bedeutung zu. Bei kosmetischen Mitteln ist p-Phenylendiamin
in der EU allerdings ausschließlich für die
Verwendung in Oxidationshaarfarben ge-
stattet. Eine aktuelle Publikation aus Dänemark beschreibt ernste Hautreaktionen auf
Haarfarben bei acht Kindern unter 16 Jahren, von denen sechs eine frühere Reaktion
auf schwarze Tattoos aufwiesen [7].

Gummiprodukte: Bei Gummiprodukten
sind generell zwei Allergieformen zu unterscheiden. Die klassische Gummiallergie
ist eine Typ-IV-Allergie und wird von Ver-
arbeitungshilfsstoffen wie Vulkanisations-
beschleunigern (z. B. Mercaptobenzthiazol)
durch Hautkontakt ausgelöst. In den letzten Jahren haben Typ-I-Allergien (Soforttyp), die durch natürliche Latex-Bestand-
teile (Proteine) ausgelöst werden, besondere
Beachtung gefunden und hatten bei häufig
operierten Kindern (intensiver Schleim-
hautkontakt mit Medizinprodukten aus
Gummi) sowie bei Klinikpersonal (Nutzung gepuderter OP-Handschuhe) erhebliche Relevanz. Bei gepuderten Handschu-
hen scheint die aerogene Exposition durch
den Puder ebenfalls von Bedeutung zu
sein.

Was ist noch zu tun?
Quantitative Aussagen der Risikobewertung im Sinne von Dosis-Wirkungs-Beziehungen und Auslöseschwellen (thresholds)
sind im Bereich Kontaktallergien und ver-
brauchernahe Produkte derzeit nur begrenzt möglich. Das Problem beginnt be-

reits mit der Definition der Expositionsdosis beim Menschen. Nur bei Zubereitungen wie Farben und Waschmitteln und bei kosmetischen Mitteln lassen sich Bezüge zwischen dem Gehalt einer Substanz im Produkt und der Exposition herstellen, dabei sind jedoch zusätzlich die Gebrauchsbedingungen zu berücksichtigen. Bei Erzeugnissen wie Bekleidung und Spielzeug steht für die Exposition nur der Anteil des Stoffes zur Verfügung, der aus dem Produkt freigesetzt wird (migriert). Für die Messung der Migration stehen derzeit nur einige wenige allgemein akzeptierte Methoden, aber kaum Daten aus entsprechenden Messungen zur Verfügung. Darüber hinaus sind derartige Messdaten nicht ohne weiteres zur Expositionabschätzung geeignet. Auch die EU-Kommission hat dieses Defizit erkannt; es wird an dieser Stelle auf das Forschungsvorhaben „Compilation, analysis and evaluation of data and methodologies to characterise qualitatively and quantitatively human exposure to chemicals released from consumer products/articles (*ChemTest*)" verwiesen.

Für quantitative Risikobewertungen wären weiterhin Dosis-Wirkungs-Beziehungen für die sensibilisierende bzw. auch die allergieauslösende Wirkung der betreffenden Substanzen beim Menschen erforderlich, wobei auch bereits sensibilisierte Individuen zu berücksichtigen wären. Nur für wenige Modellsubstanzen sind solche Daten verfügbar. Auch aus den etablierten Testmethoden im Tierversuch ergeben sich nur semiquantitative Aussagen. Durch den vermehrt zu erwartenden Einsatz des Lymphknotentests werden in Zukunft Dosis-Wirkungs-Daten zur Verfügung stehen, die auch semiquantitative Aussagen möglich machen.

Verbraucherschutz bei Lebensmitteln und Lebensmittelzutaten

Epidemiologische Erkenntnisse

Schätzungen besagen, dass etwa 1–3 % der Erwachsenen in Deutschland von lebensmittelbedingten Allergien betroffen sind. Bei Kindern sind es 4–6 %, nach manchen Schätzungen sogar bis zu 8 % [8]. Allein diese Zahlen verdeutlichen die besondere Herausforderung für den Verbraucherschutz, zumal oft schon Spuren einer Substanz ausreichen, um Reaktionen auszulösen [9].

Kennzeichnung

Da bestimmte Lebensmittel oder Lebensmittelzutaten im Vergleich zu anderen häufiger Allergien auslösen, wurden in den vergangenen Jahren zum Schutz der Verbraucher europaweit gültige Vorschriften erlassen (Richtlinie 2003/89/EG, Richtlinie 2006/142/EG, Richtlinie 2007/68/EG), in denen die Kennzeichnung derartiger Lebensmittel für verpackte Ware geregelt ist.

Entsprechend der neuen Regelung sind die wichtigsten allergieauslösenden Lebensmittel oder daraus hergestellten Lebensmittelzutaten auf dem Etikett bzw. der Verpackung in vorgeschriebener Weise zu kennzeichnen, wenn sie einem Lebensmittel bewusst, d. h. im Rahmen der Rezeptur als Zutat zugesetzt werden. Dies gilt auch dann, wenn nur kleinste Mengen davon als Zutat verwendet wurden.

Bei den zu kennzeichnenden Lebensmitteln bzw. Zutaten handelt es sich um die sogenannten Hauptallergene, die bekanntermaßen in Europa am häufigsten Lebensmittelallergien und Lebensmittelintoleranzen auslösen bzw. für besonders schwere allergische Reaktionen verantwortlich sind. Die folgenden 14 Lebensmittel(zutaten) und daraus gewonnene bzw. hergestellte Erzeugnisse sind demnach zu kennzeichnen, wann immer sie als Zutaten in verarbeiteten Lebensmitteln verwendet werden, unabhängig von ihrem Anteil im Endprodukt:

» Glutenhaltiges Getreide (d. h. Weizen, Roggen, Gerste, Hafer, Dinkel, Kamut oder deren Hybridstämme)
» Krebstiere (z. B. Krabben)
» Eier
» Fische
» Erdnüsse
» Sojabohnen
» Milch (einschließlich Laktose)
» Schalenfrüchte (d. h. Mandeln, Haselnüsse, Walnüsse, Kaschunüsse, Pekannüsse, Paranüsse, Pistazien, Makadamianüsse, Queenslandnüsse)
» Sellerie
» Senf
» Sesamsamen
» Lupinen
» Weichtiere (z. B. Schnecken, Muscheln)
» Schwefeldioxid und Sulfite ab 10 mg pro Kilogramm oder Liter, als SO_2 angegeben

Die Liste der allergieauslösenden Lebensmittel ist keineswegs abgeschlossen, sondern wird auf der Grundlage neuester wissenschaftlicher Erkenntnisse fortlaufend überprüft und aktualisiert.

Es gibt drei Möglichkeiten, Verbraucher durch die Etikettierung von Lebensmitteln auf das Vorkommen von Allergenen hinzuweisen:

1. Die Kennzeichnung ergibt sich aus dem Namen des Produktes, z. B. „Milchschokolade", „Haferkekse".

2. Die Kennzeichnung erfolgt durch Angabe in der Zutatenliste, z. B. „Molkenprotein", „Weizenstärke", „Lecithin aus Ei", „pflanzliches Öl aus Erdnüssen".

3. Bei Lebensmitteln ohne Zutatenliste, wie z. B. Wein, erfolgt ein zusätzlicher Hinweis, beispielsweise „enthält Schwefel", um die entsprechende Substanz zu kennzeichnen.

Dabei gilt, dass nicht nur der allergene Rohstoff als solcher, sondern auch daraus gewonnene bzw. hergestellte Erzeugnisse gekennzeichnet werden müssen. Wenn also der Name einer Zutat, wie „Pflanzliche Öle" oder „Lecithin", nicht eindeutig erkennen lässt, ob sich dahinter allergene Bestandteile verbergen, sind zusätzliche Angaben erforderlich, sofern die Bestandteile in der o. g. Liste enthalten sind. So sind für bestimmte Zutaten, die bisher eher allgemein unter einem Klassennamen angegeben wurden, nun eindeutig Ausgangsstoffe bzw. deren etwaige allergene Bestandteile erkennbar. Beispiele hierfür können sein: „Pflanzliches Öl (aus Erdnüssen)" „Roggenmehl", „Lupinenmehl". Die Kennzeichnungspflicht gilt auch für solche Zutaten, die bei der Produktion lediglich als sogenannte Hilfsstoffe verwendet werden, z. B. „Weizenstärke" oder „Milchzucker" als Trägerstoff für Aromen.

Auch wenn ein Großteil der Lebensmittel schon nach den neuen Vorschriften gekennzeichnet ist, wird es auf unbestimmte Zeit noch Produkte geben, die keine Allergenkennzeichnung tragen. Dies liegt daran, dass es eine unbefristete Übergangszeit gibt, nach der Lebensmittel, die vor November 2005 hergestellt wurden, ohne Allergenkennzeichnung abverkauft werden dürfen, bis die Lagerbestände erschöpft sind (Richtlinie 2003/89/EG).

Lupinen und Mollusken (Weichtiere, z. B. Schnecken) wurden erst nachträglich in die Liste der kennzeichnungspflichtigen Hauptallergene im EG-Recht aufgenommen. Ihre Kennzeichnung ist deshalb erst ab Dezember 2008 verpflichtend geworden, wobei auch hier die Regelung gilt, dass diejenigen Lebensmittel, die vor diesem Zeitpunkt ohne Allergenkennzeichnung etikettiert wurden, bis zur Erschöpfung der Bestände verkauft werden dürfen (Richtlinie 2006/142/EG).

Einige Zutaten werden durch industrielle Verarbeitungsprozesse so stark verändert oder aufgereinigt, dass sie (nachweislich) ihr allergenes Potenzial verloren haben. Sofern ein entsprechender wissenschaftlicher Nachweis erbracht und von der Europäischen Behörde für Lebensmittelsicherheit (EFSA) bestätigt wird, kann dies zur Befreiung von der Allergenkennzeichnungspflicht führen. Beispiele für derartige Ausnahmen sind Lactit, vollständig raffiniertes Sojabohnenöl und -fett und Glukosesirup auf Weizenbasis, obwohl diese Zutaten aus Milch bzw. Sojabohnen und Weizen hergestellt wurden (Richtlinie 2007/68/EG).

Fazit: Die oben genannten Hauptallergene und daraus hergestellte Erzeugnisse müssen auf verpackten Lebensmitteln immer, d. h. ohne Ausnahme auch in kleinsten Mengen oder zusammengesetzten Zutaten gekennzeichnet werden, wenn sie einem Produkt als Zutat, also bewusst per Rezeptur zugefügt werden. Für Schwefeldioxid und Sulfite gilt ein Grenzwert für die Kennzeichnung. Erzeugnisse aus den Hauptallergenen, für die nachgewiesen werden konnte, dass sie kein allergenes Potenzial (mehr) besitzen, müssen nicht gekennzeichnet werden.

Vorteile der erweiterten Allergenkennzeichnung

Die erweiterte Allergenkennzeichnung erleichtert Verbrauchern, die von Lebensmittelallergien betroffen sind, die Auswahl der für sie geeigneten Produkte.

Auch Personen, die auf andere als die oben genannten Hauptallergene reagieren, profitieren von den neuen Kennzeichnungsvorschriften. Denn bisher mussten Bestandteile von zusammengesetzten Zutaten nur dann aufgelistet werden, wenn die zusammengesetzte Zutat mehr als 25 % des Gesamtlebensmittels ausmachte. Nach den neuen Bestimmungen müssen alle Bestandteile einer zusammengesetzten Zutat einzeln aufgeführt werden, sofern die zusammengesetzte Zutat einen Anteil von mehr als 2 % am Gesamtprodukt ausmacht. So können zum Beispiel Personen mit einer Allergie gegenüber Äpfeln beim Blick auf die Zutatenliste erkennen, ob das entsprechende Produkt (z. B. Früchtemüsli) Apfelanteile enthält. Karottenallergiker können nachvollziehen, ob in der Gemüsefüllung von Teigtaschen Karotten verarbeitet wurden. Auch müssen die Zutaten der Wurst in einer Suppe mit Wurststücken oder die Zutaten der Schokocreme im Keks einzeln aufgeführt werden. Allerdings können Zutaten mit einem hohen allergenen Potenzial, beispielsweise Pfirsich oder Kiwi, auch in einem Mengenanteil von weniger als 2 % unter Umständen allergische Reaktionen auslösen. Auch Personen, die auf Gewürze wie Pfeffer oder Paprika empfindlich reagieren, müssen weiterhin vorsichtig sein, da bei Gewürzmischungen, die zu weniger als 2 % im Lebensmittel enthalten sind, eine Auflistung der einzelnen Gewürzzutaten nicht vorgeschrieben ist.

Diese 2%-Regel gilt jedoch nicht für die oben genannten Hauptallergene, die als Bestandteile einer zusammengesetzten Zutat grundsätzlich gekennzeichnet werden müssen (Kennzeichnung von „Zutaten der Zutat"). So ist z. B. Senf, Sellerie oder Laktose in der Gewürzmischung einer Marinade in jedem Fall zu kennzeichnen, auch wenn die Marinade weniger als 2% Gewürz enthält.

Was ist noch zu tun?

Noch nicht für alle Seiten befriedigend gelöst ist das Problem des versehentlichen Eintrages von Allergenen im Herstellungsprozess. Unbeabsichtigt in Lebensmittel gelangte Allergene müssen nicht gekennzeichnet werden, da sie nicht als Zutat gelten. Ursachen für diesen unbeabsichtigten Eintrag sind im Wesentlichen die Verwendung von Zutaten, die bereits allergene Einträge aufweisen, ohne dass dies bekannt ist, sowie die Verschleppung im Produktionsprozess, z. B. durch gemeinsame Produktionsstrecken für allergenhaltige und allergenfreie Lebensmittel. Der Fachbegriff hierfür lautet „Cross contact" oder „Kreuzkontamination".

Werden zum Beispiel in einem Lebensmittelbetrieb Nüsse verarbeitet, dann können auch nussfreie Produkte, die anschließend auf den gleichen Produktionsanlagen hergestellt werden, versehentlich Spuren davon enthalten. So können in Vollmilchschokolade Spuren von Nüssen gelangen, wenn vorher Nussschokolade produziert wurde. Hier gilt die Allergenkennzeichnung nicht, denn es handelt sich nicht um reguläre Zutaten. Da aber Hersteller dem Produkthaftungsrecht unterliegen, verwenden sie mitunter in der Kennzeichnung ihrer Produkte den Hinweis „Kann Spuren von … enthalten" (z. B.: „Kann Spuren von Haselnüssen enthalten"). Manchmal erfolgt auch der Hinweis „In unserem Betrieb werden auch … verarbeitet". In all diesen Fällen ist es möglich, aber nicht sicher, dass das genannte Allergen enthalten ist. Da diese Angabe des Herstellers freiwillig ist, schließt andererseits das Fehlen eines derartigen Hinweises eine Kreuzkontamination nicht aus.

Werden derartige Hinweise lediglich vorsorglich verwendet (sogenanntes „precautionary labelling"), z. B. aus Kostengründen, weil geeignete Maßnahmen zur Einschränkung oder sogar Verhinderung von „Verunreinigungen" bzw. Verschleppungen die Produktion verteuern würden, ist dem Verbraucherschutz nur bedingt gedient. Eine zunehmende Verwendung dieses Vorsichtshinweises ohne berechtigte Gründe schränkt die Lebensmittelauswahl des Allergiekranken weiter ein.

Ein weiteres Problem besteht darin, dass sogenannte „lose Ware" von den Kennzeichnungsregelungen ausgenommen ist. Dabei handelt es sich z. B. um Backwaren, Wurst und Käse, die an der Theke vom Verkaufspersonal an den Verbraucher abgegeben werden. Auch in einzelne Portionen abgepackte Lebensmittel, die in der Verkaufsstätte zur alsbaldigen Abgabe an den Verbraucher hergestellt und abgegeben werden, müssen keine spezielle Allergenkennzeichnung tragen, z. B. frisch zubereitete Salate.

Von Lebensmittelallergien betroffene Personen sollten jedoch das vielfältige Angebot der lose abgegebenen Ware grundsätzlich nutzen können und sich nicht auf verpackte Lebensmittel beschränken müssen. Schritte auf diesem Wege wurden bereits unternommen. So sind inzwischen

z. T. in Bäckereien und Metzgereien an der Theke „Kladden" einsehbar, in denen die in einzelnen Verkaufswaren und Produkten verwendeten Lebensmittel und Zutaten zum Zweck der Verbraucherinformation aufgeführt sind.

Auch sehr kleine Packungsgrößen von Lebensmitteln (wenn die größte Einzelfläche der Verpackung kleiner als 10 qcm ist) wie z. B. Portionspackungen für das Hotelfrühstück, müssen kein Zutatenverzeichnis aufweisen, und es besteht hierfür (noch) keine Verpflichtung zur Allergenkennzeichnung.

Mit Blick auf diese und weitere Ausnahmen bzw. „Kennzeichnungslücken", z. B. Lebensmittel auf Wochenmärkten, in Restaurants und Kantinen sowie sonstiger Außer-Haus-Verzehr, wird derzeit noch geprüft, wie die Verbraucherinformation zu allergenen Lebensmittel(-zutaten) weiter optimiert werden kann. Da allergische Erkrankungen bei Kindern und Jugendlichen relativ häufig sind und viele Schulen heute Ganztagsbetreuung einschließlich Verpflegung anbieten, ist eine Verbesserung der Kennzeichnungsvorschriften für den Außer-Haus-Verzehr von besonderer Bedeutung.

Ziel muss sein, den Schutz betroffener Verbraucherinnen und Verbraucher vor allergenen Lebensmitteln durch weitere Verbesserung der Kennzeichnung und Aufklärung sowie durch Angebote von alternativen Produkten weiter zu verbessern.

Wo besteht weiterer Forschungsbedarf?

Wiederholt stellt sich die Frage nach der Einführung von Schwellenwerten oder Grenzwerten für maximal zu tolerierende Spuren, unterhalb denen ein allergener Lebensmittelbestandteil nicht mehr gekennzeichnet werden müsste [10–13]. In Deutschland und der Europäischen Union wurde mit Ausnahme von Schwefeldioxid (siehe oben) bisher auf die Festlegung von Schwellenwerten verzichtet bzw. war eine derartige Festlegung bisher nicht möglich, da für die meisten Allergene hierzu keine ausreichend belastbaren Daten vorliegen. Darüber hinaus ist davon auszugehen, dass bereits kleinste Mengen (teilweise im Mikrogramm-Bereich) bestimmter Stoffe bei betroffenen Personen allergische Reaktionen auslösen können [9]. Zur Lösung dieses Problems sind weitere Anstrengungen notwendig, wie z. B.:

>> Erarbeitung und Standardisierung von Methoden zur Bestimmung der geringsten allergieauslösenden Mengen bestimmter Stoffe

>> Erhebung klinischer Daten durch geeignete Studien

>> Entwicklung geeigneter analytischer Methoden zum Nachweis von Spuren dieser Stoffe

>> Sensibilisierung der herstellenden Betriebe durch gezielte Information über die Problematik versteckter Allergene

>> Studien in Herstellerbetrieben über Art und Ausmaß ungewollter allergener Einträge und zur Etablierung geeigneter Präventionsstrategien im Rahmen eines validierten Allergen- und Qualitätsmanagements

Weiterer Bedarf besteht bei der Forschung zur Bewertung von Pflanzensorten (z. B. Apfel, Getreide, Sellerie) in Hinblick auf allergene Inhaltsstoffe und der Erarbeitung von Empfehlungen für die Sortenwahl und Züchtung.

Literatur

1. Jensen CS, Lisby S, Baadsgaard O, Volund A, and Menne T. Decrease in nickel sensitization in a Danish schoolgirl population with ears pierced after implementation of a nickel-exposure regulation. Br J Dermatol 2002; 146: 636–642.

2. Schnuch A, Geier J, Lessmann H, Uter W, Arnold R, Mackiewicz M. Untersuchungen zur Verbreitung umweltbedingter Kontaktallergien mit Schwerpunkt im privaten Bereich. Forschungsbericht 29961219, Berlin: Umweltbundesamt, 2004.

3. Hermann-Kunz E. Allergische Krankheiten in Deutschland. Ergebnisse einer repräsentativen Studie. Bundesgesundheitsblatt 2000; 43: 400–406.

4. Oppel T, Schnuch A. Häufigste Auslöser allergischer Kontaktekzeme. Dt Med Wochenschr 2006; 131; 1584–1589.

5. Hatch KL, Maibach HI. Textile dye dermatitis. J Am Acad Dermatol 1995; 32: 631–639.

6. Basketter DA, Gerberick F, Kimber I. The local lymph node assay and the assessment of relative potency: status of validation. Contact Dermat 2007; 57: 70–75.

7. Sosted H, Johansen JD, Andersen KE, Menne T. Severe allergic hair dye reactions in 8 children. Contact Dermat 2006; 54: 87–91.

8. Sampson HA. Food allergy. J Allergy Clin Immunol 2003; 111: S 540–S 547.

9. Hourihane J OB, Kilburn SA, Nordlee J A, Hefle SL, Taylor SL, Warner J O. An evaluation of the sensitivity of subjects with peanut allergy to very low doses of peanut protein: a randomised, double-blind, placebo-controlled food challenge study. J Allergy Clin Immunol 1997; 100: 596–600.

10. Taylor SL, Hefle SL, Bindslev-Jensen C, et al. A consensus protocol for the determination of the threshold doses for allergenic foods: how much is too much? Clin Exp Allergy 2004; 34: 689–695.

11. FDA. The Center for Food Safety and Applied Nutrition, Food and Drug Administration, US Department of Health and Human Services: Approaches to Establish Thresholds for Major Food Allergens and for Gluten in Food. Prepared by The Threshold Working Group, 2006, Revised March 2006.

12. Crevel R W, Ballmer-Weber BK, Holzhauser T, et al. Thresholds for food allergens and their value to different stakeholders. Allergy 2008; 63: 597–609.

13. Schäfer T, Böhler E, Ruhdorfer S, Wichmann HE, Ring J. Epidemiology of contact allergy in adults. Allergy 2002; 56: 1192–1196.

Richtlinien

Richtlinie 2000/13/EG des Europäischen Parlaments und des Rates vom 20. März 2000 zur Angleichung der Rechtsvorschriften der Mitgliedsstaaten über die Etikettierung und Aufmachung von Lebensmitteln sowie die Werbung hierfür, Amtsblatt der Europäischen Gemeinschaften vom 06.05.2000, L 109/29–42.

Richtlinie 2003/89/EG des Europäischen Parlaments und des Rates vom 10. November 2003 zur Änderung der Richtlinie 2000/13/EG hinsichtlich der Angabe der in Lebensmitteln enthaltenen Zutaten, Amtsblatt der Europäischen Union vom 25.11.2003, L 308/15–18.

Richtlinie 2006/142/EG der Kommission vom 22. Dezember 2006 zur Änderung des Anhang III a der Richtlinie 2000/13/EG des Europäischen Parlaments und des Rates mit dem Verzeichnis der Zutaten, die unter allen Umständen auf der Etikettierung der Lebensmittel anzugeben sind, Amtsblatt der Europäischen Union vom 23.12.2006, L 368/110–111.

Richtlinie 2007/68/EG der Kommission vom 27. November 2007 zur Änderung von Anhang IIIa der Richtlinie 2000/13/EG des Europäischen Parlaments und des Rates hinsichtlich bestimmter Lebensmittelzutaten, Amtsblatt der Europäischen Union vom 28.11.2007, L 310/11–14.

Fachnachrichten – Allergenkennzeichnung bei Lebensmitteln. Ernährung 2008; 1: 38–39.

Folgenden Mitarbeitern des Bundesinstituts für Risikobewertung (BfR) sei für konstruktive inhaltliche Beiträge zu diesem Kapitel gedankt: Ursula Gundert-Remy, Alfonso Lampen, Andreas Luch, Thomas Platzek, Klaus Richter, Anke Weißenborn.

4.14 Schulungsprogramme

Allgemeiner Hintergrund zum Schulungskonzept

In den 80er Jahren wurden erste Asthmaschulungsprogramme in Skandinavien und in den USA etabliert. Basierend auf diesen Erfahrungen, aber in primär stark auf Wissensvermittlung ausgerichteten Programmen entstand Ende der 80er Jahre die Asthmaschulung in Deutschland. Zunächst entwickelten einige Zentren Programme, es kam dann zu einer raschen Ausbreitung und Koordinierung dieser Initiativen.

Primär hatten diese Programme das Ziel, die „Compliance" von Patient und Familien zu verbessern. Dieser klassische Begriff der Compliance definierte das Ausmaß, in dem das Verhalten eines Patienten mit den Empfehlungen und Ratschlägen eines Arztes übereinstimmt [25]. Daraus leitete sich dann der Begriff „Non-Compliance" ab, der ein negatives Persönlichkeitsmerkmal des Patienten („schwieriger Patient") darstellte. Dieser wurde somit als Hindernis in der Durchführung ärztlicherseits sinnvoller und intendierter Therapie angesehen. Dieser klassische Begriff der Compliance ist heute überholt: An seiner Stelle steht der Begriff des „Empowerment": Dieser Begriff umfasst ein partnerschaftlich-kooperatives Arzt-Patient-Verhältnis, in dem beide Partner gleichermaßen dafür zuständig sind, die Herausforderungen durch eine chronische Erkrankung im Alltag von Patient und Familie zu meistern.

Die Schulung hat in diesem Zusammenhang das Ziel, die Kompetenzen bei Patient und Familie zu steigern, die vorhandenen Ressourcen zu erweitern, geeignete Selbstwahrnehmungs-Techniken zu vermitteln, damit der Patient frühzeitig selbst eine beginnende Verschlechterung, einen Schub, ein entstehendes gesundheitliches Problem erkennen und darauf reagieren kann. Daraus ist zu folgern, dass die reine Vermittlung von Wissen nicht als Schulung anzusehen ist. Zu einer Patientenschulung gehören natürlich das handlungsrelevante Wissen und das Verständnis der Zusammenhänge der Krankheit, der Auslöser und der Therapie.

Daneben sind aber die Aspekte der Wahrnehmung von Früh- und Warnsymptomen, das Umgehen mit psychosozialen Folgebelastungen, das Annehmen der Erkrankung durch Patient und Familie zentral wichtig. Durch Rollenspiele werden Verhaltensstrategien geübt, die in Alltagssituationen umsetzbar sind. Da hierbei auch emotionale Aspekte eine Rolle spielen (Ängste bzgl. Auswirkung der Krankheit, Nebenwirkungen durch Medikamente, Lebensplanung, Berufswahl, Schuldgefühle bzgl. des Entstehens der chronischen Erkrankung, usw.), sind diese Aspekte sowie ihre Auswirkungen auf die Erkrankung und die Patienten bzw. ihre Familien zu berücksichtigen.

Unter dem Motto „Niemand ist allein krank" sind bei Schulungsprogrammen für Kinder und Jugendliche regelhaft Eltern oder konstante Bezugspersonen in die Schulung einzubeziehen. Dies empfiehlt sich vor allem, weil Kinder und Jugendliche ihre Eltern als die wesentlichen Ratgeber in Fragen der Gesundheit ansehen [13].

Ein weiterer Aspekt ergibt sich aus der Tatsache, dass in kritischen Situationen (z. B. Beginn eines Neurodermitis-Schubes, schwerer Asthmaanfall, Anaphylaxie) Patient und Familie in der akuten Situation oft selbst kompetent handeln müssen, bevor überhaupt ein Arzt bzw. ein Notdienst zur Verfügung steht. Unter Umständen muss dafür ein Repertoire an sozialen Durchsetzungsstrategien vorhanden sein (z. B. muss ein Jugendlicher in der Lage sein, sein Notfallspray in der Sportstunde zu benutzen, ein Kind muss gegebenenfalls auch einen Adrenalin-Pen benutzen können, wenn eine Anaphylaxie nach einem Wespenstich droht).

Patientenschulung bedeutet also eine pädagogische und psychologische Intervention, bei der medizinische Inhalte vermittelt und trainiert werden. Das Ziel ist eine weitestgehende Autonomie trotz und mit der chronischen Erkrankung, eine möglichst große Kompetenz bei Patient und der Familie, und dadurch insgesamt eine Steigerung der Lebensqualität.

Schulungsprogramme bei atopischen Erkrankungen

Schulungsprogramme bei allergischen Erkrankungen existieren seit Ende der 80er Jahre für Asthma bronchiale, seit Ende der 90er Jahre für Neurodermitis und seit 2008 auch für Anaphylaxie.

Asthmaschulung
1991 trafen sich alle damaligen Asthma-Schulungszentren des deutschsprachigen Raums zu einer ersten gemeinsamen Tagung. Aus diesen jährlichen wissenschaftlichen Tagungen erwuchs die interdiszip-

linäre Arbeitsgemeinschaft Asthmaschulung im Kindes- und Jugendalter e. V. (AGAS). Die AGAS führte alle damaligen Schulungsmodelle zusammen und entwickelte einheitliche Standards für die Durchführung einer Schulung. Es entstand das Programm der AGAS [1], das aktuell von über 3.300 Trainern bundesweit durchgeführt wird (sowohl im ambulanten als auch im akut stationären und im Rehabilitationsbereich). Die Ziele der Asthma-Patientenschulungen sind der Tabelle 1 zu entnehmen, die methodisch-didaktischen Umgehensweisen der Tabelle 2.

Tab. 1: Ziele der Asthma-Patientenschulung.

» Kenntnisse über Asthma sowie medikamentöse und nichtmedikamentöse Dauer-/Akuttherapie

» Wahrnehmung von Auslösern und Möglichkeiten der Vermeidung

» Wahrnehmen von Frühsymptomen, körperliche Selbsteinschätzung und Frühintervention

» Minderung krankheitsbezogener Ängste/emotionale Entlastung für Patient und insbesondere Eltern

» Akzeptanz des Asthmas als chronische Erkrankung

» Verbesserung des familiären Umgangs mit der chronischen Erkrankung

» Verminderung psychosozialer Auswirkungen durch chronische Erkrankung

» Förderung der Eigenverantwortlichkeit

» Resultierend aus allen Bereichen: Steigerung der Lebensqualität für Patient und Familie

Tab. 2: Inhalte und methodisch-didaktisches Vorgehen Asthmaschulung.

Inhalt	Methodisch-didaktisches Material (Beispiele)
1. Physiologie der Atmung	Kriechtunnel (Kind als Luft verzaubert); Anatomiemodelle
2. Was ist Asthma?	Scheibenmodell (4 Stufen/die „Drei Dicken" als Schicht mit Zunahme nach Grad der Obstruktion); Strohhalmübung (durch 1–2 Min. Atmung für Eltern Asthma selbst spürbar)
3. Auslöser und deren Vermeidung	Eigene Erfahrung, Kenntnisse; Krabbelsack mit kindgerechten Symbolen; Memory
4. Medikamentenwirkung	Spiele für Schutzfunktion der Dauertherapie mit entsprechenden Spielsymbolen für Wirkprinzipien; Spiele für Akuttherapie mit entsprechenden Spielsymbolen für die Wirkprinzipien
5. Stufenplan	Treppenmodell
6. Notfallbehandlung	Rollenspiel incl. Durchsetzungsstrategien
7. Symptomwahrnehmung/körperliche Aspekte	Lungendetektiv, Peak-flow-Messung, Symptomtagebuch incl. daraus abzuleitender Handlungen, atemerleichternde Techniken, Entspannungsübungen, Sport und Asthma
8. Emotionale Aspekte	Über Rollenspiele für Kinder, über Handpuppe als Leitfigur für das einzelne Kind, Elternerfahrungsrunde als Gesprächskreis
9. Kognitive und Verhaltensaspekte	Rollenspiele mit Video-Feedback, Handpuppe als Leitfigur
10. Familien- und psychosoziale Aspekte	Gesprächsrunde (Eltern/Jugendliche), Rollenspiele, familienmedizinisch orientierte Einzelgespräche

Neurodermitisschulung

Bezüglich der Neurodermitis im Alter von 0–18 Jahren wurde eine bundesweite Multicenter-Studie durchgeführt, beginnend 1999. Es entstand aus diesem gemeinsamen Projekt von dermatologischen und pädiatrischen Zentren die Arbeitsgemeinschaft Neurodermitisschulung e. V. (AGNES), die gleichermaßen als qualitätssichernde Institution für das bundesweit eingesetzte Schulungsprogramm fungiert.

Schulungsprogramme für Neurodermitis bei Erwachsenen entstanden Anfang der 80er Jahre [8, 17, 18]. Sie orientierten sich an Familienprogrammen bei psychischen Erkrankungen und hatten als wesentliche Ziele eine Verbesserung der Compliance, des Copings sowie des Umgangs mit krankheitsbedingtem Stress. Bereits 1985 förderte das BMBF eine erste randomisierte prospektive Ein-Jahres-Follow-Up-Studie [5, 24]. Es folgten weitere Studien mit geringeren Fallzahlen aus anderen Ländern und eine erste Metaanalyse [9], die die Effektivität dieser Neurodermitis-Schulungsprogramme bei Erwachsenen zeigte. 2001 resultierte daraus – initiiert von der DDG und der Arbeitsgemeinschaft Dermatolo-

329

gische Prävention – ein nationaler Konsensus zur Durchführung dieser Schulung auf der Basis des evaluierten Programms [10]. Die Neurodermitis-Schulung für Erwachsene ist heute integraler Bestandteil bei der dermatologisch-allergologischen Betreuung von Erwachsenen mit Neurodermitis.

Die Ziele der Neurodermitisschulung sind der Tabelle 3, Inhalte und methodisch-didaktische Vorgehensweisen sind der Tabelle 4 zu entnehmen.

Anaphylaxieschulung

Die Anaphylaxieschulung befindet sich zur Zeit im Aufbau. Dazu hat sich eine interdisziplinär zusammengesetzte Gruppe zu einer Arbeitsgemeinschaft Anaphylaxie, Training und Edukation (AGATE) zusammengetan und ein Curriculum entwickelt, das sich derzeit in der Prüfung befindet (Tab. 5 und 6). Hier liegt die besondere Herausforderung darin, die Sensibilität für das Erkennen von Gefahren und Frühsymptomen zu erhöhen ohne die Angst zu verstärken.

Qualitätssicherung

Wegen der verschiedenen notwendigen Kompetenzen bei den Trainern und Schulungsteams (medizinische, psychologisch-pädagogische, physiotherapeutische, pflegerische, diätetische, usw.) ist es erforderlich, dass das Schulungsteam interdisziplinär besetzt ist und die Trainer im Rahmen ihrer Qualifikation besonders die Aspekte vermittelt bekommen, die nicht berufsspezifisch sind. Die Curricula für die Ausbildung zum Asthma-/Neurodermitistrainer sind im Rahmen der jeweiligen Handbücher Qualitätsmanagement geregelt, und zwar für die Asthmaschulung [1] und die Neurodermitisschulung [2] Durch die gemeinsame interdisziplinäre Ausbildung der Trainer wird es ihnen ermöglicht, auch Aspekte, Sichtweisen und Interventionsmöglichkeiten der jeweils anderen Professionen kennenzulernen, aufzugreifen und somit zu einer umfassenden Kompetenzerweiterung bei den Patienten/ Familien im Rahmen der Schulung beizutragen.

Tab. 3: Ziele der Neurodermitis-Patientenschulung.

>> Krankheitsspezifisches, handlungsrelevantes Wissen über das Krankheitsbild, die Auslöser und deren Meidung

>> Sinnvolle Diagnostik (insbesondere in Hinblick auf Nahrungsmittel), incl. Ernährungsberatung

>> Therapieelemente (Auslösermeidung, Kratzalternativen, Hautpflege, Externa)

>> Selbstwahrnehmung (Hautdetektiv) zur Steuerung des Stufenplans

>> Juckreiz/Kratzalternativen

>> Entspannungsverfahren, körpertherapeutische Elemente

>> Umgang mit Stress, Schlaf

>> Steigerung der sozialen Kompetenz zur Reduktion psychosozialer Belastung innerhalb der Familie bzw. im Sozialbereich

Tab. 4: Inhalte und methodisch-didaktisches Vorgehen Neurodermitisschulung.

Inhalt	Methodisch-didaktisches Material (Beispiele)
1. Haut, Aufbau der Haut	Hautmodell
2. Was ist Neurodermitis?	Hautmodell, „Immunspiel", (Was passiert , wenn eine Mücke sticht?), „Fleißige Hautpolizisten"
3. Auslöser und deren Meidung	Eigene Erfahrung, Kenntnisse, (z. B. Grabbelsack mit kindgerechten Symbolen, Memory)
4. Juckreiz	„Schatzkiste" mit Kratzalternativen, eigene Erfahrungen, Wochenbogen zum Sammeln und Reflektieren
5. Stufenplan	Farblich abgestimmter Stufenplan inkl. individueller Gegebenheiten
6. Symptomwahrnehmung/ körperliche Aspekte	Hautdetektiv, Wochenbogen, Entspannungsübungen, Körperwahrnehmungsübungen
7. Emotionale Aspekte	Rollenspiele, Gespräche, Austausch, Interviews
8. Kognitive Aspekte	Handpuppe/Leitfigur, Rollenspiele, Hausaufgaben, Folien
9. Familien- und psychosoziale Aspekte	Erfahrungsrunde für Eltern, Rollenspiele, Familieneinzelgespräche

Tab. 5: Ziele der Anaphylaxie-Patientenschulung.

)) Vermittlung von handlungsrelevantem Wissen zum Krankheitsbild der Anaphylaxie

)) Erkennen von Frühwarnsymptomen, individuellen Kofaktoren

)) Erlernen von Notfallvermeidungsstrategien, auslöserspezifische Karenz und Therapieoptionen

)) Sicherheit durch klare Handlungsoptionen bei wiederkehrenden Notfallsituationen

)) Praxisrelevantes Training des Verhaltens im Notfall einschließlich Selbsttherapie

)) Adäquater Umgang mit Angst im Zusammenhang mit dem Anaphylaxierisiko

)) Stärkung der Handlungskompetenz im Hinblick auf Konflikte im sozialen Umfeld (Familie, Freunde, Kita, Schule etc.)

)) Erhöhen der Lebensqualität

)) Vermeiden anaphylaktischer Reaktionen und Vorbeugung vor schweren und tödlichen Verläufen

Tab. 6: Inhalte und methodisch-didaktisches Vorgehen in der Anaphylaxieschulung für Erwachsene und Eltern.

Inhalt	Methodisch-didaktisches Material (Beispiele)
1. Was ist Anaphylaxie?	Vortrag
2. Symptome erkennen, Kofaktoren	Eigene Erfahrungen, Diskussionsrunde
3. Akuttherapie	Eigene Erfahrung, Kenntnisse, Grabbelsack mit kindgerechten Symbolen, Memory
a) Medikamentenwirkung	Medikamentenverpackungen den Medikamentengruppen des Notfallsets zuordnen, Uhrmodell für Wirkungseintritt der Medikamente im Notfall
b) Notfallbehandlung	Rollenspiel, Patientenlagerung, Notruf absetzen, Anwendung von Adrenalin-Autoinjektor einüben; anhand von Beispielen/Erfahrungen Leitfaden für Notfall entwickeln
4. Hausaufgaben	Üben der Anwendung von Notfallmedikamenten, Information des Umfeldes über die Anaphylaxie, Terminplanung für Auffrischungsübungen, Elternerfahrungsrunde als Gesprächskreis
5. Auslöser und deren Vermeidung	Bei Nahrungsmittelallergie: Zutatenverzeichnisse auf Verpackungen lesen
6. Hilfsmittel und Alltagsstrategien	Diskussion, Erfahrungsaustausch, Anschauungsobjekte (Anaphylaxie-Pass, -Notfallplan, Notfallplakette, SoS-Kapsel, Tasche für Transport, Notfalltelefon etc.)
7. Familien- und psychosoziale Aspekte	Gesprächsrunde, Rollenspiele zu „schwierigen" Situationen (Einladung, Reise, Schule/Kita etc.)

Effizienz

Asthmaschulung

Die Effizienz der Asthmaschulung ist durch mehrere deutschsprachige Studien und insbesondere durch die Metaanalyse von *Guevara* belegt [4, 6, 11, 14, 15, 21, 25, 26]. Die vorhandenen Daten haben dazu geführt, dass das Schulungsprogramm der AGAS vom Bundesversicherungsamt als erstes und bundesweites Schulungsprogramm für Kinder und Jugendliche mit Asthma bronchiale sowie deren Familien im Rahmen des Disease-Management-Programmes (DMP) akkreditiert wurde.

Aktuell wurde ein neues Schulungsprogramm für Eltern, deren asthmakranke Kinder zwei bis fünf Jahre alt sind, in einer prospektiven randomisierten Studie untersucht. Die Daten dieser Studie rechtfertigen die Aufnahme der Altersgruppe der zwei- bis fünfjährigen Kinder mit Asthma bronchiale in das DMP, zumindest aus Sicht der Patientenschulung. Sie zeigt vor allem, dass eine reine kurze Wissensvermittlung (= Instruktion) schon nach einem halben Jahr keine Langzeiteffekte mehr aufweist.

Die Metaanalyse bezüglich der Schulung von Kindern und Jugendlichen [11] zeigt eine Evidenz für die Überlegenheit der Schulung gegenüber der alleinigen Regelversorgung in Bezug auf

» Verbesserung der Lungenfunktion,
» Steigerung der Selbstwirksamkeit (Überzeugung, etwas bestimmtes zu können),
» Verringerung der Schulfehltage,
» Verringerung der Tage mit verringerter körperlicher Aktivität,
» seltenere Notfallversorgung,
» seltenere nächtliche Störungen.

Neurodermitisschulung

Das Programm der AGNES ist Ergebnis der Multicenter-Studie, die von vier pädiatrischen und vier dermatologischen Zentren gemeinsam durchgeführt und vom BMGS und den gesetzlichen Krankenversicherungen finanziert wurde. Insgesamt 823 Familien nahmen an dieser Studie teil. Es zeigte sich gegenüber der Kontrollgruppe eine signifikante Verbesserung im Bereich der

» SCORAD (Scoring atopic dermatitis)-Werte,
» objektiven Einschätzung des Hautzustandes,
» Copingfähigkeit,
» Juckreizwahrnehmung,
» Lebensqualität.

In all diesen Bereichen waren die Effekte vergleichbar mit denjenigen aus Studien mit medikamentöser Intervention [23]. Das Programm der AGNES ist Bestandteil der gemeinsamen Empfehlungen der Spitzenverbände der gesetzlichen Krankenkassen für die Patientenschulung von Kindern und Jugendlichen mit atopischem Ekzem (2006, s. u. www.neurodermitisschulung.de).

Die Neurodermitis-Schulung für Erwachsene wird analog nach dem Konsensus der ADP (Arbeitsgemeinschaft Dermatologische Prävention) in den für Neurodermitis spezialisierten Zentren der Dermatologen und Allergologen durchgeführt.

Anaphylaxieschulung

Bezüglich der Anaphylaxieschulung wird aktuell in einem multizentrischen und multiprofessionellen Team ein Konzept erarbeitet, das im Laufe des Jahres 2009 an verschiedenen Zentren erprobt und evaluiert werden soll.

Praktische Durchführung

Jeder Patient bzw. jede Familie sollte eine Schulung erhalten können, sobald Asthma oder Neurodermitis diagnostiziert wurde. Angesichts der Zahl der betroffenen Kinder und Jugendlichen und der vorhandenen Schulungskapazitäten ist dies jedoch nicht realistisch. Es gibt auch viele Familien, die ohne eine Schulung bereits über eine optimale Bewältigung der Alltagssituationen verfügen. Daraus ergibt sich, dass mit Stellung der Diagnose jeder Patient/jede Familie unmittelbar eine kurze Einweisung (Instruktion) in den Gebrauch der Medikamente erhält, die aktuell rezeptiert wurden. Diese Instruktion ist auf keinen Fall Ersatz für eine Schulung. Die Möglichkeit einer differentiellen Zuweisung wurde überprüft, ein entsprechender Kriterienbogen wurde entwickelt [22]. Mit Hilfe eines solchen Kriterienkataloges kann eine Zuweisung für die Asthmaschulung gezielt erfolgen. Bezüglich der Neurodermitisschulung ist die Eingangsvoraussetzung ein SCORAD (international gebräuchlicher Score zur Objektivierung des Schweregrades der Neurodermitis) von mindestens 20 von 103 möglichen Punkten. Die Asthmaschulung umfasst 18 Unterrichtseinheiten zu 45 Minuten, davon 12 parallel für die Eltern, somit insgesamt 30 Unterrichtseinheiten à 45 Minuten. Die Neurodermitisschulung umfasst 6 × 2 Zeitstunden für Eltern, deren Kinder unter 8 Jahre alt sind, respektive für die Jugendlichen-Schulung; für die Kinderschulung (Kinder 8. bis 13. Lj. incl. Eltern) umfasst der Stundenplan 6 × 2 Zeitstunden je für die Kinder und Eltern, also zusammen 24 Zeitstunden. Für die Erwachsenen-Neurodermitis-Schulung beträgt der Unterricht 20 Unterrichtseinheiten à 45 Minuten (in der Regel an 10 Tagen jeweils 90 min).

Ökonomische Aspekte

Sowohl die Asthmaschulung als auch die Neurodermitisschulung wurden hinsichtlich ihres Kosten-Nutzen- und Kosten-Wirksamkeits-Aspektes untersucht. Beide Schulungsprogramme sind in der Kosten-Wirksamkeits-Analyse und – je nach Alter des Patienten – auch in der Kosten-Nutzen-Analyse bereits nach einem Jahr effektiv [12, 21, 27]. Somit ist die primär hohe Investition einer Patientenschulung aus ökonomischer Sicht bereits nach einem Jahr effektiv. Es ist zu vermuten, dass die Schulungseffekte auch nach zwei bis drei Jahren noch wirksam sind und die ökonomische Effizienz sich somit weiter verbessert, weil die primär hohe Investition sich dann auf eine größere Zeitspanne verteilt [27]. Hinsichtlich detaillierter Aspekte und der Inhalte von Rahmenverträgen mit einzelnen Krankenkassen in einzelnen Bundesländern) sei auf die Geschäftsstellen der AGAS und AGNES bzw. die ADP verwiesen (www.asthmaschulung.de; www.neurodermitisschulung.de).

Schulung in Gesetzgebung, Gesundheitspolitik und Versorgung

Im Rahmen der neuen Weiterbildungsordnung wird für Kinderärzte eine Schulungskompetenz verlangt, wenn man den Facharzt erwerben will. Die Leitlinien der Asthmaversorgung (NVL Asthma bronchiale, Leitlinie der GPP) sowie der Neurodermitisbehandlung sehen ebenfalls obligat eine Schulung für Patienten vor. Das DMP für Asthma bronchiale schreibt gleichermaßen eine Schulung vor. Darüber hinaus gibt es für weitere Diagnosen, die Patientenschulungen erforderlich machen, als Rechtsgrundlage den § 43, Abs. 3, SGB V. Mit diesen gesetzlichen Regelungen und den vorhandenen Verträgen (insbesondere dem DMP) wird der Tatsache Rechnung getragen, dass die Patientenschulung eine sinnvolle und effektive Maßnahme ist, die jedem Patienten zusteht und dass Ärzte bereits in der Facharztausbildung entsprechende Schulungskompetenzen erwerben sollen.

Ausblick

Um Schulungsprogramme sinnvoll bei der großen Zahl betroffener Familien umsetzen zu können, müssen sowohl das Angebot als auch die Qualitätssicherung flächendeckend sein. Letztere ist für die Asthmaschulung und Neurodermitisschulung gewährleistet (jeweilige Handbücher zum Qualitätsmanagement). Derzeit gibt es über 3.300 Asthmatrainer und über 1.000 Neurodermitistrainer. Zurzeit bestehen Schulungskapazitäten für ca. 18.000 bis 20.000 Kinder mit Asthma bronchiale. Hinsichtlich der Neurodermitisschulung ist die Situation sehr viel schwieriger, weil es auf Seiten der Kostenträger trotz der bestehenden Rahmenempfehlung der gesetzlichen Krankenkassen noch keine Bereitschaft zum flächendeckenden Abschluss von Rahmenverträgen gibt. Somit können die Schulungsteams mangels Zusage der flächendeckenden Kostenübernahme noch nicht in ausreichendem Maße entstehen bzw. Kapazitäten aufbauen.

Bezüglich der Situation bei Anaphylaxie ist ein Schulungsprogramm der Arbeitsgemeinschaft Anaphylaxie, Training und Edukation (AGATE) in wissenschaftlicher Erprobung [19].

2008 wurde das „Kompetenznetz Patientenschulung" im Rahmen der Jahrestagung der AGAS/AGNES gegründet, das im Bereich Ausbildung, Versorgung, Modellentwicklung, Finanzierung und Qualitätssicherung den Aspekt Patientenschulung bei chronischen Erkrankungen (nicht nur bei atopischen) stärker verankern und für die Familien besser zugänglich machen möchte (www.compnet-schulung.de).

Abschließend kann gesagt werden, dass der Aspekt der Patientenschulung erst in den letzten 15–20 Jahren Einzug in die Versorgung gefunden hat, einen rasanten Aufschwung erlebte, es aber noch vieler Anstrengungen bedarf, um wirklich ein flächendeckendes, qualitativ hochstehendes, wirksames Angebot zu etablieren. Hinsichtlich weiterer Informationen sei auf die entsprechenden Internetseiten der AGAS (www.asthmaschulung.de) und der AGNES (www.neurodermitisschulung.de) hingewiesen. Sie enthalten die Schulungs-Curricula, Informationen über Ausbildungsplätze und die Asthma-/Neurodermitis-Akademien, Adressen etablierter qualitätsgesicherter Schulungsteams sowie die Handbücher zum Qualitätsmanagement in der jeweils aktuellen Fassung und weitere relevante Informationen.

Literatur

1. Arbeitsgemeinschaft Asthmaschulung im Kindes- und Jugendalter e. V. (Hrsg). Handbuch Qualitätsmanagement in der Asthmaschulung von Kindern und Jugendlichen, 3. Aufl.; Germering: Zuckschwerdt, 2007 (über: www.asthmaschulung.de).
2. Arbeitsgemeinschaft Neurodermitisschulung, 2005: Qualitätsmanagement in der Neurodermitisschulung von Kindern und Jugendlichen sowie ihren Eltern (über: www.neurodermitisschulung.de).
3. Brockmann G. Asthmatraining für Kinder. Das Arbeitsheft. Durchführung von familienmedizinischen Schulungskursen nach dem Luftiku(r)s-Konzept. Stuttgart: Trias, 2005.
4. Bundesministerium für Gesundheit. Gesundheitliche Aufklärung und ambulante Schulung zur Sekundärprävention asthmakranker Kinder und Jugendlicher. Baden-Baden: Nomos, 1999.
5. Ehlers A, Stangier U, Gieler U. Treatment of atopic dermatitis: A comparison of psychological and dermatological approaches to relapse prevention. J Consult Clin Psychol 1995; 63: 624–635.
6. Gebert N, Hümmelink R, Könning J, et al.: Eficacy of a self-management program for childhood asthma – A prospective controlled study. Patient Education and Counseling 1998; 35: 213–220.
7. Gemeinsame Empfehlung der Spitzenverbände der Krankenkassen für Patientenschulung nach § 43 Abs. 1 Nr. 2 SGB V für Kinder und Jugendliche mit atopischem Ekzem (Neurodermitis)

vom 20. Dezember 2006. (über: www.neurodermitisschulung.de)

8. Gieler U, Bräuer J, Freiling G. Neurodermitis-Schulung. Ein neuer, psychosomatisch orientierter Behandlungsansatz. In: Jahrbuch der medizinischen Psychologie (Bd.9). Hauterkrankungen aus psychologischer Sicht. Göttingen: Hogrefe,1992.

9. Gieler U, Kupfer J, Niemeier V, Brosig B, Stangier U. Atopic eczema prevention programs – a new therapeutical concept for secondary prevention. Dermatology + Psychosomatics 2000; 1: 138–146.

10. Gieler U, Ring J, Wahn U. Neurodermitisschulung. Dt Ärztebl 2001; 98,3202–3209.

11. Guevara J, Wolf F, Grum C, Clark N. Effect of educational interventions for self management of asthma in children and adolescents: systematic review and meta-analysis. Br Med J 2003; 326: 1308–1313.

12. Haubrock M, Daschner A, Diepgen TL, et al.: Gesundheitsökonomische Aspekte der Prävention im Rahmen des Modellvorhabens zur besseren Vorsorge und Versorgung von Kindern und Jugendlichen mit atopischem Ekzem. (Neurodermitis): Ein nationales, prospektives Multizenterprojekt zur Entwicklung und Erprobung eines standardisierten Patientenschulungsprogramms (GADIS). Gesundh ökon Qual manag 2009; 14: 191–199.

13. Hurrelmann K, Klocke A, Melzer W, Ravens-Sieberer U. Jugendgesundheitssurvey. Weinheim, München: Juventa, 2003.

14. Kiosz D, Szczepanski R, Brockmann G, et al. Ambulante Nachschulung verbessert den Effekt stationärer Asthmaschulung im Kindes- und Jugendalter. Prävention und Rehabilitation 2001; 13: 93–104.

15. Lob-Corzilius T, Petermann F. Asthmaschulung - Wirksamkeit bei Kindern und Jugendlichen. Weinheim: Beltz, 1997.

16. Muraro A, Roberts G, Clark A, et al. EAACI Task Force on Anaphylaxis in Children. Allergy 2007; 62: 857–871.

17. Niebel G. Verhaltensmedizinisches Gruppentraining für Patienten mit atopischer Dermatitis in Ergänzung zur dermatologischen Behandlung; Pilotstudie zur Erprobung von Selbsthilfestrategien. Verhaltenmodifikation und Verhaltensmedizin 1990; 11: 24–44.

18. Niebel G. Entwicklung verhaltensorientierter Gruppentrainings-Programme für Atopische-Dermatitis-Patienten – Eine experimentelle Studie. In: Niebel G (Hrsg.). Verhaltensmedizin der chronischen Hautkrankheit. Bern: Huber, 1990: 420–525.

19. Ring J (Interview). Anaphylaxie-Schulung ante portas. Allergo-J 2008; 17: 602–603.

20. Schauerte G, Biberger A, Klocke M, Lecheler J, Petermann F, Pfannebecker B. AVT – Asthma-Verhaltens-Training, Trainerleitfaden, 2. Aufl. Berchtesgaden: INA-Verlag, 2007.

21. Scholtz W, Haubrock M, Lob-Corzilius T., Gebert N, Wahn U, Szczepanski R. Kostennutzenuntersuchung bei ambulanten Schulungsmaßnahmen für asthmakranke Kinder und ihre Familien. Pneumologie 1996; 50: 538–543.

22. Schulte im Walde J, Szczepanski R, v. Schlippe A.: Differentielle Indikation zur Asthmaschulung im Kindes- und Jugendalter. Prävention und Rehabilitation 2005; 17: 52–64.

23. Staab D, Diepgen TL, Fartasch M, et al. Age related, structured educational programmes for the management of atopic dermatitis in children and adolescents: multicentre, randomised controlled trial. Research BMJ 2006; 332: 933–938.

24. Stangier U, Gieler U, Ehlers A Neurodermitis bewältigen. Verhaltenstherapie, dermatologische Schulung, autogenes Training. Berlin, Heidelberg: Springer, 1996.

25. Szczepanski R. Schulungsprogramme und andere Compliance unterstützende Maßnahmen. In: Rieger C, v. d. Hardt H, Sennhauser F, Wahn U, Zach M. (Hrsg). Pneumologie des Kindes- und Jugendalters, 2. Aufl. Wien, Heidelberg: Springer, 2004: 713–725.

26. Szczepanski R, Gebert N, Hümmelink R, et al. Ergebnis einer strukturierten Asthmaschulung im Kindes- und Jugendalter. Pneumologie 1996; 50, 544–548.

27. Szczepanski R, Volmer T, Runge C. Asthma - Schulung und Gesundheitsökonomie. In: Gerber A, Lauterbach KW (Hrsg). Gesundheitsökonomie und Pädiatrie. Stuttgart: Schattauer,2006: 220–228.

28. Wittenmeier M, Korsch E, Jaeschke R, Noeker M, Aichele-Hoff M. Praxishandbuch; Stundenbilder für die Asthmaschulung für Kinder und Jugendliche und die Elternangebote. Trainermanual, überarb. und erw. Fassung/des Teils „Kölner Puste-Pänz" im Praxishandbuch des Modellprojektes „Gesundheitliche Aufklärung und ambulante Schulung zu Sekundärprävention asthmakranker Kinder und Jugendlicher" des Bundesministeriums für Gesundheit. – Köln: FAAK, 2003.

4.15 Allergie-Information im Internet

Internet im Wandel: Erst Goldgräberstimmung, dann Ernüchterung, jetzt Erholung?

Obwohl die Euphorie der anfänglichen Expansion des Internet vorübergehend einer deutlichen Ernüchterung Platz gemacht hat, ist der Trend zur Nutzung des Internet ungebrochen. Zukünftig werden sich die Angebote stärker differenzieren: Kostenlose (Allergie-)Informationen im Internet stellen häufig eine Dienstleistung von Institutionen oder gewerblichen Unternehmen dar bzw. werden ähnlich wie in anderen Medien als Werbeträger benutzt. Kostenpflichtige, im Einzelfall hochwertige (Allergie-)Informationen, von spezialisierten Providern generiert, werden mit der Verbreitung sicherer Abrechnungsmethoden zukünftig häufiger im Netz angeboten.

Die aktuellen Portale lassen sich anhand ihrer Herkunft (wer ist Urheber und Sponsor?), ihrer Zielgruppe (wer wird angesprochen?) oder ihres Inhalts sortieren (was wird geboten, z. B. welche Allergene? Welche Erkrankungen? Welche Intentionen?).

Aktuelle Portale

Gesundheits- und Medizinportale

Portale mit allgemeinen medizinischen Informationen (z. B. www.netdoktor.de; www.onmeda.de; www.medizinfo.de/allergie/;) verfügen regelmäßig über Segmente zu Allergien für Betroffene bzw. medizinische Berufe. Die einfach gehaltenen Informationen richten sich häufig an Patienten; in Einzelfällen werden auch Spezialthemen erörtert und in entsprechenden Foren diskutiert (www.imedo.de). Bei fachlich unzureichender Betreuung der Foren werden zwangsläufig ungeprüfte Aussagen und Behauptungen zum Thema Allergie verbreitet. Die Finanzierung speist sich vorwiegend aus Anzeigen mit kommerziellen und häufig obskuren Angeboten, die sich dem Nutzer aufdrängen und die Inhalte manchmal zum Beiwerk verkommen lassen (www.allergie-information.org; www.allergie.com). Eine zunehmende Informationsquelle entsteht durch die Wikipedia-Initiative; wohltuend ohne Werbung werden dort überwiegend richtige Informationen zum Thema Allergie zusammengetragen (http://de.wikipedia.org/wiki/Allergie; http://en.wikipedia.org/wiki/Allergy).

Internetportale der Industrie

Nicht nur die Hersteller von Allergenextrakten (www.allergiecheck.de; www.allergie-forum.de, www.allergopharma.de, www.alk-abello.com/DE/Pages/AffWelcome.aspx, www.bencard.de; www.drbeckmann.de, www.hal-allergie.de; www.roxall.com; www.stallergenes.de), sondern auch Diagnostika-Hersteller (www.immunocapinvitrosight.com; www.phadia.com) und Pharmaka-Produzenten (z. B. www.allergie-info.de; www.merck.com/pubs/) bieten Patienten allgemeine und seriöse Allergie-Informationen, aber auch Ärzten (häufig passwortgeschützte) produktspezifische Informationen und Zugriffe auf Datenbanken. Bei den Präsentationen einiger kommerzieller Firmen zum Thema Allergie ist häufig der starke Einfluss der Marketingabteilungen sichtbar, so dass für den unerfahrenen Betrachter eine differenzierte Bewertung der Inhalte erschwert wird.

Selbsthilfegruppen und Institutionen

Die meisten Selbsthilfegruppen unterhalten Internetportale sowohl für Erwachsene als auch für die Eltern betroffener Kinder (www.daab.de/index.php; www.pina-info-line.de;), die ihren Mitgliedern und interessierten Personen wertvolle Allergie-Informationen bieten (www.allergie-experten.de). Fundierte ernährungstherapeutische Beratung vermittelt sowohl der Deutsche Allergie- und Asthmabund e. V. (www.daab.de/start_ernaehrung.php) als auch der Arbeitskreis Diätetik in der Allergologie (www.ak-dida.de). Weitere Verknüpfungen von Institutionen oder freien Organisationen (www.Immune.Com/allergy/allabc.html)zu Spezialthemen (z. B. Latexallergie: www.Immune.Com/allergy/allabc.html#latex) erleichtern die Orientierung im Internet.

Seit kurzem unterhält das Bundesministerium für Ernährung, Landwirtschaft und Verbraucherschutz (BMELV) eine Internetpräsenz (www.aktionsplan-allergien.de) mit einem Aktionsplan für bessere Lebensqualität trotz Allergien. Die Zukunft wird zeigen, ob aus der politisch initiierten Aktion eine längerfristige Initiative entsteht, die neben Informationen eine Verbesserung der Situation für Betroffene mit allergischen Erkrankungen errreicht.

Allergologische Fachgesellschaften

Neben einer Informationsseite des Berufsverbandes der Allergologen, des Ärzteverbandes der Deutschen Allergologen (ÄDA: www.aeda.de), bietet die wissenschaftliche allergologische Fachgesellschaft, die Deutsche Gesellschaft für Allergologie und Klinische Immunologie (DGAKI: www.dgaki.de) ebenfalls ein Portal mit wertvollen Verknüpfungen (links) zu Leitlinien, Positionspapieren, anderen Fachgesellschaften und allergologischen Zeitschriften. Die allergologisch interessierten Kinderärzte unterhalten mit ihrer Gesellschaft für Pädiatrische Allergologie und Umweltmedizin (GPA, www.gpau.de) gleichfalls eine eigene Website. Spezielle Angebote bieten Fachinstitutionen, wie z. B. der Informationsverbund dermatologischer Kliniken (IVDK), der sich der Erfassung von Kontaktallergien verschrieben hat (www.ivdk.gwdg.de). Mit größerem Budget und entsprechend besser ausgestattet sind die Seiten der Europäischen Akademie für Allergologie und Klinische Immunologie (EAACI: www.eaaci.net) und Amerikanischen Akademie für Allergie, Asthma und klinische Immunologie (AAAAI: www.aaaai.org); letztere gliedern ihre Inhalte nach Zielgruppen.

Zeitschriften und Verlage

Allergie-Zeitschriften werden gerne von ihren Verlagen im Internet präsentiert. Abgesehen von einigen Zusammenfassungen (z. B. von der Zeitschrift ALLERGOLOGIE www.dustri.com/nc/de/deutschsprachige-zeitschriften/mag/allergologie.html oder ALLERGO JOURNAL www.allergo-journal.de) ist das Lesen und Herunterladen der deutschsprachigen Texte allerdings dem Abonnenten vorbehalten. Das gleiche gilt für englischsprachige Publikationsorgane, deren online verfügbare Fachaufsätze nur dem Abonnentenkreis oder gegen Bezahlung zur Verfügung stehen. Vereinzelt versuchten Allergie-Magazine (z. B. www.atop.de) oder -Datenbanken (z. B. www.allergieinfo.de) mit ausschließlicher Verbreitung im Internet durch Werbung bzw. Sponsoren ihren kostenlosen Service aufrechtzuerhalten. Anspruchsvolle, umfangreiche Informationen zum Thema Nahrungsmittelallergie bot z. B. der Lebensmittelchemiker Dr. Matthias Besler mit einer kostenpflichten Internet-Publikation (www.food-allergens. de), die allerdings 2002 eingestellt wurde, aber immer noch wertvolle Informationen für Fachleute bereithält.

Vereinzelt unterhalten große Verlage von Publikumszeitschriften allergierelevante Internetangebote (www.stern.de/ allergie), die durch professionelle Expertenberatung wertvolle Informationen für Betroffene bieten können. Fehlt diese Kompetenz, ist ein valides Angebot für den Bereich Allergie durch fehlende oder fachfremde Berater nicht ohne weiteres gewährleistet (z. B. www.lifeline.de; www.medizin-2000.de).

Information und Shopping im Internet

Jüngere, vorgebildete Allergiker mit zeitgemäßem Lebensstil sind eine beliebte Zielgruppe für Internet-Dienstleistungen. Allerdings mischen die Anbieter von Allergiker-Produkten in ihre Palette häufig Wellness- und Zeitgeistprodukte mit fraglichem Nutzen (z. B. www.allergiker-shop-alfda.de).

Das Internet bietet nicht nur Betroffenen, z. B. in Form von Online-Patientenratgebern (www.allergie-experten.de), sondern auch Ärzten wertvolle Informationsquellen, z. B. umfangreiche Link-Sammlungen (www.allallergy.net). Aufgrund der weit verzweigten Struktur des Internet ist eine gründliche und kritische Evaluierung und Sortierung nach individuellen Gesichtspunkten hilfreich, wie sie z. B. unter www.allergie-experten.de/index. php?nav=7&link=info_service/links.php gegeben wird.

Valide Informationen zu Unfug und Quacksalberei in der Medizin

Eine wichtige Seite mit großer Datenbank und kritischen, englischsprachigen Beiträgen zu „komplementären" Methoden in der Medizin wird seit vielen Jahren von engagierten amerikanischen Pharmazeuten gepflegt: www.quackwatch.org

Die reich gegliederte Internet-Präsenz mit zahlreichen Unterseiten behandelt nahezu alle Methoden und Techniken mit quellengestützten Beiträgen, z. B. zum Thema Bioresonanz: www.quackwatch.org/ 01QuackeryRelatedTopics/electro.html

Die unabhängige Seite enthält wertvolle Informationen zu ungeprüften oder unwirksamen Methoden in der Medizin. Sie ist möglicherweise die umfangreichste Informationsquelle ihrer Art, die Laien und professionellen Nutzern helfen kann, medizinisch Seriöses von ungesicherten Methoden bzw. offensichtlichem Unfug zu unterscheiden.

Erfolgs- und Mängelanalyse

Die Menge an verfügbaren Informationen zum Thema Allergie im Internet hat sich in den vergangenen Jahren enorm gesteigert. Durch die erleichterte Zugänglichkeit und die mittlerweile breite Akzeptanz können viele Betroffene von den verfügbaren Informationen profitieren. Die präsen-

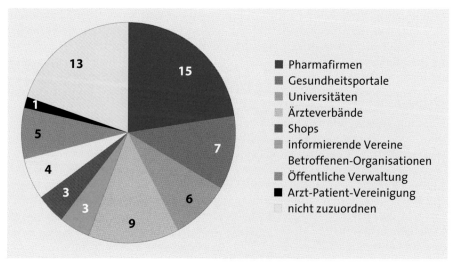

Abb. 1: **Verteilung der Quellen im Internet (***C. Rieder,* **2008).**

tierten Inhalte sind in Teilen stärker spezialisiert und bieten somit eine gezielte Information für interessierte und vorinformierte Nutzer.

Die Breite des Angebotes von Allergie-Informationen im Internet umfasst das gesamte Spektrum von seriösen Fachinformationen bis zu allgemein verständlichen Informationen für Betroffene, effektbetonten, oberflächlich gehaltenen Präsentationen als Werbeträger, kommerziellen Angeboten und ungeprüften oder unseriösen Inhalten.

Durch die schiere Zahl und die heterogenen Inhalte und Formate zur Allergie-Information ergibt sich für den Nutzer zunehmend das Problem, die Quellen, ihre Qualität und ihre Inhalte differenziert zu bewerten. Während der allergologisch und medizinisch ausgebildete Nutzer rasch

die Gültigkeit und Qualität der vermittelten Information einschätzen kann, wird der Laie nicht ohne weiteres erkennen, ob eine Internet-Präsentation seriös und glaubhaft ist (Abb. 1).

Die Einschätzung und Bewertung der präsentierten Inhalte und Allergie-Informationen wird dadurch erschwert, dass häufig elementare Angaben zum Urheber, den Zielgruppen und Absichten fehlen (Abb. 2).

Den mit aufwändigen Mitteln und bestechendem Design produzierten Internetangeboten mangelt es häufig an Transparenz. Ein verbindlicher Kodex für die Urheber von Allergie-Informationen im Internet sollte zukünftig den interessierten Nutzern erleichtern, richtige und wertvolle von falscher und wertloser Information zu unterscheiden.

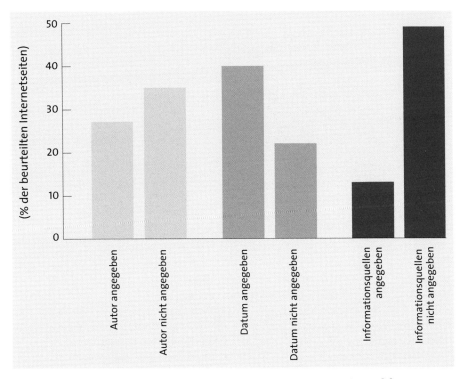

Abb. 2: Häufige Dokumentationsmängel von Internetseiten zum Thema Allergie [2].

Allgemeine Qualitätssicherung von Internangeboten

AFGIS

Das Aktionsforum Gesundheitsinformationssystem (www.afgis.de) wurde 1999 vom Bundesgesundheitsministerium initiiert. Es sollte Qualitätskriterien für Gesundheitsinformationen für die neuen Medien entwickeln und erproben. Inzwischen haben sich 95 (Stand: September 2009) Kooperationspartner als Mitglieder aus allen Bereichen des Gesundheitswesens zusammengeschlossen, die sich am Aufbau eines Qualitäts- und Qualifizierungsnetz-

werks von Gesundheitsinformationen im Internet beteiligen.

Afgis bietet seit 2009 nach einer Online-Prüfung ein Gütesiegel an und ist darüberhinaus als Forum für die Anbieter von Gesundheitsinformationen konzipiert, die sich freiwillig auf die Einhaltung bestimmter Qualitätskriterien verpflichten. Über Hintergrundinformationen zum aufgerufenen Internet-Angebot unterstützen sie die Bewertung des Angebots durch den Verbraucher und machen es für diesen transparent. Die entwickelten Qualitätsstandards sind auch in die Diskussion der EU zur Ausarbeitung von Qualitätskriterien für Gesundheits-Websites eingeflossen (eEurope 2002/2005). Seit Ende 2003 ist die BMGS-Förderung ausgelaufen, wodurch das Projekt als selbstständige und eigenfinanzierte Organisation in Form eines eingetragenen Vereins Aktionsforum Gesundheitsinformationssystem (afgis) e.V. weitergeführt wird.

HON

Die „Health On the Net Foundation" (HON, www.hon.ch) aus der Schweiz bemüht sich seit 1996, internationale Standards für die Darstellung medizinischer Inhalte im Internet zu setzen. Die von der HON formulierten Qualitätskriterien für Web-Seiten dienen auch zahlreichen weiteren Initiativen als Grundlage. Die Anforderungen an medizinische Informationsangebote im Internet hat die HON in acht allgemeinen und leicht verständlichen Prinzipien zusammengefasst (www.hon.ch/HONcode/German) und in sechs Sprachen zugänglich gemacht (deutsch: www.hon.ch/home1_de.html).

Das HON-Konzept zielt auf die Entwickler von Web-Angeboten, die freiwillig die HON-Qualitätskriterien einhalten wollen. Nach einer Prüfung der Web-Seiten durch die HON dürfen die Entwickler das HON-Siegel offiziell als Auszeichnung auf ihren Web-Seiten präsentieren. In der Praxis dauert die Prüfung einer Website durch die HON-Organisation oftmals sehr lange – bedingt möglicherweise durch den sprunghaften Anstieg von Anfragen an die HON-Foundation. Ein großer Nachteil ist aber, dass das HON-Siegel einfach kopiert und eine Überprüfung dadurch umgangen und lediglich vorgetäuscht werden kann. Nichtseriöse Anbieter könnten unter Umständen auf diese Weise ihre Web-Seiten selbst mit dem Siegel auszeichnen. Wichtige Aspekte des Datenschutzes, die besonders für den Bereich des E-Commerce notwendig sind, werden durch die HON-Kriterien nicht abgedeckt. Seit Oktober 2000 kooperiert die HON mit der „e-Health Ethic"-Initiative (Online Publikation: www.jmir.org/2000/2/e9/). Zielsetzung dieser Kooperation war die Entwicklung einer gemeinsamen Terminologie für die Beschreibung von Qualitätsansprüchen an medizinische Web-Seiten, die aktuell nicht mehr weiterverfolgt wird.

Fragenkatalog zur Bewertung von Internetseiten zum Thema „Allergie" [2]

Fragen für die Bewertung durch Laien:

)) Wer ist der Autor der Website?
)) An wen richtet sich die Website?
)) Datum der Website bzw. wann wurde die Website zuletzt aktualisiert?
)) Werden Informationsquellen klar benannt?
)) Wird die Wirkungsweise eines Behandlungsverfahrens beschrieben?
)) Werden die Risiken und Nebenwirkungen eines Behandlungsverfahrens erläutert?
)) Ist die optische Gestaltung ansprechend und dem sachlichen Inhalt dienlich?
)) Findet man sich auf der Seite als Benutzer gut zurecht?
)) Geben die Gestalter der Website eine Kontaktadresse für Benutzer mit Fragen nach weiteren Informationen oder Hilfestellung an?
)) Sind funktionierende Links zu anderen Internetseiten mit gleicher Thematik angegeben?
)) Findet sich Werbung auf der Website?

Fragen für die Bewertung durch Experten:

)) Welche Qualifikation hat der Autor?

)) Was ist die Motivation der Website?

)) Wie ausführlich ist die Information der Website?

)) Sind die Informationen der Website ausgewogen und unbeeinflusst?

)) Ist der Inhalt der Website fachlich korrekt?

)) Lässt die gegebene Information Wahlmöglichkeiten im Hinblick auf die Behandlung offen?

)) Stellen die Gestalter der Website Informationen so klar wie möglich dar?

)) Werden Sponsoren und Unterstützer der Website klar genannt?

)) Wird Werbung und anderes der Verkaufsförderung dienendes Material Benutzern in einer Art dargeboten, die eine klare Trennung zwischen Werbung und originalem Inhalt erlaubt?

Zusammenfassung

Das Informationsangebot im Internet zu medizinischen Themenkomplexen hat in den letzten Jahren erheblich zugenommen. Aufgrund der Verbreitung und Popularisierung von „Allergien" existieren zahlreiche Internet-Portale, die mit ihrem Konzept unterschiedliche Zielgruppen erreichen wollen. Derzeit ist das ganze Spektrum, von überwiegend populären, oberflächlich gehaltenen bis zu speziellen und detaillierten Fachinformationen, im Netz vertreten. Voraussetzung für die sinnvolle Nutzung ist eine kritische Bewertung der Internetangebote, ihrer Urheber, Zielgruppen und Absichten, die sich häufig nicht ohne weiteres erschließen. Trotz verschiedener Bemühung existieren bisher keine verbindlichen Qualitätskriterien für die Gestaltung von Internetangeboten; dies gilt auch für den Bereich Allergie und verwandte Gebiete.

Literatur

1. Krüger-Brand H E. Gesundheits-Websites: Mehr Qualität und Transparenz. Dtsch Arztebl 2003; 100: A-1922/B-1596/C-1504.

2. Claudia Rieder. Allergie-Information im Internet: Eine Bestandsaufnahme aus medizinischer Sicht. Medizinische Hausarbeit 2008, Universitätsmedizin Charité, Campus Mitte, Berlin.

343

Anhang

Anschriften der Autoren

Augustin, Matthias, Prof. Dr., Universitätsklinikum HH-Eppendorf, Klinik und Poliklinik f. Dermatologie und Venerologie, Martinistraße 52, 20246 Hamburg.

Bachert, Claus, Prof. Dr., Universitätsklinik UZ Gent, Kliniek voor Neus Keel en Oor heelkunde, De Pintelaan 185, B-9000 Gent.
Praxis: Schillerstr. 97, 47799 Krefeld

Bauer, Carl-Peter, Prof. Dr., Rehabilitationszentrum Gaißach, Klinik für chronische Erkrankungen im Kindes- und Jugendalter, Dorf 1, 83674 Gaißach.

Becker, Wolf-Meinhard, Dr., Klinische und Molekulare Allergologie, Forschungszentrum Borstel, Parkallee 35, 23845 Borstel.

Behrendt, Heidrun, Prof. Dr., ZAUM – Zentrum Allergie und Umwelt der Technischen Universität München, Biedersteiner Straße 29, 80802 München.

Berdel, Dietrich, Prof. Dr., Marien-Hospital-Wesel gGmbH, Klinik für Kinder- und Jugendmedizin, Pastor-Janßen-Str. 8–38, 46483 Wesel.

Böl, Gaby-Fleur, Priv.-Doz. Dr., Bundesinstitut für Risikobewertung, Thielallee 88–92, 14195 Berlin.

Breuer, Kristine, Priv.-Doz. Dr., Berufsgenossenschaftliches Unfallkrankenhaus, Dermatologisches Zentrum, Bergedorfer Str. 10, 21033 Hamburg.

Brockow, Knut, Priv.-Doz. Dr., Klinik u. Poliklinik für Dermatologie u. Allergologie der Technischen Universität, Biedersteiner Str. 29, 80802 München.

Czech, Wolfgang, Prof. Dr., Benediktinerring10, 78050 Villingen.

Diepgen, Thomas, Prof. Dr., Universitätsklinikum Heidelberg, Abt. Klinische Sozialmedizin, Berufs- und Umweltdermatologie, Thibautstr. 3, 69115 Heidelberg.

Dorsch, Walter, Prof. Dr., Aidenbachstr. 118, 81379 München.

Eberlein, Bernadette, Prof. Dr., Klinik u. Poliklinik für Dermatologie u. Allergologie der Technischen Universität, Biedersteiner Str. 29, 80802 München.

Fuchs, Thomas, Prof. Dr., Georg-August-Universität, Universitäts-Hautklinik, Von-Siebold-Str. 3, 37075 Göttingen.

Höger, Peter, Prof. Dr., Kath. Kinderkrankenhaus Wilhelmstift gGmbH, Pädiatrie/ Pädiatrische Dermatologie, Liliencronstr. 130, 22149 Hamburg.

John, Swen Malte, Prof. Dr., Universität Osnabrück, Dermatologie, Umweltmedizin, Gesundheitstheorie, Sedanstr. 115, 49090 Osnabrück.

Kabesch, Michael, Prof. Dr., Medizinische Hochschule Hannover, Klinik f. Kinderheilkunde u. Jugendmedizin, Carl-Neuburg-Str. 1, 30625 Hannover.

Kleine-Tebbe, Jörg, Priv.-Doz. Dr., Allergie- und Asthma-Zentrum Westend, Spandauer Damm 130, 14050 Berlin.

Klimek, Ludger, Prof. Dr., Zentrum für Rhinologie und Allergologie, An den Quellen 10, 65183 Wiesbaden.

Krämer, Ursula, Priv.-Doz. Dr., Institut für Umweltmedizinische Forschung an der Heinrich-Heine-Universität, Auf'm Hennekamp 50, 40225 Düsseldorf.

Merget, Rolf, Prof. Dr., Forschungsinstitut für Arbeitsmedizin der Deutschen Gesetzlichen Unfallversicherung (BGFA), Institut der Ruhr-Universität, Bürkle-de-la-Camp-Platz 1, 44789 Bochum.

Merk, Hans, Prof. Dr., Hautklinik der Medizinischen Fakultät der RWTH Aachen, Pauwelsstr. 30, 52074 Aachen.

Niggemann, Bodo, Prof. Dr., DRK-Kliniken Berlin / Westend, Hedwig-von-Rittberg-Zentrum, Pädiatrische Allergologie und Pneumologie, Spandauer Damm 130, 14050 Berlin.

Nowak, Dennis, Prof. Dr., Ludwig-Maximilians-Universität, Institut und Poliklinik für Arbeits-, Sozial- und Umweltmedizin, WHO Collaborating Centre for Occupational Health, Ziemensstr. 1, 80336 München.

Ollert, Markus, Prof. Dr., Klinik u. Poliklinik für Dermatologie u. Allergologie der Technischen Universität, Biedersteiner Str. 29, 80802 München.

Petersen, Arnd, Prof. Dr., Klinische und Molekulare Allergologie, Forschungszentrum Borstel, Parkallee 22, 23845 Borstel.

Przybilla, Bernhard, Prof. Dr., Ludwig-Maximilians-Universität, Klinik und Poliklinik für Dermatologie und Allergologie, Frauenlobstr. 9–11, 80337 München.

Rabe, Uta, Dr., Johanniterkrankenhaus im Fläming, Pneumologische Klinik, Abteilung Allergologie und Asthma, Johanniterstr. 1, 14929 Treuenbrietzen.

Raithel, Martin, Prof. Dr., Universitätsklinikum Erlangen, Medizinische Klinik 1, Ulmenweg 18, 91054 Erlangen.

Reese, Imke, Dr., Ernährungsberatung und -therapie, Schwerpunkt Allergologie, Ansprenger Str. 19, 80803 München.

Renz, Harald, Prof. Dr., Universitätsklinikum Gießen und Marburg – Standort Marburg, Abt. Klinische Chemie u. Molekulare Diagnostik – Zentrallaboratorium, Baldingerstraße, 35033 Marburg.

Richter, Rainer, Prof. Dr., Universitätskrankenhaus Eppendorf, Poliklinik für Psychosomatik und Psychotherapie, 20246 Hamburg.

Rietschel, Ernst, Dr., Klinik und Poliklinik für Kinder- und Jugendmedizin, Pädiatrische Pneumologie und Allergologie, Kerpener Straße 62, 50924 Köln.

Ring, Johannes, Prof. Dr. Dr., Klinik und Poliklinik für Dermatologie u. Allergologie der Technischen Universität, Biedersteiner Str. 29, 80802 München.

Rueff, Franziska, Priv.-Doz. Dr., Ludwig-Maximilians-Universität, Klinik und Poliklinik für Dermatologie und Allergologie, Frauenlobstr. 9–11, 80337 München.

Saloga, Joachim, Prof. Dr., Hautklinik der Johannes-Gutenberg-Universität, Langenbeckstr. 1, 55131 Mainz.

Schäfer, Torsten, Prof. Dr., Häven 6b, 23626 Ratekau.

Schnadt, Sabine, Deutscher Allergie- und Asthmabund e.V. (DAAB), Fliethstr. 114, 41061 Mönchengladbach.

Schultze-Werninghaus, Gerhard, Prof. Dr., Universitätsklinik Bergmannsheil, Medizinische Klinik u. Poliklinik, Abt. Pneumologie u. Allergologie, Bürkle-de-la-Camp-Platz 1, 44789 Bochum.

Seidenberg, Jürgen, Prof. Dr., Elisabeth-Kinderkrankenhaus, Zentrum für Kinder- und Jugendmedizin, Dr.-Eden-Straße 10, 26133 Oldenburg.

Simon, Jan C., Prof. Dr., Universitätsklinikum Leipzig A.ö.R., Klinik für Dermatologie, Venerologie und Allergologie, Philipp-Rosenthal-Straße 23, 04103 Leipzig.

Staab, Doris, Priv.-Doz. Dr., Helios Kinderklinik, Campus Charité, Benjamin Franklin, Hindenburg Damm 30, 12200 Berlin.

Szczepanski, Rüdiger, Dr., Kinderhospital Osnabrück, Iburger Str. 187, 49072 Osnabrück.

Treudler, Regina, Priv.-Doz. Dr. Universitätsklinikum Leipzig A.ö.R., Klinik für Dermatologie, Venerologie und Allergologie, Philipp-Rosenthal-Straße 23, 04103 Leipzig.

Vieluf, Dieter, Priv.-Doz. Dr., Fachklinikum Borkum, Zentrum f. Dermatologie, Allergologie, Pädiatrie u. Umweltmedizin, Jann-Berghaus-Str. 49, 26757 Borkum.

Wahn, Ulrich, Prof. Dr., Charité, Virchow Klinikum, Klinik für Pädiatrie m. S., Pneumologie u. Immunologie, Augustenburger Platz 1, 13353 Berlin.

Wallrafen, Andrea, Deutscher Allergie- und Asthmabund e.V. (DAAB), Fliethstr. 114, 41061 Mönchengladbach.

Wedi, Bettina, Prof. Dr., Medizinische Hochschule Hannover, Klinik für Dermatologie, Venerologie und Allergologie, Ricklinger Str. 5, 30449 Hannover.

Wehrmann, Wolfgang, Prof. Dr., Warendorfer Str. 183, 48145 Münster.

Weidinger, Stephan, Dr., Klinik und Poliklinik für Dermatologie u. Allergologie der Technischen Universität, Biedersteiner Str. 29, 80802 München.

Werfel, Thomas, Prof. Dr,. Medizinische Hochschule, Klinik für Dermatologie, Venerologie und Allergologie, Ricklinger Str. 5, 30449 Hannover.

Zuberbier, Torsten, Prof. Dr., Allergie-Centrum-Charité, Klinik für Dermatologie, Venerologie und Allergologie, Charité-Universitätsmedizin Berlin, Charitéplatz 1, 10117 Berlin.

Anschriften der Kommentatoren

Baur, Xaver, Prof. Dr., Zentralinstitut für Arbeitsmedizin und Maritime Medizin, Universität Hamburg, Seewartenstr. 10, 20459 Hamburg.

von Berg, Andrea, Dr., Forsch.inst. zur Prävention von Allergien und Atemwegserkrankungen am Kinderzentrum des Marien-Hospital-Wesel, Pastor-Janßen-Str. 8–38, 46483 Wesel.

Bergmann, Karl-Christian, Prof. Dr., Allergie-Centrum-Charité, Klinik für Dermatologie/Allergologie, Charité-Universitätsmedizin Berlin, Charitéplatz 1, 10117 Berlin.

Beyer, Kirsten, Dr., Charité – Universitätsmedizin Berlin, Klinik für Pädiatrie m.S., Pneumologie und Immunologie, Augustenburger Platz 1, 13353 Berlin.

Bieber, Thomas, Prof. Dr. Dr., Klinik und Poliklinik für Dermatologie und Allergologie der Rheinischen Friedrich-Wilhelms-Universität Bonn, Siegmund-Freud-Str. 25, 53105 Bonn.

Bischoff, Stephan C., Prof. Dr., Universität Hohenheim, Institut für Ernährungsmedizin, Fruwirthstr. 12, 70599 Stuttgart.

Brehler, Randolf, Dr., Universitätsklinikum Münster, Klinik und Poliklinik für Hautkrankheiten, Von-Esmarch-Str. 58, 48149 Münster.

Bufe, Albrecht, Prof. Dr., Universitätsklinik Bergmannsheil, Abt. Experimentelle Pneumologie, Ruhr-Universität Bochum, Bürkle-de-la-Camp-Platz 1, 44789 Bochum.

Buhl, Roland, Prof. Dr., Klinikum der Johann-Gutenberg-Universität, III. Med. Klinik u. Poliklinik, Langenbeckstr. 1, 55131 Mainz.

Constien, Anja, Staatliche Berufsfachschule für Diätassistenten am Universitätsklinikum Würzburg, Reisgrubengasse 10, 97070 Würzburg.

Darsow, Ulf Gerrit, Prof. Dr., Klinik und Poliklinik für Dermatologie und Allergologie, Technische Universität, Biedersteiner Str. 29, 80802 München.

Elsner, Peter, Prof. Dr., Klinik für Dermatologie und Allergologie, Friedrich-Schiller-Universität, Erfurter Straße 35, 07743 Jena.

Fischer, Axel, Prof. Dr., Klin. Forschergruppe Allergologie, Charité-Campus Virchow-Klinikum, Augustenburger Platz 1, 13353 Berlin.

Friedrichs, Frank, Dr., Kinderarztpraxis Laurensberg, Aachen-Laurensberg, Rathausstraße 10, 52072 Aachen.

Frosch, Peter J., Prof. Dr., Hautklinik, Klinikum Dortmund GmbH, Beurhausstraße 40, 44137 Dortmund.

Gieler, Uwe, Prof. Dr., Klinik für Psychosomatik und Psychotherapie, Justus-Liebig-Universität, Ludwigstr. 76, 35392 Gießen.

Grosber, Martine, Dr., Klinik und Poliklinik für Dermatologie u. Allergologie, Technische Universität, Biedersteiner Str. 29, 80802 München.

Hauswald, Bettina, Dr., Klinik und Poliklinik für HNO-Krankheiten, TU Dresden, Fetscherstr. 74, 01307 Dresden.

Hölzle, Erhard, Prof. Dr., Klinikum Oldenburg, Klinik für Dermatologie und Allergologie, Rahel-Straus-Str. 10, 26133 Oldenburg.

Holzhauser, Thomas, Dr., Paul-Ehrlich-Institut, Paul-Ehrlich-Str. 51–59, 63225 Langen.

Illig, Thomas, Priv.-Doz. Dr., Institut für Epidemiologie, Helmholtz Zentrum München, Deutsches Forschungszentrum für Gesundheit und Umwelt, Ingolstädter Landstr. 1, 85764 Neuherberg.

Jäger, Lothar, Prof. Dr., Rosa-Luxemburg-Str. 34, 07743 Jena.

Jappe, Uta, Prof. Dr., Paul-Ehrlich-Institut, Paul-Ehrlich-Str. 51–59, 63225 Langen.

Jung, Kirsten, Priv.-Doz. Dr., Krämpferstr. 6, 99084 Erfurt.

Kapp, Alexander, Prof. Dr., Klinik für Dermatologie, Venerologie und Allergologie, Medizinische Hochschule, Ricklinger Str. 5, 30449 Hannover.

Knop, Jürgen, Prof. Dr., Hautklinik der Johannes-Gutenberg-Universität, Langenbeckstr. 1, 55131 Mainz.

Koletzko, Sibylle, Prof. Dr., Dr. von Haunersches Kinderspital, Pädiatrische Gastroenterologie, Universitäts-Kinderklinik der LMU München, Lindwurmstr. 4, 80337 München.

Krug, Norbert, Prof. Dr., Fraunhofer Institut für Toxikologie u. experimentelle Medizin, Nikolai-Fuchs-Straße 1, 30625 Hannover.

Kugler, Claudia, Klinik und Poliklinik für Dermatologie u. Allergologie, Technische Universität, Biedersteiner Str. 29, 80802 München.

Lämmel, Sonja, Deutscher Allergie-und Asthmabund e.V. (DAAB), Fliethstr. 114, 41061 Mönchengladbach.

Lepp, Ute, Dr., Herz-Lungen Praxis, Harsefelder Str. 6, 21680 Stade.

Maurer, Marcus, Prof. Dr., Allergie-Centrum-Charité, Klinik für Dermatologie, Venerologie und Allergologie, Charité-Universitätsmedizin Berlin, Charitéplatz 1, 10117 Berlin.

Menz, Günter, Priv.-Doz. Dr., Hochgebirgsklinik Davos, Klinik für Pneumologie/Allergologie, Herman-Burchard-Str. 1, CH-7265 Davos Wolfgang.

von Mutius, Erika, Prof. Dr., Ludwig-Maximilians-Universität, Dr. von Haunersches Kinderspital, Abt. Pneumologie/Allergologie, Lindwurmstr. 4, 80337 München.

Pfaar, Oliver, Dr., Zentrum für Allergologie und Rhinologie der Universitäts-HNO-Klinik Mannheim, An den Quellen 10, 65183 Wiesbaden.

Raulf-Heimsoth, Monika, Prof. Dr., BGFA-Forschungsinstitut für Arbeitsmedizin der Deutschen, Gesetzlichen Unfallversicherung, Institut der Ruhr-Universität Bochum, Bürkle-de-la-Camp-Platz 1, 44789 Bochum.

Rebien, Wolfgang, Dr., Ilkstraat 4, 22399 Hamburg.

Reinhardt, Dietrich, Prof. Dr. Dr. h.c., von Haunersches Kinderspital der Ludwig-Maximilians-Universität München, Lindwurmstr. 2–4, 80337 München.

Riechelmann, Herbert, Prof. Dr., Univ.-Klinik für Hals-Nasen- und Ohrenheilkunde, Anichstr. 35, A-6020 Innsbruck.

Riedel, Frank, Prof. Dr., Altonaer Kinderkrankenhaus, Bleickenallee 38, 22763 Hamburg.

Schäfer, Christiane, Allergologische Schwerpunktpraxis, Colonnaden 72, 20354 Hamburg.

Schlenter, Wolfgang, Prof. Dr., St. Marienkrankenhaus, Klinik für HNO-Krankheiten, Richard-Wagner-Str. 14, 60318 Frankfurt/Main.

Schnuch, Axel, Prof. Dr., IVDK Zentrale, Universitäts-Hautklinik, Georg-August-Universität Göttingen, Von-Siebold-Str. 3, 37075 Göttingen.

Schwennesen, Thomas, Deutscher Neurodermitis Bund e.V., Spaldingstr. 210, 20097 Hamburg.

Stock, Marianne, Arbeitsgemeinschaft Allergiekrankes Kind e.V. (AAK e.V.), Nassaustr. 32, 35745 Herborn.

Vieths, Stefan, Prof. Dr., Paul-Ehrlich-Institut, Abteilung Allergologie, Paul-Ehrlich-Straße 51–59, 63225 Langen.

Virchow, J. Christian, Prof. Dr., Universitätsklinikum Rostock, Zentrum für Innere Medizin, Klinik I, Ernst-Heydemann-Str. 6, 18057 Rostock.

Wagenmann, Martin, Priv.-Doz. Dr., Hals-Nasen-Ohren-Klinik, Universitätsklinik Düsseldorf, Moorenstr. 5, 40225 Düsseldorf.

Wenning, Josef, Dr., Schanzenweg 43, 78050 Villingen.

Wichmann, H.-Erich, Prof. Dr. Dr., Helmholtz-Zentrum München, Institut für Epidemiologie, Ingolstädter Landstr. 1, 85764 Neuherberg.

Worm, Margitta, Prof. Dr., Allergie-Centrum-Charité, Klinik für Dermatologie, Venerologie und Allergologie, Charité-Universitätsmedizin Berlin, Charitéplatz 1, 10117 Berlin.

Gesellschaften

ÄDA (Ärzteverband deutscher Allergologen e.V.), Geschäftsstelle: Blumenstr. 14, 63303 Dreieich, www.aeda.de

DAAU (Deutsche Akademie für Allergologie und Umweltmedizin), Geschäftsstelle: Klinik und Poliklinik für Dermatologie und Allergologie am Biederstein, Technische Universität München, Biedersteiner Straße 29, 80802 München.

DGAKI (Deutsche Gesellschaft für Allergologie und klinische Immunologie), Geschäftsstelle: Postfach 70 04 64, 81304 München, www.dgaki.de

EAACI (European Academy of Allergology and Clinical Immunology), PO Box 5619, S-11486 Stockholm, Schweden, www.eaaci.net

GPA (Gesellschaft für Pädiatrische Allergologie und Umweltmedizin e.V.), GPA-Geschäftsstelle: Rathausstr. 10, 52072 Aachen, www.gpaev.de

WAO (The World Allergy Organization), 611 East Wells Street, Milwaukee, WI 53202, USA, www.iaaci.org

Patientenorganisationen

Deutscher Allergie- und Asthmabund e.V. (DAAB), Fliethstr. 114, 41061 Mönchengladbach, Tel. 02161/81494-0, www.daab.de

Deutscher Neurodermitis Bund e.V., Spaldingstr. 210, 20097 Hamburg, Tel. 040/230810, www.dnb-ev.de

Weiterführende Literatur

Adkinson NF, Yunginger JW, Busse WW, Bochner B, Holgate S, Simons E (eds.). Allergy: Principles and Practice, 7 ed., St. Louis: Mosby, 2009.

Behrendt H, Sukopp H, Ewers HJ, Hüttl RF, Jänicke M, Plaßmann E, Rebinder E. Der Rat von Sachverständigen für Umweltfragen (SRU), Umwelt und Gesundheit: Risiken richtig einschätzen. Sondergutachten. Stuttgart: Metzler-Poeschel, 1999.

Behr-Völtzer C, Hamm M, Vieluf D, Ring J (Hrsg.). Diät bei Nahrungsmittelallergien und -intoleranzen, 4. Auflage. München: Urban & Vogel, 2008.

Borowski C, Schäfer T im Auftrag des Aktionsbündnisses Allergieprävention (abap). Allergieprävention. München: Urban & Vogel, 2005.

Fuchs T, Aberer W (Hrsg.). Kontaktekzem, 2. Auflage. Deisenhofen: Dustri, 2007.

Grüber C, Paul K, Lehmann C, Pohl C, Hümmeling R, Wahn U (Hrsg.). Gesundheitliche Aufklärung zur Vorsorge und Früherkennung allergischer und asthmakranker Kinder und Jugendlicher, Bd. 68, Schriftenreihe des Bundesministeriums für Gesundheit. Baden-Baden: Nomos, 1996.

Heppt W, Renz H, Röcken M (Hrsg.). Allergologie, 3. Auflage. Berlin – New York: Springer 2010.

Jäger L., Wüthrich B (Hrsg.). Nahrungsmittelallergien und -intoleranzen, 2. Auflage. Deisenhofen: Dustri, 2010.

Kay AB (ed.). Allergy and Allergic Diseases, 2 vol., 2nd ed., Oxford: Wiley-Blackwell, 2008.

Kroidl RF, Nowak D (Hrsg.). Bewertung und Begutachtung in der Pneumologie, 3. Auflage, Stuttgart: Thieme, 2009.

Nationale Versorgungs-Leitlinie Asthma, Langfassung, 2. Auflage. Konsultationsfassung, 9. Februar 2009, http://www.asthma.versorgungsleitlinien.de

Pichler WJ. Drug Hypersensitivity. Basel: Karger, 2007.

Przybilla B, Bergmann KC, Ring J (Hrsg.). Praktische allergologische Diagnostik. Darmstadt: Steinkopff, 2000.

Renz H, Kaminski A, Pfefferle PI, für Deutsche Gesellschaft für Allergologie und Klinische Immunologie (DGAKI). Allergieforschung in Deutschland. Ein Atlas mit Bestandsaufnahme, Defizit- und Bedarfsanalyse. Marburg, 2008.

Ring J. Angewandte Allergologie, 3. Auflage. München: Urban & Vogel, 2004.

Ring J, Ruzicka T, Przybilla B (eds.). Handbook of Atopic Eczema 2nd ed. Berlin – Heidelberg – New York: Springer, 2006.

Schlaud M, Atzpodin K, Thierfelder W. Allergische Erkrankungen. KiGGS Gesundheitssurvey, Bundesgesundheitsblatt 2007; 50: 701–710.

Schultze-Werninghaus G, Fuchs T, Bachert C, Wahn U (Hrsg.). Manuale Allergologicum, 3. Auflage. Deisenhofen: Dustri, 2008.

Stiftung Warentest (Hrsg.). Handbuch: Die andere Medizin. Nutzen und Risiken sanfter Heilmethoden. Berlin: Stiftung Warentest, 1994.

Szliska C, Brandenburg S, John SM (Hrsg.). Berufsdermatosen, 2. Auflage. Deisenhofen: Dustri, 2006.

Wahn U, Seger R, Wahn V (Hrsg.). Pädiatrische Allergologie und Immunologie, 5. Auflage. München: Urban & Fischer, 2010.

Wahn U, Wichmann HE. Spezialbericht Allergien: Gesundheitsberichterstattung des Bundes. Stuttgart, 2000.

Werfel T, Reese I. Diätetik in der Allergologie, 2. Auflage. Deisenhofen: Dustri, 2006.

UCB Institute of Allergy. The European Allergy White Paper. Update, 1999.

Register